Verhandlungen der
Österreichischen Gesellschaft für Unfallchirurgie

7. Tagung 1971

Hefte zur Unfallheilkunde

Beihefte zur Monatsschrift für Unfallheilkunde, Versicherungs-,
Versorgungs- und Verkehrsmedizin

Herausgegeben von Professor Dr. Dr. h. c. H. Bürkle de la Camp

111

Verhandlungen der Österreichischen Gesellschaft für Unfallchirurgie

7. Tagung am 8. und 9. Oktober 1971 in Salzburg

Im Auftrage des Vorstandes herausgegeben
vom Sekretär der Gesellschaft

Dr. E. Jonasch

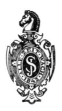

Springer-Verlag   Berlin · Heidelberg · New York   1972

ÖSTERREICHISCHE GESELLSCHAFT FÜR UNFALLCHIRURGIE

Ehrenpräsident: Prof. Dr. Lorenz Böhler, Wien

Präsident: Prof. Dr. Jörg Böhler, Wien

Präsidium: Prim. Dr. Leopold Eingenthaler, Salzburg
Ärztlicher Direktor Med. Rat Dr. Wolfgang Krösl, Wien
Oberstarzt Prim. Dr. Otto Wruhs, Wien

Sekretär: OA Dr. Erich Jonasch, Wien

Kassier: Dr. Bruno Zifko, Wien

Sekretariat: 1200 Wien, Webergasse 2 (Österreich)

Giro Konto: Erste Österreichische Spar-Casse, Wien
Kt. Nr. 053-06221

Mit 43 Abbildungen

ISBN 3-540-05961-X Springer-Verlag Berlin-Heidelberg-New York
ISBN 0-387-05961-X Springer-Verlag New York-Heidelberg-Berlin

Das Werk ist urheberrechtlich geschützt. Die dadurch begründeten Rechte, insbesondere die der Übersetzung, des Nachdruckes, der Entnahme von Abbildungen, der Funksendung, der Wiedergabe auf photomechanischem oder ähnlichem Wege und der Speicherung in Datenverarbeitungsanlagen bleiben, auch bei nur auszugsweiser Verwertung, vorbehalten

Bei Vervielfältigungen für gewerbliche Zwecke ist gemäß § 54 UrhG eine Vergütung an den Verlag zu zahlen, deren Höhe mit dem Verlag zu vereinbaren ist

© by Springer-Verlag Berlin·Heidelberg 1972 — Printed in Germany
Library of Congress Catalog Card Number: 72-87918

Die Wiedergabe von Gebrauchsnamen, Handelsnamen, Warenbezeichnungen usw. in diesem Buch berechtigt auch ohne besondere Kennzeichnung nicht zu der Annahme, daß solche Namen im Sinne der Warenzeichen- und Markenschutz-Gesetzgebung als frei zu betrachten wären und daher von jedermann benutzt werden dürften

Inhaltsverzeichnis

Seite
Böhler, J.: Begrüßung der Teilnehmer 1

Wissenschaftliche Sitzung. 8. Oktober 1971 (Europa-Saal)
Die schwere Schädel-Hirnverletzung

Unterharnscheidt, F. J.: Schädelhirntrauma-Mechanogenese und Pathomorphologie 1
Krösl, W.: Epidemiologie und volkswirtschaftliche Bedeutung der Schädel-Hirnverletzung 16
Kirschbichler, Th.: Neurologische Diagnostik der Schädel-Hirnverletzung . . 20
Mifka, P.: Psychiatrische Gesichtspunkte bei Hirnverletzten im akuten Stadium 24
Scherzer, E.: Echoenzephalographie, Elektroenzephalographie und Hirnszintigraphie bei Schädeltraumen 29
Brenner, H.: Die Karotis- und Vertebralisangiographie beim akuten Schädel-Hirntrauma 36
Schlag, G.: Die Liquordiagnostik beim Schädel-Hirntrauma 39
Mifka, P.: Röntgenologische Differentialdiagnose bei Schädelbrüchen . . . 45
Kirschbichler, Th.: Mediobasale Schädelverletzungen und ihre Röntgenologie 49
Rundtischgespräch (Leiter Mifka, P.): Operationsindikation 50
Fries, R., S. 56 — Dworacek, H., S. 53 — Kloss, K., S. 51 — Russe, O., S. 52 — Scherzer, E., S. 53 — Trojan, E., S. 51 — Unger, R., S. 51 — Vukovich, V., S. 54 — Böhler, J., S. 53
Marguth F. u. W. Lanksch: Operative Versorgung der Schädel-Hirnverletzung 61
Heppner, F.: Die subdurale Entlastungstrepanation bei der Schädel-Hirnverletzung 67
Aussprache: Moritz, P., S. 69 — Diemath, H. E., S. 69 — Moritz, P., S. 70 — Böhler, J., S. 70
Dworacek, H.: Frontobasale und temporobasale Verletzungen mit Liquorrhoe 70
Aussprache: Kecht, B., S. 73
Kazner, E.: Besonderheiten bei Schädel-Hirnverletzungen im Kindesalter . . 73
Baltenswiler, J.: Das traumatische subdurale Hydrom 76
Kloss, K.: Die traumatische Karotisthrombose 79
Aussprache: Marguth, F., S. 82
Walcher, W.: Beurteilung und Behandlung der traumatischen Subarachnoidalblutung 82
Braun, F. u. E. Tipold: Verschluß von Dura- und Schädellücken bei Erwachsenen und Kindern 86

9. Oktober 1971 (Europa-Saal)

Rundtischgespräch (Leiter: G. Schlag): Konservative Behandlung und Intensivpflege der Schädel-Hirnverletzungen 91
Bergmann, H., S. 92 — Deisenhammer, E., S. 102 — Eisterer, H., S. 94 — Feurstein, V., S. 97 — v. Hajek, H., S. 107 — Herink, A., S. 108 — Klose, R., S. 104 — Peter, K., S. 96 — Steinbereithner, K., S. 107
Rundtischgespräch (Leiter: E. Trojan): Ergebnisse der traumatischen intrakraniellen Hämatome in den Arbeits-Unfallkrankenhäusern Österreichs, der Neurochir. Univ.-Klinik Wien und der Lehrkanzel für Unfallchirurgie I . . 109

Brenner, H., S. 115 — Deisenhammer, E., S. 116 — Diemath, H. E., S. 116 — Erlacher, G., S. 118 — Kramer, G., S. 115 — Kutscha-Lissberg, E., S. 113 — Lehfuß, H., S. 119 — Mifka, P., S. 120 — Pendl, G., S. 111 — Poigenfürst, J., S. 109 — Schima E., S. 116 — Titze, A., S. 117 — Walcher, W., S. 114 — Zifko, B., S. 112

Rundtischgespräch (Leiter: G. Blümel): Das Hirnödem 120
Böhler, J., S. 136 — Diemath, H. E., S. 133 — Eigenthaler, L., S. 136 — Gründig, E., S. 125 — Koos, W., S. 133 — Kramer, G., S. 135 — Marguth, F., S. 131 — Mifka, P., S. 135 — Raberger, G., S. 129 — Sluga, E., S. 124 — Steinbereithner, K., S. 134 — Unterharnscheidt, F. J., S. 121

8. Oktober 1971 (Parallelsitzung im Makart-Saal)

Novák, P. u. J. Somogyi: Bedeutung der experimentellen schweren Schädel-Hirnverletzungen für die klinische Praxis 136
Temlík, H. u. J. Uher: Experimenteller Beitrag zu den Gehirngefäßreaktionen nach geschlossenem Schädel-Hirntrauma 139
Kirschner, R., J. Hrabovsky u. V. Berka: Die Todesursachen der Kopfverletzungen bei Verkehrsunfällen 141
Franke, K.: Epidemiologie des Schädel-Hirntraumas 143
Stoltze, D. u. B. Hartung: Schußverletzungen des Schädels im Frieden 146
Arct, W.: Die atypische schwere Schädel-Hirnverletzung 150
Antauer, D. u. V. Kotorac: Schädel-Hirnverletzungen bei akut alkoholisierten Personen 151
Winkler, R.: Der Kopfverletzte. Problempatient Nummer Eins der Unfallambulanzen 155
Faulwetter, F.: Der Kopfschutzhelm, das beste Mittel zur Verhütung schwerer Schädel-Hirnverletzungen 158
Rüter, A.: Über ein medizinisch-forensisch seltenes Schädel-Hirntrauma ... 161
Temlík, H., I. Havlín u. V. Pokorný: Zur Frage des lebensbedrohenden Zustandes nach schwerer Schädel-Hirnverletzung 162
Bauer, J., J. Andrašina u. D. Vanický: Erfahrungen mit der Echoenzephalographie in der Diagnostik nach Schädeltraumen 165
Musil, F.: Die Bedeutung der elektrodiagnostischen Methoden bei den Hirnverletzten 166
Wocjan, J., H. Wocjan u. T. Bacia: Die EEG-Befunde bei kindlichen Schädel-Hirnverletzungen 170
Geile, G. u. N. Specht: Möglichkeiten und Grenzen der Pneumenzephalographie nach schweren gedeckten Hirntraumen 172
Kollar, W. A. F.: Zur szintigraphischen Diagnostik posttraumatischer Liquor-Zirkulationsstörungen 175
Matijasic, I., O. Kosak u. B. Nemeth: Unsere Erfahrungen in der Diagnostik und Therapie schwerer Schädel-Hirnverletzungen 178
Amann, E. u. F. Gerstenbrand: Zur Problematik der traumatischen Karotisthrombose 180
Zaunbauer, F.: Frühkindliche traumatische Karotisthrombose nach stumpfem Schädeltrauma 185
Heller, W., P. Oldenkott u. Ch. Stolz: Beurteilung des Enzymverhaltens und des Fettstoffwechsels beim Schädel-Hirntrauma 186
Stolz, Ch., W. Heller u. P. Oldenkott: Zur Intensivpflege des Schädel-Hirntraumas unter Berücksichtigung biochemischer Parameter 189

Aussprache: Deisenhammer, E., S. 192 — Krösl, W., S. 192 — Bauer, J., S. 192 — Krösl, W., S. 192 — Brenner, H., S. 193 — Kirchmair, W., S. 193 — Amann, E., S. 193 — Heller, W., S. 194

Eberle, A.: Unsere Erfahrungen bei konservativ und operativ behandelter Rhinoliquorrhoe 194
Unger, R. R.: Bemerkungen zur Problematik der frontobasalen Verletzung .. 198
Dippold, A.: Schädelhirnbeteiligung bei Patienten mit Querschnittslähmung 201
Mandl, G.: Frontobasale Fraktur bei Schlachtschußverletzung 204

Bystrický, Z.: Grundmaßnahmen der Behandlung Hirnverletzter mit langdauernder Bewußtlosigkeit 205
Klug, W.: Möglichkeiten und Grenzen der Behandlung typisch perforierender Schädel-Hirnverletzungen unserer Industriegesellschaft 207
Bauchhenss, G.: Vorschläge zur dringlichen Diagnostik und operativen Behandlung intrakranieller Blutungen an unfallchirurgisch orientierten Krankenhäusern 213
Rettenbacher, J.: Ein subdurales und intrazerebrales Hämatom bei einem mehrfach Schwerverletzten 216
Böck, F., H. Brenner u. G. Wöber: Zur Verbesserung der Ergebnisse bei epiduralen Hämatomen 219
Nolte, U.: Die Versorgung des Schädel-Hirntraumas im mittleren Krankenhaus 222
Kollar, W. A. F.: Ein neuer vasokonstriktorischer Zusatz für die Lokalanästhesie 225
Aussprache: Wondrák, E., S. 228 — Brenner, H., S. 229 — Rettenbacher, J., S. 229

9. Oktober 1971 (Makart-Saal)

Loth, F. u. J. Wocjan: Chirurgische Eingriffe bei kindlichen Schädel-Hirnverletzungen 230
Amann, E., F. Gerstenbrand, C. H. Lücking u. A. Musiol: Symptomatologie der akuten, sekundär traumatischen Hirnstammschäden 232
Lorenzoni, E.: Das EEG im Koma nach akuten Schädel-Hirntraumen 237
Musil, F.: Einige experimentelle Ergebnisse des Verlaufs und der Behandlung des posttraumatischen Hirnödems 239
Kramer, G.: Probleme der Entwässerungstherapie bei schweren Schädel-Hirntraumen 242
Alter, H.: Verhinderung und Behandlung des Hirnödems mit Mannit, Sorbit und anderen Diuretika 244
Franke, K.: Experimentelle Untersuchungen zum Hirnödem als Frühkomplikation nach Schädel-Hirntrauma 246
Andrašina, J., J. Bauer u. A. Szitásová: Oedema cerebri nach Schädeltraumen und metabolische Befunde. Ursachen oder Folgen des Ödems? 248
Aussprache: Kecht, B., S. 250
Alter, H.: Die Intensivbehandlung bei schweren Schädel-Hirnverletzungen ohne künstliche Beatmung. Behandlung, Behandlungsdauer, Prognose 251
Eisterer, H., P. Fasol u. H. Zacherl: Chirurgische und anästhesiologische Probleme der Intensivpflege des schweren Schädel-Hirntraumas 253
Alter, H.: Wertung der dem Patienten zugeführten Infusionen besonders im Hinblick auf Fett- und Eiweißzufuhr 258
Schiestel, H.: Verhalten bei Begleitverletzungen nach Schädel-Hirntrauma . . 260
Aussprache: Fasol, P., S. 262 — Stolz, Ch., S. 262 — Heller, W., S. 262 — Klose, R., S. 263 — Schiestl, H., S. 263 — Alter, H., S. 263
Thom, H.: Zur operativen Therapie von Spätfolgen schwerer Schädel-Hirnverletzungen (aus orthopädischer Sicht) 263
Lugger, L. J. u. K. Twerdy: Der posttraumatische Hydrozephalus 267
Diemath, H. E. u. W. A. F. Kollar: Der posttraumatische, aresorptive Hydrozephalus: Diagnose und Therapie 270
Kotorac, V. u. D. Antauer: Diabetes Insipidus nach kraniozerebralen Verletzungen 273
Nöh, E. u. O. Oest: Myositis ossificans nach Schädel-Hirntrauma 277
Arct, W. u. M. Marxen-Ladzinska: Die Ergebnisse der intrakraniellen Hämatome 280
Bauer, J., J. Andrašina, J. Leško u. J. Fagula: Vergleich klinischer Resultate nach Behandlung von Subduralhämatomen mittels Kraniotomie und Trepanpunktion 283
Musil, F.: Die zehnjährigen therapeutischen Ergebnisse bei Hirnverletzten im Forschungsinstitut für Traumatologie in Brünn 284
Kiene, S.: Spätresultate nach Schädel-Hirntraumen verschiedener klinischer Schweregrade im Kindesalter 285
Ender, H. G.: Behandlungsergebnisse bei epiduralen Hämatomen in einer Unfallstation 289

Anschriften der Vortragenden und der Teilnehmer an den Rundtischgesprächen

Chefarzt Dr. H. Alter	Stadtkrankenhaus 6520 Worms	BRD
Dr. E. Amann	Wilhelminenspital Montleartstraße 37 1160 Wien	Österreich
Doz. Dr. J. Andrasina	Traumatologische Abt. Fakultätskrankenhaus Kosice	ČSSR
Prim. Dr. D. Antauer	Chir. Abteilung des Allg. Krankenhauses Varazdin	Jugoslawien
Doz. Dr. W. Arct	Opole, Katowicka 64 Orthopädisch-traumatologische Abt.	Polen
Doz. Dr. med. habil. N. Arlt	Chir. Klinik d. Med. Akademie Nordhäuser Straße 74 50 Erfurt	DDR
Dr. J. Baltensweiler	Chir. Univ.-Klinik B Kantonspital 8006 Zürich	Schweiz
Dr. G. Bauchhenss	Chir. Abt. Kreiskrankenhaus 908 Wasserburg/Inn	BRD
Prim. Dr. J. Bauer	Traumatologische Abt. Fakultätskrankenhaus Kosice	CSSR
Prof. Dr. H. Bergmann	Allg. Krankenhaus 4020 Linz	Österreich
Prof. Dr. G. Blümel	Gärtnergasse 7 1030 Wien	Österreich
Dr. F. Böck	Univ.-Klinik f. Neurochirurgie Alserstraße 4 1090 Wien	Österreich
Dr. F. Braun	Arbeitsunfallkrankenhaus Kundratstraße 37 1120 Wien	Österreich
Doz. Dr. H. Brenner	Univ.-Klinik f. Neurochirurgie Alserstraße 4 1090 Wien	Österreich
Dr. Z. Bystricky	Traumat. Forschungsinstitut Brno, Ponavka 6	ČSSR
Dr. E. Deisenhammer	Wagner-Jauregg-Krankenhaus 4020 Linz	Österreich
Prim. Prof. Dr. H. E. Diemath	Ignaz-Harrer-Straße 79 5026 Salzburg	Österreich
Dr. A. Dippold	Orthopäd. Klinik d. Karl-Marx-Univ. Leipzig	DDR
Dr. H. Dworacek	Rummelhardtgasse 6 1090 Wien	Österreich
Priv.-Doz. Dr. H. Eberle	Chir. Univ.-Klinik B Kantonspital 8006 Zürich	Schweiz

Dr. H. Eisterer	II. Chir. Univ.-Klinik Spitalgasse 23 1090 Wien	Österreich
Dr. H. G. Ender	Unfallabt. d. LKH. Steyr 4400 Steyr	Österreich
Dr. G. Erlacher	Arbeitsunfallkrankenhaus Blumauerplatz 1 4020 Linz	Österreich
Dr. F. Faulwetter	Knappschaftskrankenhaus Burgweg 18 5124 Bardenberg, Aachen	BRD
Doz. Dr. V. Feurstein	Allg. Krankenhaus 4020 Linz	Österreich
Chefarzt Doz. Dr. habil. K. Franke	Chir. Klinik d. Städt. Krhs. Berlin-Pankow, Kleine Homeyerstraße 4 111 Berlin	DDR
Doz. Dr. R. Fries	Stolzenthalergasse 24 1080 Wien	Österreich
Priv.-Doz. Dr. G. Geile	Med. Akademie Abt. Neurochirurgie Ratzeburger Allee 160 24 Lübeck	BRD
Doz. Dr. E. Gründig	Inst. med. Chemie Währingerstraße 10 1090 Wien	Österreich
Prof. Dr. W. Heller	Chir. Univ.-Klin. Calwerstr. 7 74 Tübingen	BRD
Prof. Dr. F. Heppner	Vorstand d. Neurochir. Univ.-Klinik 8036 Graz	Österreich
Doz. Dr. E. Kazmer	Neurochir. Klinik Beethovenplatz 2–3 8 München	BRD
Doz. Dr. med. habil. S. Kiene	Chir. Univ.-Klinik Leninallee 35 25 Rostock	DDR
Dr. Th. Kirschbichler	RZ Meidling Kundratstraße 37 1120 Wien	Österreich
Prim. Dr. R. Kirschner	Traumat. Forschungsinstitut Ponavka 6 Brno	ČSSR
Dr. R. Klose	Städt. Krankenanstalten 68 Mannheim 1	BRD
Prof. Dr. K. Kloss	Vorstand d. Neurochir. Univ.-Klinik Anichstraße 35 6020 Innsbruck	Österreich
Chefarzt Dr. W. Klug	Neurochir. Klinik Knappschaftskrankenhaus 463 Bochum – Langendreer	BRD

Anschriften der Vortragenden

Dr. W. A. F. Kollar	Landesnervenklinik Ignaz-Harrer-Straße 79 5020 Salzburg	Österreich
Dr. W. Koos	Neurochir. Univ.-Klinik Alserstraße 4 1090 Wien	Österreich
Dr. V. Kotorac	Chir. Abt. d. Allg. Krhs. Varazdin 6	Jugoslawien
Dr. G. Kramer	Städt. Krankenanstalten Unfall- u. Chir. Klinik Münsterstraße 238 4600 Dortmund	BRD
Ärztl. Dir. Med.-Rat. Dr. W. Krösl	Fleminggasse 3 1190 Wien	Österreich
Dr. E. Kutscha-Lissberg	Lehrkanzel f. Unfallchir. I Alserstraße 4 1090 Wien	Österreich
Dr. E. Lorenzoni	Unfallkrankenhaus Theodor-Körner-Str. 65 A – 8011 Graz	Österreich
Dr. F. Loth	Al. Jerozolinykie 57 Szpital Chirurgii Urazowej Dzieciecej, Warschau	Polen
Dr. L. J. Lugger	Chir. Univ.-Klinik Anichstraße 35 6020 Innsbruck	Österreich
Dr. G. Mandl	Krankenhaus, Unfallabt. A – 4400 Steyr	Österreich
Prof. Dr. F. Marguth	Neurochir. Klinik Beethovenplatz 2–3 8 München 15	BRD
Prim. Dr. I. Matijasic	Kirurski odjel. Medicinskicentar 52000 Pula	Jugoslawien
Prim. Dr. P. Mifka	RZ Meidling Kundratstraße 37 1120 Wien	Österreich
Doz. Dr. F. Musil	Traumat. Forschungsinstitut Ponavka 6 Brno	ČSSR
Dr. E. Nöh	Orthopäd. Klinik Justus-Liebig-Univ. Freiligratstraße 263 63 Gießen	BRD
Dr. U. Nolte	Chir. Kl. d. Städt. Krankenanst. 45 Osnabrück	BRD
Doz. Dr. P. Novak	Zrinskeho 1 Bratislava	ČSSR
OA Dr. O. Oest	Orthopäd. Klinik d. Justus-Liebig-Univ. Freiligrathstr. 2 63 Gießen	BRD
Dr. G. Pendl	Neurochir. Univ.-Klinik Alserstraße 4 1090 Wien	Österreich

Dr. K. Peter	Städt. Krankenanstalten 68 Mannheim 1	BRD
Dr. J. Poigenfürst	Arbeitsunfallkrankenhaus Webergasse 2 1200 Wien	Österreich
Dr. G. Raberger	Pharmakologisches Inst. Währinger Straße 18a 1090 Wien	Österreich
Dr. J. Rettenbacher	Arbeitsunfallkrankenhaus Dr. Franz-Rehrl-Platz 5 5010 Salzburg	Österreich
Dr. A. Rüter	Orthopäd. Klinik u. Poliklinik 3008 Bern	Schweiz
Prim. Doz. Dr. O. Russe	Arbeitsunfallkrankenhaus Kundratstraße 37 1120 Wien	Österreich
Doz. Dr. E. Scherzer	Chefärztliche Station Webergasse 2 1200 Wien	Österreich
Dr. H. Schiestl	Arbeitsunfallkrankenhaus Theodor-Körner-Straße 65 8011 Graz	Österreich
Dr. G. Schlag	Arbeitsunfallkrankenhaus Blumauerplatz 1 4020 Linz	Österreich
Doz. Dr. E. Sluga	Neurologisches Inst. Univ. Wien Schwarzspanierstraße 17 1090 Wien	Österreich
Prof. Dr. K. Steinbereithner	I. Chir. Univ.-Klinik Alserstraße 4 1090 Wien	Österreich
Priv.-Doz. Dr. Chr. Stolz	Inst. f. Anästhesiologie d. Univ. Tübingen Calwerstr. 7 74 Tübingen	BRD
Dr. H. Temlik	III. Chir. Klinik Ponavka 6 Brno	ČSSR
Prof. Dr. H. Thom	Orthopäd. Univ.-Klin. Heidelberg Schlierbacher Landstraße 200 69 Heidelberg 1	BRD
Prim. Doz. Dr. A. Titze	Arbeitsunfallkrankenhaus Theodor-Körner-Straße 65 8010 Graz	Österreich
Prof. Dr. E. Trojan	Lehrkanzel f. Unfallchirurgie I Alserstraße 4 1090 Wien	Österreich
Doz. Dr. R. R. Unger	Neurochir. Klin. d. Humboldt-Univ. Schumannstraße 20–21 104 Berlin	DDR
Prof. Dr. F. J. Unterharnscheidt	University of Texas Medical Branch, Galveston Texas 77550	USA
Dr. V. Vukovich	Jasomirgottstraße 2 1010 Wien	Österreich

Doz. Dr. W. Walcher	Univ.-Nervenklinik, Landeskrhs. 8036 Graz	Österreich
OA Dr. R. Winkler	Chir. Univ.-Klinik 2 Hamburg-Eppendorf	BRD
Dr. J. Wocjan	Al. Jerozolimskie 57 Szpital Chirurgii Urazowej Dzieciecej, Warschau	Polen
Dr. F. Zaunbauer	Univ.-Klinik f. Neurochir. Alserstraße 4 1090 Wien	Österreich
Dr. B. Zifko	Arbeitsunfallkrankenhaus Kundratstraße 37 1120 Wien	Österreich

Präsident Jörg Böhler, Wien (Österreich): Begrüßung der Teilnehmer

Wissenschaftliche Sitzung
8. Oktober 1971 (Europa-Saal)

Die schwere Schädel-Hirnverletzung

F. J. Unterharnscheidt, Galveston (USA):

Schädelhirntrauma — Mechanogenese und Pathomorphologie.

Einführung

Dieser Beitrag über die traumatischen Schäden des ZNS unternimmt es, *Morphologie* und *Klinik* aufeinander bezogen darzustellen. Er soll zudem die praktische Bedeutung ins Licht heben, die die Kenntnis der mechanischen Faktoren bei der Entstehung solcher Schäden hat. Unser Vorgehen besteht darin, *typische* Unfallabläufe zu analysieren und die mechanischen Kräfte mit den klinischen und morphologischen Befunden in Beziehung zu setzen.

Die wirtschaftliche Bedeutung der ZNS Traumen annähernd zu bestimmen, ist von staatlicher und versicherungswirtschaftlicher Seite wiederholt unternommen worden. Die Probleme sind viel größer als gemeinhin vermutet wird. In der Regel sieht der Einzelne nur Ausschnitte des Gesamtbildes: die Behandlung, Begutachtung Versicherung, Invalidität des Betroffenen, die Folgen seines Arbeitsausfalles für die Wirtschaft insgesamt. Die volkswirtschaftliche Belastung aus den Unfällen gibt der amerikanische National Safety Council mit folgenden Zahlen an:

Die Unfallkosten für 1969 beliefen sich auf schätzungsweise 23,5 Milliarden Dollar; sie entsprechen fast den militärischen Kosten des Vietnam-Konflikts des gleichen Jahres.

Die selbe Quelle bezeichnet die traumatischen Körperschäden als „die vernachlässigte Epidemie der modernen Gesellschaft" — die Haupttodesursache in der ersten Lebenshälfte. Die U.S. National Institutes of Health wenden jährlich umgerechnet für jeden der 10 Millionen Unfallversehrten des Landes 50 cents in Forschungsgeldern auf, wohingegen auf jeden der geschätzten 540000 Tumorpatienten 220 Dollar und für jeden der 1,4 Millionen kardiovasculären Patienten 76 Dollar entfallen.

Arten der Gewalteinwirkung

Die traumatischen Hirnschäden werden von stumpfen und von scharfen Gewalteinwirkungen verursacht, die im Regelfall geschlossene oder gedeckte bzw. offene Hirnverletzungen erzeugen. Im Fall der stumpfen Gewalteinwirkung wird der Schädel breitflächig getroffen und trotz der Deformation des Knochens oder eventueller Fraktur bleibt die Dura gewöhnlich unverletzt. Scharfe Gewalteinwirkungen von entsprechender Intensität haben die Durchtrennung des Schädeldaches, der harten Hirnhaut und des Gehirns zur Folge, sie erzeugen also eine Hirnwunde. Da diese mit der Außenwelt kommuniziert, und weil eingedrungene Partikel als infektiös gelten müssen, treten als Komplikationen die *Infektions*folgen hinzu.

Primärtraumatische und sekundärtraumatische Gewebeschäden

Die Schäden, die nach mechanischer Gewalteinwirkung auf den Schädel auftreten, werden in primärtraumatische und sekundärtraumatische oder kreislaufbedingte Gewebealterationen eingeteilt. Die primären Schäden sind die unmittelbaren oder direkten Folgen der mechanischen Gewalteinwirkung auf das Gehirn; sie entstehen im Augenblick der Gewalteinwirkung und sind immer herdförmig, vielfach multilokulär. Die sekundärtraumatischen oder kreislaufbedingten Alterationen sind die Folgen hypoxischer bzw. ischämischer Zellveränderungen, vollständiger und unvollständiger traumatischer Nekrosen, diapedetischer Blutungen und Hirnödem. Sie entwickeln sich nach einem freien Intervall.

Es wird zwischen Gewalteinwirkung auf den *frei* beweglichen und auf den *fixierten* Schädel unterschieden. Wir sprechen im ersten Fall von einem Beschleunigungs- oder Verzögerungstrauma, im zweiten Fall von einem Kompressions- oder Quetschungstrauma.

Gewalteinwirkung auf den frei beweglichen Schädel verursacht zwei hauptsächliche Traumaformen: ein *Translationstrauma*, wenn die Stoßachse durch den Mittelpunkt des Schädels oder in unmittelbarer Nähe läuft, ein *Rotationstrauma* (Winkelbeschleunigung), wenn die Stoßachse tangential verläuft. Die Analyse des Stoßablaufs läßt erkennen, daß beide Traumaformen voraussagbare und unterschiedliche Schädigungsmuster hinsichtlich Ausbreitung und Qualität der Gewebeschäden ergeben.

Es sollen im folgenden nacheinander die Translationstraumen, Rotationstraumen, Impressionstraumen und Schußverletzungen besprochen werden.

Um den *physikalischen* Vorgang des Translationstraumas zu erfassen, wird die komplizierte Schädelform durch einen starren kugeligen Raum und das Gehirn durch eine Flüssigkeit ersetzt. Schlägt der Schädel mit einer bestimmten Geschwindigkeit breitflächig gegen ein Objekt mit großer Masse, so wird er plötzlich auf die Geschwindigkeit Null abgebremst. Das Gehirn bzw. der Inhalt der Modellkugel hat aufgrund seiner Trägheit das Bestreben sich in der ursprünglichen Richtung des Stoßes weiterzubewegen und wird daher am Stoßpol gegen die innere Begrenzung der starren Hülle gedrückt, während am Gegenpol die Flüssigkeit sich von der Begrenzung zu entfernen trachtet. Es entsteht so am Stoßpol ein positiver Druck, am Gegenpol ein reduzierter Druck, zwischen denen ein stetiger Übergang vorgeht, mit dem Null-Wert am Knotenpunkt. In einem Modellschädel aus Kunstharz von 21 cm Außendurchmesser wurde der Druck registriert. 2 Druckgeber waren eingebaut, der Druckgeber am Gegenpol war in einer Röhre beweglich angeordnet, und mit dem Kathodenstrahloszillographen verbunden. Der menschliche Schädel erleidet während des Stoßes eine gewisse Deformation. Deshalb benötigt die Ausbildung des reduzierten Drucks eine bestimmte Zeit und zwar ist der Unterdruck absolut gesehen geringer als der posirive Druck.

Nach Gewalteinwirkung mit Subcommotionsdosen, d. h. mit einer Geschwindigkeit von etwa 7 m/sec entsprechend einer Beschleunigung von 180 g bei der Katze, fanden sich weder primäre noch sekundärtraumatische Schäden. Serienweise, unmittelbar aufeinanderfolgende Gewalteinwirkungen aber erzeugten schweren Hirndauerschaden. Es bestand vollständiger Ausfall der Purkinjezellen, Lichtung der Körnerzellschicht und Proliferation von Bergmannglia neben disseminierter Proliferation von Mikro- und Astrologia in der Molekularschicht des Kleinhirns. Resistentere Zellen vom Golgi-Zelltyp sind nicht affiziert. Im Großhirn bestehen disseminiert ischämische Zellveränderungen. Die gehäufte Anwendung von Subcommotionsintensität führt also zu einem *schweren* Hirndauerschaden als Folge sekundärtraumatischer Prozesse. Wie der Name besagt, ist die Intensität zu schwach um Bewußtlosigkeit zu erzeugen. Es liegt keine Commotio cerebri vor und natürlich bestehen keine primärtraumatischen Schäden. Wenn diese Tiere gleich getötet wurden, war der Befund unauffällig.

Der beschriebene *Hirndauerschaden* entwickelte sich erst nach einem Intervall. Die Befunde sind nicht etwa von akademischem Interesse allein, sie sind sehr wichtig in der Übertragung auf den Menschen im Hinblick auf Epileptiker und Boxer u. a. worauf wir später zu sprechen kommen.

Für die Klinik ist auch die nächste Frage ungemein wichtig, ob eine einzelne Gewalteinwirkung von der Intensität der Commotionsdosis einen Hirndauerschaden bewirkt. Dazu haben wir mit verschiedenen Tierspezies lange Versuchsreihen unternommen. Einmalige Gewalteinwirkung mit Commotionsdosis, d. h. Geschwindigkeit von 8,3—9,4 m/sec entsprechend einer Beschleunigung von 280—400 g führte zu *keinerlei* geweblichen Veränderungen. Erst wenn die Gewalt serienmäßig in eintägigen bis einwöchigen Abständen angewandt wurde, entwickelte sich in Abwesenheit primärtraumatischer Schäden ein schwerer Hirndauerschaden. Die Kortex des Großhirns zeigte partielle Nekrosen mit beginnender astrogliöser Reaktion. Ein Teil der geschädigten Nervenzellen kann später verkalken. Wir finden schwere Veränderungen in der Hippokampusformation, disseminiert oder sektorenhaft auftretend. Die Veränderungen im Kleinhirn entsprachen denen, wie wir sie bei gehäufter Gewalteinwirkung mit Subcommotionsdosen sahen, sind aber im Ganzen weniger ausgeprägt.

Ist die experimentelle Gewalteinwirkung über 10,5 m/sec, d. h. von einer Beschleunigung über 400 g, so bestanden *schwere primärtraumatische* Veränderungen und sog. Rindenprellungsherde, partielle und totale Nekrosen, Blutungen verschiedenen Alters und disseminierte Nervenzellausfälle. Die erweiterten Seitenventrikel können in Richtung auf die Hirnduranarbe ausgezogen sein. Große Teile der Großhirnhemisphären können fast völlig zerstört und durch eine massive mesodermalgliöse Narbe ersetzt sein.

Um die Folgen von Rotationsbeschleunigung am Tier zu untersuchen, konstruierten wir zusammen mit Higgins eine Vorrichtung, die eine *nicht*-deformierende Rotationsbeschleunigung des Schädels erzeugte. Ein mit hoher Geschwindigkeit laufender Elektromotor, der mit einem Tachometer verbunden ist, bewegt ein exzentrisch angebrachtes Gestänge, das seine Kraft auf einen Metallhelm fortsetzt, der in einem Winkel von 45° gedreht wird. Helm und Kopf des Versuchstieres, einem Eichkatzaffen (Samiris sciureus) werden durch Gips fest verbunden.

Während wir beim Translationstrauma eine zylindersymmetrische Verteilung der Schäden beobachten, ist die Anordnung der Gewebeschäden nach dem Rotationstrauma radiärsymmetrisch. Wir fanden subdurale Blutungen als Folge von Abrissen von Brückenvenen. Es bestanden subarachnoideale Blutungen hauptsächlich im Bereich der Mittellinie, sowie Abrisse und Ausrisse von kleinen Gefäßen, vor allem Venen in oberflächlichen Rindenschichten. Die Risse der Gefäßwände waren von Blutungsseen umgeben und in ihrer Nähe war die einsetzende gliöse

Reaktion sichtbar. Es waren, gleichfalls aufgrund der Analyse der Mechanik des Stoßablaufs, Blutungen und Abrisse von Hirnnerven zu erwarten, wie zum Beispiel Blutungen in und um den N. oculomotorius. Die empfindlichen Neuronen der Ammonshornformation zeigten beginnende ischämische Veränderungen. Wir fanden primärtraumatische Blutungen in der Mittellinie des Kleinhirns, sie waren im Bereich der Mittellinie der Medulla, vor allem in der Raphe weiter zu verfolgen. Sie bestanden im ganzen Rückenmark bis zum Lumbalbereich, meist in zentralen Anteilen der grauen Substanz. Sie sind arterio-, veno- und capillorhektischer Art. Wir konnten subdurale Blutungen selbst in der Cauda equina nachweisen.

Zusammenfassend ist zu sagen, daß Ausbreitungsmuster und Qualität der Schäden nach Rotationsbeschleunigung von denen nach Translationsbeschleunigung eindeutig differieren. Von fehlenden klinischen und morphologischen Befunden über die Bewußtlosigkeit zu primärtraumatischen Veränderungen mit sofortiger Todesfolge geht ein Kontinuum an Befunden. Die angewandten Winkelbeschleunigungen betrugen 100000—400000 rad/sec^2.

Impressionstraumen

Gewalteinwirkungen auf den fixierten Schädel erzeugen *keine* nennenswerte Beschleunigung und die solchermaßen verursachten Verletzungen sind Impressionstraumen. Ein Gegenstand mit kleiner Masse wirkt umschrieben auf den Schädel ein und erzeugt eine *lokale* Eindellung. Es entsteht allseitiger Überdruck, der eingedellte Knochen, falls er nicht bricht, schnellt in seine Ausgangslage zurück und an der Stoßstelle entsteht ein lokaler reduzierter Druck, der, wenn die Intensität des Vorgangs groß genug ist, primärtraumatische Veränderungen verursacht. Es ist wichtig sich zu erinnern, daß die primärtraumatischen Veränderungen bei Translationstraumen am Gegenpol auftreten, während sie beim Impressionstrauma an der Stoßstelle zu finden sind.

Epidurale Hämatome

Das epidurale Hämatom ist eine Ansammlung von Blut zwischen der Tabula interna des Schädelknochens und der Dura mater. Das klinische Vorkommen von epiduralen Blutungen bei Schädelhirnverletzten wird mit 0,4—6% angegeben. Epidurale und subdurale Blutungen treten im Verhältnis von etwa 1:10 auf. Ihre Mortalität ist sehr *hoch*; die Statistiken geben bis 95% an. Die Blutungen breiten sich vorwiegend über Schläfen- und Scheitellappen aus. Sie bilden scheibenartige Hämatome, die bis zu 450 g wiegen. Sie können nach stumpfer und scharfer Gewalteinwirkung durch verschiedene Mechanismen entstehen, die sowohl arterielle als auch venöse Blutungen verursachen: 1. durch Verletzung der A. meningea media und möglicherweise auch ihrer zwei oder drei begleitenden Venen, 2. durch Verletzung des Sinus longitudinalis superior, 3. durch Verletzung des Sinus transversus und 4. durch Verletzung von Diploevenen.

Die *wichtigste* Blutungsquelle ist die A. meningea media. Die Blutungen sind hauptsächlich durch stumpfe Gewalteinwirkung von leichter bis mittlerer Intensität verursacht, die oft Frakturen auf der Blutungsseite erzeugt, wobei zumindest die Tabula interna betroffen ist.

Die Verletzung des Sinus longitudinalis superior erzeugt venöse epidurale Blutungen, die ein- oder doppelseitige Hämatome bilden können. Besteht das Hämatom hauptsächlich im Mittellinienbereich, so kann die motorische Region beiderseits betroffen sein. Damit kann eine Thrombose des Sinus verbunden sein und dieser Prozeß verursacht das sog. Mantelkantensyndrom, mit bilateralen Pyramidenbahnzeichen und erhöhtem Reflexniveau an den unteren Extremitäten, entsprechend ihrer Repräsentation an der Mantelkante, sowie Tri- oder Tetraplegien und alternierenden zerebralen Anfällen.

Auf die weniger bedeutenden Verletzungen des Sinus transversus und der Diploevenen soll hier nicht eingegangen werden.

Die epiduralen Hämatome manifestieren sich *klinisch* erst nach 4—12 Stunden, obgleich die Gefäßverletzung im Augenblick der Gewalteinwirkung erfolgt. Im klassischen Bild wird die unmittelbare Bewußtlosigkeit, meist die Folge des Commotionssyndroms, normalerweise von einem symptomfreien *luziden* Intervall gefolgt, in dem der Patient bewußtseinsklar ist. Jedoch vergrößert in den folgenden Stunden die anhaltende Blutung das Hämatom, so daß eine erneute Einengung und Aufhebung des Bewußtseins bis in tiefes Koma hinein erfolgt. Es ist aber immer zu bedenken, daß atypische Bilder vorkommen.

Bei den verschiedenen Typen epiduraler Blutung kann das klinische Bild durch schwere traumatische Hirnschäden anderer Art kompliziert sein, und andererseits können anderweitige primärtraumatische Schäden des Gehirns, selbst die Bewußtlosigkeit fehlen,

Für alle epiduralen Hämatome, die auf oben skizzierte Weise zustande kommen, ist unverzügliche Diagnosestellung und operative Entfernung imperativ, da sonst die *schnell entstehenden Kompressionserscheinungen* zum Tode führen. Es können schon wenige Stunden über vollständige Heilung oder Tod entscheiden. Das nicht operierte umschriebene Hämatom ist ein scheibenförmiger raumfordernder Prozeß, der durch Kompression der darunterliegenden Großhirnhemisphäre ein massives Ödem und ausgedehnte Nekrosen, auch hämorrhagischer Natur, sowie die Einklemmung des Hirnstamms verursacht.

Subdurale Hämatome

Ein subdurales Hämatom ist eine Ansammlung von Blut zwischen der Dura und der Arachnoidea. Seine Häufigkeit unter Schädelhirnverletzten in der Klinik wird zwischen 1 und 20% angegeben. Das subdurale Hämatom tritt unilateral und bilateral auf; im letzteren Fall ist gewöhnlich das Hämatom einer Seite größer. Frakturen liegen meist auf der Blutungsseite. Die Hämatome finden sich überall in der Schädelhöhle, vorzugsweise auf der Konvexität über den Großhirnhemisphären, gewöhnlich frontotemporoparietal. Sie werden auch in hinteren Anteilen, über dem Chiasma opticum, der Sylvischen Fissur, den Kleinhirnhemisphären und in Einzelfällen auch in der hinteren Schädelgrube festgestellt. Ebenso kommen sie gelegentlich im Interhemisphärenspalt vor.

Folgende *Mechanismen* kommen für ihre Entstehung in Frage: 1. Abriß von Brückenvenen, die zwischen Hirnoberfläche und venösem Sinus sagittalis superior verlaufen. Die Vv. cerebri superiores umfassen eine vordere Gruppe von 3 oder 4 Gefäßen und eine kleinere dorsale Gruppe aus 2—3 Venen. Ihr Verlauf ist sehr variabel. 2. Eröffnung der Sinus, vor allem des Sinus sagittalis superior durch penetrierende Gewalteinwirkung, in Einzelfällen auch nach gedeckter Gewalteinwirkung. 3. Isolierte Risse von arteriellen und venösen Gefäßen, meist der Arachnoidea, verbunden mit sog. Kontusionsherden oder Quetschungen der Rinde. 4. Subdurale Blutungen kombiniert mit intrazerebralen Blutungen und Hirnwunden.

Es können demnach subdurale Blutungen als Folge stumpfer Gewalteinwirkung ohne Frakturen, mit unkomplizierten und mit Impressionsfrakturen auftreten, ebenso wie nach scharfer, penetrierender Gewalteinwirkung. Sowohl venöse als auch arterielle Gefäße können beteiligt sein. In einer Anzahl von Fällen ist die Blutungsquelle nicht mehr feststellbar.

Die subduralen Hämatome werden nach *akuten, subakuten* und *chronischen* Verlaufsformen unterschieden. Diese Einteilung hat zweifellos etwas Künstliches an sich. Sie ist zu recht oft kritisiert worden, da die Dauer des Intervalls, das akut und chronisch definiert, sehr unterschiedlich festgesetzt wird.

Die *akuten* subduralen Hämatome können wegen der begleitenden Hirnverletzungen sehr schwierig zu diagnostizieren sein. Erstreckt sich die Bewußtlosigkeit über mehr als 2 Tage, sind weitere diagnostische Maßnahmen nötig. Das klinische Bild zeigt Bewußtlosigkeit von Anbeginn, oder schnell einsetzende Bewußtseinstrübung gefolgt von tiefer Bewußtlosigkeit; abnormer Augenbefund mit Dilatation der Pupille auf der Seite des Hämtaoms und Blutungen in der Retina mit Stauungspupille; kontralaterale Halbseitenlähmung mit Pyramidenbahnzeichen; zerebrale Krampfanfälle, fokal oder generalisiert, und Enthirnungsstarre u. a.

Subakute subdurale Hämatome können für einige Tage eine Symptomatik mit Bewußtseinstrübung und Desorientierung und schließlich Bewußtlosigkeit zeigen, bevor weitere Verschlechterung einsetzt. Die übrigen Symptome gleichen denen des akuten subduralen Hämatoms.

Chronische subdurale Hämatome zeigen mit Ausnahme weniger Fälle eine Rückbildung der Bewußtlosigkeit. Es bestehen Kopfschmerzen, meistens über der Herdseite. Dann folgt erneute Bewußtseinseintrübung und anschließend Bewußtlosigkeit, oder Wesensänderung.

Die Mortalität ist für alle Verlaufsformen sehr hoch; sie beträgt zwischen 20 und 90%. Sie ist für die akuten Formen am höchsten. Gurdjian und Webster nennen 50—80% für die akuten, 25% für die subakuten und 10—15% für die chronischen Formen. Folglich erfordert die akute Gruppe die *schnellste* Indikation für den operativen Eingriff.

Es gibt eine sehr wichtige Gruppe von Fällen, in denen trotz erfolgreicher operativer Entfernung des Hämatoms der Hirndruck weiter ansteigt. Diese Patienten leiden an schweren sog. Contrecoup-Verletzungen, verbunden mit schweren Gewebeschäden der Frontal- und oder Temporallappen, woraus sich der fortgesetzte intrakranielle Druckanstieg erklärt.

Bei makroskopischer Betrachtung liegt das Blut der Durainnenfläche leicht- bis zähflüssig an und ist in den ersten Tagen abziehbar. Am 2. bis 3. Tag beginnt das Blut zu gerinnen. Aus der Durainnenfläche sprossen Fibroblasten in die Blutung ein und es kommt zu einer bindegewebigen Organisation. Die Endzustände dieser Resorptions- und Organisationsprozesse hängen weitgehend von der Größe und Ausdehnung der Blutung ab. Bei kleineren Blutungen stellen sie eine rotbraune Pigmentierung der harten Hirnhaut dar, bei mittleren Blutungen entstehen Neo- oder Pseudomembranen und die großen Blutungen zeigen eine massive bindegewebige Organisation, die auch als Duraschwarte bezeichnet wird. Es können sich Verkalkungen und Verknöcherungen entwickeln.

Die epiduralen und subduralen Hämatome, in ihrer akuten und chronischen Form, verursachen als diskusförmige raumfordernde Prozesse die Kompression und Deformation der darunterliegenden Hirnteile. Die Folgen sind Durchblutungsstörungen, zunächst durch die Kompression und Abklemmung der dünnwandigen Venen, später auch von Arterien, wodurch der Stoffwechsel im Hirngewebe zusätzlich eingeschränkt wird.

Subarachnoideale Blutungen

Subarachnoideale Blutungen entstehen durch Risse von Arterien und Venen. Das Blut vermischt sich mit dem Liquor und ergibt eine wenig demarkierte Blutung. Über den Großhirnhemisphären sind die Liquorspalten relativ seicht, so daß dort die Blutung filmartig dünn ist. An der Hirnbasis, vor allem im Bereich der Zisternen, können dagegen größere Blutansammlungen entstehen, die Kompressionserscheinungen besonders am Hirnstamm herrufen können. Kleinere punktförmige subarachnoideale Blutungen auf den Windungskuppen können der Ausdruck von leptomeningealen Kontusionen sein.

Pathomorphologie der sog. Rindenprellungsherde

Eine häufige primärtraumatische Alteration sind die sog. kortikalen Kontusionen, die nach übereinstimmenden Angaben an der der Gewalteinwirkung gegenüberliegenden Seite gefunden werden. Wir erklären diese Veränderungen mit rhektischen Blutungen, die durch Kavitationseinwirkung im Bereich des reduzierten Drucks entstehen. Sie sind bereits im Augenblick der Gewalteinwirkung nachweisbar, und sie sind ausdrücklich nicht das Ergebnis diapedetischer Blutung. Die weichen Häute über einem sog. kortikalen Kontusionsherd zeigen subarachnoideale Blutungen. Auf dem Anschnitt finden sich rhektische Blutungen in der Kortex, am ausgeprägtesten auf den Windungskuppen. Sie können bei größeren Herden bis ins subkortikale Marklager reichen. Nach kurzer Zeit zeigen die Nervenzellen in der Umgebung der Blutung Schrumpfung und Hyperchromatose, andere Nervenzellen zeigen Veränderungen vom ischämischen Typ. Dies ist das Blutungsstadium. Nach einigen Tagen beginnt die Demarkierung der totalnekrotischen Zone. Vom Rand des keilförmigen Defektes setzt die Proliferation von Gefäßen und Einwanderung von Fettkörnchenzellen ein. Im Zentrum findet der mobile Abbau des Debris statt. Dies ist das Organisations- und Resorptionsstadium. Nach Monaten oder Jahren finden sich zystische Defekte mit braungefärbten Rändern infolge ihres Hämosideringehalts. Auf dem Anschnitt zeigen sich keilförmige liquorgefüllte Defekte, über denen die weichen Häute erhalten sein können. Dies ist das Defektstadium.

Die verschiedenen Stoßrichtungen

Lokalisation und Ausmaß der sog. Rindenprellungsherde sind abhängig von der Richtung der einwirkenden Gewalt, d. h. ihrer Stoßachse. Spatz unternahm eine Einteilung nach 6 Hauptrichtungen, die sich bewährt hat. Typ 1 = Gewalteinwirkung von hinten, Typ 2 = von vorn, Typ 3 = von links, Typ 4 = von rechts, Typ 5 = von oben, Typ 6 = von unten. Dieses Schema wurde von Sellier und mir sowie von E. Th. Mayer durch einige Untergruppen ergänzt: Typ 2a = von frontobasal, Typ 2b = auf die Stirn-Haargrenze gerichtet, Typ 5a = von frontoparietal, Ty 5b = von parieto-occipital.

Der Contrecoup-Effekt

Das Auftreten sog. Rindenprellungsherde an der dem Stoß gegenüberliegenden Seite — daher Contrecoup —, wurde seit der zweiten Hälfte des 18. Jahrhunderts besonders von französischen Autoren zu erklären versucht. Eine Reihe von Theorien wurde entwickelt, mit deren Hilfe die Gewebschäden an der gegenüberliegenden Kopfseite erklärt werden sollten: Kraftwellen, Deformation, Vibration, Rotations- und Druckgradienten waren als ursächliche Prinzipien untersucht worden.

Diese spezifischen primärtraumatischen Blutungen sind u. E. durch den reduzierten Druck verursacht, der in der *Anti*polregion auftritt. Er ermöglicht ein Kavitationsphänomen, das Risse in den Kapillarwandungen und rhektische Blutungen verursacht.

Lokalisation der sog. Rindenprellungsherde

Die Prädilektionsorte der sog. Rindenprellungsherde liegen an den prominenten Hirnteilen, den Windungskuppen. Zu ihrer Erklärung kommen 2 physikalische Größen in betracht, nämlich positiver und negativer oder reduzierter Druck. Da nun aus pathologisch-anatomischer Sicht feststeht, daß bei frei beweglichem Schädel primärtraumatische Gewebschäden am Gegenpol wesentlich häufiger auftreten als am Stoßpol, muß man den Unterdruck und seine Folgen als die entscheidende physikalische Größe verstehen. Daß der positive Druck nicht die Ursache der typischen Verletzungen am Gegenpol sein kann, folgt auch aus den nach Schädeldurchschüssen beobachteten Wirkungen. Das Geschoß erzeugt während des Fluges durch das Gehirn einen hohen allseitigen Druck. Er hängt stark von der Geschwindigkeit und Form des Geschosses ab. Er beträgt mit Pistolen nach unseren Messungen 20—40 Atm. und bei

Gewehrgeschossen bis zu 150 Atm. Wenn aber bei diesen extrem hohen Drücken die sog. Rindenprellungsherde nicht vorhanden sind, so ist es ausgeschlossen, daß der wesentlich geringere positive Druck, der mit stumpfer Gewalteinwirkung verbunden ist, sie verursacht. Besteht jedoch ein *reduzierter* Druck, so versuchen die Kräfte das Gewebe auseinanderzuziehen. Das gelingt nicht ohne weiteres, da Flüssigkeiten — und das biologische Gewebe außer Knochen kann als solche aufgefaßt werden — eine erstaunliche Zerreißfestigkeit besitzen. Sie können Dehnungskräfte aufnehmen ohne ihren molekularen Zusammenhang zu verlieren. Dieser Zustand ist sehr labil. Die Zerreißfestigkeit hängt von den angewandten Zugkräften pro cm^2 und dem Gehalt an Gas ab, das in der Flüssigkeit gelöst ist. Jede winzige Luftblase bedeutet eine Inhomogenität und dort reißt der Sog (reduzierter Druck) die Flüssigkeit auf. Es ist klar, daß mit der Wirkung eines solchen Mechanismus erhebliche Dislokationen auftreten.

Die zentralen traumatischen Hirnschäden

Um die zentralen primärtraumatischen Veränderungen zu erklären, müssen wir einen anderen Verletzungsmechanismus berücksichtigen. Bei starker Deformation des längsovalen Schädeldurchmessers verbreitert sich der quere Durchmesser. Der Ventrikelliquor kann der schnellen Bewegung der umgebenden Wandung nicht folgen und es tritt ein sog. *zentraler* Kavitationseffekt auf. Durch ihn und durch Zugkräfte erklären wir die Blutungen im ependymären und subependymären Bereich als Folge von Gefäßrissen. Kleinere konfluierende Blutungen können in den 4. Ventrikel einbrechen. Wir finden die primärtraumatischen Blutungen nahe der Ventrikelwandung, wir nannten sie daher Blutungen vom *Schmetterlingstyp*, während die sekundärtraumatischen Blutungen unregelmäßig verstreut auch in ventrikelferneren Gebieten auftreten.

Die sog. Duret-Bernerschen Blutungen

Auch in neueren Arbeiten ist häufig noch von Duret-Bernerschen Blutungen die Rede, pathomorphologischen Veränderungen, die man u. E. weder klinisch noch terminologisch miteinander verbinden soll. Duret injizierte Versuchstieren nach Trepanation des Schädeldaches unter verschiedenen Drücken Flüssigkeit in den Epiduralraum. Er fand Gewebezerreißungen am Boden des 4. Ventrikels, die er mit dem Aufprall des Liquors, mit dem „Choc céphalorachidien" zu erklären suchte. Duret folgerte weiter, daß alle bei der Commotio entstehenden Läsionen durch Druck und Aufprall des Liquors gegen die Ventrikelwände verursacht würden. Er betont ausdrücklich, mit dieser Versuchsanordnung werden die gleichen Effekte erzielt wie durch Gewalteinwirkung auf den intakten Schädel entstehen.

Die von Berner beschriebenen Blutungen liegen in *vorderen* Abschnitten der Umgebung des 4. Ventrikels von Patienten, die ein gedecktes Schädelhirntrauma erlitten hatten.

Bei den Duretschen Blutungen handelt es sich um im Augenblick der Gewalteinwirkung entstandene rhektische Blutungen beim Tier, die vorzugsweise in der Umgebung des 3. und 4. Ventrikels liegen und experimentell nach Trepanation des Schädeldachs infolge plötzlicher Druckerhöhung einer auf der Dura liegenden Flüssigkeitssäule erzeugt wurden. Es handelte sich also um ein offenes System, in dem die Druckerhöhung, deren sog. Anstiegszeit ein sehr wichtiger Faktor ist, sehr umschrieben, fast punktförmig wirksam wird.

Die Bernerschen Blutungen in der gleichen Region bestanden am Menschen, der ein geschlossenes Schädelhirntrauma erlitten hatte. Diese Blutungen sind diapedetischer Art und sind Folgen präterminaler und agonaler Veränderungen. Sie sind also nach formaler und kausaler Pathogenese von den Duretschen Blutungen verschieden.

Nun gibt es primärtraumatische Blutungen im Hirnstamm bei intakter Dura nach stumpfer Gewalteinwirkung auf den Schädel, also in einem geschlossenen System, die nicht durch einen Mechanismus wie Duret's erklärbar sind. Sie werden neben primärtraumatischen Gewebeschäden in den Großhirnhemisphären gefunden bei Unfallverletzten, die unmittelbar nach meist schwerer Gewalteinwirkung verstarben. Solche Gewalteinwirkungen aus meist sagittaler Stoßrichtung gehen mit erheblicher Schädeldeformation einher. Diese primärtraumatischen Blutungen im Hirnstamm sind unseren Untersuchungen zufolge hauptsächlich Scher- und Zugkräften zuzuschreiben, bedingt durch die starke Deformation des Schädels. Sie verursachen im Hirnstamm Gefäßeinrisse und -abrisse.

Einen anderen Entstehungsmechanismus haben die *sekundär*traumatischen Hirnstammschäden, die hauptsächlich Folgen partieller und totaler Nekrosen, auch hämorrhagischer Art sind. Sie entstehen, wenn durch die ödembedingte Hirnschwellung der Hirnstamm in den Tentoriumschlitz gedrängt und eingeklemmt wird. Die lateralen Taillen, die Fissurae rhombencephali laterales, werden abgeflacht und lateral gelegene Nervenzellen der Substantia nigra zerstört. Diese sekundärtraumatischen Hirnstammschäden treten naturgemäß erst nach einer gewissen Zeit auf. Sie stellen sehr *ernstzunehmende Komplikationen* dar, die oft den Tod herbeiführen. Es ist nichts dagegen einzuwenden, morphologische Befunde wegen ihrer signifikanten Lokalisation mit einer topographischen Bezeichnung zu belegen. Es ist aber unerläßlich, darüberhinaus mit Hilfe gewissenhafter histologischer Untersuchungen am Mikroskop herauszufinden, welche Veränderungen primärer und welche sekundärer Natur sind. Wenn das im Einzelfall nicht gelingt, sollte man von traumatischen Hirnstammblutungen (mit genauer Angabe der feineren Lokalisation) oder von posttraumatischen Hirnstammschäden sprechen. Die Bezeichnung Duret-Bernersche Blutungen darf der Medizingeschichte anheimgestellt werden.

Daß es nicht angeht, in diesen Hirnstammblutungen das somatische Substrat der Commotio cerebri zu sehen, wie es vielfach noch geschieht, haben wir an anderer Stelle ausgeführt.

In diesem Zusammenhang muß die Diagnose der sog. *Hirnstammkontusion* geprüft werden, die in der klinischen und morphologischen Literatur auftaucht. Es ist unklar, welche klinischen und morphologischen Kriterien dieser Diagnose zugrunde liegen. Ist es die Vorstellung, daß die tiefe Bewußtlosigkeit auch eine Folge der Kontusion des tiefgelegenen Hirnstammes ist, so besteht ein Widerspruch zu den physikalischen und morphologischen Befunden bezüglich der Verhältnisse in den Traumavorgängen. Unseres Erachtens läßt sich nicht erweisen, daß makroskopische und feingewebliche Alterationen am Hirnstamm als

Folgen einer echten Kontusion auftreten. Die Mechanogenese primärtraumatischer Schäden ist, wie bereits ausgeführt, durch Scher- und Zugbeanspruchung mit Gefäßrissen zu erklären, wie Untersuchungen von Sellier und mir zusammen mit Higgins ergeben haben. Eine beachtenswerte Analyse der primär und sekundärtraumatischen Schäden der beteiligten arteriellen und venösen Gefäße aufgrund ihrer Versorgungsgebiete hat E. Th. Mayer vorgelegt, auf die wir hinweisen möchten.

Die sog. Bollingersche Spätapoplexie

Man versteht unter der sog. Bollingerschen Spätapoplexie massive intrazerebrale Blutungen, die Tage, Wochen oder Monate nach einer stumpfen Gewalteinwirkung bei Patienten auftreten, die weder an Arteriosklerose noch an Hypertension leiden. Es wird ihr auch heute noch großes Interesse entgegengebracht, wenngleich selbst ihre Existenz strittig ist.

Die Lektüre der Originalarbeit mit 4 Krankengeschichten von 1891 ist aufschlußreich. Beim 1. Patienten bestand ein raumforderndes subdurales Hämatom, das zu Massenverschiebungen führte, sowie sekundärtraumatische Gewebschäden im Hirnstamm. Von einer typischen Massenblutung kann keine Rede sein. Bei der 2. Patientin war die Wandung des Aquaeductus Sylvii und des IV. Ventrikels hämorrhagisch nekrotisch. Auch hier lag keine typische apoplektische Blutung vor. Bei der 3. Patientin, 13 Jahre alt, findet sich in einer Großhirnhemisphäre eine pflaumengroße frische apoplektische Blutung. Nach der Sektion wurde der Verdacht geäußert, daß die Verstorbene mehrere Wochen vor ihrem plötzlichen Tod beim Schlittschuhlaufen gestürzt war. Die traumatische Vorgeschichte ist doch zu vage, als daß eine auch bei Jugendlichen gelegentlich vorkommende spontane Blutung ausgeschlossen werden könnte. Auch beim 4. Patienten bestand *keine* apoplektische Blutung, sondern eine halbseitig betonte hämorrhagische Erweichung im Hirnstamm.

Von den 4 Beobachtungen bietet nur der 3. Fall eine Massenblutung an typischer Stelle und hier ist der traumatische Zusammenhang ungesichert. So scheint es müßig über die Existenz der sog. Bollinger'schen Spätapoplexie zu streiten, wenn sie in Wirklichkeit gar nicht Gegenstand von Bollingers Ausführungen war.

Besonderheiten kindlicher Schädelhirnverletzungen

Einige Bemerkungen zur Besonderheit kindlicher Schädelhirnverletzungen scheinen mir angebracht.

Das Kleinkind und Kind ist auch in anatomischer Sicht kein kleiner Erwachsener. Seine anatomischen Strukturen besitzen andere Proportionen, andere physikalische Eigenschaften. Das Gehirngewicht des Neugeborenen beträgt etwa ein Viertel des Erwachsenengehirns, obwohl, das Körpergewicht nur 5% desselben beträgt. Am Ende des 2. Lebensjahres macht das Hirngewicht etwa 75% des Erwachsenengehirns aus. Die Länge des Kopfes beträgt bei der Geburt etwa ein Viertel der gesamten Körpergröße. Der Stamm ist relativ lang, die oberen Extremitäten sind länger als die unteren. Bei der Geburt ist der Anteil des Gesichtsschädels *kleiner* als der des Hirnschädels, das Verhältnis beträgt etwa 1 : 8, während es beim Erwachsenen etwa 1 : 2,5 beträgt. Auch die Form des Schädels unterscheidet sich erheblich. Kleinkinder- und Kinderschädel sind extrem deformierbar, wegen der außergewöhnlichen Flexibilität einzelner Knochen und wegen der lockeren Verbindung zwischen den Knochen, besonders im Bereich der Fontanelle.

Gewalteinwirkung gegen den deformierbaren kindlichen Schädel erzeugt tiefe *Impression* von Knochen und hat ausgedehnte Hirnschäden an der Einwirkungsstelle der Gewalt zur Folge. Die Hals-Nackenmuskulatur ist im Kindesalter noch nicht so weit entwickelt, als daß sie den unverhältnismäßig schweren Kopf bei plötzlichen Bewegungen halten könnte. Die Wirbelkörper des Kleinkindes stellen lediglich unvollständig entwickelte Modelle dar; sie sind noch fast ganz knorpelig. Die Ligamente sind viel schwächer als beim Erwachsenen. Schnelle Verzögerung kann deshalb die Wirbelkörper dislozieren und das Rückenmark schädigen. Wegen der großen Deformierbarkeit des kindlichen Schädels nimmt die Möglichkeit von primärtraumatischen Schäden durch Überdehnung und Zerrung des Hirngewebes zu, im Gegensatz dazu nehmen die Läsionen am Gegenpol ab, weil der Bereich des reduzierten Drucks im Vergleich zum Erwachsenen verkleinert ist. Umgekehrt kommt im Senium wegen der größeren Starrheit des Schädels diesen Gegenpolläsionen größere Bedeutung zu, weil der Bereich des reduzierten Drucks um so viel größer ist, während die Folgen der Schädeldeformation geringe Bedeutung haben. Ausbreitung und Qualität der Gewebeschäden müssen demnach für Kinder und Erwachsene *verschieden* sein. In kindlichen Gehirnen sind sog. Rindenprellungsherde im Gegenpolbereich sehr selten, aber Stoßpolverletzungen (Impressionstraumen) um so viel häufiger.

Die zerebrale Fettembolie

Die zerebrale Fettembolie ist *keine* direkte Folge von Gewalteinwirkung gegen den Schädel. Sie ist eine typische und häufige Komplikation nach Verletzungen der Knochen der Extremitäten und des Stammes, besonders wenn multiple Knochenbrüche Veränderungen im Knochenmark erzeugen. Fettembolie entsteht, wenn im Blut befindliche Fettpartikel Arteriolen und Kapillaren embolisch verschließen. Fettembolie stellt eine Form der Mikroembolie dar.

Nach Stunden bis Tagen bilden sich kleinere perivaskuläre Koagulationsnekrosen mit Ringblutungen aus, die makroskopisch als petechiale Blutungen imponieren (Purpura cerebri). Um die später resorbierten und organisierten nekrotischen Herdchen ist gliöses Narbengewebe erkennbar. Oft findet man Herde eindeutig verschiedenen Alters, die offenkundig von verschiedenen Schüben stammen.

Die systematische Fettembolie tritt in der vollen Breite der möglichen klinischen Formen auf, von der subklinischen, milden, unvollständigen Form bis zur klassischen und fulminanten Form. Bei der fulminanten Form stellt sich posttraumatisch meist zwischen dem 1. und 3. Tag nach relativ kurzem latenten Intervall eine schnell zunehmende Bewußtlosigkeit ein. Der Tod tritt gewöhnlich rasch ein, weshalb die systematische Fettembolie oft erst bei der Autopsie festgestellt wird. Petechiale Blutungen der Haut fehlen so früh nach dem Trauma häufig oder sie werden übersehen. Die komplette oder klassische Form setzt nach einem symptomfreien Intervall mit Kopfschmerzen ein, gefolgt von Verwirrtheit, zunehmender Bewußtseinstrübung, endlich Koma, Atemschwierigkeiten, vor allem Dyspnoe, Temperaturanstieg, Tachykardie und den typischen Hautblutungen. Petechiale Blutungen am Augenhintergrund können bestehen, sie sind aber inkonstant. Neurologische Störungen verschiedenster Art werden beobachtet. Die inkompletten oder partiellen Formen lassen einige der oben genannten Symptome vermissen, und die subklinischen Formen sind nicht faßbar.

Die Fettembolie des ZNS ist zwar eines der am besten untersuchten Gebiete, doch wird sie in der Klinik *häufig* übersehen, weil man gar nicht an sie denkt. Das gilt in verstärktem Maße für die neuropathologische Untersuchung.

Die Commotio cerebri

Die Commotio cerebri (Hirnerschütterung) ist eine *klinische* Diagnose. Sie ist eine der häufigsten Folgen von stumpfer Gewalteinwirkung auf den frei beweglichen Schädel. Die allgemein breitflächig einwirkende Gewalt muß eine bestimmte Intensität besitzen, um Schädel und Gehirn die Beschleunigung zu erteilen, bei der das klinische Syndrom der Commotio cerebri auftritt. Dies ist die sog. Schwellenintensität. Das Commotionssyndrom ist somit die Folge eines Beschleunigungs- und Verzögerungsprozesses, oder ein Trägheitsphänomen. Die Schwellenintensität, oder Schwellenbereich mit Rücksicht auf die physiologische Schwankungsbreite, bei dem das klinische Bild einer Commotio cerebri sichtbar wird, ist für verschiedene Tierarten und für den Menschen bekannt. Die Beschleunigung, mit der beim Menschen ein Kommotionssyndrom auftritt, liegt bei sagittaler Stoßrichtung um 50—120 g.

Die Deformierbarkeit des Schädels in verschiedenen Lebensaltern beeinflußt stark die Grenzwerte. Da die Druckextrema in umschriebenen Abschnitten der Großhirnrinde liegen und der Hirnstamm sich stets im Bereich der Äquatorialebene befindet, scheint von der Mechanik der Hinweis gegeben, daß die unmittelbar nach stumpfer Gewalteinwirkung auftretenden Symptome — besonders die Bewußtlosigkeit — zunächst die Folge einer mechanischen Irritation der Großhirnrinde und *nicht* des Hirnstammes ist. Um ein Commotionssyndrom zu erzeugen, scheint also die mechanische Irritation oder Alteration eines umschriebenen Großhirnrindenareals von gewisser Ausdehnung mit einer bestimmten Intensität erforderlich. In welchen Zellstrukturen die mechanische Irritation angreift, wissen wir nicht. Man kann aber eine Art von mechanisch-traumatisch ausgelösten, reversiblen Lähmungsmechanismen in den Zellen annehmen. Das Kommotionssyndrom kann nicht mit Kreislaufreaktionen auf die Gewalteinwirkung erklärt werden, denn dieselben können nicht sofort wirksam werden.

Die dem klinischen Syndrom der Commotio cerebri zugrundeliegenden Schäden am Gehirn sind mit den heute gebräuchlichen lichtmikroskopischen Untersuchungsmethoden *nicht* nachweisbar; sie sind spurlos, wie Spatz es ausdrückte. Eigene ausgedehnte Versuche über einen Zeitraum von 15 Jahren an verschiedenen Tierarten, nämlich Ratten, Kaninchen, Katzen und verschiedenen Affenarten, erzeugten *niemals* Nervenzellalterationen. Die Befunde einiger amerikanischer Autoren überzeugen uns nicht; wir glauben nicht, daß es sich dabei um intravitale Veränderungen handelt, zumal jegliche gliöse Zellreaktion fehlt. Mit den angeblich für die Commotio cerebri typischen Zellveränderungen ließe sich ein Handbuch füllen. In vielen Fällen ist die Nomenklatur inadäquat. Mit dem Begriff der Hirnerschütterungen werden beziehungslose Phänomene in Verbindung gebracht, wie zum Beispiel primärtraumatische und kreislaufbedingte Schäden anderen Ursprungs. Die in der Literatur anscheinend unausrottbaren „kleinen Blutungen im Hirnstamm" oder die sog. Duret-Bernerschen Blutungen haben wir schon erwähnt. Außerdem werden häufig Veränderungen beschrieben, die sicher nicht intravital entstanden sind.

In diesem Zusammenhang gehört ebenfalls die im anglo-amerikanischen Schrifttum häufig und mehrsinnig verwandte Bezeichnung „cerebral concussion". Concussion heißt Erschütterung und bezeichnet den eigentlichen Erschütterungsvorgang, der ganz verschiedenartige Gewebeschäden nach sich ziehen kann, auch solche primärtraumatischer Art.

Cerebral concussion wird aber auch synonym mit Hirnerschütterung = Commotio cerebri gebraucht, als dem Folgezustand der Erschütterung. In diesem Fall kann der Ausdruck sowohl eine klinische Diagnose bedeuten, aber auch eine pathologisch-anatomische Bezeichnung für die verschiedensten Zell- und Gewebeschäden, unter denen primärtraumatische wie kreislaufbedingte Veränderungen, intravitale Alterationen und Artefakte erscheinen. In jedem Fall muß herausgefunden werden, mit welcher Definition des Begriffs der Autor arbeitet.

Die Schußverletzungen des Gehirns

Für die Verursachung des Gewebeschadens ist die vom Geschoß an das Gehirn abgegebene Energie *entscheidend*. Das Geschoß verliert im Auftreffen auf Haut und Schädelknochen etwa 100 m/sec seiner Geschwindigkeit. Beim Eindringen des Geschosses in das Gehirn bildet sich ein starker Überdruck, der eine radiale Verdrängung des Gewebes bewirkt. Hinter dem Geschoß entsteht eine Höhle, deren Durchmesser größer ist als das Kaliber des Geschoßes. Da die Hirnsubstanz praktisch inkompressibel ist, muß das Schädelvolumen um das Volumen der *neu* entstandenen Höhle vermehrt werden. Die Knochenhülle wird daher gedehnt und erzeugt einen Gegendruck, der ein weiteres Anwachsen der Höhle verhindert. Da die Höhle nur kurze Zeit (etwa 50—100 m/sec) nach dem Schuß vorhanden ist, wird sie *temporäre Höhle* genannt. Die Schädigung des Hirngewebes entsteht durch die Bildung der temporären Höhle. Während der hohe, durch das Geschoß verursachte Druck am Gehirn relativ *spurlos* vorübergeht, hat er auf die Schädelhöhle *erhebliche* Wirkung. Gewehrgeschosse mit hohen Geschwindigkeiten von etwa 600 und 1100 m/sec erzeugen im Schädel einen so hohen Innendruck, daß regelmäßig Berstungsbrüche auftreten. Der Schädelknochen ist in zahlreiche Bruchstücke zerlegt, die Kopfschwarte vielfach aufgerissen. Manchmal wird das Gehirn im Ganzen aus der Schädelhöhle geschleudert und liegt neben dem Getroffenen (sog. Krönlein-Schüsse). Die Gewebeschäden im Gehirn werden nicht durch den hohen Druck verursacht, sondern durch Überdehnung des Gewebes infolge der Entstehung der temporären Wundhöhle.

Das Geschoß reißt beim Einschuß Teile von Textilien, Haut und Haare in den Geschoßkanal hinein; da sie nicht steril sind, können sie Infektionen verursachen.

Wenn wir über die Schußverletzungen des Gehirns sprechen, ist die Bemerkung angebracht, daß unsere Kenntnis der klinischen Behandlung und unser Verständnis der morphologischen Veränderungen hauptsächlich auf Kriegserfahrungen beruhen: sie wurden im 1. und 2. Weltkrieg, in Korea und Indochina gewonnen. So kommt es, daß die Maßnahme für die Behandlung von Schußverletzungen des Gehirns in Friedenszeiten fast ganz von Kriegserfahrungen beherrscht sind. Sicher ist die unmodifizierte Übertragung ungerechtfertigt. Geschosse von Militärwaffen haben eine bedeutend höhere Geschwindigkeit als zivile Waffen. Die Analyse der Wundballistik zeigt, daß Gewebeschäden des ZNS durch zivile Waffen wegen der relativ geringen Geschoßgeschwindigkeiten ein *anderes* Schadensmuster aufweisen als Verletzungen durch Militärwaffen. Ausgedehnte Hirnschäden werden nicht beobachtet. Nur selten wird bei diesen matten Geschossen eine bedeutsame Hirnschwellung festgestellt. So ist ein vollständiges und ausgedehntes Debridement des Schußkanals *nicht* notwendig. Tiefer gelegene Geschosse werden nicht entfernt, wenn angiographisch keine Anzeichen für intra- oder extrazerebrale Hämatome vorliegen. Infektionen, die in Kriegsverletzungen eine der Hauptkomplikationen ausmachen, spielen bei den zivilen Patienten keine große Rolle. Trunkenheit ist kein komplizierender Faktor. Kombiniert auftretende intrakranielle Hämatome erweisen sich als eine größere Gefahr für die Patienten als die Schußverletzung selbst. Auf die Klinik und Pathomorphologie der Schußverletzungen durch Militärwaffen gehe ich hier *nicht* ein.

Boxen und ZNS

Abschließend möchte ich an einem praktischen Beispiel die Frage der Übertragungstheorie einiger Ergebnisse unserer Untersuchungen auf den Menschen demonstrieren und den Fall des *Boxers* hierzu benutzen.

Die Gefährlichkeit des Boxens wird in Fach- und Tagespresse immer wieder umstritten. Einerseits wird das Boxen als edle Kunst der Selbstverteidigung, als Fechten mit der Faust herausgestellt, und ihm gesundheitlicher und erzieherischer Wert zugeschrieben, andererseits wird ein generelles Verbot gefordert. Die Streitfrage flammt immer dann auf, wenn es zu *tödlichen* Zwischenfällen im Ring kommt. Es werden nämlich in Diskussionen über etwaige Schäden des ZNS durch das Boxen als Hauptkriterium für die Gefährlichkeit die Zwischenfälle im Ring mit Tod unter Brückensymptomen gewertet, oder aber die Tatsache eines K.o. Niederschlags.

Man wird nicht müde mitzuteilen, daß die sog. Unfallquote mit 2% für das Boxen geringer sei als für Fußball, Handball und Schwerathletik. Diese Anschauungsweise läßt die schwerer wiegenden Schädigungsmöglichkeiten des ZNS unberücksichtigt. Die Unfallquote erfaßt *nur* die typischen Sportverletzungen wie Frakturen, Prellungen, Distorsionen, Hämatome und dergleichen. Spät- und Dauerschäden des ZNS, die wegen ihrer Eigenart schwerwiegend sind, gelangen gar nicht erst in die Statistik der Unfallquote. *Jeder* Boxer muß aber damit rechnen, einen traumatischen *Hirndauerschaden* zu erwerben. Die progredienten klinischen Symptome stellen sich oft während der aktiven Laufbahn ein, noch in jungen Jahren, oder sie machen sich erst viel später nach Aufgabe des Boxens bemerkbar. Mit dieser schweren progressiven traumatischen Hirnschädigung sind ernste körperliche Störungen und geistige Einbußen verbunden. Die gehäufte Gewalteinwirkung führt zu einem schweren *Hirndauerschaden*, der umso ausgeprägter ist, je früher mit dem Boxen begonnen, je häufiger und je länger geboxt wurde.

In den Betrachtungen im Sinne der Wanderer bemerkt Goethe: „Mikroskope und Fernröhre verwirren eigentlich den reinen Menschensinn." Das ist keine romantisch-elegische Absage; ist nicht, nach unserem Verständnis, Bedauern über den Verlust des vertrauten Bildes. Es ist vielmehr die Ahnung der Gefahr, daß die in der Einfalt des Bildes entdeckte Vielfalt den Geist ablenkt und irreführt; daß die Zusammenschau hiernach nicht mehr gelinge.

Dieser Verwirrung zu steuern, setzen wir Einzelheiten nach Kräften ins gehörige Verhältnis und gewinnen ein vertieftes Verständnis des Bildes, das uns an *erster* Stelle erschien. Das war unsere Bemühung in der Untersuchung der Schädelhirntraumen, ihrer Mechanogenese und Pathomorphologie.

W. Krösl, Wien (Österreich):

Epidemiologie und volkswirtschaftliche Bedeutung der Schädel-Hirnverletzung.

Ich wurde aufgefordert, einen Vortrag über das Thema „Epidemiologie und volkswirtschaftliche Bedeutung der Schädel-Hirn-Verletzung" zu halten, und ich muß gestehen, daß ich da besonders hinsichtlich der Epidemiologie in einiger Verlegenheit bin.

Unter Epidemie versteht man das *gehäufte* Auftreten einer Infektionskrankheit oder Seuche in örtlicher und zeitlicher Begrenzung. Aus dieser Definition ergibt sich schon, daß man, so man überhaupt diesen kühnen Konnex zwischen Unfallereignis und Infektionskrankheit herstellen will, eher und richtiger von einer *Endemie* sprechen sollte, doch wird es damit nicht viel leichter.

Die Zahl der Schädel-Hirn-Traumen nimmt zu, damit sage ich Ihnen nichts Neues. Dies hängt einerseits mit der Zunahme der Zahl und Schwere der Unfälle überhaupt zusammen, andererseits steigt auch die Zahl der einschlägigen Behandlungsfälle an, da durch immer bessere und wirksamere erste Hilfe und besser organisierte Transportsysteme mehr Schwerverletzte das Krankenhaus erreichen als früher. Die absolute Zunahme der Schädel-Hirn-Verletzungen, der Schwere der Kopfverletzungen und die Zunahme der Mehrfachverletzungen mit Beteiligung des Schädels geht in erster Linie auf das Konto des Straßenverkehrs; und es ist erschreckend, daß die Zahl der Verkehrstoten unaufhaltsam und fast linear im Ansteigen ist, als ob hier eine unbeeinflußbare Gesetzmäßigkeit am Werk wäre. In unserem kleinen Land mit seinen $7\frac{1}{2}$ Millionen Einwohnern und einer — mit Ausnahme der Hauptreisezeit — verhältnismäßig geringen Verkehrsdichte, gemessen an der einiger unserer Nachbarstaaten, halten wir derzeit bei 45 Verkehrstoten wöchentlich im Schnitt. Eine Seuche, die wöchentlich diese Zahl von Toten fordern würde, wäre Grund zur Panik und energischen Anstrengungen aller in Frage kommenden Stellen. *Was aber geschieht hier?* Man nimmt die ständig steigenden Unfallziffern als unabänderlich hin und glaubt, sie seien unbeeinflußbar. Daß dies nur bedingt richtig ist, und daß man sehr wohl etwas machen kann, beweist die Zahl der Arbeitsunfälle auf dem Sektor der gewerblichen Wirtschaft, die in den letzten Jahren nicht mehr zugenommen hat. Im Gegenteil: Bei etwa gleichbleibender und leicht steigender Beschäftigungszahl ist die Unfallhäufigkeit sogar relativ gesunken. Die Indexzahl, also die Zahl der Versicherten pro gemeldeten Arbeitsunfall, ist in den letzten Jahren von 12,87 auf 13,36 gestiegen und das, obwohl in dieser Zahl die Wegunfälle, die, wie erwähnt, zugenommen haben, mitenthalten sind. Sicher ein *Erfolg* des Unfallverhütungsdienstes der Allgemeinen Unfallversicherungsanstalt, zu dem es außerhalb der Sozialversicherung auf der Straße, im Haushalt, beim Sport, etc., leider kein Pendant gibt.

Jeder, der sich mit der Frage der Zahl und der Verteilung von Schädel-Hirnverletzungen nach verschiedenen Gesichtspunkten befaßt, steht vor dem Dilemma des Fehlens wirklich einwandfrei verwertbarer Unterlagen. Selbst in der Sozialversicherung, die noch am ehesten genaues Zahlenmaterial zu liefern imstande wäre, sind diese Zahlen wegen Begriffsungleichheit und Begriffsüberschneidung kaum verwertbar. Der Begriff „Schädelverletzung" und „Hirnverletzung" wird *uneinheitlich* gebraucht und jede auf der Basis dieser Zahlen erstellte Statistik ist von sehr geringem Wert.

Vor dieser Schwierigkeit standen auch Tönnis und Mitarb. bei einer Schätzung der Zahl der Kopfverletzungen, die einer Krankenhaus- beziehungsweise Spezialbehandlung bedürfen. Auf Grund einer Hochrechnung — basierend auf Zahlen verschiedener Provenienz — kamen sie zu dem Ergebnis, daß in der Bundesrepublik Deutschland jedes Jahr 100000 bis 200000 Menschen eine Kopfverletzung erleiden, die eine Krankenhausbehandlung erforderlich macht. Davon sind 30000 bis 50000 als schwer einzustufen. Österreichische Berechnungen existieren, sind aber mit dem gleichen Unsicherheitsfaktor belastet.

Erwähnenswert ist die Tatsache, daß 44% aller Unfallverletzungen bei Kindern den Kopf betreffen und daß 40% davon durch Verkehrsunfälle verursacht werden.

Es gibt auch sehr *eingehende* Untersuchungen, wie die von Brun und Mitarbeitern, die so weit ins Detail gehen, daß sie feststellen konnten, daß Personen mit fehlendem oder angewachsenem Ohrläppchen um 14,2% mehr Schädel-Hirn-Traumen erleiden als andere, weil sie triebhafter und daher unvorsichtiger seien als die Durchschnittspopulation.

Allgemein gesehen hat sich das statistische Bild der Schädelverletzung in den seit der Jahrhundertwende vergangenen Jahren in mehrfacher Hinsicht gewandelt. So betrug die Häufigkeit der Kopfverletzungen im Vergleich zu denen aller übrigen Körperteile vor 70 Jahren 1,5 bis 4%. Heute liegt sie bei 30%.

Hinsichtlich der *Entstehungsursache* stand am Beginn des genannten Zeitraumes der Arbeitsunfall zahlenmäßig an der Spitze, wobei mehr als die Hälfte der Schädeltraumen durch Sturz zustande kamen, gefolgt von Schlag und Stoß. Verkehrsunfälle waren in weniger als 10% Verletzungsursache. Heute steht der Verkehrsunfall weit an der Spitze. Mit beträchtlichem Abstand folgen Unfälle des übrigen täglichen Lebens und Arbeitsunfälle. Dabei hat vor allen Dingen beim Verkehrsunfall die Schwere des Unfallereignisses die Mortalität der Schädelverletzungen ansteigen lassen. So gibt es beispielsweise in der Bundesrepublik Deutschland täglich 100 Hirnverletzte durch Verkehrsunfälle. Und auch diese Zahl wird weiter zunehmen.

Aber nicht nur Verkehr und Arbeit, Dinge, denen wir uns nur schwer entziehen können, auch der Sport ist Ursache zum Teil oft schwerer Schädel-Hirn-Verletzungen, die zahlenmäßig nicht so ins Gewicht fallen, insoferne aber schwerer wiegen, als sie bei einer Tätigkeit entstehen, dem Menschen Freude, Entspannung und Gesundheit bringen soll. Der Anteil der Schädel-Hirn-Traumen an den tödlichen Sportunfällen ist allerdings hoch. 50% aller tödlichen Sportunfälle gehen auf gedeckte Hirnschädigungen zurück. Boxer und interessanterweise Fußballer stehen dabei an erster Stelle, wobei es mir unverständlich erscheint, daß Boxen eine noch immer erlaubte Sportart ist, bei der man das allgemein bekannte Risiko bedenkenlos einkalkuliert; eine Mentalität, die seit dem Außer-Mode-Kommen der römischen Gladiatorenkämpfe eigentlich nicht mehr existieren sollte.

Gibt es nun Möglichkeiten, Zahl und Schwere der Unfallfolgen zu vermindern? Es ist dies eine Frage, die über das Thema dieses Kongresses hinausgeht, die aber der Vollständigkeit halber in diesem Zusammenhang doch zumindest gestellt werden sollte. Nicht mit immer besseren und zahlreicheren Behandlungsmöglichkeiten, die auch notwendig sind, ist es getan, sondern mit energischen Anstrengungen aller, die *Zahl* der Unfälle zu *vermindern*. Die Unfallhäufigkeit ist nicht durch Zufälle oder Klimawechsel gestiegen, sondern nur durch den Menschen und der Mensch muß sich bemühen, sie wieder zu senken.

Ein in diesem Zusammenhang gerne gebrachtes, weil sehr eindrucksvolles Beispiel ist der *Schutzhelm*, der bei uns äußerst ungerne getragen wird. Was in anderen Ländern selbstverständlich ist, ist bei uns aus Gründen, die ich nicht kenne, eine Ausnahme. Man braucht sich nur unsere Baustellen dahingehend anzusehen. Ich habe mir sämtliche Kopfverletzungen vom Februar bis August dieses Jahrs in unseren Behandlungseinrichtungen dahingehend durchsehen lassen. Nur 12% aller Kopfverletzten trug einen Schutzhelm.

Aber wir müssen alle etwas umdenken, denn wir sind alle nicht frei davon, beim Autokauf beispielsweise Styling und PS-Leistung vor der Sicherheit zu betrachten und der Produzent wäre ein schlechter Geschäftsmann, wenn er dem nicht Rechnung tragen würde.

Der Frage der volkswirtschaftlichen Bedeutung der Schädel-Hirn-Verletzung möchte ich einige Zeilen aus einem Aufsatz in der *„Wiener Zeitung"* vom 7. August ds. Jahres voranstellen, der sich mit der jüngsten Untersuchung über Österreichische Krankenanstalten befaßte. Es heißt da: „... nur durch *enge* Zusammenarbeit mit den freiberuflichen Ärzten und den Krankenanstalten kann künftig sichergestellt werden, daß jeder Erkrankte dem rapiden Fortschritt der Medizin gemäß optimal versorgt wird und daß die zunehmend kostspieligen Investitionen für die Ausstattung der Krankenanstalten und die Ausbildung der Ärzte durch die ständige Verbesserung der Volksgesundheit gerechtfertigt werden." Einige Zeit vorher war in der gleichen Zeitung bei der Berichterstattung über den in Salzburg abgehaltenen Neurochirurgen-Kongreß zu lesen, daß es in Österreich derzeit rund 45 000 gehirngeschädigte und entwicklungsgehemmte Kinder gebe. Diese Zahl steigt ständig, wobei der Grund für diesen Trend in der stetigen Verbesserung der medizinischen Kenntnisse liege, die immer mehr geschädigten Kindern ein *Über-* und *Weiterleben* ermöglicht. Mit ein Erfolg der Senkung der Rate der Säuglingssterblichkeit, auf was wir so stolz sind, denn die Zivilisationsstufe eines Landes wird ja auch danach beurteilt.

Kehren wir zurück zu unseren Hirnverletzten. Das Erschütterndste an der durch die Unfallziffern gegebenen Bilanz ist nicht die große Zahl der Hirntoten, sondern die etwa doppelt bis dreifach so hohe Zahl derjenigen, die nach schwersten Schädel-Hirn-Verletzungen *überleben.* Viele von ihnen müssen mit ernsten Gesundheitsstörungen körperlicher und seelischer Art weiterleben. Sie benötigen ständige ärztliche Betreuung und sind nicht mehr zur Ausübung eines Berufes und zur Führung eines normalen Familienlebens fähig. Zusätzlich zu allen persönlichen Schwierigkeiten bilden sie eine *schwere Belastung* der Volkswirtschaft, da die Mehrzahl der Unfälle mit Schädel-Hirn-Verletzungen jüngere Leute, vor allem erwerbstätige Männer betrifft. Es ergibt sich daher eine doppelte Belastung der Volkswirtschaft: Auf der einen Seite die sehr aufwendige Behandlung in teuren Behandlungseinrichtungen mit teuren Geräten und teurem Personal, auf der anderen Seite die Erhaltung dieser mit vieler Mühe am Leben gehaltenen Patienten, wobei ich selbstverständlich die Patienten mit einer Restitutio ad integrum ausklammere; *aber wie hoch ist hier der Prozentsatz bei schweren Schädel-Hirn-Verletzungen wirklich?*

Ich möchte bei den Betrachtungen über die volkswirtschaftliche Bedeutung der Schädel-Hirn-Verletzung diesmal die Frage stellen, wie weit unsere Bemühungen notwendig, sinnvoll und ethisch vertretbar sind. Und ich möchte dabei ausgehen vom Patienten selbst, seinen Angehörigen und schließlich der Allgemeinheit, die ja der Kostenträger aller ärztlichen Bemühungen ist.

Wir kommen hier zu einer sehr heiklen Frage, die erst durch die Fortschritte der Medizin-Technik ein Problem geworden ist, die aber eines Tages *beantwortet werden muß*, wollen wir nicht Gefahr laufen, nicht nur einer wirtschaftlichen, sondern auch einer ethisch moralischen Krise in der Medizin entgegen zu gehen.

Die Frage, wann die lebenserhaltenden Bemühungen um einen Menschen eingestellt werden können, unbeeinflußt durch juristischen und moralischen Druck, gewinnt in der Medizin immer *größeres* Gewicht. Es kommt ein Punkt, sagt Collins, an dem das Aufhalten des Todesprozesses nicht nur nicht förderlich für den sterbenden Menschen, sondern *schädlich* ist. Wir müssen aber dabei unterscheiden zwischen Gnadentod und Gnadentöten. *Wenn nichts einen sterbenden Menschen retten kann, dann sollte es ihm gestattet sein, so rasch und friedlich wie möglich zu sterben.* Die Erhaltung des Lebens um jeden Preis kann genau so unmenschlich sein, wie die Tötung eines Menschen. Sicher, der Endausgang ist in vielen Fällen nicht vorhersehbar, in so und so vielen Fällen wissen wir ihn aber und sind machtlos in unserem eigenen medizinisch-technischen Fortschritt gefangen. Wir müssen uns in diesem Zusammenhang heute die Frage stellen, ob die Technik noch das Pferd vor dem Wagen der medizinischen Wissenschaft ist, oder ob es sich schon umgekehrt verhält. Die Industrie hat große Forschungsabteilungen, in denen ständig neue und teurere Geräte entwickelt werden, die, sind sie einmal vorhanden, auch angeschafft und verwendet werden *müssen*, will man sich nicht dem Vorwurf aussetzen, dem Patienten nicht alles Menschenmögliche zu bieten.

Aber denken wir dabei zum Beispiel an den Apalliker, der nach vielen Wochen sehr aufwendiger Behandlung in ein Pflegeheim verlegt wird, wo er dann bald wegen der mangelnden Pflegemöglichkeit zu seinem Glück endgültig stirbt. *Hier beginnt die Medizin sinnlos zu werden.* Sinnlos für den Verletzten und seine Angehörigen und nicht mehr vertretbar der Gemeinschaft gegenüber, die diese Sinnlosigkeit noch sehr teuer bezahlen muß. Hier wird der barmherzige Samariter früherer Zeiten zum unbarmherzigen Vollstrecker der ihm durch den technischen Fortschritt gegebenen Möglichkeiten.

Und er wird es, das muß jetzt zu seiner Entlastung gesagt werden, sehr oft *gegen* seinen Willen und *wider* sein besseres Wissen und ohne eine Möglichkeit, aus diesem Teufelskreis auszubrechen. Der Arzt allein ist da machtlos, denn es ist nicht einmal opportun, diese Dinge *öffentlich* auszusprechen. Das Schlagwort Euthanasie ist da rasch zur Hand, wenn auch *völlig fehl* am Platze. Baumgartner hat das anläßlich der Eröffnung des heurigen Chirurgenkongresses in Innsbruck folgendermaßen formuliert: Nach Hippokrates bestehen die Aufgaben der Medizin aus den drei Maximen: Leiden lindern, Krankheiten heilen, Leben verlängern. Diese Aufgaben gelten heute noch, aber nur in dieser Reihenfolge. *Es ist nicht nur sinnlos, sondern auch lieblos, zu versuchen, ein Leben zu verlängern, wenn man damit gleichzeitig das Leiden verlängert.*

Das, was der Mediziner dazu tun kann, um aus diesem Dilemma zu entkommen, ist die Entwicklung besserer und genauerer Untersuchungsmethoden mit einer immer sichereren Aussage über Prognose und Todeszeitpunkt, wobei der Todeszeitpunkt selbst in Zusammenarbeit mit Juristen und Theologen überhaupt erst konkretisiert werden müßte. Ich erwarte mir in dieser Hinsicht viel von einigen Vorträgen und Rund-Tisch-Gesprächen auf diesem Kongreß.

Sie werden es mir verzeihen, daß ich Ihnen gleich zu Beginn eines Kongresses voll medizinischer Erfolgsberichte ein so düsteres Bild gezeichnet habe. Doch war dies meiner Meinung nach nötig. Die Sprache der Erfolge ist eo ipso laut und unüberhörbar. Wo sonst aber könnte die Sorge um die ethische und moralische Zukunft der Medizin ihre Stimme mit mehr Hoffnung auf Gehör erheben als vor diesem Forum.

Th. Kirschbichler, Wien (Österreich):

Neurologische Diagnostik der Schädel-Hirnverletzung

Das zu behandelnde Thema ist zu umfangreich, um auch nur annähernd einen Überblick geben zu können. Es sollen daher nur gewisse Schwerpunkte der Hirntraumatologie analysiert werden, insbesondere das frühe Stadium der Gehirnverletzung, das Problem der endokraniellen Raumforderung und die wichtigsten Hirnnervenläsionen.

Der Nervenarzt hat bei der *frischen* Schädel-Hirnverletzung 3 Punkte zu klären:

1. Ob und in welchem Ausmaß zerebrales Gewebe verletzt ist.

2. Ob ein intrakranieller raumfordernder Prozeß vorliegt und ob eine Operationsindikation besteht.

3. Andere, vorbestehende Nervenerkrankungen, die den Verlauf der Hirnverletzung komplizieren können (wie Alkoholismus, Epilepsie und zerebrale Gefäßprozesse) im Hinblick auf das Trauma zu beurteilen und entsprechende therapeutische Maßnahmen vorzuschlagen.

Bewußtseinsstörungen nach schweren Schädelhirntraumen werden im Rahmen der psychiatrischen Referate abgehandelt werden. Neurologische Ausfälle im frischen Stadium weisen auf endokranielle Verletzungen hin oder sind Folge des sich verschieden rasch entwickelnden Hirnödems.

Sind zirkumskripte zerebrale Läsionen durch die oft gut abgrenzbare Herdsymptomatik rasch und leicht zu erkennen, so gibt die Diagnostik des Hirnödems Probleme auf. Klinisch kann man das Hirnödem nach 2 Gesichtspunkten diagnostizieren.

1. Durch die Volumszunahme kommt es zur Raumforderung und dadurch zum Auftreten von Hirndruckzeichen. Beim generalisierten *Hirnödem* bildet sich ein *tentorieller* und ein *foramineller* Druckkegel aus. Es kommt zur inneren Hernation einerseits in der Incisura tentori, andererseits im Foramen occip. magnum. Klinisch stehen dabei *Augensymptome* im Vordergrund: Anisokorie, lichtstarre Pupillen, konjugierte und dissoziierte Bewegungsstörungen der Bulbi mit Divergenzstellung, Nystagmus, Pendeldeviationen und Hertwig-Magendiescher Schielstellung sind Folge nukleärer oder supranukleärer Okulomotoriusläsionen. Die foraminelle Symptomatik wird durch Nackensteifigkeit, Läsionen der unteren Hirnnervengruppen (bes. bulbäre Symptome) und häufig Stauungspapillen ergänzt. Als *bedrohlichstes* okulo-pupilläres Symptom sind beidseitig Lichtstarre, weite Pupillen, bei unbeweglichen Bulbi in Mittelstellung und ein bilateraler unvollständiger Lagophthalmus anzusehen. Beiderseitige Reflexsteigerungen und Pyramidenzeichen, besonders an den unteren Gliedmaßen sind Folge tentorieller Läsionen der Pedunculi cerebri. Bei schweren Bewußtseinstrübungen kann man oft Primitivreflexe, wie Atz- und Greifreflex beobachten.

Bei zunehmendem intrakraniellem Druck entwickelt sich das Bild der Dezerebration mit der beschriebenen Okulomotorik, Streckkrämpfen und schwersten Bewußtseinsstörungen.

2. Neben der Volumszunahme besteht beim Hirnödem auch eine *Stoffwechselstörung*: Hypoxie, Metabolische Azidose und Entgleisungen des Elektrolythaushaltes sind die Grundstörungen. Da Hirndruck und Stoffwechselstörungen sich gegenseitig reziprok beeinflussen, lassen sich nur schwer klinische Symptome korrelieren: motorische Unruhe, Neigung zu epileptischen Manifestationen und die schwere Bewußtseinsstörung sind vorwiegend Ausdruck der Stoffwechselstörung. Kopfschmerzen,

Brechreiz oder Schwindelzustände sind wegen der multifaktoriellen Genese für die Hirnödemdiagnose unbrauchbar.

Einfacher zu diagnostizieren ist die Herdsymptomatik: Neben *motorischen Halbseitenzeichen* sind vor allem fokale Anfälle, *Blickdeviationen zum Herd* und *Anisokorien* besonders bei schweren Bewußtseinstrübungen signifikant. Einseitige *Hyperkinese, Hemiataxien, Hemianopsien, Störungen des Körperschemas* und *Sprachstörungen* ergeben oft sehr genaue lokalisatorische Hinweise, sind aber nur bei unerheblichen Bewußtseinsstörungen nachzuweisen.

Hirnkontusion, entsprechend tiefer Impressionsbruch des Schädels und raumfordernde Hämatome können klinisch identische Herdsymptome hervorrufen, sind aber in Pathomechanik und Verlauf verschieden.

Hirnkontusion. Es handelt sich vorwiegend um kortikale Verletzungen. Obwohl meist multiple Kontusionen bestehen, lassen sich oft gerade im frischen Stadium nur monofokale Symptome abgrenzen. Für die Schwere des Zustandsbildes ist daher eher das Ausmaß der Bewußtseinstrübung als die fokale Symptomatik relevant.

Impressionsfraktur. Bei entsprechender Tiefe ist fast immer eine Gehirnverletzung anzunehmen. Häufig steht dabei die lokale Symptomatik, die durch die Hirnwunde hervorgerufen wird, im Vordergrund. Das Imprimat kann ein latentes Drucksymptom verursachen und die Gefahr einer zerebralen Dekompensation ist groß.

Das *raumfordernde Hämatom.* Zu dem oft linear progredienten Verlauf der einseitigen akuten und subakuten epi- und subduralen Hämatome soll nur auf das neurologische Leitsymptom, die einseitige progrediente innere Okulomotoriusparese hingewiesen werden. In diesen Fällen stimmen jedoch Seite des Hämatoms und Seite der mydriatischen, lichtstarren Pupille nicht immer überein.

Zum sogenannten luziden Intervall muß gesagt werden, daß symptomlose Intervalle nach Gehirnverletzungen äußerst selten sind. Auch beim epiduralen Hämatom, welches eine Compressio cerebri verursacht, findet man zwischen Trauma und manifester klinischer Symptomatik oft neurologische Mikrosymptome und eine geringe Somnolenz in Form leichter Störungen des Gedächtnisses und der Kritik. Manchmal fallen solche Patienten nur durch unangepaßtes Verhalten auf. Wenn überhaupt, so sollte man nur eingeschränkt von einem luziden Intervall oder von einem relativ luziden Intervall sprechen.

Einige seltenere Formen der endokraniellen Raumforderung sollen noch besprochen werden: Bei beidseitigen endokraniellen Hämatomen ist der klinische Verlauf foudroyant mit rasch progredienter Herd- und Drucksymptomatik. Die bilaterale Herdsymptomatik ist jedoch rechts und links ungleich stark ausgeprägt. Ferner kann sich bei bestehender Hirnkontusion und einem generalisiertem Hirnödem eine raumfordernde Blutung entwickeln. Klinisch ist dabei Herd- und Drucksymptomatik gleichzeitig oder in umgekehrter Reihenfolge nachzuweisen. Das Zustandsbild ist oft schwierig zu beurteilen, besonders wenn von Anfang an eine schwere Bewußtseinstrübung besteht.

Schließlich soll noch das *chronisch subdurale Hämatom* besprochen werden. Nach Untersuchungen Kraulands sind die häufigsten Blutungsquellen der subduralen Hämatome Kontusionsherde und verletzte Brükkenvenen. Bei unerheblichen Blutungen bilden sich Thromben in den Venenstümpfen. Krauland vermutet, daß chronische subdurale Hämatome durch spätere Mikrotraumen des Schädels dadurch entstehen, daß zarte Neomembranen zerreißen und so Rezidivblutungen auftreten. Bei gewissenhafter Untersuchung sind auch dabei im freien Intervall oft geringe psychische Störungen nachweisbar.

Bei *Hirnnervenläsionen* unterscheiden wir in der Traumatologie *primäre* und *sekundäre* Schäden. Die primäre Verletzung ist Folge einer Dehnung, Zerrung oder eines Abrisses des Hirnnerven oder einer Blutung in das Nervengewebe, hervorgerufen durch die Schädeldeformation, den Bruch oder die Bruchdiastase.

Am häufigsten betroffen sind:

1. *NN. Olfactorii.* Besonders bei Brüchen der vorderen Schädelgrube kann es zum Abriß der Fila olfactoria kommen. Im frühen Stadium lassen sich Anosmien kaum erheben und sind für die Diagnostik bedeutungslos.

2. *N. Opticus.* Es kommen partielle und komplette Läsionen vor, die sich bei schwer Bewußtseinsgetrübten meist nur durch die typische Pupillensymptomatik erkennen lassen, amblyopische Pupillenreaktionen oder amaurotische Pupillenstarre. Der Prädilektionsort der Optikusverletzung ist die Orbitaspitze.

3. *N. Oculomotorius.* Die primäre Verletzung ist zum Unterschied von der sekundären seltener und für die Prognose der Hirnverletzung bedeutungslos. Bei kompletter Lähmung besteht Mydiasis, Ptose und unbewegliche Abduktionsstellung des Bulbus.

4. *N. Trochlearis.* Relativ häufig betroffen, ist aber im frischen Stadium nur sehr schwer zu diagnostizieren.

5. *N. Trigeminus.* Bei schweren Bewußtseinstrübungen kann der Kornealreflex beiderseits fehlen. Fehlt der Kornealreflex einseitig und ist eine periphere Fazialislähmung ausgeschlossen, so ist eine Trigeminuslähmung anzunehmen. In diesem Fall besteht immer große Gefahr für die Hornhaut, da auch kleine keratitische Prozesse eine äußerst schlechte Heilungstendenz zeigen.

6. *N. Abducens.* Eine Lähmung ist beim Frischverletzten sehr auffallend. Differentialdiagnostisch muß sie von den dissoziierten Bulbusbewegungen abgegrenzt werden, da ihr ein gänzlich anderer Stellenwert zukommt.

7. *N. Facialis.* Die primäre Läsion oder Frühlähmung ist meist Folge eines Pyramidenbruches. Selten sieht man Verletzungen des Nerven nach dem Austritt aus dem Foramen stylomastoideum.

8. *N. Statoacusticus.* Pyramidenquerbrüche führen meist zur homolateralen Taubheit, wobei die Funktion des Labyrinths auf dieser Seite erhalten sein kann. Pyramidenlängsbrüche hingegen verursachen meist inkomplette Läsionen des N. cochlearis und einen vollständigen Vestubularisausfall auf der Seite des Bruches.

Primäre traumatische Läsionen der übrigen Hirnnerven sind selten zu diagnostizieren, werden auch selten überlebt.

Sekundäre Hirnnervenverletzungen. Es handelt sich um Kompressionsläsionen durch den ansteigenden intrakraniellen Druck. Bereits erwähnt wurde die sekundäre Okulomotorius-Läsion als Kardinalsymptom der endokraniellen Drucksteigerung. Es kommt dabei zum Ausfall der parasympathischen Fasern des 3. Hirnnerven. Sekundärläsionen des 3., 4., und 6. Hirnnerven faßt man in dem Syndrom der Ophthalmoplegie zusammen. Diese gemeinsam auftretenden Hirnnervenlähmungen bilden sich auch häufig gemeinsam zurück.

N. Facialis. Die Sekundärläsion des 7. Hirnnerven hat eine *günstige* Prognose. Nach Brüchen der hinteren Schädelgrube kann es zu geringen, lokal raumfordernden Blutungen in die hintere Schädelgrube kommen. Der N. facialis zieht als einziger Hirnnerv vom Kleinhirnbrückenwinkel rechtwinklig weg, wird daher bei seitlicher Dislokation des Hirnstammes als erster gedehnt. Die Fazialisspätlähmung ist eigentlich das klinische Symptom eines geringen Hämatoms der hinteren Schädelgrube.

An dieser Stelle soll die bedrohliche Symptomatik des raumfordernden Hämatoms der *hinteren Schädelgrube* kurz erwähnt werden: Zunehmende Bewußtseinstörung, Meningismus bis zur Nackensteifigkeit und Läsionen der kaudalen Hirnnerven sind so signifikant, daß bei diesem Verlauf eine Probetrepanation indiziert ist.

Die Restitutionszeit der Hirnnervensekundärläsionen ist verschieden. Ein Durchschnittswert von 2½ Monaten wird angegeben. Abduzenslähmungen können sich noch nach 6 Monaten zurückbilden.

Abschließend soll betont werden, daß schwere zerebrale Defektsyndrome vorwiegend durch Sekundärschäden des Gehirns hervorgerufen werden, also Folge des generalisierten traumatischen Hirnödems sind. Unser Bemühen muß es sein, durch möglichst frühzeitige Diagnose und sinnvolle Therapie diese Schäden zu vermeiden.

P. Mifka, Wien (Österreich):

Psychiatrische Gesichtspunkte bei Hirnverletzten im akuten Stadium
(Mit 2 Abb.)

Wenn die Psychiatrie des akuten Stadiums der Hirnverletzungen behandelt wird, so stehen jene geistigen und psychischen Störungen im Vordergrund, deren organische Verursachung gesichert ist. Vorbestehende, konstitutionelle oder neurotische Symptomatik hat bei der gegebenen Themenstellung auch eine differential-diagnostische Bedeutung, die nicht unterschätzt werden soll. Beim Umfang und der Schwierigkeit der Problematik kann nicht viel mehr als ein unvollständiges Inhaltsverzeichnis gebracht werden.

Das *Kardinalsymptom* jeder Gehirnerschütterung ist die zugleich mit dem Unfall einsetzende *Bewußtlosigkeit*. Fast jede Hirnverletzung verursacht anfangs eine Bewußtseinsstörung und ebenso ist dies beim Hirnödem durch einen längeren Zeitraum zu erwarten. Bei der Bewußtlosigkeit befindet sich das geistige und psychische Niveau am Nullpunkt. Es handelt sich daher um ein psychiatrisches Symptom (Abb. 1). Dauert die Bewußtlosigkeit viele Tage lang, tritt klares Bewußtsein nicht übergangslos ein. Während der Somnolenz sind die Verletzten eine Zeit lang verwirrt, sie können sich nicht orientieren und bieten Fehlleistungen verschiedener Art. Wir nennen dieses Stadium „traumatische Psychose", denn alle Kriterien einer echten psychotischen Störung sind gegeben. Die traumatische Psychose ist identisch mit der Ödempsychose (C. Faust), ein Ausdruck, der die häufigste morphologische Ursache zum Ausdruck bringt. Kein Mensch kann während einer geistigen Störung sprachliche Äußerungen oder abnorme Handlungen bieten, die im Leben vor der Erkrankung oder im besonderen Fall vor der Verletzung nicht ihre Wurzel

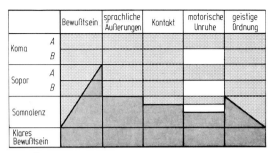

Abb. 1. *Schema* des Überganges vom Koma zu klarem Bewußtsein. *A* und *B* stellen Alternativen dar. Bewußtseinsstörungen können mit oder ohne motorische Unruhe zur Beobachtung kommen

hätten. Dieser naheliegenden Überlegung entsprechend kommen verschiedenste Zustandsbilder zur Beobachtung. Durch die häufigsten Formen soll dies illustriert werden:

Die traumatische Psychose im hohen Alter hat oft trivialen Charakter, da die spontanen Verwirrtheitszustände im hohen Alter ebenfalls meist trivialen Charakter haben. Der vorbestehende Abbauzustand determiniert die Form der Psychose.

Bei chronischen Alkoholikern kann die traumatische Psychose einem Delirium tremens oder auch einmal einer Alkoholhalluzinose äußerst ähnlich sein, weil die psychische Struktur für diese Form der geistigen Störung durch den Alkoholismus präformiert ist.

Die *Differentialdiagnose* ergibt sich aus dem Verlauf und aus Nebenbefunden. Führt eine Kopfverletzung zugleich mit dem Unfall zu einer schweren Bewußtseinsstörung und geht diese nahtlos in eine Psychose über, die einer trivialen Verwirrtheit bei Arteriosklerose der Gehirngefäße oder einem Delirium tremens gleicht, handelt es sich um eine traumatische Psychose. Die Verwirrtheit im Senium tritt an einer Unfallabteilung durch den Milieuwechsel und Streß nach Schenkelhalsbrüchen oder auch anderen Verletzungen auf. Das echte Delirium tremens kann manchmal die Ursache eines Unfalles sein, dann fehlt die Periode schwerster Bewußtseinsstörung. Meist ist der Schock und Streß bei irgend einer Verletzung eines Alkoholikers der Anlaß für ein Delirium tremens, das dann nach einem luziden Intervall von wenigen Tagen auftritt. Aus dem Verlauf allein pflegt die Differentialdiagnose leicht möglich sein. Nebenbefunde, wie Schädelbrüche, die Allgemeinveränderungen im EEG und manchmal Stauungspapillen erleichtern und festigen die diagnostische Ordnung bei den traumatischen Psychosen (Abb. 2).

Traumatische Psychosen bei Verletzten ohne vorbestehenden zerebralen Schaden sind Verwirrtheitszustände, die nur von der vorbestehenden Persönlichkeitsstruktur geformt werden. Bisher waren traumatische Psychosen gemeint, deren Symptomatik auf keine bestimmte Hirnregion bezogen werden kann. Es gibt jedoch auch Psychosen, die durch ihre formale Struktur auf Verletzungen konkreter Hirnareale schließen lassen.

	Traumatische Psychosen								
	Bestimmende Vorkrankheiten		Bestimmende Herdläsionen			herdabhäng. psych. Bild	von einer Hirnverletzung unabhängige Psychose		
	Arteriosklerose der Gehirngefäße	Alcoholismus chronicus	Temporal- lappen- verletzung	Frontal- lappen- verletzung	Frontal- lappen- verletzung	Arteriosklose der Gehirngefäße	Prädelir bei Alcoholismus	Alcoholismus chronicus
Unfall	Unfall	Unfall	Unfall	Unfall	Unfall	Unfall	Unfall	Unfall	Unfall	Unfall
Hirnödem Koma Sopor	Hirnödem Koma Sopor	Hirnödem Koma Sopor	Hirnödem Koma Sopor	Hirnödem Koma Sopor	Koma Sopor	frontales psychisches Bild	triviale Verwirrt- heit	Delirium tremens	luzides Intervall
Somnolenz	Somnolenz Traumat. Psychose trivial	Somnolenz Traumat. Psychose	Somnolenz Traumat. Psychose delirant	Somnolenz Traumat. Psychose „temporales" Bild	Somnolenz Traumat. Psychose frontale Färbung	frontales psychisches Bild	triviale Verwirrt- heit	Delirium tremens	Delirium tremens
Klares Bewußtsein Ev. post- traumat. Psycho- syndrom	Klares Bewußtsein Ev. post- traumat. Psycho- syndrom	Klares Bewußtsein Ev. post- traumat. Psycho- syndrom Ev. Demenz	Klares Bewußtsein Ev. post- traumat. Psycho- syndrom Alcoholismus chronicus oder Entziehung	Klares Bewußtsein Ev. post- traumat. Psycho- syndrom Ev. „temporale" Psychose	Klares Bewußtsein Ev. post- traumat. Psycho- syndrom Ev. mit frontaler Färbung	Heilung oder frontal gefärbtes Psycho- syndrom	Triviale Verwirrt- heit oder klares Bewußtsein und Demenz	Klares Bewußtsein Alcoholismus chronicus oder Entziehung	Klares Bewußtsein Alcoholismus chronicus oder Entziehung

Abb. 2. *Schema* über die Differentialdiagnose der traumatischen Psychosen. Es handelt sich um keine vollständige Aufzählung möglicher Formen, sondern nur um einige Beispiele. Es wurde im Laufband oben mit Absicht das Wort „Unfall" gewählt, denn selbst bei den traumatischen Psychosen ist oft das Schädelhirntrauma für die Entwicklung des Hirnödems nicht allein verantwortlich. Nebenverletzungen, vor allem Thoraxverletzungen können pathogenetisch maßgeblich wirksam sein. Bei der Verwirrtheit infolge von Arteriosklerose der Gehirngefäße ist die Art der Verletzung durch den Unfall oft nebensächlich und in erster Linie der Milieuwechsel von der Wohnung ins Krankenzimmer für das Auftreten der Verwirrtheit verantwortlich. Beim Delirium tremens ist mit einer multifaktoriellen Wirkung zu rechnen. Die Art der Verletzung beim Unfall ist für das Auftreten eines Delirium tremens nicht wichtig

Eine Form, die häufig ist und deren Ursache wir zu kennen glauben, ist hervorzuheben. Es sind jene Psychosen, bei denen *Gedächtnisstörungen* im Vordergrund stehen. Es kommen retrograde Amnesien für den Zeitraum von Jahren und Jahrzehnten vor. Die Patienten glauben etwa es sei Krieg, das Jahr 1942. Mitteilungen werden sofort vergessen. Die Patienten wissen nicht, daß sie verheiratet sind und Kinder haben. Zur Verständigung kann man diese Form amnestische Psychose nennen. Die Ursache ist wahrscheinlich eine beidseitige Sekundärläsion der Gyri hippocampi durch das Tentorium beim Hirnödem. Die Gyri hippocampi sind ein wesentliches Bindeglied der Gedächtnisbahn (circuit memory: Gyrus hippocampi, Uncus hippocampi, Fornix, Corpora mamillaria, Tractus mamillothalamicus, vordere Thalamuskerne, Gyrus cinguli, J. B. Brierley, H. Mamo, B. Milner, W. B. Scoville, W. B. Scoville und B. Milner, R. A. Smith und W. A. Smith, W. H. Sweet und u. Mitarb.

u. a.), durch deren Läsion die Gedächtnisfunktion im Ödemstadium schwerst und auf Dauer partiell gestört ist. Es kommt zu einer Funktionsstörung, als deren Folge neue Wahrnehmungen für eine nennenswerte Dauer nicht mehr gespeichert werden können. Die manchmal auf Jahre und Jahrzehnte ausgedehnte retrograde Amnesie solcher Verletzten, die fast immer rückbildungsfähig ist, kann durch eine Läsion der oben genannten Gedächtnisbahn nicht erklärt werden. In dieser Hinsicht ergibt sich, aufbauend auf den Ausführungen von D. Williams, eine hypothetische Analyse, die Läsion lateraler temporaler Strukturen verantwortlich zu machen. Eine weitere Möglichkeit einer Färbung der traumatischen Psychose durch eine Verletzung einer Hirnregion sind durch die Verletzung des Stirnlappens gegeben. Bei den Frontalsyndromen stehen Störungen des Antriebes im Vordergrund. Es gibt Stirnhirnverletzte, die so antriebsvermindert sind, daß sie trotz Hunger das Brot nicht bis zum Mund führen. Manchmal kommen fast stuporöse Zustandsbilder zur Beobachtung. Diese Verletzten werden vorerst stets auf chirurgischen oder unfallchirurgischen Stationen behandelt und die Information des Pflegepersonals ist zur Vermeidung von Fehlhandlungen vordringlich. Ebenso kommt das Gegenteil, die Enthemmung vor. Handelt es sich um einen Verletzten, der schon vor dem Unfall für Witz und Humor Sinn hatte, kann gelegentlich das schon am längsten bekannte Symptom der Stirnhirnläsion, die Moria, die Witzelsucht, auftreten. Bei frontal enthemmten Verletzten sind grobe Verstöße gegen die guten Sitten keine Seltenheit. Es wird z. B. der Aufzug als Toilette benützt; die Verletzten legen sich bedenkenlos in fremde Betten, auch dann wenn schon ein Patient oder eine Patientin in diesem Bett liegt, und ebenso kommen grobe sexuelle Fehlleistungen vor. Diese Verstöße werden amnesiert.

In den letzten Jahren ist ein psychotisches Zustandsbild häufiger geworden, das früher kaum bekannt war, weil solche Patienten selten überlebten. Es handelt sich um die Psychosen nach ausgedehnten Zerstörungen eines oder beider *Temporallappen* nach Lobektomien wegen Temporallappenkontusionen oder intrazerebraler Hämatomen. Die Anatomen haben seit jeher beschrieben, daß der Temporallappen besonders reich an weißer Substanz ist und Assoziationsfasern aus dem übrigen Großhirn in dieser Hirnregion zusammentreffen. Nach den Untersuchungen von D. Williams kann der Temporallappen als jener Teil des Großhirnes angesehen werden, in dem die Informationen aller Projektionsfelder zu einer Einheit integriert werden. D. Williams sieht beide Temporallappen funktionell als ein Integrationsorgan an. Nach ausgedehnten Zerstörungen dieser Strukturen können verschiedenartige geistige Störungen auftreten, die wir zur Verständigung „Temporallappenpsychosen" nennen und deren Symptomatik durch das Fehlen der Integration der Wahrnehmungen und der Gedächtnisinhalte geprägt ist. Wird der dominante Temporallappen betroffen, ist eine Kombination mit dysphasischer Symptomatik zu erwarten. Wiederum ist das Zustandsbild von der Persönlichkeitsstruktur, die sich während des Lebens bis zum Unfall geformt hat, geprägt. Verschiedenartige, wechselnde und sehr bunte Syndrome können auftreten. Ohne eingehende Analyse der Entwicklung sind Verwechslungen mit Neurosen und auch schizophrenen Psychosen möglich.

Alle traumatischen Psychosen pflegen nur begrenzte Zeit bestehen zu bleiben. Nach Wochen kann ein Übergang zur geistigen Ordnung beobachtet werden. Nicht nur die Periode des Koma und Sopor, sondern auch jene der Somnolenz — und während dieser tritt die traumatische Psychose in Erscheinung —, werden amnesiert. Meist bleibt eine psychische Behinderung (Konzentrations- und Gedächtnisstörungen, emotionelle Labilität, Antriebsstörungen), die wir posttraumatisches Psychosyndrom (angelehnt an das organische Psychosyndrom M. Bleulers) nennen, bestehen. Nur unter ungünstigen Bedingungen (bei alten Menschen, zerebralen Gefäßprozessen, besonders ausgedehnten zerebralen Zerstörungen) kann die Rückbildung der verschiedenen Formen der traumatischen Psychose ausbleiben. Ungünstige Heilungsaussichten bestehen bei vielen temporalen Psychosen. Einige Monate nach dem Unfall scheinen die Patienten geordnet zu sein. Bei eingehender Exploration zeigt sich oft, daß die geistige Ordnung nur eine oberflächliche ist und die psychotische Störung bestehen bleibt. Auch wenn die dysphasischen Störungen nach Verletzung des dominanten Temporallappens rückgebildet sind, bleibt die temporale Psychose meist persistent. Jede Operation am Temporallappen sollte derart durchgeführt werden, daß so viel funktionsfähiges Gewebe wie möglich geschont wird. Bei Operationen von Gliomen wäre dies eine unzweckmäßige Forderung, nicht aber bei jenen nach Verletzungen.

Bei allen traumatischen Psychosen ist der Verlauf diagnostisch zu beachten. Stellt die Psychose ein Durchgangssyndrom zwischen der Bewußtlosigkeit und klarem Bewußtsein im Sinne Wiecks dar, kann sie dem Verlauf, der Entstehung und der Rückbildung des Hirnödems bzw. der Hirnwunden zugeordnet werden. Tritt eine progrediente Verschlechterung ein, kann die Psychose Symptom einer zu operierenden Raumforderung sein. Subakute oder chronische Subduralhämatome, chronische epidurale Hämatome im Sinne von Gördes, aber auch ein Hirnabszess kommen als Ursache in Frage. Neben den genannten kausalen Faktoren ist es gelegentlich die zerebrale Fettembolie, die Ursache einer Psychose ist. Weicht der Verlauf irgend einer Form der traumatischen Psychose von der Erwartung ab, ist eine Durchuntersuchung mit Angiographie, Augenhintergrund, EEG usw. zweckmäßig, denn die Psychose kann das einzige klinische Zeichen einer Komplikation sein.

Auch Neurotiker können Schädelhirnverletzungen erleiden. Es ist zu erwarten, daß auch nach dem Unfall eine neurotische Symptomatik zur Beobachtung kommt. Da manche Verletzungen „hysteriforme" Bilder verursachen, ist die Differentialdiagnose zu beachten. Spontane Subarachnoidealblutungen bei Aneurysmen oder Hämangiomen führen häufig zu hysteriformen Störungen mit starken Kopfschmerzen. Nach traumatischen Subarachnoidealblutungen stehen neben der meningealen Reizsymptomatik Kopfschmerzen im Vordergrund, jedoch ist auch in diesem Falle ein hysteriformes Zustandsbild, das mit der neurologischen Symptomatik der Subarachnoidealblutung abklingt, keine Seltenheit.

Im Zweifelsfall entscheidet der Befund einer Lumbalpunktion die Diagnose. Auch manche Patienten mit Stirnhirnverletzungen können psychische Störungen bieten, die an Neurosen erinnern und Anlaß zu Fehldiagnosen geben.

Die *Behandlung* der traumatischen Psychosen ist viel uniformer als die klinischen Befunde, die sehr vielfältig sind. Da das Hirnödem ursächlich im Vordergrund steht, ist die allen Anästhesisten geläufige Behandlung des Hirnödems indiziert, wobei die ausreichende Sauerstoffversorgung nicht vernachlässigt werden darf. Besteht psychomotorische Unruhe, ist eine Dämpfung notwendig. Zur Ruhigstellung Hirnverletzter sollen möglichst gering toxische Substanzen verwendet werden. Distraneurin eignet sich gut, wobei die Anwendung als Infusion mit einigen Risiken, die im Ernstfall beherrschbar und vertretbar sind, belastet ist. Ist eine Behandlung mit Distraneurin unzureichend, kommt die fallweise Gabe eines lytischen Cocktails in Frage. Wiederum soll eine möglichst wenig toxische Kombination gewählt werden. Eine Mischung von 1 Ampulle Hydergin, 1 Ampulle Phenergan und 2 Ampullen Esucos, und davon die Hälfte oder wenn notwendig die ganze Menge i. m. bewährt sich. Fast nie ist eine Behandlung mit Neuroleptika oder auch mit Thymoleptika überhaupt oder auf längere Dauer notwendig. Eine Ausnahme bilden lediglich die schlecht rückbildungsfähigen temporalen Psychosen, bei denen Dauerbehandlungen in Frage kommen. Sicher kann man mit verschiedenen Psychopharmaka die Anpassung solcher Verletzter günstig beeinflussen. Bei unseren Patienten hat sich Melleril retard kombiniert mit einem Antiparkinsonmittel und bei anderen Patienten Haloperidol bewährt.

E. Scherzer, Wien (Österreich):

Echoenzephalographie, Elektroenzephalographie und Hirnszintigraphie bei Schädeltraumen. (Mit 2 Abb.)

Echoenzephalographie, Elektroenzephalographie und Szintigraphie liefern unter Umständen wertvolle Hilfsbefunde bei Schädelverletzten. Sie können aber in keinem Fall die klinische Untersuchung durch den Nervenarzt ersetzen, sondern *ergänzen* diese bloß. Die 3 genannten Hilfsuntersuchungen unterscheiden sich grundlegend voneinander.

Die *Echoenzephalographie* stellt ähnlich der Röntgenuntersuchung eine anatomische Exploration dar, welche uns Auskunft über die Lage gewisser Strukturen des Schädelinneren gibt, aber nichts aussagt über den funktionellen Zustand des Zentralnervensystems.

Die *Elektroenzephalographie* ist hingegen eine neurophysiologische Untersuchungsmethode, vermittelt uns also ein Bild von der augenblicklichen elektrischen Tätigkeit des lebenden Gehirnes.

Die *Szintigraphie* steht ihrer Art nach zwischen den 2 soeben erwähnten Untersuchungsarten, fußt teilweise auf anatomischen Gegebenheiten, setzt aber auch metabolisch tätiges Gewebe voraus, ohne jedoch einen Einblick in neurophysiologische Vorgänge zu gewähren.

1. Echoenzephalographie

In erster Linie dient diese Untersuchungsmethode, die auch als Echolot- bzw. Ultraschalluntersuchung des Schädels bezeichnet wird, dem Nachweis einer seitlichen Verlagerung der Mittellinienstrukturen (Interhemisphärenspalt, 3. Ventrikel, Falx cerebri, Corpus pineale). Sie zeigt eine einseitige supratentorielle Raumbeengung durch *Dislokation der sogenannten Mittellinienzacke* (hervorgerufen durch Reflexion des Ultraschalles von den genannten anatomischen Strukturen) zur Gegenseite an. Der normale Variationsbereich der Mittellinienzacke beträgt *bis zu 3 mm*. Alle darüber hinausgehenden Abweichungen müssen als echte, d. h. pathologische, Verlagerungen aufgefaßt werden (Lithander). Solche werden bei rezenten Schädelverletzungen durch raumfordernde Hämatome, aber auch durch ein einseitiges Hirnödem infolge eines Kontusionsherdes verursacht. Dislokationen von mehr als 5 mm sind äußerst suspekt auf das Vorliegen eines intrakraniellen Hämatoms und erfordern eine zusätzliche zerebrale Angiographie (Courjon u. Scherzer).

Echoenzephalogramme ohne Mittellinienverschiebung schließen jedoch operationsbedürftige Blutungen des Schädelinneren *nicht* aus. Es kann sich um inzipiente, noch nicht ausreichend raumverdrängende Hämatome, um Blutansammlungen in der hinteren Schädelgrube, an der Schädelbasis, um bilateral symmetrische Hämatome und um die Kombination eines einseitigen hochgradigen Hirnödems mit einem kontralateralen Hämatom handeln (Scherzer). Bei Erweiterung des extrazerebralen Reserveraumes, d. h. bei Hirnatrophie, oder bei weit von der bitemporalen Achse, in welcher üblicherweise die echoenzephalographische Untersuchung durchgeführt wird, entfernt gelegenen raumbeengenden Hämatomen, also bei frontopolaren, frontobasalen, okzipitalen und parasagittalen Blutansammlungen, dauert es aus anatomisch-physikalischen Gründen besonders lang, bis sich eine Massenverschiebung entwickelt. Am besten und schnellsten lassen sich die einseitigen temporalen Hämatome feststellen (Oberschulte-Beckmann u. Otto), die ja in der Praxis am häufigsten vorkommen.

Der verläßliche *Nachweis eines Hämatomechos*, wodurch die Dicke der lokalen Blutansammlung bestimmt werden könnte, ist wesentlich schwieriger und erfordert besondere Erfahrung. Darüber hinaus läßt sich eine Hämatomgrenzfläche bei frischen intrakraniellen Blutungen nur in Ausnahmefällen finden (Kazner). Leichter ist eine Erweiterung des 3. Ventrikels echoenzephalographisch festzustellen. Diese kann vorbestehend sein, aber auch auf ein seltenes Hämatom der hinteren Schädelgrube hinweisen, insbesondere wenn bei entsprechendem klinischem Befung eine Progredienz in der Ausweitung des 3. Ventrikels gegeben ist (Scherzer).

Die Echoenzephalographie stellt eine einfach zu handhabende und beliebig oft zu wiederholende Untersuchung dar, welche für den Patienten in keiner Weise belastend ist. Sie ist bei anhaltender Bewußtlosigkeit, bei Progredienz und bei fehlender Rückbildungstendenz der klinischen Ausfälle angezeigt. In bezug auf die *Operationsindikation* akuter Schädel-

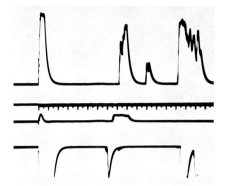

Abb. 1. Verschiebung der Mittellinienzacke um 6 mm nach links bei einem epiduralen Hämatom der rechten Temporalregion. Im 1. Kanal Reflexionsecho von rechts, im 2. Kanal Maßstab, im 3. Kanal Durchschallung mit Bestimmung der geometrischen Mitte, im 4. Kanal Reflexionsecho von links

verletzungen bringt sie unter den hier zu besprechenden Untersuchungsmethoden die größte Hilfe, da sie am aufschlußreichsten ist. Ihre Aussagekraft ist groß, jedoch auf Grund des oben Gesagten nicht absolut. Oft bringen Verlaufskontrollen eine Klärung, unter Umständen sind aber zusätzliche explorative Maßnahmen, vor allem die zerebrale Arteriographie, indiziert.

Bei länger zurückliegenden Traumen hat die Echoenzephalographie, sofern keine Späthämatome oder Spätabszesse vorliegen, keine nennenswerte Bedeutung. Mit Vorteil kann diese Untersuchungsmethode aber zur Kontrolle der allmählichen Rückbildung der Mittellinienverschiebung nach Ausräumung einer raumfordernden intrakraniellen Blutung eingesetzt werden. Auf diese Art lassen sich *Rezidive* sehr früh erkennen.

2. Elektroenzephalographie (EEG)

Die traumatische Hirnschädigung verursacht durch lokale Gewebsläsion, Hirnödem und -schwellung, Elektrolytverschiebungen und Bewußtseinsstörungen EEG-Veränderungen, welche in einer Verlangsamung (Frequenzabnahme) und eventuell auch in einer Abflachung (Amplitudenabnahme) der bioelektrischen Hirntätigkeit bestehen. Mit Zusammenbruch sämtlicher zerebraler Funktionen erlischt die elektrische Aktivität des Gehirns und es kann keine EEG mehr abgeleitet werden. Diese sogenannte *Nullinien- oder isoelektrische EEG* hat in den letzten Jahren zu Bestimmung des *Hirntodes* (Penin u. Käufer) vor allem für Organtransplantationen größtes Interesse erlangt.

Wird die Hirnläsion überlebt, so kommt es zu einer verschieden schnellen Rückbildung der genannten EEG-Veränderungen, insbesondere zu einer Frequenzbeschleunigung. Diese *Remissionstendenz* ist kennzeichnend für traumatische Hirnschädigungen mit klinisch komplikationslosem Verlauf (Dawson, R. Jung, Meyer-Mickeleit, Scherzer, Webster u. Gurdjian, Whelan). Ihr Nachweis durch Längsschnittuntersuchungen gestattet außerdem zumeist die Unterscheidung von unfallfremden EEG-Veränderungen, welche auf vorbestehende zerebrale Störungen (konstitutioneller Art oder Folgen früherer Schädigungen) oder auf zufällig bald nach dem Trauma auftretende Erkrankungen des Schädelinneren (z. B. Tumor) zurückzuführen sind. Eine ätiologische Differenzierung auf Grund eines einzelnen EEG ist nur ausnahmsweise möglich.

a) Im *Frühstadium* des Schädeltraumas finden wir eine sehr gute Übereinstimmung zwischen Schwere der Hirnverletzung und Ausmaß der pathologischen EEG-Veränderungen (R. Jung). Letztere lassen sich in Allgemeinveränderungen und Herdbefunde einteilen. Wie die Bezeichnungen bereits sagen, betreffen Allgemeinveränderungen sämtliche Hirnregionen in ziemlich gleichem Grad, so daß ihre Entstehung in tiefen zerebralen Strukturen oder in zahlreichen Hirnbezirken zugleich angenommen wird, wogegen sich Herdbefunde auf umschriebene Hirnareale beschränken, maximal eine Großhirnhälfte einnehmen und eine lokale Hirnläsion anzeigen. Anfangs werden Herdbefunde oft durch die Allgemeinveränderungen überdeckt. In diesem Falle lassen sich die herdförmigen Störungen erst bei Abklingen der Allgemeinveränderungen erkennen. Der konstante Schwerpunkt einer Allgemeinveränderung ist stets auf einen maskierten Herdbefund verdächtig (Scherzer).

Eine *Zunahme der traumatisch bedingten EEG-Veränderungen* in den ersten Tagen nach dem Unfall läßt sich öfters beobachten und erklärt sich durch die Ausbildung eines Spät- oder Sekundärödems. Nur ausnahmsweise entwickeln sich um den 3. und 4. Tag in einem bis dahin normalen Kurvenbild lokale Störungen der bioelektrischen Hirntätigkeit. Es handelt sich dabei typischerweise um Patienten mit ausgedehnten Gesichtsschädelbrüchen und zusätzlichen kleineren frontobasalen Kontusionsherden (Steinmann). Diese entziehen sich auf Grund ihrer Lokalisation anfänglich dem Nachweis im Routine-EEG, bei dem nur die Aktivität der Gehirnoberfläche vom Skalp abgeleitet wird. Erst mit Ausbildung eines größeren perifokalen Ödems, das bis zur Konvexität des Stirnhirns aufsteigt, zeigen sich auch im üblichen EEG lokalisierte Veränderungen.

Prinzipiell ist jede Verschlechterung des EEG-Befundes ein *alarmierendes* Zeichen. Entweder zeigt dies eine Zunahme des Hirnödems mit Entstehung druckbedingter Sekundärläsionen oder die Entwicklung raumfordernder Prozesse des Schädelinneren (operationsbedürftige Hämatome, Hirnabszesse) an. Unter Umständen sind sekundär aufgetretene Allgemeinveränderungen auf zerebrale Fettembolie, hypoxämische Störungen und Elektrolytentgleisungen zurückzuführen.

Eine Unterscheidung der *Art der Frühkomplikation* nach den registrierten EEG-Veränderungen ist keineswegs mit Sicherheit möglich (Courjon u. Scherzer). Echoenzephalographie und insbesondere zerebrale Angiographie leisten hier wesentlich mehr.

Die lokale Abflachung, sogenannte elektrische Depression, weist auf eine hochgradige, umschriebene Schädigung des Hirngewebes hin. Es ist daher nicht verwunderlich, daß wir sie vorwiegend bei schweren zerebralen Lazerationen und bei akuten subduralen Blutungen finden, denen ja in der überwiegenden Mehrzahl der

Fälle eine ausgedehnte kontusionelle Schädigung der Gehirnoberfläche zugrunde liegt. Delta-Foci sind Ausdruck einer nicht so starken Läsion, insbesondere einer lokalen Ödemreaktion (Meyer-Mickeleit). Wir begegnen ihnen vor allem bei Hirnkontusionsherden, epiduralen und intrazerebralen Hämatomen sowie bei Frühabszessen. Jedoch dürfen diese Angaben nur als Hinweise aufgefaßt werden, zumal der Zeitpunkt der EEG-Ableitung, von dem das Ausmaß der Raumbeengung bzw. der lokalen Hirnschädigung abhängt, für das Untersuchungsergebnis von wesentlicher Bedeutung ist und die Überlagerung durch eine starke Allgemeinveränderung das Bild erheblich verwischen kann.

Irritative EEG-Potentiale, teils auch als „Krampfpotentiale" bezeichnet, sind nach rezenten Schädelverletzungen selten und machen Nachforschungen notwendig, ob nicht schon aus der Zeit *vor* dem Unfall epileptische Anfälle bekannt sind. Nur nach schweren Gehirnläsionen kommen als Zeichen einer traumatischen Hirngewebsreizung steile Wellen, Spitzen und Spitzwellenkomplexe isoliert oder häufiger als subklinische oder klinisch manifeste Anfallsaktivität vor (Courjon u. Scherzer). Besonders lokalisierte Anfallsableitungen müssen an das Vorliegen intrakranieller raumbeengender Hämatome denken lassen, zumal die traumatische Frühepilepsie ja stets nur Symptom einer akuten, meist erheblichen Gehirnläsion ist.

Der *Schweregrad einer Gehirnverletzung* läßt sich ziemlich gut an der Dauer der traumatisch bedingten Allgemeinveränderung abschätzen. Bewußtseinsstörung, Desorientiertheit und Allgemeinveränderung im EEG korrelieren sehr eng miteinander (R. Jung) und bilden sich etwa zum selben Zeitpunkt zurück (Schneider u. Hubach). Die sehr schnelle Normalisierung des EEGs nach einfachen Gehirnerschütterungen, meist innerhalb von Minuten oder wenigen Stunden, bietet auch die Möglichkeit der Differenzierung gegenüber substantiellen intrakraniellen Läsionen (Hess).

b) Im *Spätstadium* des Schädeltraumas besteht nur mehr eine geringe Übereinstimmung zwischen dem klinischen Zustande und dem EEG (Hess, R. Jung, Radermecker). Bei komplikationslosem Verlauf haben sich die Allgemeinveränderungen und oft auch die Herdbefunde zurückgebildet. Nur mehr in einem geringen Prozentsatz der Fälle lassen sich lokale Störungen der bioelektrischen Hirntätigkeit feststellen. Sie können zeitlebens persistieren. Diese läufige *Diskrepanz zwischen klinischem und EEG-Befund* macht es verständlich, daß der aktuelle Zustand eines Hirnverletzten im Spätstadium nicht auf Grund des EEGs gutachtlich beurteilt werden darf (Mifka u. Scherzer, Scherzer). Das EEG sagt nichts über die Minderung der Erwerbsfähigkeit aus. Es bietet lediglich diagnostische Hinweise, insbesondere wenn ein prätraumatisches EEG vorliegt oder wenn zeitlich günstig gelagerte Kontrolluntersuchungen einen guten Überblick über den Verlauf geben.

Die Normalisierung des EEGs nach einer organischen Hirnläsion zeigt an, daß die reparativen Vorgänge zum größten Teil abgeschlossen sind und daß damit eine Konsolidierung der Unfallfolgen eingetreten ist. Eine nennenswerte Besserung noch bestehender klinischer Ausfälle ist dann nicht mehr zu erwarten (Walter, Hill u. Williams, Williams). Hingegen schließt die EEG-Normalisierung keineswegs eine Spätkomplikation (z. B. posttraumatische Epilepsie) aus.

EEG-Herdbefunde weisen mitunter noch im Spätstadium der Schädelverletzung eine Rückbildungstendenz auf; jedoch ist diese sehr zögernd. Hauptsächlich begegnen wir *Alpha-Verminderungen* und *fokalen Dysrhythmien* (R. Jung, Meyer-Mickeleit, Scherzer, Schneider u. Hubach). Alpha-Verminderungen finden sich okzipital, parietal und temporal hinten. Sie bedeuten die teilweise bzw. manchmal auch die komplette Aufhebung eines physiologischen Rhythmus. Fokale Dysrhythmien werden vorwiegend in den temporalen Regionen, einschließlich temporofrontal und temporobasal, beobachtet und bestehen aus einer meist unregelmäßigen Tätigkeit langsamer Wellen des Alpha- und Theta-Bereiches, werden daher oft als Theta-Foci bzw. Alpha-Theta-Foci bezeichnet.

Das *Wiederauftreten eines Herdbefundes oder einer Allgemeinveränderung*, die sich zuvor bereits *zurückgebildet* hatten, sowie die *Zunahme pathologischer EEG-Veränderungen* erfordert genaue klinische Beobachtung, mitunter auch den Einsatz weiterer Hilfsuntersuchungen, vor allem Kontrastmittelfüllungen. In solchen Fällen besteht der *dringende* Verdacht auf einen progredienten zerebralen Prozeß, entweder als Spätfolge des Schädeltraumas oder als eine unfallfremde Erkrankung (Hirntumor, zerebrales Gefäßleiden usw.).

Die 3 wichtigsten *posttraumatischen Spätkomplikationen* bieten leider auch keine pathognomonischen EEG-Befunde. Chronische Subduralhämatome werden von lokalen Amplitudenverminderungen in den bipolaren Längsreihen (Pseudodepressionen) bei ziemlich gleichartigen Deltawellen in den unipolaren Ableitungen gegen die Ohren oder auch von sonstigen Herden langsamer Wellen begleitet (R. Jung, Meyer-Mickeleit). Typische „Krampfherde" an der Stelle der seinerzeitigen Verletzung sind bei der meist auch klinisch gutartig verlaufenden posttraumatischen Epilepsie (Spätepilepsie) selten, sondern es finden sich, wenn die Anfallsfrequenz nicht zu groß ist, oft nur Herdbefunde ohne Zeichen gesteigerter zerebraler Anfallsbereitschaft (R. Jung). Andererseits gibt es auch einzelne Fälle, bei denen eindeutige irritative Potentiale vorkommen, ohne daß jemals epileptische Manifestationen auftreten (Bickford u. Klass, Christian, Deisenhammer u. Schnopfhagen, Kornmüller u. Gremmler, R. Müller, Szabó u. Roth, Werner). Ein prognostisch *ungünstiges* Zeichen ist die Ausbreitung der sogenannten „Krampfpotentiale" auf zuvor *nicht* betroffene Areale, besonders die sekundäre bilaterale Synchronie (Tükel u. Jasper), bei der schließlich das ganze Gehirn die irritative Aktivität zeigt. Posttraumatische Spätabszesse des Gehirns verursachen oft ein Bild wie Hirntumoren, nämlich Delta-Foci, zu denen sich bei Dekompensation auch eine Allgemeinveränderung gesellt (Kiloh u. Osselton, Sallou).

Keineswegs ist die Differentialdiagnose der erwähnten Spätkomplikationen nach Schädelverletzungen mit Sicherheit aus dem EEG zu stellen. Mitunter stößt sogar die Seitenbestimmung des Prozesses auf Schwierigkeiten. Trotzdem ist das EEG auch in dieser Hinsicht eine wertvolle Untersuchung, zumal ein atypischer EEG-Befund eine neuerliche klinische Kontrolle und eventuell sonstige explorative Maßnahmen veranlaßt.

3. Szintigraphie

Für Schädelverletzungen wird diese Untersuchungsmethode nur *selten* angewandt. Beim akuten Schädeltrauma sind deshalb große Schwierigkeiten gegeben, weil das Verfahren langwierig ist, die Patienten meist unruhig und die Untersuchungsergebnisse vieldeutig sind. Alle organischen Verletzungen des Schädels und seines Inhaltes verursachen in der akuten Phase Aktivitätsvermehrungen. Solchermaßen sind Skalphämatome, Knochenbrüche, Gehirnkontusionen, sub- und epidurale Blutansammlungen keineswegs voneinander zu unterscheiden. *Schlüssige Aussagen über die Hirnfunktion sind im Frühstadium nicht möglich.*

Im weiteren Verlauf hingegen kann die Szintigraphie bei besonders gelagerten Fällen aufschlußreiche Hinweise geben. Isotopenanreicherungen finden sich bei Hirnabszessen, wobei die Entwicklung einer „heißen Zone" sogar der Membranbildung vorausgehen kann, oft bei intrazerebralen Hämatomen, bei Hirnkontusionsherden, bei Subdural- und seltenen chronischen Epiduralhämatomen.

Subdurale Blutansammlungen sind in sagittaler Aufnahmerichtung durch ein verschieden dickes Aktivitätsband entlang der Schädelkalotte gekennzeichnet. Sie sind am besten in älteren Organisationsstadien nachweisbar. Nach Deisenhammer dürften für die Ausbildung eines positiven szintigraphischen Befundes beim chronischen subduralen Hämatom sowohl der starke Gefäßreichtum der äußeren Kapselmembran als auch Störungen der Schrankenfunktion der dünnwandigen Neokapillaren verantwortlich sein.

Hirnkontusionsherde zeigen mit der klinischen Besserung ein Abklingen der gesteigerten lokalen Tracerpenetration (Eindringen des Isotopenmaterials in das geschädigte Hirngewebe). Dementsprechend läßt sich eine Rückbildung der „heißen Zone" in 6—10 Wochen feststellen (Gilson u. Gargano). Eine hohe Übereinstimmung positiver Hirnszintigramme mit EEG-Herdbefunden wurde von Deisenhammer u. Jellinger beschrieben. Sie fanden in 83% von Gehirnkontusionen mit lokaler Aktivitätsvermehrung gleichseitige EEG-Foci.

Die *Liquorszintigraphie* stellt ein besonderes Verfahren dar, bei dem der Tracer mittels Zisternenpunktion eingebracht und die Liquorzirkulation verfolgt wird. So lassen sich Resorptionsstörungen nach Meningitis, Isotopenansammlungen in traumatischen Höhlen und Liquorfisteln nachweisen.

Zusammenfassung. In der vorliegenden Arbeit wurde eine Übersicht über die praktische Bedeutung und den Wert echo- und elektroenzephalographischer sowie hirnszintigraphischer Übersuchungen bei Schädelverletzungen gegeben. Die Erfahrung zeigt, daß die *Echoenzephalographie* unter den genannten Untersuchungsmethoden im akuten Stadium des Schädeltraumas bzw. bei sekundären Verschlechterungen am *aufschlußreichsten* ist. Die Ultraschalluntersuchung des Schädels sollte daher an allen Abteilungen, wo Unfallpatienten aufgenommen werden, Verwendung finden.

EEG-Untersuchungen bei frischen Kopfverletzungen sind hingegen schwerer durchzuführen, langwieriger und wesentlich schwieriger zu beurteilen. Sie sind schon aus rein organisatorischen Gründen größeren

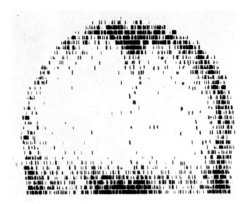

Abb. 2. Szintigramm bei einem ausgedehnten Subduralhämatom über der linken Großhirnhemisphäre. Man erkennt eine hochgradige, bandförmige Aktivitätsvermehrung, die entlang der Schädelkalotte verläuft und die linke Parietal- sowie Temporalregion einnimmt. Die Aufnahme erfolgte 30 Minuten nach i. v. Injektion von Tc 99m/9m in a. p.-Richtung

Krankenhäusern vorbehalten. Ihr vornehmlicher Wert liegt im Nachweis klinisch stummer Gehirnläsionen, in der Verlaufskontrolle bekannter traumatischer Hirnschädigungen und in der frühzeitigen Erkennung nahender intrakranieller Komplikationen. Die Elektroenzephalographie ist deshalb gutachtlich-diagnostisch von großem Interesse. In letzter Zeit erlangte diese Methode zur Bestimmung des Hirntodes Bedeutung.

Die Szintigraphie ist im akuten Stadium der Kopfverletzung sehr problematisch, vermag aber später in Sonderfällen mit bestimmten Fragestellungen zusätzliche Hinweise zu liefern.

Jede der 3 genannten Untersuchungsmethoden hat ihr eigenes diagnostisches Spektrum und damit ihr eigenes Anwendungsgebiet. Demgemäß muß auch ihr Einsatz gezielt erfolgen. Dieser ist abhängig vom klinischen Bild, das weiterhin in jeder Hinsicht führend sein muß und in das die Ergebnisse der angewandten Hilfsuntersuchungen sinngemäß einzuordnen sind.

H. Brenner, Wien (Österreich):

Die Karotis- und Vertebralisangiographie beim akuten Schädelhirntrauma.

Es wäre schade, würden Sie nichts weiter sehen, als die typischen Bilder der traumatischen Hirnblutungen. Sie kennen sie und wissen die akuten von den chronischen Subduralhämatomen zu unterscheiden (Dia), die frontal und temporal gelegenen zu lokalisieren (Dia) und den Verdacht der Beidseitigkeit an der geringen oder fehlenden Mittellinienverschiebung zu stellen (Dia). Sie kennen die Eigentümlichkeiten des

Epiduralhämatoms, nämlich seine häufige Beschränkung auf *einen* Schädelknochen und die manchmal sichtbare Einwärtsdrängung der A.meningea media (Dia).

Es wäre aber auch billig, aus mehr als 20000 Angiogrammen die Leckerbissen hervorzuholen, die schärfsten Bilder, die markantesten Befunde. Als Unfallchirurg wird man nicht immer haarscharfe, kontrastreiche, unverkantete Bilder haben, man wird vielerorts kein Seriengerät besitzen und muß dennoch die Diagnose stellen. Man darf keine Zeit verlieren, darf nur wenig Aufwand treiben und muß rationell arbeiten.

Wir möchten, daß Sie von diesem Referat eine *Anregung* in Ihr Haus mit heimnehmen. Es steht nämlich außer Zweifel fest, daß es für die entscheidenden therapeutischen Fragestellungen nach Schädelhirnverletzungen vorläufig leider *kein* diagnostisches Verfahren gibt, welches die Angiographie ersetzen kann. Das gilt selbst für die Erkennung der so oft zitierten Epiduralhämatome (EDH). Wir werden am Nachmittag mit Herrn Böck und Herrn Wöber an Hand von 120 Fällen auch auf diese Probleme eingehen und wir meinen, daß es in erster Linie der großzügigen Anwendung der Karotisangiographie zu danken ist, wenn die Letalität der EDH innerhalb von 10 Jahren von 78% auf 20% (!) sank.

Die neurologische Diagnostik und die Nativröntgenbilder können bei einem bewußtlosen Patienten weder die Operationsindikation noch den Umfang des vorzunehmenden Eingriffes mit Bestimmtheit angeben.

Die Echoenzephalographie — sie wird bei uns seit 10 Jahren geübt — ist ein ganz ausgezeichnetes Verfahren, das sich für die Orbitadiagnostik, für abdominelle und geburtshilfliche und sicher auch für bestimmte kranio-zerebrale Fragestellungen eignet. Indes die Echographie z. B. bei der Feststellung orbitaler Prozesse zum führenden Diagnostikum wurde, konnte sie im Bereich des Gehirnschädels die anfänglich in sie gesteckten Hoffnungen *nicht* ganz erfüllen. Praktisch gesehen: Bei einem bewußtlosen Schädel-Hirnverletzten bringt ein normal scheinendes Echogramm keine Gewähr für den Ausschluß einer Operationsindikation und ein positives Echogramm noch keine Diagnose, noch keine Lokalisation und Ausdehnung der Läsion. In beiden Situationen muß nach dem Echogramm erst recht angiographiert werden. Das dominierende Anwendungsgebiet der Echographie ist die laufende Überwachung des Patienten, der sich in guter Verfassung befindet und keinen konkreten Komplikationsverdacht bietet.

Diese, unsere Befürwortung der Karotisfüllung, gilt *nicht* in gleichem Maße für die Vertebralisangiographie (Dia): Solange auf neurochirurgischen Tagungen noch immer Hämatome der *hinteren* Schädelgrube als Einzelbeobachtungen vorgestellt werden (Dia), also Raritäten sind, solange die Diagnostik in der hinteren Schädelgrube noch andere, mindestens ebenso gute Methoden kennt und so lange die Vertebralisangiographie ein erhebliches Maß an technischer Ausbildung und diagnostischen Kenntnissen verlangt und auch gewisse Gefahren birgt, möchten wir sie nicht ohne weiteres zur Routinediagnostik der Unfallchirurgie zählen.

Zurück zur Karotisangiographie. Es gibt sicher Chirurgen, die ihren Wert bezweifeln und meinen, daß das klinische Bild und 6—8 Bohrlöcher eine hinreichende diagnostische Sicherheit bieten. Dagegen steht fest: Mit dieser Vorgangsweise wird man

a) Bestenfalls einen Teil der extrazerebralen Blutungen erfassen, an den intrazerebralen Thrombosen aber vorbeigehen.

b) Man wird die traumatischen Thrombosen übersehen.

c) Man wird den Hydrozephalus nicht erkennen.

d) Man wird nur wenig über die Hirndruckverhältnisse — sie sind ein entscheidender prognostischer Faktor — aussagen können.

e) Es werden vor allem prätraumatische Erkrankungen des Gehirns und seiner Gefäße — sie sind nicht so selten Quelle und Ursprung eines Unfalles — verborgen bleiben, und

f) letztlich dauern 6 Bohrlöcher 10—30mal so lange wie eine Angiographie.

Fallberichte

Fall 1 (Dias): Riesiges, akutes Subduralhämatom (SDH) der einen Seite und winziges, arteriell pulsierendes Meningealhämatom (sog. Kontrastmittelaustritt) der anderen Seite. Nach Entleerung des SDH Anwachsen des Epiduralhämatoms zu massiver Raumforderung.

Fall 2 (Dias): Zweifache Hirnblutung: Primär frontale Blutung, 1 Woche später massive temporale Blutung aus anfänglich übersehenem traumatischem Meningea-Aneurysma.

Fall 3 (Dias): Traumatischer subduraler Erguß bei einem Säugling.

Fall 4 (Dias): Hirndruckbedingte Zirkulationsverlangsamung infolge traumatischen Ödems bei einem 8jährigen Knaben bedeutet schlechte Prognose: Tödlicher Ausgang nach 35 Std.

Fall 5 (Dias): Kompressionsstillstand der Hirnzirkulation mit typischem Schichtungsphänomen. Er zeigt eine infauste Prognose an und veranlaßt uns, alle weiteren Bemühungen einzustellen. Die Bedingungen, unter denen man einen *Kompressionsstillstand* diagnostizieren darf, sind
1. Die Beidseitigkeit des Internastillstandes,
2. Eine normale Zirkulation im Bereich der Carotis externa (Serienaufnahmen unerläßlich).
3. Einwandfreie Nadellage; Artefakte sind auszuschließen.

Fall 6 (Dias): Akutes SDH mit heftiger Kompression des Gehirns und entsprechender Zirkulationsverlangsamung, welche sich am typischen Schichtungsphänomen der Carotis interna erkennen läßt. Schichtungsphänomene kommen durch ungenügende Mischung bzw. vorzeitige Entmischung von Blut und Kontrastmittel infolge zu langsamer Strömung in der Schlagader zustande.

Fall 7 (Dias): Traumatische Karotisthrombose. Typischer rechtwinkeliger Füllungsabbruch. Muß von chronischen Thrombosen, die ohne weiteres klinisch stumm sein können, unterschieden werden.

Fall 8 (Dias): Karotis-Kavernosusfistel, sog. pulsierender Exophthalmus. Angiographische Darstellung wegen des enorm raschen und umfangreichen Shunts sehr schwierig. Zufluß von verschiedenen Arterien, auch von der A. vertebralis. Demonstration von Folgezuständen nach jahrzehntelangem Bestehen.

Fall 9 (Dias): Hirnabszeß nach penetrierender Schädelverletzung mit Anärobierinfektion und Gasbildung in der Abszeßhöhle. Angiogramm nicht unbedingt erforderlich.

Fall 10 (Dia): Epiduralhämatom der „*hinteren Schädelgrube*". Da das Tentorium für Epiduralhämatome irrelevant ist, muß man die Bezeichnung Epiduralhämatom der „hinteren Schädelgrube" restringieren. Sind praktisch immer Hämatome, die aus der hinteren Schädelgrube bis okzipital sich erstrecken. Sie können zumeist auch im Karotisangiogramm erkannt werden. Vertebralisangiographie bei einem 17jährigen Knaben mit ausgedehntem Hämatom, guter Verlauf.

Fall 11 (Dias): Epiduralhämatom der hinteren Schädelgrube. Karotisangiogramme, arterielle Phase, negativ, kapillare Phase zeigt ausgedehnte Raumforderung okzipital und basal.

Fall 12 (Dia): Traumatische Thrombose der A.vertebralis. Raufhandel eines 28jährigen Mannes, Hirnstammsymptomatik, wechselnder Lokalisation, Schluck- und Sprechstörungen. 2-malige Katheterfüllung zeigt einwandfreie Thrombose in der Gegend des Atlas.

Fall 13 (Dia): Basalisthrombose. Sturz im Zimmer und Auftreten einer primären Mittelhirnsymptomatik. Vertebralisangiogramm zeigt subtotale, wandständige Thrombose des oberen Abschnittes der A.basilaris.

Zum Schluß noch einige Hinweise zur Untersuchungstechnik.

1. Legen Sie den Patienten waagrecht und lassen Sie seinen Kopf *niemals* herabhängen. Dies würde in Kürze zu einer heftigen Hirndrucksteigerung führen, wie man aus Beobachtungen während Gehirnoperationen weiß. Zusammen mit der arteriellen und venösen Kompression könnte die Fehllagerung schwere Komplikationen provozieren.

2. Flektieren Sie den Hals, also neigen Sie den Kopf des Patienten nach vorne und die Röntgenröhre schräg, dann ist die Projektion für das Neurokranium richtig.

3. Lassen Sie alles *unnütze* Instrumentarium weg. *Eine Nadel, eine Spritze und ein Tupfer genügen.*

4. Schieben Sie die Kanüle nicht im Gefäß weiter (Unterminierungsgefahr!). Injizieren Sie zügig, aber nicht zu vehement, 8—10ml eines 60%igen Kontrastmittels. Entfernen Sie die Nadel gleich und komprimieren Sie gezielt, isoliert und nicht zu stark die Schlagader.

5. Wenn Sie einen Serienangiographen benützen und simultan exponieren können, dann ist das Angiogramm optimal und für den Patienten von größtem Nutzen.

Wenn vorerst kein Serienangiograph zur Verfügung steht, dann ist mit dem *Einbildverfahren* im a.p.-Strahlengang als Erstes eine ausreichende Orientierung möglich, soweit es sich um Thrombosen, Massenverschiebungen und extrazerebrale Blutungen handelt. Diese Methode wird in manchen Krankenhäusern von Chirurgen und Anästhesiologen mit Erfolg geübt. Ich habe persönlich in mehreren kleinen Krankenhäusern angiographiert und überall in kürzester Zeit ein *einwandfreies* Bild schon bei der ersten Untersuchung erhalten.

G. Schlag, Linz (Österreich):

Die Liquordiagnostik beim Schädel-Hirntrauma. (Mit 1 Abb.)

Das Schädel-Hirntrauma ist auf Grund pathologischer Veränderungen mit Störungen und Entgleisungen des Hirnstoffwechsels verbunden. Es war daher naheliegend — besonders durch biochemische Untersuchungen — Einblick in die Stoffwechselstörungen des Gehirns zu bekommen.

Im Liquor sind beim Schädel-Hirntrauma folgende Untersuchungen möglich:
1. Liquorzellbild.
2. Gesamtproteine und Liquorelektrophorese.

3. Säure-Basen-Haushalt.
4. Liquor-pO_2.
5. Liquorenzyme.
6. Laktate, Pyruvate, Überschußlaktat und Laktat/Pyruvat-Quotient.

1. Liquorzellbild

a) Normwerte. Es werden 8/3 Zellen als Ausgangswerte angenommen.

b) Pathophysiologie des Zellbildes. Als Charakteristikum der Liquorzytose beim Schädel-Hirntrauma sind folgende Zellen in Liquor zu finden (Sayk u. Olischer):
1. Erythrocyten.
2. Hämosiderin-Hämatoidin-Makrophagen.
3. Fettkörnchenzellen.
4. Granulozytäre Phagozyten.

Die Zellzahl kann beim Schädel-Hirntrauma im Sinne einer Pleozytose erhöht sein. Die Pleozytose tritt vorwiegend als Phagozytose im freien, zirkulierenden Liquor auf.

Aus dem Liquorzellbild kann man jedoch keine sicheren Aussagen über die Schwere des Schädel-Hirntraumas machen.

2. Liquorproteine und Elektrophorese

a) Normwerte. Die Gesamtproteine liegen zwischen 18 und 25 mg%. (Mayer u. Mitarb.)

b) Pathophysiologie der Liquorproteine. Die Gesamteiweißwerte sind beim schweren Schädel-Hirntrauma immer vermehrt, während bei leichten Verletzungen die Eiweißwerte im Bereich der Norm oder auch vermindert sein können. In der Elektrophorese ist ein Anstieg der Globulinwerte nachzuweisen. Die Vermehrung der Alpha-Globuline geht mit einer Parenchymläsion des Zentralnervensystems einher, welche z. B. durch eine Anoxie oder durch eine direkte Einwirkung des Traumas hervorgerufen werden kann (Lowenthal).

Nach statistischen Vergleichsuntersuchungen bei Hirnverletzten fanden Mayer u. Mitarb., daß durch die Bestimmung der Gesamtproteine und der elektrophoretischen Aufspaltung keine sicheren Aussagen über den Schweregrad des Schädel-Hirntraumas gemacht werden können.

3. Säure-Basen-Haushalt des Liquors

a) Normwerte (Rossier u. Bühlmann).

Lumbal gewonnenes pH	7,31 ± 0,02
Lumbal gewonnenes pCO_2	46,5 ± 4,0
Lumbal gewonnenes HCO_3	22,0 ± 1,5

b) Pathophysiologie des Säure-Basen-Haushaltes im Liquor. Das pH des Liquors ist für die Atmung von ausschlaggebender Bedeutung und ist einer der Hauptfaktoren der Atmungskontrolle. Z. B. wäre ein Liquor-pH unter 7,18 mit dem Leben nicht vereinbar, da der Patient infolge einer Hyperventilation an Erschöpfung zugrunde gehen würde.

Die Regulierung der Atmung wird einerseits durch die Chemorezeptoren in der Karotis und andererseits durch Rezeptoren im Bereich der subarachnoidealen Region der lateralen Apertur des 4. Ventrikels durchgeführt (Loeschke u. Mitarb., Loeschke u. Mitchell, Loeschke). Hier nimmt das pH des Liquors über ein H^+-empfindliches Areal Einfluß auf die Atemregulation. Beim schweren Schädel-Hirntrauma ist im Liquor eine Verminderung der Bikarbonatkonzentration feststellbar. In Verbindung damit besteht auch eine Vermehrung der Wasserstoffionenkonzentration und es wird dadurch das Syndrom der metabolischen Azidose des Liquors gebildet (Katsurada u. Mitarb., Froman u. Smith, Zupping, Gordon, Gordon u. Rossanda).

Die Ursache der metabolischen Azidose im Liquor ist hauptsächlich durch die Akkumulation von Laktaten im Liquorraum bedingt. Es ist daher der Säure-Basen-Status des Liquors ein guter Indikator für die zerebrale Sauerstoffversorgung. Ein Abfall des Sauerstoffes im Gehirn führt über einen anaeroben Stoffwechsel zur Bildung von nichtflüchtigen Säure-Metaboliten, insbesondere von Milchsäure, die in den Liquorraum gelangen.

In Verbindung mit dem Abfall des Liquor-pH's kommt es auch zu einer Beeinträchtigung der Bewußtseinslage bis zum Koma. Die Erfassung des Säure-Basen-Haushaltes im Liquor ist für die Diagnostik der Schwere des Schädel-Hirntraumas absolut brauchbar, jedoch nicht erforderlich, da diese durch die Bestimmung der Laktate und Pyruvate ersetzt werden kann.

4. Liquor-pO_2

a) *Normwerte* (Zupping, Rossanda u. Gordon). 41—43 mm Hg.

b) *Pathophysiologie des Liquor-pO_2*. Beim schweren Schädel-Hirntrauma und bewußtlosen Patienten liegt die Sauerstoffspannung im Liquor immer tiefer als beim Gesunden. So konnten Rossanda u. Gordon Durchschnittswerte von 26,2 mm Hg bei komatösen Patienten, gegenüber 43 mm Hg bei einer Kontrollgruppe feststellen.

Die Zufuhr von Sauerstoff führt beim komatösen Patienten im Vergleich zum Gesunden nur zu einem geringen Anstieg der Sauerstoffwerte im Liquor. Auch Steinbereithner u. Wagner fanden beim schweren Schädel-Hirntrauma einen verminderten Sauerstoffdruck im Liquor, wobei immer eine arterielle Hypoxämie festzustellen war.

Die Diagnose einer Hypoxie des Gehirns durch Bestimmung des pO_2 im Liquor kann jedoch einfacher durch die Ermittlung der Laktate im Liquor erfolgen.

5. Liquorenzyme

a) *An organspezifischen Enzymen können im Liquor untersucht werden:*

1. Creatinphosphokinase (CPK): 0—1,0 mU/ml. (Lisak u. Graig, Herschkowitz u. Cumings, Nathan).

2. Aldolase (ALD): 0,5—1,5 mU/ml. (Bennek).

3. Malatdehydrogenase (MDH): 30—50 mU/ml.
4. Laktatdehydrogenase (LDH): 30—50 mU/ml.
5. Glutamin-Oxalessigsäure-Transaminase (GOT): 8—12 mU/ml.
(Bennek, Schütz u. Solcher).

b) Pathophysiologie der Enzyme im Liquor. Aktivitätsanstiege von organspezifischen Enzymen im Liquor wurden besonders bei neurologischen Erkrankungen beobachtet. Auch beim Schädel-Hirntrauma wurden verschiedene Enzyme zur Verifizierung eines Parenchymschadens und der eventuell daraus resultierenden Prognose bestimmt (Kulhánek u. Mastný, Wolff, Wolff u. Schwarzer, Wolff u. Zerna, Dragon u. Pataky, Bennek, Kaltiala u. Mitarb.).

Die Creatinphosphokinase (CPK) ist vorwiegend im Skeletmuskel, im Herz und im Gehirn zu finden. Die CPK ist im Hirnstoffwechsel zur Erhaltung der ATP-Konzentration von Bedeutung. Der Aktivitätsanstieg beim Schädel-Hirntrauma ist nach unserer Erfahrung wohl vorhanden, geht aber nicht immer mit der Schwere der Hirnkontusion parallel. Die Zunahme des Enzyms im Liquor muß immer als ein Hirnschaden im Sinne einer Nekrose aufgefaßt werden. Die Glutamat-Oxalacetat-Transaminase (GOT) ist im Gewebe des Zentralnervensystems reichlichst vorhanden. Die GOT ist daher ein relativ guter Indikator für gewebszerstörende Prozesse (Rupprecht u. Mitarb., Schütz u. Solcher).

Auch beim Schädel-Hirntrauma wurde eine Zunahme des Enzyms im Liquor festgestellt (Wolff, Wolff u. Schwarzer, Bennek, Kaltiala u. Mitarb.).

Auch wir konnten bereits beim Primärbefund erhöhte GOT-Werte beobachten und besonders in der Verlaufskontrolle der GOT über die Schwere des Traumas eine Aussage machen.

Ebenso kommt es zu einem Anstieg der Laktatdehydrogenase (LDH) am Liquor, welche wie die GOT wahrscheinlich auch durch Stoffwechselstörungen innerhalb der Zelle bedingt ist.

Blutbeimengung zum Liquor infolge der Kontusion führt auch zu einem Anstieg der LDH-Aktivität. Bei der Contusio cerebri ist der Fermentanstieg im Liquor sicher auf ein komplexes Geschehen — wie Hirnödem, Hypoxie, Freiwerden von zellulären Bestandteilen und Permeabilitätsstörungen — zurückzuführen.

Die Aldolase-Aktivität im Gehirn ist relativ hoch. Sie ist im Zytoplasma lokalisiert. Geschädigte Hirnzellen können somit auch einen Aldolaseanstieg im Liquor bewirken.

Wie Wolff u. Zerna untersuchten auch wir die Malatdehydrogenase (MDH) im Liquor. Die MDH tritt ubiquitär auf und ist sowohl in den Mitochondrien als auch im Zytoplasma lokalisiert. Die Ausgangswerte liegen je nach der Schwere des Schädel-Hirntraumas relativ hoch. Auch hier war der Aktivitätsverlauf für prognostische Schlüsse von Bedeutung.

6. Laktate, Pyruvate, Laktatüberschuß und Laktat/Pyruvat-Quotient im Liquor

a) Normwerte.

Laktate:	1,85 mMol (Kurze u. Mitarb.).
	2,03 ± 0,14 mMol (Zupping).
Pyruvate:	0,204 mMol (Kurze u. Mitarb.).
	0,079 ± 0,006 (Zupping).
Laktat/Pyruvat-Quotient:	9,06 (Kurze u. Mitarb.).
	26,0 ± 3,9 (Zupping).

b) Pathophysiologie der Laktate im Liquor. Die Hirnkontusion steht meistens in Verbindung mit einer lokalen Ischämie und Hypoxie. Es resultiert daraus eine Azidose mit ihren Folgeerscheinungen, die infolge des zunehmenden Hirnödems zur irreversiblen, zerebralen Gewebsasphyxie führt. Die zerebrale metabolische Azidose ist vorwiegend durch die Bildung von Laktaten bedingt (Gordon u. Rossanda). Es kann daher die Zunahme der Milchsäure als Folge einer Hypoxie des Gehirns aufgefaßt werden.

Prognostische Schlüsse, wie sie Kurze u. Mitarb. aus der primären Laktatkonzentration im Liquor zogen, können unserer Meinung nach nur teilweise gestellt werden. Es kann z. B. durch eine akute Einklemmung zur Störung in der Liquorpassage kommen, wobei der Primärwert der Laktate absolut normal sein kann. Eine Prognose kann also eher aus einer Verlaufsbeobachtung der Laktate und des Laktatüberschusses gestellt werden.

An Hand graphischer Darstellungen haben wir versucht, einen Grenzwert der Primärlaktate zu finden. Die Grenze des Überlebens war bei Ausgangswerten von 2,5 mMol gelegen. Bereits bei einer Laktatkonzentration von 2,5—3,0 mMol verstarben von 7 Patienten 2, wobei jedoch 1 Patient infolge eines Leberversagens ad exitum kam. Die kritische Grenze liegt bei 4,5 mMol, wobei nur mehr eine Überlebenschance von 50% besteht. Ab 4,5 mMol aufwärts ist jeder Patient auf Grund seines Hirnschadens verstorben (Abb. 1).

Zur Darstellung der Brauchbarkeit der Liquoruntersuchungen in Bezug auf Enzyme und Laktate sollen hier 2 Fälle angeführt werden.

Eigene Beobachtungen

Fall 1: 40jähriger Patient mit einem frischen Schädel-Hirntrauma ohne Nebenverletzungen.

Am 1. postoperativen Tag hatte sich der Allgemeinzustand zusehends verschlechtert. Der Patient kam noch am selben Tag am Respirator an einem Herz-Kreislaufversagen ad exitum.

Die Laktatwerte im Liquor und das Überschuß-Laktat zeigten bereits primär ausgesprochen *hohe* Werte, die am 1. postoperativen Tag weiter angestiegen waren und eine schlechte Prognose erwarten ließen. Ebenso kam es als Ausdruck der Zellschädigung zu einem deutlichen Anstieg der Enzyme.

Fall 2: 48jähriger Patient mit einer Hirnkontusion, einer frontotemporabasalen Impressionsfraktur und einem epiduralen Hämatom. Es wurde eine osteoklastische Trepanation und Ausräumung des Hämatoms durchgeführt.

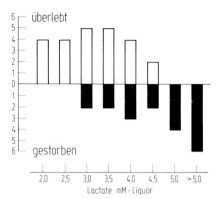

Abb. 1. Laktatkonzentration in mMol im Liquor beim Schädel-Hirntrauma. Bei einer Konzentration von 5 mMol und aufwärts sind alle Patienten verstorben. Die Grenze liegt bei 4,5 mMol, wo noch ein Überleben von rd. 50% festgestellt werden konnte

Die primär durchgeführten Liquoruntersuchungen zeigten nur eine geringe Erhöhung der Laktate und eher einen deutlichen Anstieg der Enzyme.

Die am 1. postoperativen Tag durchgeführte Liquoruntersuchung zeigte noch einen geringen Anstieg der Laktate, des Überschuß-Laktates und bereits eine fallende Tendenz der Enzyme MDH und Aldolase. Am 6. Tag zeigte die Liquoruntersuchung eine weitgehende Normalisierung des Laktates, des Überschuß-Laktates und der Enzyme. Der Patient konnte geheilt entlassen werden.

Schlußfolgerungen

Die Liquoruntersuchung bietet in der Diagnostik beim Schädel-Hirntrauma insofern eine wichtige Unterstützung, als durch die Bestimmung der Enzyme eine Aussage über Parenchymschäden des Gehirns und durch die Ermittlung der Laktate prognostische Aussagen über den weiteren Verlauf gemacht werden können.

Die Untersuchung der Liquorzellen in Zahl und Art, die Bestimmung der Gesamtproteine und des Pherogramms können über die Parenchymläsion ebenso Aufschluß geben.

Der Säure-Basen-Haushalt des Liquors zeigt beim schweren Schädel-Hirntrauma das Syndrom der metabolischen Azidose in Verbindung mit einer verminderten Sauerstoffspannung als teilweiser Ausdruck der Gewebshypoxydose.

Die Untersuchung der Laktate im Liquor kann die Bestimmung des Liquor-pH's, der Bikarbonate und der pCO_2-Spannung dahingehend ersetzen, daß dadurch größtenteils die metabolische Azidose erfaßt wird. Bekanntlich ist der Hauptfaktor der Liquorazidose die Akkumulation der Milchsäure, welche infolge des anaeroben Hirnstoffwechsels als Ausdruck des komplexen Geschehens des Schädel-Hirntraumas in den Liquorraum übertritt.

Aus dem Aktivitätsverlauf der Enzyme kann eine gewisse Objektivierung der Schwere des Schädel-Hirntraumas und ebenfalls teilweise eine Aussage über den weiteren Verlauf gemacht werden.

Die Bedeutung der biochemischen Untersuchung des Liquors beim Schädel-Hirntrauma liegt vorerst in der Diagnostik und gibt durch den Aktivitätsverlauf Aufschluß über die Prognose und eventuelle therapeutische Konsequenzen.

P. Mifka, Wien (Österreich):
Röntgenologische Differentialdiagnose bei Schädelbrüchen. (Mit 2 Abb.)

Es sind mehrere Besonderheiten des Schädels, die zur Folge haben, daß röntgenologisch *nicht jeder* Bruch sichtbar wird:

1. Der Schädel ist ein ei- bis kugelförmiger Hohlkörper. In jeder Aufnahmerichtung wird ein Teil der Schädelkapsel tangential getroffen. Parallel zur Tangente verlaufende Brüche können nicht sichtbar sein.

2. Jede Röntgenaufnahme des Schädels stellt 2 einander gegenüberliegende Schädelknochen übereinander dar. Nur die Seite des Schädels, die der Filmkassette *anliegend* war, kommt scharf zur Darstellung. Schädelbrüche der kasettenfernen Seite des Schädels sind viel unschärfer und schwerer analysierbar.

3. Ein Hohlkörper kann nur durch mindestens 3 Aufnahmen einigermaßen dargestellt werden. Submentovertikale oder vertiko-submentale Aufnahmen sind bei Frischverletzten häufig unerzielbar.

Wir müssen damit rechnen, daß wir nur einen Teil der vorhandenen Schädelbrüche röntgenologisch diagnostizieren.

Andererseits bietet der Schädel zahlreiche Möglichkeiten normale Strukturen im Röntgenbild für Brüche zu halten. Die Gefäßfurchen halten sich an kein konstantes Muster und viele klinisch belanglose Varianten der Schädelform und der Nahtbildung können Anlaß zu Fehldiagnosen geben.

Von der Vielzahl der Möglichkeiten können nur einzelne Beispiele demonstriert werden, die Anlaß sein sollen, auch bei anderen Röntgenbildern zu kontrollieren, welches morphologische Substrat den vorliegenden Bildbefund verursacht.

Aus der normalen Anatomie ist in Erinnerung zu bringen, daß die bekannte Verzahnung der Schädelnähte nach innen zu in eine Gerade oder nahezu in eine Gerade übergeht (Abb. 1a und 1b). Wenn die Innenseite der Naht zufällig orthoröntgenograd getroffen wird, ist eine Verwechslung mit einer Fissur möglich. Für solche und ähnliche Entscheidungen sollte an der Schaubühne eine Lupe montiert sein. Vergrößert sieht man, daß Fissuren mehr oder weniger geradlinig, die Innenseite der Nähte jedoch in flachen Zacken verläuft.

Bei dieser Art der Verzahnung ist es naheliegend, daß es *keine* Nahtsprengungen geben kann, sondern nur Brüche durch Nähte. Die fast ge-

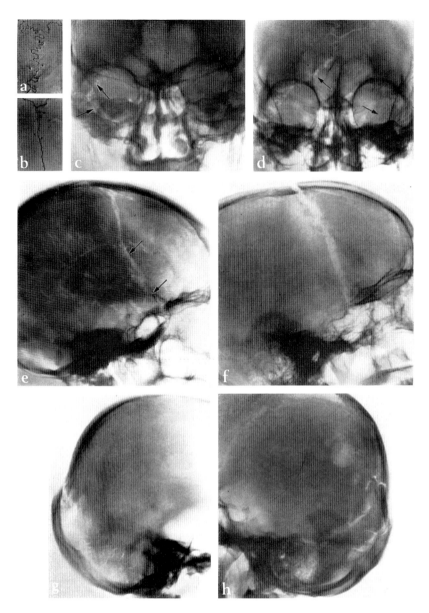

Abb. 1. *a* Schädelnähte von außen. *b* Schädelnähte von innen. *c* Anterior-posteriores Schädelbild. Der rechte Schenkel der Lambdanaht ist zufällig deutlicher zu sehen. Es besteht kein Bruch. Die Innenseite der rechten Sutura occipitomastoidea ist orthoröntgenograd getroffen. *d* Anterior-posteriores Schädelbild. Der rechte Schenkel der Lambdanaht und die Pfeilnaht sind gebrochen. Mehrere Brüche des linken Scheitelbeines. Linksseitiger Bruch der Hinterhauptsschuppe. *e* Seitliches Pneumenzephalographiebild ohne Ventrikelfüllung. Der Pfeil zeigt einen stark aus-

radlinige Innenseite der Nähte stellt eine schwächere Stelle der Schädelkapsel dar, weshalb Brüche durch Nähte keine Seltenheit sind. Diese Brüche konsumieren einen Teil der Energie, der dem Gehirn erspart bleibt Man könnte daher die Nahtkonstruktion den Sollbruchstellen technischer Geräte vergleichen

Die *Differentialdiagnose* zwischen der orthoröntgenograden Darstellung der Innenseite einer Naht und einer Fissur gibt es bei allen Nähten (Abb 1 c—f).

Eine Quelle von *Irrtümern* durch die Schädelform gibt es selten am Bregma (Bregmaleiste) und häufig in der Lambdagegend. Besonders Männer, seltener Frauen weisen in der Lambdaregion eine Eindellung auf, die klinisch keine Bedeutung hat (Bathrokephalie). Diese Delle wird oft mit einer traumatischen Impression verwechselt. Es möge bedacht werden, daß die Voraussetzung für einen Eindellungsbruch mehrere Bruchspalten sind, die gefunden werden müßten (Abb. 1 g und h).

Es gibt zahlreiche Varianten der Gefäßfurchen: Die Differentialdiagnose ist durch 2 Fakten möglich. Tangential verursachen Gefäße eine Furche im Knochen, Fissuren sind jedoch durchgehend. Gefäßfurchen verzweigen sich wie Äste, kaum je eine Fissur.

Es sollen noch einzelne Beispiele von Bildern gebracht werden, die eine für den Patienten wichtige Analyse traumatischer Veränderungen zulassen. Wenn außer Fissuren auch Verdichtungszonen zu sehen sind, so findet man entsprechend den Verdichtungen entweder Impressionen oder endokranielle Splitter. Eine Tangentialaufnahme im rechten Winkel zu einer Verdichtung zeigt bei Impression die Ausdehnung und Tiefe der Eindellung. Ist jedoch ein Knochensplitter die Ursache der Verdichtung, pflegt er auf der Tangentialaufnahme zur Darstellung zu kommen. Gerade bei Splittern der Lamina vitrea kann ein Tomogramm dessen Lage und Ausdehnung gut zeigen und für den Operateur eine wertvolle Hilfe sein (Abb. 2 a—c). Es kann auch sein, daß ein Knochensplitter schon auf der Übersichtsaufnahme eindeutig erkennbar ist, jedoch seine Lage nicht beurteilt werden kann. Auch in diesem Falle entscheidet das Tomogramm (Abb. 2 d und e).

Gelegentlich gelingt ein indirekter Nachweis eines Schädelbruches. Gelangt Luft in die Liquorräume (Pneumenzephalie) und sieht man ein Flüssigkeitsniveau in der Keilbeinhöhle, wobei es sich meist um Blut handelt, ist ein Schädelbruch auch dann sicher, wenn er auf Übersichtsaufnahmen *nicht* zur Ansicht kommt (Abb. 1 f). Ergibt sich klinisch eine Operationsindikation, pflegt der Bruch tomographisch darstellbar zu sein.

---

geprägten Sinus sphenoparietalis (kein Bruch). Der untere Pfeil weist auf eine Knochenleiste am Rande der Furche für den Sinus sphenoparietalis (kein endokranieller Knochensplitter). *f* Seitliches Schädelbild. Bruch durch die Kranznaht. Am Bregma ist der Bruch offensichtlich. Eine Verwechslung mit einem Sinus sphenoparietalis ist nicht möglich. *g* Ausschnitt aus einem seitlichen Schädelbild. Bathrokephale Delle der Lambdagegend. Kein Bruch. *h* Frischer Eindellungsbruch der Lambdagegend.

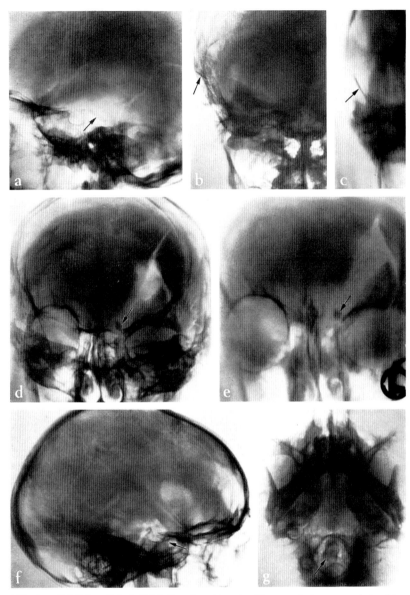

Abb. 2. *a* Seitliches Schädelbild. Bruchspalten der Temporalschuppe und der hinteren Parietalregion. Verdichtungszone hinter dem Dorsum sellae. *b* Tangentiales Bild der Verdichtungszone. Die auf einen Knochensplitter verdächtige Verschattung wurde für die Tomographie mit einem Farbstift angezeichnet. *c* Tomographie der angezeichneten Region. Ein Splitter der Lamina vitrea kommt klar zur Ansicht. *d* Posterior- anteriores Bild des Schädels bei einer ausgedehnten frontobasalen Verletzung. Oberhalb des linken Planum sphenoidale sieht man einen Knochensplitter, der sich auch nach dem Seitenbild nicht lokalisieren läßt. *e* Die Tomographie zeigt,

Zuletzt soll noch ein Vorteil der sonst bei Schädelbildern hinderlichen Darstellung mehrerer Knochen übereinander erwähnt werden. Die submento-vertikalen Röntgenbilder zeigen zwangsläufig gleichzeitig die obere Halswirbelsäule. Auf diesen Bildern sieht man gar nicht selten atlantookzipitale Dysplasien. Noch wichtiger ist, daß auch ein Bruch des Dens epistrophei zur Darstellung kommt, der bei Schwerverletzten sonst gelegentlich übersehen werden kann (Abb. 1 g).

Die exakte röntgenologische Diagnostik ist bei Liquorrhoen vor der Operation von Bedeutung. Auf Tomographien ist der Bruchspalt meist darstellbar und die Operation kann viel zielstrebiger durchgeführt werden. Hier ist der Vorteil evident. Schädelbrüche pflegen keine Ausfälle zu verursachen, wohl aber Impressionen und Knochensplitter. Knochen ist für das Gehirn ein Fremdkörper. Die röntgenologische Analyse und gegebenenfalls die chirurgische Sanierung ist für manche Verletzte von weittragender Bedeutung. Aber selbst das Feststellen scheinbar belangloser Fissuren ist wichtig. Schädelbrüche geben einen Aufschluß über die Art des erlittenen Schädeltraumas, und Gehirnverletzungen entlang von Bruchspalten stellen keine Seltenheit dar. Es lohnt daher die manchmal zeitraubende und mühsame Differentialdiagnose zu realisieren.

Th. Kirschbichler, Wien (Österreich):

Mediobasale Schädelhirnverletzungen und ihre Röntgenologie.

Schädelbasisfrakturen zeigen eine gewisse Konstanz in der Lokalisation, Art und Ausdehnung. Analog dazu findet man häufig ähnliche klinische Bilder. Als bereits bekannte, umschriebene Symptomenkomplexe wurden die *frontobasale* und *temporobasale* Schädelhirnverletzung beschrieben. Ein selteneres Syndrom ist nach medialen Basisfrakturen, die durch das Planum sphenoidale, die Sella turcia und zum Clivus ziehen, verursacht.

Röntgenologisch findet man bei Schädelbasisfrakturen, die sich nach vorne bis zum Planum sphenoidale und den kleinen Keilbeinflügeln, seitlich bis zum Ansatz der großen Keilbeinflügel und nach hinten bis zum vorderen Klivusabschnitt erstrecken, traumatische Veränderungen. Es zeigen sich dabei auch Abrißfrakturen prominenter Knochenvorsprünge, Aussprengung und Verlagerung von Knochensplittern.

Wir untersuchten 10 Patienten, neben ähnlichen klinischen Bildern war ein bestimmter Pathomechanismus zu erkennen: Vorwiegend durch Moped- und Motorradstürze, wobei bei blockierten Rädern der Fahrer nach vorne geschleudert wurde und mit dem Schädel voran aufschlägt, aber auch bei bilateraler Kompressionsverletzung des fixierten Schädels kommt es zu *mediobasalen* Schädelhirnverletzungen. *Klinisch* handelt es

daß der Knochensplitter in der Ebene des Supraorbitalrandes, also nicht endokraniell liegt. *f* Seitliches Bild des Schädels. In den basalen Zisternen, in einem Seitenventrikel und frontopolar befindet sich Luft. In der Keilbeinhöhle sieht man ein Flüssigkeitsniveau (wahrscheinlich Blut). Ein basaler Bruch, den man nicht sieht, ist aufgrund der Pneumenzephalie und der Blutung in die Keilbeinhöhle anzunehmen. *g* Submento-vertikales Bild. Ein Bruch der Schädelbasis ist nicht zu sehen. Der Dens epistrophei ist gebrochen sich um schwere Verletzungen, so daß anfangs eine erhebliche Bewußtseinsstörung besteht. Neurologisch stehen im Vordergrund Chiasma- und Optikus-Verletzungen, seltener Verletzungen der zentralen Sehbahn. Anosmien wären nach der Lokalisation der Frakturen zu erwarten, wurden aber nicht beobachtet. In 2 Fällen trat ein passagerer Diabetes insipidus auf, der sich spontan innerhalb eines Zeitraumes von 4 Monaten zurückgebildet hat. Sonstige Funktionsstörungen der Hypophyse oder des Zwischenhirns konnten nicht beobachtet werden. Restierende psychische Defekte waren gering und sind dem posttraumatischen Psychosyndrom zuzuordnen. Ein Fall von posttraumatischer Epilepsie wurde beobachtet.

Bei den gezeigten Röntgenbildern ließen sich vor allem Frakturen des Planum sphenoidale und der Sella turcica erkennen. In 2 Fällen kam es zu einer Abrißfraktur des Proc. clin. ant., wobei der homolaterale Sehnerv unverletzt blieb. In einem Fall kam es zu einer splitternden Verletzung der Fissura orbitalis superior, Läsionen der Äste des N. ophthalmicus waren dabei nicht nachzuweisen. Man könnte dabei — in Analogie zur rettenden Bogenfraktur nach L. Böhler — ebenfalls eine rettende oder entlastende Fraktur annehmen.

Da es sich um schwere Schädelhirntraumen handelt, ist eine Intensivbehandlung im *akuten* Stadium erforderlich. Operative Maßnahmen sind in der Folge nur bei längerdauernden Liquorrhoen angezeigt. Entlastungsoperationen sind bei Optikus- oder Chiasmaverletzungen nicht erfolgversprechend. Die bitemporale Hemianopsie erfordert über längere Zeit exakte Perimeterkontrollen, da ein wachsender suprasellärer Prozeß ausgeschlossen werden muß. Ebenso müssen bei traumatischen Veränderungen der Sella turcica differentialdiagnostisch endokranielle raumfordernde Prozesse ausgeschlossen werden.

Rundtischgespräch. Leiter: P. Mifka, Wien (Österreich):

Operationsindikation.

P. Mifka:

Darf ich vorerst vorstellen: Herrn Dr. Dworacek, Wien; Herrn Dozent Dr. Fries, Wien; Herrn Prof. Dr. Kloss, Innsbruck; Herrn Dozent Dr. Russe, Wien; Herrn Dozent Dr. Scherzer, Wien; Herrn Prof. Dr. Trojan, Wien; Herrn Dozent Dr. Unger, Berlin und Herrn Dr. Vukovich, Wien.

Unser Thema ist die Operationsindikation bei Schädel-Hirnverletzungen. Es soll vermieden werden, die Operationsindikationen, die Ihnen allen selbstverständlich sind, und die Sie täglich selbst üben müssen, jetzt zu wiederholen. Wir wollen von vornherein auf einige strittige Probleme eingehen, bei denen die *Operationsindikation nicht so selbstverständlich* ist.

Als erstes: Die geschlossenen Schädelbrüche, die zu *Impressionen* führen. Auch hier ist die Operationsindikation selbstverständlich, wenn es sich um tiefe Impressionen handelt. Wo ist aber die untere Grenze ? Wann dürfen wir sagen, eine Impression ist so gering, daß wir sie belassen können oder können wir das nie sagen ? Meistens sind diese Art der Brüche im Bereich der vorderen Schädelgrube zu sehen, also bei den Frontobasalen-Schädel-Hirnverletzungen. Darf ich Herrn Unger bitten, zu diesem Problem Stellung zu nehmen.

R. Unger, Berlin (DDR):

Das Problem stellt die Kommunikation zwischen dem endokraniellen Raum und den paranasalen Räumen dar. Ich glaube, wenn diese Impression erkennbar ist, dann sollte man die Operationsindikation stellen, obgleich in manchen Fällen die Liquorrhoe vielleicht vermißt wird. Wir sehen häufig die Folgefälle, die wir verspätet zum Operieren eingewiesen bekommen. Vielleicht kann sich daran die Diskussion anknüpfen.

P. Mifka:

Wenn ich richtig verstanden habe, sind Sie auch dann für die Operation, wenn die Impression, sagen wir, nur 1—2 mm beträgt.

R. Unger:

Ich würde sagen ja. Ich habe in letzter Zeit leider die Gelegenheit gehabt, einen ganz schlechten Fall zu sehen. Man sah praktisch an der Stirnhöhlenhinterwand eine feine Fissurlinie und der Operationssitus war ein ganz anderer. Es war wesentlich mehr imprimiert und die Dura war verletzt, und als der Eingriff von einem Rhinochirurgen vorgenommen wurde, fand man prolabiertes Hirn im Stirnhöhlenbereich. Man hätte diesen Befund auf Grund der vorgefertigten Röntgenaufnahmen *nicht* erwartet.

P. Mifka:

Darf ich den 2. Neurochirurgen, den wir hier haben, bitten, zur selben Frage Stellung zu nehmen.

K. Kloss, Innsbruck (Österreich):

Es ist eine alltägliche Erfahrung, daß eine Fraktur harmloser aussehen kann, als sie dann in Wirklichkeit ist, und man muß sich darüber Aufschluß geben, ob unter der Impressionsfraktur eine Hirnverletzung, eine Duraverletzung vorhanden ist. Wir sehen das besonders bei *Kindern*, daß die Frakturen stark zurückfedern, und daß darunter erhebliche Hirnverletzungen sein können, die dann schließlich z. B. zu wachsenden Frakturen führen.

Beim Erwachsenen würde ich sagen, daß jede frontobasale oder frontale Impressionsfraktur revidiert gehört und daß die Sekundärversorgung bei den weiter hinten gelegenen Frakturen erlaubt ist. Auch hier muß man sagen, daß eine Fraktur am Anfang gar keine besonderen Beschwerden machen muß und später epileptische Anfälle gar nicht so selten sind. Wir wären also bei Frakturen der Ansicht, daß man sie revidieren soll, daß man sich aber nach dem klinischen Befund zu richten hat, evtl. später nach einem EEG oder nach Luftfüllungsbildern.

P. Mifka:

Nun haben wir noch 2 Unfallchirurgen hier, die ja mit demselben Problem dauernd konfrontiert sind, darf ich Herrn Russe bitten.

O. Russe, Wien (Österreich):

Die Entwicklung scheint dort hinzugehen, daß man jetzt eher operieren wird. Die Operationsindikation ist davon abhängig, ob man einen Verdacht hat, daß die Dura verletzt ist. Früher hat man gesagt, daß die Indikation zur Operation bei einer Stufe von 4—5 mm gegeben ist. Jetzt wird man häufiger operieren.

E. Trojan, Wien (Österreich):

Ich bin auch der Meinung der beiden Herren von der Neurochirurgie, daß man operieren soll, weil ja die Operationsbefunde dann einen größeren Schaden entlarven als das Röntgenbild.

P. Mifka:

Es ergibt sich nun zwangsläufig die nächste Frage. Wie ist die Operationsindikation, wenn wir eine analoge Verletzung haben, jedoch ohne Impression, ohne Verschiebung von Knochenteilen, also eine geschlossene Fronto-basale-Schädel-Hirnverletzung, bei der *keine* Liquorrhoe besteht, wohl aber Fissuren, die auch die Hinterwand der Stirnhöhle betreffen, vorhanden sind. Herr Unger, was würden Sie sagen?

R. Unger:

Im Schrifttum wird die Meinung vertreten, daß man unter einer Dispensierbetreuung der Patienten zuwarten könne. Diese Dispensierbetreuung, ist das nicht eine gewisse Verlegenheitsbetreuung? Wir warten auf eine Komplikation, die möglicherweise eintreten kann. Wenn man das unter diesem Gesichtspunkt sieht, und wenn man das eben Gesagte berücksichtigt, dann sollte man meinen, auch gerade hier sollte man einen *aktiven* Standpunkt einnehmen.

P. Mifka:

In jedem Fall, auch wenn der Patient klinisch beschwerdefrei ist und keine Ausfälle vorhanden sind?

R. Unger:

Wir würden aktiv sein.

P. Mifka:

Darf ich Herrn Trojan bitten, zur selben Frage Stellung zu nehmen.

E. Trojan:

Wenn keine Liquorrhoe besteht und nur eine Fissur röntgenologisch zu sehen ist, haben wir bisher *immer* zugewartet und nicht eingegriffen; aber bitte, ich lasse mich eines besseren belehren.

O. Russe:

Wesentlich ist es, die Schleimhaut aus der Stirnhöhle zu entfernen; und im übrigen, wenn man einen Verdacht einer Duraverletzung hat, muß man operieren.

K. Kloss:

Ich weiß nicht wie das in Wien ist, aber in Innsbruck bemerken die Leute die Liquorrhoe gelegentlich nicht. Und dann darauf zu warten, bis sie eine Infektion bekommen, ist etwas ungut. Nun hat man heute eine sehr einfache Methode, eine Liquorfistel festzustellen, das ist die *Liquorszintigraphie*, von der schon gesprochen wurde. Wenn wirklich eine erhebliche Fissur da ist, dann soll man diese doch versorgen. Im übrigen, wenn die Leute das Rinnen nicht selbst bemerken sollten, haben sie doch oft Kopfschmerzen und eine Stirnhöhle mit einer offenen Verbindung zum Schädelinnenraum, ob sie infiziert war oder nicht, ist potentiell eine solche Gefahr, daß man unbedingt etwas tun sollte.

E. Trojan:

Die konkrete Frage ist die, der Patient hat also *keine* Liquorrhoe, hat *keine* Beschwerden, hat aber röntgenologisch eine Fissur. Ferner, wie groß ist die Treffsicherheit der Szintigraphie? Ich kann mich an eine Diskussion heuer im Frühjahr in München erinnern, wo ebenfalls Neurochirurgen, HNO-Ärzte, Kieferchirurgen und Unfallchirurgen bei demselben Thema gesessen sind und da ist die Treffsicherheit der Szintigraphie nicht mit 100% angegeben worden. Wie groß ist die Treffsicherheit der Szintigraphie?

P. Mifka:

Herr Scherzer, wissen Sie das?

E. Scherzer, Wien (Österreich):

Die Treffsicherheit der Szintigraphie, soweit ich die Literatur übersehe, ist keineswegs so groß, daß man sich darauf *wirklich* verlassen könnte.

P. Mifka:

Ich persönlich kenne zahlreiche Fälle, die aus dem Material des Herrn Russe bzw. aus dem früheren Krankenmaterial des Herrn Trojan stammen. Es wurde durch Jahre so gehalten, daß diese Patienten — keine Liquorrhoe, keine Symptomatik, keine Beschwerden — *nicht* operiert wurden. Ich kenne, abgesehen von vereinzelten Fällen, keine Komplikation, von denen wir bei unserem System erfahren müßten.

H. Dworacek, Wien (Österreich):

Ich fürchte, daß auf den Ohrenkliniken sehr viele Patienten mit Meningitiden behandelt werden, die posttraumatischer Natur sind und bei denen man die Erstversorgung versäumt hat.

E. Scherzer:

Ich glaube, ich kann dazu etwas beitragen und zwar insofern, daß ich das *Gutachtenmaterial* übersehe. Es ist so, daß wir sehr zahlreiche Patienten haben, die in Landeskrankenhäusern, Unfallabteilungen, kleineren Krankenhäusern oder an anderen Krankenhäusern, wo nicht so eine intensive chirurgische Therapie betrieben wird, in Behandlung waren. Falls wirkliche Spätfolgen auftreten, dann erfahren wir das bei den Arbeitsunfällen automatisch. Von diesen kann ich sagen, ist der Prozentsatz der Meningitiden verschwindend gering. Wenn ich mir vorstelle, daß man sämtliche Fissuren operieren würde, so muß ich aus der Erfahrung, eben bei diesen Gutachtenfällen, die wir zu einem späteren Zeitpunkt nachuntersuchen, sagen, daß das *nicht absolut notwendig* ist. Bei der Mehrzahl der Fälle ist die Operation, glaube ich, nicht indiziert. Dies unter der Voraussetzung, daß wir bei der konkreten Frage bleiben, es handelt sich um Patienten, die keine neurologischen, keine psychischen Ausfälle und keine Rhinorrhoe haben. Wenn wir das beachten, dann bin ich der Meinung, daß eine Operation *nicht* notwendig ist.

P. Mifka:

Es hat sich also bei dieser Frage ein aktives und ein konservatives Lager entwickelt. Ich habe das erwartet und es ist erfreulich, daß man das gegenüberstellen kann. Aus dem Publikum hören wir jetzt noch die Stimme des Herrn Präsidenten.

J. Böhler:

Ich glaube, man muß sich juridisch und medizinisch absichern, wenn man diese Fissuren nicht operiert. Ich wurde einmal vor ein Gericht gerufen, weil eine von uns diagnostizierte frontobasale Fissur *nicht* operiert wurde. Der Patient hat nach einigen Jahren eine Meningitis bekommen und mußte dann operiert werden. Er hatte von uns eine Karte mit, auf der stand, daß er eine fronto-basale Fissur hat, durch die er aufmerksam gemacht wurde, daß die Möglichkeit einer Meningitis bestehe. Und ich glaube, das ist sehr wichtig, daß man sich in dieser Richtung absichert.

P. Mifka:

Ich danke vielmals, jetzt kommt die große Frage: Ist eine operative Narbe tatsächlich sicherer, als eine spontane. Ich muß Herrn Böhler sagen: Ich kenne etliche

Patienten, die mehrmals und mit Erfolg operiert wurden und *trotzdem* eine Meningitis bekamen. Nach uns aber kommt ein repräsentativer chirurgischer Vortrag und ich hoffe, wir erfahren von Herrn Marguth noch einiges dazu.

Darf ich zum nächsten Thema übergehen, das noch direkt zu den fronto-basalen Frakturen dazu gehört: Manchmal ist der N.opticus betroffen. Wiederum ein heißes Eisen. Was ist zu tun ?

V. Vukovich, Wien (Österreich):

Die Möglichkeiten einer traumatischen Optikusschädigung sind untersucht worden und da sind folgende Möglichkeiten ins Kalkül gezogen worden: Eine Abscherung des N.opticus; eine vollständige oder teilweise Durchtrennung des N.opticus im Kanalbereich durch Knochenfragmente oder Impressionen; eine Läsion durch eine Kompression des Fasciculus opticus im Bereich des Canalis opticus infolge von Blutungen; eine Zerreißung der nutritiven Gefäße des Fasciculus opticus im Kanal; eine Optikusschädigung durch Deformierung des Canalis opticus im Moment der Gewalteinwirkung, der nachher röntgenologisch *keine* Veränderung aufweist; und dann noch ein Ödem des Fasciculus opticus im Bereich des Canalis opticus, das zu Druckschädigungen führt und eine Amaurose oder eine teilweise Schädigung des Sehvermögens verursacht.

Seitz von der Klinik in Tübingen berichtet 6 Fälle, bei denen eröffnet wurde. Bei *keinem* dieser 6 Fälle konnte man im Bereich des Canalis opticus, wo man den Eintritt der Schädigung angenommen hat, einen Knochensplitter oder eine Deformierung oder eine Blutung oder eine sichtbare Schädigung des Fasciculus opticus, des Bindegewebes oder Blutungen in diesem Bereich sehen. Ein Fall konnte histologisch untersucht werden, wobei sich herausgestellt hat, daß der Optikus im Bereich des Kanales intakt war, daß aber zwischen Chiasma opticum und dem Canalis opticus eine völlige Querschnittsschädigung des Fasciculus opticus bestand; die Fasern waren alle durchtrennt. Nachdem diese histologische Untersuchung erst einige Zeit nach dem Trauma durchgeführt werden konnte, waren schon ein scholliger Zerfall der Markscheiden und degenerative Veränderungen in den Fasern des Faszikulus sichtbar. Das intrafaszikuläre Bindegewebe und die nutritiven Gefäße waren intakt. Bei *keiner* dieser explorativen Freilegungen im Bereich des Canalis opticus hat es eine Besserung des Sehvermögens gegeben. Es ist daher *sehr fragwürdig*, ob eine Freilegung des Canalis opticus, eine Entlastung, zu einer Besserung des Sehvermögens führt. Die berichteten 6 Patienten von der Tübinger Klinik haben keine Besserung gezeigt. Es sind aber traumatische Optikusschädigungen bekannt, bei denen es nach einer Latenz von einer Stunde oder 2 Stunden zu einem Weitwerden der Pupillen und zu einem Verlust der Lichtempfindung kam. Bei solchen Verletzten ist ein Ödem anzunehmen. Gerade bei diesen Verletzten, die nicht primär einen Verlust der Lichtempfindungen boten, zeigt sich nach einiger Zeit spontan eine Besserung des Sehvermögens. Es ist daher sehr die Frage, ob es sinnvoll erscheint, den Optikus freizulegen.

P. Mifka:

Wir haben zu diesem Kapitel eine konservative Stellungnahme, ein äußerstes Zögern, den N.opticus freizulegen, gehört. Ich erwarte im Vortrag Nr. 15 von Herrn Hammer und Ambos eine etwas andere Stellungnahme. Aber wir haben hier am Tisch noch Neurochirurgen: Herr Kloss.

K. Kloss:

Ich habe persönlich *keine* Erfahrung damit. Das heißt, ich habe posttraumatische einseitige Erblindungen gesehen, bei denen der Eindruck bestand, der N.opticus wäre durchtrennt. Man muß sich aber im klaren darüber sein, daß ein Nerv, der länger als eine Stunde unter Kompression steht, unter *keinen* Umständen gerettet werden kann. Wenn ich bei der Operation eines Optikus zu einer Stundengrenze kommen könnte, dann hätte es vielleicht einen Sinn, ihn zu entlasten. So einen Patienten habe ich noch nicht gesehen.

P. Mifka:
Eine zweite konservative Stellungnahme. Wie macht man das in Berlin, Herr Unger?

R. Unger:
Man bleibt in Berlin auch konservativ, denn meist kommen diese Patienten viel später, also zu einem Zeitpunkt von 6, 12 Stunden oder länger nach dem Unfall und dann ist diese Freilegung, glaube ich, illusorisch geworden.

P. Mifka:
Herr Scherzer, als Nervenarzt, was sagen Sie dazu?

E. Scherzer:
Ich möchte dazu folgendes sagen: Ich glaube, hier muß man versuchen zwischen *primärer* und der *sekundärer* Optikusschädigung zu unterscheiden. Es gibt Fälle, bei denen der Nerv schon primär geschädigt ist; der Patient wird aufgenommen, bietet eine weite Pupille, der Patient ist auf diesem Auge blind. Dann gibt es Fälle, bei denen sich erst nach einiger Zeit im Bereich des Faszikulus und seinen Scheiden Hämatome entwickeln. Bei solchen Patienten kommt es sekundär nach Stunden zu einer Erweiterung der Pupille und zu einem rapiden Verfall des Sehens auf dem betroffenen Auge.

Ich kenne aus der Stockholmer Neurochirurgie, wo ich 1960 gearbeitet habe, einen derartigen Fall und weiß, daß dort *sofort* operiert wurde, sobald sich das Zustandsbild entwickelt hatte. Es hat sich doch ein einigermaßen zufriedenstellendes Resultat ergeben. Der Patient war zumindest auf dem Auge *nicht* blind.

P. Mifka:
Dieses Thema, das durch den Vortrag Nr. 15 noch ergänzt werden wird, führt zum Problem der *Liquorrhoe*, denn gerade diese Verletzungen verursachen recht häufig Liquorrhoen; aber es gibt auch Liquorrhoen aus dem Ohr. Auch hier werden sich aktive und konservative Lager bilden, und ich möchte vom Anfang an eine Zusatzfrage stellen. Warum wird allgemein die nasale Liquorrhoe lieber operiert, bzw. die Indikation zur Operation eher gestellt, als dies bei der otogenen erfolgt? Herr Dworacek was sagen Sie dazu?

H. Dworacek:
Ich glaube, die Frage kann man insofern beantworten, daß das eine nur die Ohrenärzte operieren und das andere Neurochirurgen und Unfallchirurgen und dadurch die Breite eine viel größere ist. Das wäre das eine, und das andere ist, daß die Liquorrhoe aus dem Ohr in den meisten Fällen *spontan ausheilt* und nur wenn Trümmerverletzungen und größere Verletzungen, die das ganze Hörorgan betreffen, vorliegen, dann wird man auch von otologischer Seite eine Operation vornehmen. Es ist auch von otologischer Seite ein konservativer Standpunkt einzunehmen.

P. Mifka:
Würden Sie einen Patienten, der eine Liquorrhoe hat, bei dem die Liquorrhoe spontan sistiert, operieren?

H. Dworacek:
Beim Ohr keinesfalls. Bei der Nase hängt es von verschiedenen Kriterien ab und vor allem vom Ausmaß der Nebenverletzungen. Eine Sofortoperation kommt bei größeren Mitverletzungen der Nebenhöhlen und des Schädels und des Gehirnes in Frage. Anders ist es, wenn die Liquorfistel nur kurz dauert und keine sichtbaren röntgenologischen und klinischen Nebenverletzungen vorhanden sind, dann würde

ich zuwarten. Es hängt aber auch vom Zeitfaktor ab. Tritt die Liquorrhoe wiederholt, tritt sie nach Jahren auf, dann muß sich allerdings erneut die Frage stellen, ob nicht ein konservativer in einen aktiveren Standpunkt umgekehrt werden soll.

P. Mifka:

Ich glaube, Herr Unger, Sie haben sich sehr befaßt mit der Frage.

R. Unger:

Vielleicht darf ich einmal um das Dia 2, 3 und 4 bitten. Es sind das Operationsaufnahmen, und zwar von einem Patienten, bei dem die Liquorrhoe sistierte und nach einem Zeitraum von einem Jahr dieser Befund erhoben wurde. Sie sehen, es wurde transfrontal eingegangen und man hat die Stirnhöhlen weggenommen. Sie sehen einen Hirnprolaps. Auch von intradural sieht man das prolabierte Hirn. Dieses Hirn hatte offensichtlich 1 Jahr lang die Fistel verlegt und durch irgend ein Schneuzen ist es vermutlich zu dieser Situation gekommen, zu einer Meningitis. Dazu möchte ich gleich sagen, daß die rhinogenen Meningitiden sehr viel schwieriger und heimtückischer verlaufen als die otogenen. Z. B. ist mir kaum etwas bekannt von otogenen Meningitiden. Wir haben die otogenen konservativ behandelt. Sie sehen gleichzeitig hier einen Porus, und bitte das nächste Bild noch, und schauen Sie, es war hier ein Kontusionsherd und fast schon die Umwandlung in einen Abszeß. So harmlos diese Verletzung anmutete, so zeigen die Bilder das Ergebnis nach einem Jahr.

P. Mifka:

Herr Kloss wollte zur selben Frage Stellung nehmen.

K. Kloss:

Ich glaube, die Frage warum man die nasalen Fisteln *immer* und die Ohrfisteln nur *selten* operiert, läßt sich aus anatomischen Rücksichten beantworten. Denken Sie doch daran, daß im Bereich der vorderen Schädelgrube ganz dünne Knochenlamellen bestehen, die nicht heilen. Weder die Stirnhöhlen noch die Lamina papyracea, noch sonst ein Gebilde dieser Gegend hat eine echte Heilungstendenz. Der feste Block der Pyramide hingegen heilt viel häufiger spontan. Ich würde sagen: Wenn eine Fistel aus dem Ohr durch längere Zeit bestehen bleibt, muß man sie *unbedingt* operieren. Als längere Zeit würde ich eine Woche, 10 Tage bezeichnen. Nach 10 Tagen sollte man auch jede Fistel aus dem Ohr operieren. Bis dahin hat man eine gewisse Chance, daß sie von selbst heilt.

P. Mifka:

Danke vielmals. Dieser Fragenkomplex, der ein eigenes Rundgespräch erfordern würde, führt zwangsläufig zur nächsten Region über, die Schwierigkeiten dort macht, wo kein entsprechender Fachmann vorhanden ist: Das sind die *Gesichtsschädelverletzungen*. Darf ich Herrn Fries bitten, zu diesem Punkt zu sagen: Wie ist die Operationsindikation im akuten Stadium?

R. Fries: Wien, (Österreich)

Ich kann nicht darauf eingehen, wann eine operative, wann eine konservative Behandlung indiziert ist. Gesichtsschädelfrakturen nehmen seit dem letzten Krieg pro Dekade um 100% zu, dies auch an Umfang und Schwere. Das Primäre bei den Gesichtsschädelfrakturen ist die Störung der Atmung. Schon am Unfallort muß man sich bemühen, eine Aspiration von Blut zu verhindern, die durch ausgeschlagene Zähne, Zahnprothesen und ähnliches verursacht wird. Es stellt sich bei der Erstbehandlung schon die Frage, ob bei bewußtlosen Gesichtsschädelverletzten eine Tracheotomie unbedingt notwendig ist oder nicht. Das wird man mit dem Neurologen und dem Anästhesisten zusammen entscheiden müssen und wir sind eher etwas weitherziger bei der Tracheotomie.

Nun zur *Frakturbehandlung* selbst. Die Gesichtsschädelfrakturen bedingen selten aus vitalen Gründen eine primäre und sofortige Behandlung, es sei denn, daß man Blutungen stillt und ähnliches. Eines ist jedoch wesentlich: Es ist allen bekannt, daß die Gesichtsschädelfrakturen, speziell die des Mittelgesichtes, sehr rasch konsolidieren, sodaß wir uns bei den schweren Gesichtsschädelverletzten in einer Schere befinden. Von seiten der Schädel- und der Hirnverletzung ist eine Schonung des Patienten angezeigt, von seiten der Gesichtsschädelfraktur wäre eine Behandlung innerhalb 1 Woche wünschenswert, um den Patienten später nachfolgende operative und größere Eingriffe zu ersparen. Das ist ungefähr die Situation.

Es ist klar, daß wir uns bemühen, möglichst frühzeitig zu behandeln und zwar nach einer Faustregel: Je früher man die Patienten behandeln kann, um so weniger aufwendig ist die Therapie. Man kann einen hohen Prozentsatz relativ konservativ behandeln. Je später man die Patienten zur Behandlung erhält, das beginnt ab der 3. Woche, um so aufwendiger und blutiger sind die Eingriffe, die dann bis zur Osteotomie, Transplantation und Implantation reichen, um wieder Form und Funktion herstellen zu können. Also bitte: Möglichst frühzeitig, und in besonderen Fällen ist im Konsilium der optimale Therapieweg, was zuerst und was sekundär behandelt werden soll, abzuklären.

P. Mifka:

Was soll eine Unfallabteilung, die einsam ist, machen?

R. Fries:

Das ist ein Problem, an dem wir schon lange „knabbern". Es ist nicht nur auf dem Unfallsektor, sondern überhaupt im Bereich der Gesichtskieferchirurgie so, daß das Krankengut lawinenartig *zunimmt*. Woran es uns mangelt, sind ausgebildete Kieferchirurgen. Und warum sind die nicht ausgebildet? Weil es in Österreich noch nicht einmal eine Ausbildungsordnung für Kieferchirurgie gibt, wohl aber in allen übrigen Ländern. Wir werden die Ausbildungsordnung bald erhalten. Wir bemühen uns möglichst rasch ausgebildete Kollegen auch an den Orten, wo Unfallkrankenhäuser stationiert sind, zu etablieren, damit sie als Konsiliarii zur Verfügung stehen konnen.

P. Mifka:

Durch die modernen Bauinstrumente, die man verwendet, gibt es eine Verletzungsart, die in den letzten Jahren zugenommen hat und in Zukunft wahrscheinlich noch erheblich zunehmen wird. Es sind die *Bolzenschußverletzungen* und in Parallele dazu sollen die *Schlachtschußverletzungen* beachtet werden. Herr Russe hat damit Erfahrung. Wie sieht bei diesen Patienten die Operationsindikation aus?

O. Russe:

Wir haben in den letzten Jahren einige Dutzende von Bolzenschußapparatverletzungen zu versorgen gehabt und haben sie immer *prompt* versorgt. Sofort am Unfalltag, nach der Einlieferung. Zu unterscheiden von den Bolzenschußverletzungen sind die Schlachtschußapparatverletzungen.

Ein Schlachtschußapparat ist ein pistolenähnliches Gerät, aus dem ein Bolzen vorgetrieben wird und dann wieder zurückschnellt. Damit tötet man Kälber und Ochsen. Wenn ein Selbstmord damit ausgeübt wird, ist er meist erfolgreich. Die Mühe der Ärzte ist meist umsonst und soll bei vielen Verletzten nicht *zu weit* getrieben werden. In der Regel gehen die Verletzungen mit Schlachtschußapparaten *tödlich* aus.

Anders verlaufen Verletzungen durch Bolzenschußapparate. Der Bolzenschußapparat dient zur sogenannten „geschossenen Montage". Metallplatten werden z. B. auf Beton fixiert. Dieser wiederum pistolenähnliche Apparat wird senkrecht zur Betonwand aufgesetzt und nur, wenn dieser Apparat nicht ganz senkrecht aufgesetzt wird, oder wenn im Beton z. B. ein runder Stein enthalten ist, dann wird der gerade, ca. 6 cm lange Metallbolzen gekrümmt, abgelenkt, er verfehlt sein Ziel, nimmt eine Kurve und trifft den Kopf, den Brustkorb, die Bauchhöhle oder die Extremitäten des Patienten. Es ist typisch für diese Bolzen, daß sie dann immer gekrümmt sind. Dia: Die Verdickung am Ende dieses Bolzens riß ab. In diesem Fall ist der linke Stirnhöcker getroffen worden. Aus der ca. 3 cm langen Wunde sickert Blut und Gehirnbrei. Auf die Frage, wie es ihm gehe, hat sich der Patient aufgesetzt und gesagt, daß er Kopfschmerzen habe. Er war noch bei Bewußtsein. Wir haben gleich ein Röntgenbild gemacht und es war erstaunlich, was wir gesehen haben. Die Einschußwunde war am linken Stirnbeinhöcker, und das Geschoß lag nahe dem rechten Parietale. Wir haben oberhalb des rechten Ohres trepaniert. Dia: Hier sieht man im Trepanloch blau durchschimmernd eine Subarachnoidealblutung. Nach Schlitzung der Dura gelang es mit einer kleinen Pinzette den gekrümmten Bolzen zu entfernen. Er lag nur 5 mm unterhalb der Dura. Die Wunden des Patienten heilten p.p. nach 2½ Wochen. Nach 3½ Wochen hat der Patient das Krankenhaus verlassen. Er kam jetzt, 12 Jahre nach der Verletzung, zur *Nachuntersuchung*. Er war damals 25 Jahre und ist jetzt 37 Jahre alt. Es verblieben keine Lähmungen und keine Sensibilitätsstörungen. Er konnte seinem Beruf weiter nachgehen; er konnte sich sogar verbessern. Früher war er Bauschlosser und er ist dann Kontrollor im Gaswerk geworden. Jetzt hat er eine Werkmeisterprüfung bestanden.

P. Mifka:

Wir haben für ein außerordentlich interessantes Problem noch etwas Zeit übrig. Leider erleiden die Menschen die Unfälle nicht dort, wo die geeigneten Krankenhäuser sind, sondern irgendwo. Sie werden irgendwo eingeliefert, dort soll die Indikation zur Operation gestellt werden.

Was kann in einem kleinen Krankenhaus in einer kleinen chirurgischen Abteilung, in einer Unfallabteilung, die keine Hilfe zu erwarten hat, sofort operiert werden, welche Verletzten sollen weitergeschickt werden, mit welchem Transportmittel sollen sie weitergeschickt werden? Darf ich Herrn Kloss bitten, dieses Problem anzuschneiden.

K. Kloss:

Das Problem heißt eigentlich: Soll der Patient in das nächste oder soll er in das beste Krankenhaus gebracht werden. Das ist verschieden zu beantworten, je nach der Art der Verletzung.

Persönlich liegt mir nur ein einziges *Syndrom* am Herzen, das ist das Syndrom des *epiduralen Hämatoms*. Ich glaube nicht, daß das die Angelegenheit des Neurochirurgen allein sein darf. Epidurale Hämatome müßte *jeder* Chirurg operieren können. Und wenn man ein epidurales Hämatom diagnostiziert hat, dann muß man imstande sein, es auch zu operieren. Jede kleine Unfallstation und jedes Krankenhaus sollten die Möglichkeit haben, zu trepanieren. Man müßte auch noch weiterdenken, daß man doch unter Umständen nicht den Patienten zum Arzt, sondern mit einem Hubschrauber auch einmal einen Arzt zum Patienten bringen kann. Es ist immer noch klüger, man trepaniert, und wenn man damit nicht fertig wird, holt man sich einen Neurochirurgen. Einen tief Bewußtlosen mit einer einseitigen Pupillenerweiterung noch weiter zu schicken, und seien es auch nur 20 Minuten, halte ich für unrichtig.

P. Mifka:

Zu den Ausführungen von Herrn Kloss kann ich einen Satz aus einem Buch vorlesen: „Die Operation einer extraduralen Blutung ist sehr einfach und kann von *jedem* Praktiker ausgeführt werden". Das ist etwas überspitzt. Das Buch stammt aus 1942, von Köpcke, Berlin.

K. Kloss:

Es sind auch rechtzeitig Operierte nach epiduralen Hämatomen schon gestorben. Es ist also nicht so, daß ein rechtzeitig angelegtes Bohrloch einen gesunden Patienten bringt. Man muß ja immer daran denken, daß die epidurale Blutung nur *eine* Verletzung ist. Wir haben es heute schon von Herrn Unterharnscheidt gehört, daß unter Umständen mehrere Begleitverletzungen dabei sind. Wenn man alles in allem mit einer hohen Mortalität rechnet, so ist das nicht nur eine hohe Mortalität aufgrund der Transportschäden, sondern auch aufgrund der Verletzungen. Das spricht nicht dagegen, daß man doch *frühzeitig* trepanieren muß.

P. Mifka:

Diese Ansicht geht in dieselbe Richtung. Wir sind derselben Meinung. Wie soll so eine Unfallstation, in der weder ein Neurochirurg noch ein Neurologe zur Verfügung steht, entscheiden, ob eine epidurale Blutung vorhanden ist. Auf welches Symptom kann man sich verlassen?

E. Scherzer:

Wenn *kein* Neurologe zur Verfügung steht, dann haben wir einzelne Hilfsbefunde, die uns doch weiterhelfen können. Am *wichtigsten* erscheint mir die *Echoenzephalographie*, die von *jedem* Unfallchirurgen, von jedem Chirurgen praktiziert werden kann. Die Echoenzephalographie zeigt bei diesen Fällen besonders dann, wenn es sich um temporale Blutansammlungen handelt, recht früh eine Verschiebung der Mittellinienzacke, und damit kann man diese Hämatome diagnostizieren. Außerdem kann man eine *Angiographie* durchführen. In den meisten Krankenhäusern kann man sie improvisieren und z. B. im Bett ein Bild aus der ap-Serie, nicht die ganze Serie, aufnehmen und erhält damit einen weiteren Anhaltspunkt. So sind diagnostische Maßnahmen möglich, die man auch in einem *kleinen* Krankenhaus erzielen kann. Das EEG bringt bei diesen Fällen sehr wenig. Diese würde ich auf keinen Fall vorschlagen. Auch ist es zu zeitraubend, diese Untersuchung durchzuführen. Das gleiche gilt für die Szintigraphie, die auch nichts wesentliches beizutragen vermag.

P. Mifka:

Welche klinische Symptomatik soll maßgebend sein?

E. Scherzer:

Bei diesen Verletzten die *Halbseitensymptomatik*, die *zunehmende Bewußtseinstrübung*, das ist ein äußerst *wichtiges* Kriterium, und auch die *Pupillensymptome*.

P. Mifka:

Welche Pupillensymptomatik?

E. Scherzer:

Die zum Hämatom *homolaterale* Erweiterung einer Pupille. Nur muß darauf hingewiesen werden, daß es auch Ausnahmefälle gibt, bei denen dieses Symptom irreführend ist. Wir kennen z. B. Fälle, bei denen kontralaterale Erweiterungen einer Pupille durch Torquierung des Hirnstammes auftreten. Es gibt die Möglichkeit, daß vorbestehend eine Iridoplegie vorliegt, die ein solches Zustandsbild vortäuschen kann.

P. Mifka:

Wenn ich ergänzen darf, gibt es relativ häufig noch konstitutionelle Anisokorien.

E. Scherzer:

Wenn ich von dieser Pupillensymptomatik gesprochen habe, habe ich selbstverständlich die *maximal* erweiterte, reaktionslose, starre Pupille gemeint, und nicht geringe Anisokorien, die wenig zu bedeuten haben.

P. Mifka:

Dia: Eine Anisokorie einer Patientin, die in der 3. Generation die Anisokorie vererbt hat. Nach der Literatur kommt die konstitutionelle Anisokorie verschiedenen Ausmaßes bis zu 19% der Menschen vor. Das ist eine große Schwierigkeit. Manchmal kann die Anisokorie beim epiduralen Hämatom fehlen, und manchmal bedeutet sie nichts.

E. Trojan:

Eine Frage an Herrn Scherzer. Wie groß ist die Treffsicherheit der Echoenzephalographie bei den intrakraniellen Hämatomen? Es wird immer gesagt, sie sei eine gute Methode, verläßlich usw. Wie groß ist in Zahlen ausgedrückt, die Treffsicherheit? Wir werden morgen beim Rundgespräch über die Ergebnisse operierter Hämatome eine sehr interessante Gegenüberstellung von Echoenzephalographien und Angiographien bringen. Ich möchte nur eines vorwegnehmen. Es ist sicherlich sehr gut, wenn sich Kollegen sehr intensiv damit befassen, und diese Methode beherrschen. Ich weiß das aus persönlicher Erfahrung, solange der Betreffende das macht, funktioniert die Methode. Wenn ein anderer, der zufällig Dienst hat, sie durchführt, funktioniert sie nicht. Vielleicht gibt es da Zahlen, wie groß die Treffsicherheit ist.

E. Scherzer:

Sie haben es schon vorweggenommen. Es kommt darauf an, wie oft man diese Methode schon praktiziert hat, und daß man diese Methode beherrscht. Daneben kommt es auch darauf an, wo das Hämatom gelegen ist. Wir untersuchen bei der Echoenzephalographie in der üblichen Art den Schädel in der bitemporalen Achse und die Reflexionen der Strukturen der Mittellinie. Es ist verständlich, daß alle Hämatome, die *temporal* gelegen sind, sehr *früh* zu einer Verschiebung der Mittellinienzacke führen. Es gibt Untersuchungen an Leichen, die zeigen, daß man bei Hämatomen, die nur 15 ccm Blut enthalten, schon Verschiebungen des Mittellinienechos finden kann. Ist das Hämatom frontal gelegen, okzipital oder auch parasagittal im Parietalbereich, dann ist die Druckwirkung bezüglich der Dislokation der Mittellinienzacke ungünstig und es sind dann 4—5fach so große Blutmengen notwendig, ehe es zu einer *verwertbaren* Verlagerung der Mittellinienzacke kommt, die etwa bei 3 mm liegt. Darunter liegt die normale Variationsbreite.

Eines möchte ich noch dazu sagen. Ich kenne Patienten, die sich klinisch verschlechtert haben und bei denen das Echo kontinuierlich geprüft wurde, zuerst mittelständig war und dann eine Verschiebung von 1—2 mm ergeben hat. Bei diesem Verlauf hat man schon einen Hinweis, dann kann man schon darauf warten, daß es 3 mm überschreitet. Die Treffsicherheit hängt auch von dem ab, wer es macht, und von der Lokalisation des Hämatoms.

P. Mifka:

Herr Ehalt wollte uns noch ganz kurz zu diesem Problem etwas sagen.

W. Ehalt, Graz (Österreich):

Darf ich die Herren etwas bitten: Aus meiner Erfahrung kann ich sagen, daß nichts so häufig übersehen und nicht behandelt wird, wie das epi- und subdurale Hämatom. Wie ist das: bei dem Unfall kommt der Patient in die nächstgelegene chirurgische Abteilung. Dort ist oft nur ein Chirurg, dort ist nicht zu reden von einem Echolot, dort ist nicht zu reden von einer Arteriographie. Es sollte gerade für

R. Fries:

Ich glaube, die Problematik bezieht sich nicht nur auf die Versorgung eines epi- oder subduralen Hämatoms allein. Das sind Dinge, die die Organisation betreffen, die wir allein, ohne Hilfe von außen, nicht lösen können. Und sollte es in Österreich doch einmal möglich werden, daß eine gesamtösterreichische Spitalsplanung durchgeführt wird, dann müßten wir alle diese Dinge, die uns am Herzen liegen, anmelden: Eine topographische Gliederung so, daß der Weg des Patienten zum Arzt oder auch umgekehrt kein zu großer ist, daß gegenseitige Kontakte hergestellt werden, dann werden diese Schwierigkeiten *viel leichter* zu bereinigen sein.

P. Mifka:

Sie haben gesehen, es gibt eine ganze Reihe Fragen. Wir haben nur sehr wenige angeschnitten, über die man sehr verschiedener Ansicht sein kann. Ich möchte die letzte Anregung von Herrn Ehalt aufgreifen, jene der Richtlinien. Das wäre eine Aufgabe für die Gesellschaft für Unfallchirurgie, falls so etwas in brauchbarer Form realisierbar ist. Das ist nicht mehr die Aufgabe unseres heutigen Rundgespräches.

F. Marguth u. W. Lanksch, München (BRD):

Operative Versorgung der Schädelhirnverletzung.

Grundprinzipien der operativen Versorgung von Schädelhirnverletzungen sind die Beseitigung potentieller Infektionsquellen, die Ausräumung raumfordernder Komplikationen und die Wiederherstellung hämodynamischer Störungen.

Jede *offene Schädel-Hirn-Verletzung* ist grundsätzlich in eine geschlossene zu verwandeln und hochdosiert antibiotisch zu behandeln. Für die antibiotische Therapie sprechen die Ergebnisse bei Verletzten aus dem Vietnam-Krieg. Die Rate von infektiösen Komplikationen bei offenen Schädel-Hirn-Verletzungen war wesentlich geringer als die während des 1. und 2. Weltkrieges.

Nur bei Stich- oder Schußverletzungen wird über die Röntgenaufnahmen des Schädels hinaus eine Kontrastmitteluntersuchung notwendig, wenn Bewußtseinsstörungen, neurologische Herdzeichen und echoenzephalographisch nachgewiesene Verschiebungen der Hirnmittelstrukturen auf einen intrakraniellen raumfordernden Prozeß hinweisen.

In der Regel besteht keine vitale Indikation zu einem akuten operativen Eingreifen, so daß abgewartet werden kann, bis optimale Operationsbedingungen gegeben sind und der Eingriff mit sogenannter aufgeschobener Dringlichkeit durchgeführt werden kann. Die sorgfältige Wundtoilette erfordert unter Umständen das Anfrischen der Wundränder, das Erweitern der Hautwunde, die osteoklastische oder osteoplastische Erweiterung des Knochendefektes, damit darunterliegende Verletzungen der Dura, des Hirngewebes und größerer Gefäße ohne Einschränkung übersehen werden können. Fremdkörper, Knochensplitter, Blutkoagel und Hirndetritus müssen radikal entfernt werden. Subdurale Blutfilme sind abzusaugen, da sie einen hervorragenden Nährboden für Bakterien darstellen. Traumatisch zerstörte Hirngewebsanteile werden reseziert, dabei muß eine exakte Blutstillung erfolgen.

Die sicherste Barriere gegen pathogene Keime stellt die *intakte* Dura dar, deshalb muß ein wasserdichter Verschluß der Dura, ggfs. mit freien Implantaten lyophilisierter Dura, vorgenommen werden. Der Kalottendefekt wird entweder mit noch vorhandenen Frakturfragmenten gedeckt, indem diese unter gegenseitiger Verkeilung wieder eingesetzt werden oder durch eine Palacosplastik überbrückt. Vor der Anfertigung einer Palacosplastik wird die freiliegende Dura mit einer Lage Gelitatampons abgedeckt, damit sie vor der Wärme geschützt ist, die bei Aushärtung der Palacosmasse abgegeben wird. Die kalt angerührte zähflüssig-plastische Palacosmasse wird auf dieser Unterlage in den Kalottendefekt so einmodelliert, daß die Plastik auch den kosmetischen Anforderungen genügt. Ist die Masse nach wenigen Minuten ausgehärtet, kann sie als stabile Rohplastik zur weiteren Bearbeitung wieder abgehoben werden. Das Relief der inneren und äußeren Oberfläche kann durch Fräsen und Schleifen korrigiert werden. Zur Verkleinerung der Oberfläche wird die gesamte Plastik mit dicht stehenden Bohrlöchern versehen. Mit Silberdrähten wird die Plastik endgültig fixiert.

Fronto-basale Frakturen mit Duraverletzungen über der Hinterwand der Stirnhöhlen und der Siebbeinplatte haben als häufigste Komplikationen *Liquorfisteln* zur Folge. Die Frakturen können durch Röntgenaufnahmen des Schädels in 3 Ebenen oder durch Tomogramme der vorderen Schädelbasis nachgewiesen werden. Durch Kopfhängelage, durch Kompression der Vv.jugulares oder durch ein massives Flüssigkeitsangebot kann eine Liquorrhoe bei bestehender Fistel provoziert werden. Liquorfisteln lassen sich auch durch die Liquorraum-Szintigraphie nachweisen. Liegt eine Liquorfistel vor, wird sich im Szintigramm frontobasal dort eine Impulsanreicherung zeigen, wo Liquor durch die Duraverletzungsstelle aus dem eröffneten Subarachnoidalraum austreten kann.

Rezidivierende Meningitiden, die zunächst nicht im Zusammenhang mit einem vorausgegangenen Schädel- oder Schädelhirntrauma gesehen werden, müssen den Verdacht auf eine solche basale Verletzung lenken, wenn als Erreger Pneumokokken gefunden werden. Bei spontan sistierender Liquorrhoe sollte der Defekt ebenfalls gedeckt werden, da eine aufsteigende Meningitis auch ohne vorausgehenden Liquorabfluß auftreten kann. Als Methode der Wahl bietet sich die intrakranielle breite Abdeckung der Duraverletzung mit lyophilisierter Dura nach einer frontalen oder bifrontalen Trepanation an. HNO-fachärztlicherseits wird die Ausräumung der miteröffneten Nasennebenhöhlen empfohlen, entweder durch ein gleichzeitiges operatives Vorgehen oder durch einen zweiten Eingriff. Dadurch sollen aufsteigende Infektionen aus den Nasennebenhöhlen über den frisch gedeckten Defekt vermieden werden. Nur durch den kompletten Verschluß der Fistel wird der Patient vor aszendierenden gefährlichen Infektionen geschützt.

Impressionsfrakturen können im Rahmen einer offenen Schädelhirnverletzung, aber auch nach gedeckten Schädel- oder Schädelhirnverletzungen vorliegen. Röntgenaufnahmen, insbesondere Tangentialaufnahmen des Schädels sichern die Diagnose. Die operative Versorgung einer Impressionsfraktur ist nur indiziert, wenn das Imprimat um mehr als Kalottenbreite nach intrakraniell verlagert ist, wenn neurologische Herdzeichen vorhanden oder lokalisierte Veränderungen im EEG nachweisbar sind. In toto nach intrakraniell verlagerte Frakturfragmente oder türflügelartig imprimierte Kalottenanteile können häufig von einem einzigen Bohrloch aus gehoben werden. Je nach dem Ausmaß der Impression wird es notwendig sein, das Bohrloch osteoklastisch zu erweitern oder mit Hilfe einer osteoplastischen Trepanation die Imprimate zu mobilisieren und zu heben. Impressionsfrakturen, die zur *Verletzung eines großen Sinus* geführt haben, sind außerordentlich vorsichtig zu versorgen. Es kann zu massiven Blutungen aus dem verletzten Sinus kommen, wenn durch die Elevation des Imprimates die Tamponade des verletzten Blutleiters aufgehoben wird. Durch direkte Naht der Gefäßverletzung oder durch Aufsteppen von Muskelstückchen oder Gelitatampons soll der Defekt geschlossen werden. Isolierte und besonders größere Imprimate können zum Verschluß der Schädeldecke wiederverwandt werden. Handelt es sich um multiple kleinste Frakturfragmente, so werden diese entfernt und durch eine Palacosplastik ersetzt.

Schußverletzungen können zu umschriebenen Impressionsfrakturen mit penetrierender Hirnverletzung führen. Sie sind grundsätzlich wie offene Schädelhirnverletzungen zu behandeln. Die operative Versorgung richtet sich nach dem Allgemeinzustand des Patienten und den mutmaßlichen intrakraniellen Verletzungen. Eine unverzügliche Revision des Schußkanals ist jedoch indiziert, wenn die Verletzung zu einem raumfordernden intrakraniellen Hämatom geführt hat. Schußverletzungen von Tierschußapparaten oder Bolzenschußgeräten des Baugewerbes haben eine äußerst ungünstige Prognose, da die intrazerebralen Verletzungen zumeist zu ausgedehnt und zu ungünstig lokalisiert sind.

Als raumfordernde Prozesse erfordern intrakranielle Blutungen nach exakter Lokalisation ein möglichst rasches operatives Eingreifen. Obwohl klinische Symptome — wie primär anhaltende oder sekundär wieder einsetzende Bewußtseinsstörungen — und neurologische Herdzeichen — wie z. B. die einseitige Pupillenerweiterung — die Verdachtsdiagnose eines intrakraniellen Hämatoms erlauben, müssen das Echoenzephalogramm und eine Kontrastmitteluntersuchung die Diagnose sichern und die Lokalisation einer Blutung bestimmen. Erst danach wird eine zielstrebige Trepanation möglich sein. Wenn nach einem kurzen freien Intervall hämatomverdächtige Symptome — wie die rasch zunehmende Bewußtseinseintrübung, die Mydriasis auf der Seite der Fraktur, die die A.meningica media kreuzt, kontralateral dazu Paresen der Gliedmaßen auftreten — und aufgrund der progredienten intrakraniellen Drucksteigerung eine Einklemmung des Mittelhirns im Tentoriumschlitz oder der Medulla oblongata im Foramen magnum zu befürchten sind, dann ist ein entlastender Noteingriff *sofort* indiziert. Sind keine überzeugenden Hinweise auf die Seitenlokalisation einer raumfordernden Blutung gegeben, dann kann man in vielen Fällen mit Hilfe der Mittelechoverstimmung im Echoenzephalogramm die Seitenlokalisation des raumfordernden Prozesses festlegen. Dadurch lassen sich zeitraubende, seitenverkehrt angelegte Probebohrlöcher vermeiden. Gelegentlich bereitet die Blutstillung an der Schädelbasis, am Foramen spinosum Schwierigkeiten; in einem solchen Fall sollte der Patient nach Tamponade der Blutungsquelle in eine Fachklinik zur endgültigen Versorgung verlegt werden. Nur für diese foudroyant verlaufenden epiduralen Blutungen ist das osteoklastisch erweiterte Bohrloch noch gutzuheißen.

Abgesehen von der Entleerung chronisch subduraler Hämatome über ein hoch parietal gesetztes Bohrloch gehen wir alle *akuten intrakraniellen Blutungen über eine osteoplastische Trepanation* an. Sie ist die Methode der Wahl und gewährt allein die vollständige Ausräumung ausgedehnter Hämatome sowie die Versorgung verschiedener Blutungsquellen und Hirngewebsverletzungen. Nach Anlage eines Haut-Knochenlappens und dessen Umbrechung können extradurale Blutungen ausgeräumt werden. Anschließend erfolgt die Versorgung der Blutungsquelle. In der Mehrzahl der Fälle handelt es sich um Blutungen aus ruptierten Ästen der A. meningica media, die mittels Elektrokoagulation gestillt werden können. Gelingt das insbesondere bei der an der Schädelbasis rupturierten A. meningica media nicht, dann empfiehlt es sich, das Foramen spinosum mit Knochenwachs zu verschließen oder sogar einen sterilen Holzkeil (Zündholz) in das Foramen spinosum zu treiben. Bestehen weder aufgrund der Angiogramme noch aufgrund des Inspektions- und Palpationsbefundes im Trepanationsbereich Hinweise auf einen intraduralen raumfordernden Prozeß, wird die intakte Dura nicht eröffnet. Liegt dagegen eine Kombination von intra- und extraduralen Hämatomen bei meist verletzter Dura vor, muß diese weiter eröffnet werden. Häufig handelt es sich dann um intradurale oder sogar intrazerebrale Blutungen, die bis in den Epiduralraum durchgebrochen sind. Nach Eröffnung der Dura werden zunächst oberflächlich gelegene Hämatomanteile entfernt. Kontusionell geschädigte, bereits nekrotische Hirngewebsanteile müssen unter exakter Blutstillung entfernt werden. Der Grad der Verletzung und die Topographie wichtiger Funktionszentren bestimmen das Ausmaß der Resektion. Ist die Hirnwunde versorgt, erfolgt der Duraverschluß ggfs. mit einem freien Implantat lyophilisierter Dura.

Wird noch während des operativen Eingriffs eine *Hirnschwellungsreaktion* erkennbar, oder ist das Auftreten eines solchen in der postoperativen Phase zu erwarten, empfiehlt es sich von vornherein, ein Implantat lyophilisierter Dura zu verwenden. Damit kann der progredienten Volumenexpansion des ödematösen Hirngewebes ein gewisser Reserveraum zur Verfügung gestellt und u. U. eine bedrohliche intrakranielle Drucksteigerung vermieden werden. Der Wundverschluß erfolgt in solchen Fällen primär ohne Knochendeckel. Dieser oder eine entsprechende Plastik können sekundär eingesetzt werden, wenn die akute posttraumatische Phase abgeklungen ist. Grundsätzlich wird die Dura vor dem Wundverschluß mit Hochnähten versorgt. Im Abstand von $1\frac{1}{2}$—2 cm wird die intradural gefaßte Dura mit Einzelnähten am Periost, der Faszie oder dem Muskel fixiert. Durch diese Schutzmaßnahme kann die Ausbreitung einer postoperativen extraduralen Blutung vermieden werden.

Rein subdurale oder intrazerebrale Blutungen erfordern prinzipiell keine anderen als die bisher genannten Operationsverfahren. Aus dem Bereich massiver Rindenkontusionen können sich Blutungen — wie oben genannte — über den Subduralraum bis in den Epiduralraum entwickeln, andererseits können auch intrazerebrale Wühlblutungen entstehen. Rein intrazerebral lokalisierte traumatische Blutungen sind selten und werden als Folge von Lazerationen im Marklagerbereich angetroffen. Derartige Hämatome müssen nach der Anlage einer Hirnrindeninzision unter stumpfem Vorgehen mit Hirnspateln aufgesucht, demarkiert und entfernt werden.

Carotis-Sinus-cavernosus-Fisteln treten nach Schädelbasisfrakturen oder direkten Stich- oder Schußverletzungen der A. carotis interna im Sinus cavernosus auf. Lästige, pulssynchrone Geräusche in der Schläfen- oder Orbitaregion sowie ein zunehmender pulsierender Exophthalmus führen den Patienten zum Arzt. Allein die Karotisangiographie gibt Aufschluß über die Lokalisation und die Größe der Fistelbildung.

Da die arteriovenöse Shunt-Bildung den Hirnkreislauf hämodynamisch empfindlich stören kann, muß ihre Ausschaltung angestrebt werden.

Wir bevorzugen folgendes zweizeitiges Operationsverfahren. Zunächst wird die A. carotis communis am Hals unterbunden. In einer 2. Sitzung — 7 Tage nach dem ersten Eingriff — wird die A. carotis interna oder externa ligiert. Da die Fistel danach noch aus dem gegenseitigen Hirnkreislauf oder rückläufig über die A. ophthalmika gespeist werden kann, müssen gleichzeitig intrakraniell Karotis und Ophthalmika unterbrochen werden.

Posttraumatische Sehstörungen erfolgen nach direkter und indirekter Läsion des N. opticus, der Sehnervenkreuzung, der Sehstrahlung oder der Sehrinde. In ca. 65% der Fälle wird der N. opticus in seinem intrakanalikulären Abschnitt lädiert. Hämatome und Knochensplitter sowie vaskuläre Schädigung des N. opticus können Visusverluste bis zur Amaurose im Moment der Gewalteinwirkung hervorrufen. Wenn im Bereich des Canalis opticus Knochensplitter oder Frakturen nachweisbar sind, sollte die operative Dekompression des Nervens durch Freilegung des Canalis opticus, insbesondere bei beidseitiger Amaurose oder Erblindung des letzten Auges versucht werden. Der Zeitpunkt und das operative Vorgehen scheinen für den Erfolg von entscheidender Bedeutung zu sein. Der Eingriff sollte innerhalb der 6 Stunden-Grenze erfolgen. Nach einer frontalen Trepanation wird der Canalis opticus osteoklastisch freigelegt.

Bei penetrierenden Orbito-frontalen-Verletzungen kann die A. carotis interna angespießt, abgeschert oder gezerrt werden. Je nach dem Ausmaß der Gefäßwandläsion resultieren tödliche Blutungen, arteriovenöse Fisteln, arterielle Aneurysmen oder Thrombosen der A. carotis interna. Abgesehen von der fehlenden Bewußtseinsstörung unterscheidet sich die

Symptomatik der *Karotisthrombose* nach einem Schädelhirntrauma kaum von den Befunden bei einem intrakraniellen raumfordernden Hämatom. Die Differentialdiagnose ist mit Hilfe der Kontrastmitteldarstellung der Hirngefäße zu stellen. Angiographisch lassen sich hochsitzende thrombotische Verschlüsse im Bereich der Schadelbasis von solchen im Bereich des Karotishalsteils unterscheiden. Allein der natürliche Kollateralkreislauf bestimmt den klinischen Verlauf.

Eine neue operative Behandlungsmöglichkeit ergab sich bei einem Patienten mit einer hochsitzenden *Karotisthrombose* nach einem Schädelhirntrauma.

Ein 20jähriger Patient hatte sich bei einem Mopedunfall eine perforierende Orbito-frontale Verletzung zugezogen. Der bewußtseinsklare Patient war beidseits amaurotisch und verlor sowohl nasal als auch aus der verletzten Augenhöhle Liquor. Nach 24 Stunden wurde ein Diabetes insipidus manifest, nach 5 Tagen entwickelte sich eine armbetonte Hemiparese rechts. Angiographische Untersuchungen wiesen auf eine Thrombose der A. carotis interna am Übergang vom extra- zum intrakraniellen Anteil. Das Versorgungsgebiet der linken A. cerebri media wurde kollateral über den Ramus communicans posterior aus dem Vertebralkreislauf versorgt. Die Parese hatte sich nach 3 Tagen vollständig zurückgebildet. Eine Kontrollangiographie nach 10 Tagen zeigte einen kompletten Verschluß der A. carotis interna 1 cm oberhalb der Karotisgabel am Hals mit einer kuppenförmig begrenzten Kontrastmittelsäule. Demnach war es zu einer retrograden Thrombosierung bis zur Karotisteilungsstelle gekommen.

In einer Sitzung wurde dann die Liquorfistel gedeckt und außerdem unter dem Operationsmikroskop eine End-zu-Seit-Anastomose eines Astes der A. temporalis superfic. mit dem größten kortikalen Ast der A. cerebri media angelegt. Damit sollte ein zusätzlicher Kollateralkreislauf zu dem gefährdeten Versorgungsgebiet der A. cerebri media geschaffen werden.

Mehrere angiographische Kontrolluntersuchungen bestätigten eine einwandfreie Durchgängigkeit der Anastomose. Durch die Messung der regionalen Hirndurchblutung konnte nachgewiesen werden, daß das linke Media-Stromgebiet über die geschaffene Anastomose mitversorgt wird.

Diese Operation wird als prophylaktische Maßnahme angesehen, die eine Ischämie im Media-Versorgungsgebiet vermeiden soll, wenn der natürliche Kollateralkreislauf mit zunehmendem Alter insuffizient wird.

Der *posttraumatische Hydrozephalus* gewinnt mit der Steigerung der Anzahl von Schädelhirnverletzten zunehmend an Bedeutung. Aufgrund der Pathogenese lassen sich 3 Formen des posttraumatischen Hydrozephalus unterscheiden.

1. Der posttraumatische Hydrocephalus occlusus als Folge von Verletzungen und raumfordernden Blutungen im Bereich der hinteren Schädelgrube, nach deren operativer Versorgung eine Liquorpassagebehinderung bestehen bleibt.

2. Der posttraumatische Hydrocephalus ex vacuo infolge postkontusioneller hirnatrophischer Prozesse.

3. Der posttraumatische kommunizierende Hydrocephalus arresorptivus. Bereits für die Genese eines kommunizierenden Hydrozephalus nach multiplen Subarachnoidalblutungen wurde eine Liquorresorptionsstörung infolge einer posthämorrhagischen Arachnoidalfibrose postuliert. Obduktionsbefunde und tierexperimentelle Untersuchungen wiesen daraufhin, daß subarachnoidale Blutungen zu einer vorübergehenden oder permanenten Blockierung der Subarachnoidalräume führen können. Un-

ter diesen Bedingungen scheint die Liquorresorption vom Ependym der erweiterten Seitenventrikel teilweise mitübernommen zu werden. Bei entsprechender Ventrikelerweiterung kann ein Ausgleichszustand zwischen Liquorproduktion und Resorption erreicht werden, so daß ein normotoner Hydrozephalus resultiert. Die Diagnose eines Hydrocephalus arresorptivus gelingt mit der Risha-Zisternographie und Ventrikulographie. Lumbal oder subokzipital intrathekal injizierte Radioisotope folgen dem unter diesen Bedingungen bestehenden pathologischen zisternoventrikulären Reflux. Die in Intervallen abgeleiteten Hirnszintigramme zeigen dann eine Anreicherung der Isotopen im Ventrikelsystem, jedoch nicht in den subarachnoidalen Räumen.

Für die operative Behandlung des posttraumatischen Hydrozephalus kommen nur Patienten mit einem Hydrocephalus occlusus oder arresorptivus in Frage. Durch die Anlage eines atrioventrikulären Shunts konnten wir in jüngster Zeit bei 5 ausgesuchten Patienten eine deutliche Rückbildung der Ventrikelweite erreichen. Klinisch ging damit in 3 Fällen eine Verbesserung psychoorganischer Störungen einher. Bei entsprechender Indikation empfiehlt sich die Ventrikeldrainage als sinnvolle Methode, eine irreversible Ventrikelerweiterung mit einer konsekutiven Markatrophie zu verhindern.

F. Heppner, Graz (Österreich):

Die subdurale Entlastungstrepanation bei der Schädel-Hirnverletzung.
(Mit 1 Tabelle.)

In den neueren Auflagen von Böhlers „Technik der Knochenbruchbehandlung" findet sich eine von Jörg Böhler gegebene schematische Zeichnung, auf welcher die Auswirkung einer zunehmenden Compressio cerebri auf den Hirnstamm anschaulich dargestellt ist (Abb. 1). Abb. 2, auf der man sieht, wie der ödematös geschwollene Schläfenlappen des traumatisierten Hirns den Hirnstamm in Höhe des Tentoriums in die Zwinge nimmt, entstammt dem Buch von Rowbotham über das akute Schädelhirntrauma.

Es wird dabei folgende Tatsache deutlich: Wenn nach einem Schädelhirntrauma der Druck im Großhirnbereich ansteigt, so hat das dreierlei Ursachen:

1. Einen extrazerebralen Erguß.
2. Eine über das Fassungsvermögen des Großhirns hinausgehende Schwellung des Organs.
3. Eine Kombination von 1. und 2.

Wie neuerdings auch von Peters pathomorphologisch nachgewiesen, wird dabei der Hirnstamm im Bereich des Mesenzephalon eingeklemmt und entwickelt ein Stauungsödem, später gefolgt von Stauungsblutungen. Das Hirnstammödem ist reversibel, die Hirnstammblutung ist tödlich.

Die Klinik des Vorgangs ist bekannt. Nach einem absolut oder relativ freien (Scherzer) Intervall verschlechtert sich die Bewußtseinslage, mehren sich die Symptome vegetativen Regulationszusammenbruchs, vertiefen sich Kern- und Bahnenzeichen bis zum Eintreten von Stammhirnkrämpfen und Enthirnungsstarre. Die Diagnose stellt sich aus dem neurologischen Verlauf. Sie bestätigt sich aus dem Karotisangiogramm, das bei der Compressio cerebri die bekannte gefäßfreie Sichel, beim Schläfenlappenödem ein Verdrängungsbild wie beim Schläfenlappentumor erkennen läßt. Das Echoenzephalogramm ist nur bei einseitigem Großhirndruck bezeichnend, die lumbale oder subokzipitale Liquorentnahme wegen Einklemmungsgefahr *streng* kontraindiziert.

Diese tödliche Raumnot kann behoben werden, indem man unverzüglich Platz schafft. Im Fall der Compressio cerebri genügt im allgemeinen, den Erguß zu trepanieren und abzulassen. Im Fall der Großhirnschwellung muß dagegen die Schläfenbeinschuppe entfernt und die Dura kreuzförmig geöffnet werden. Dann weicht der geschwollene Schläfenlappen nach lateral aus und gibt den Hirnstamm wieder frei. Meist ist es notwendig, den Eingriff beidseitig auszuführen. Instrumentarium und Operationstechnik sind denkbar einfach. Beide gehören zum Rüstzeug des dringlichen Chirurgen.

Wesentlich für die *Wirkung* des Eingriffs ist

1. Frühzeitige Durchführung,

2. Ausreichende Größe der Dekompressionslücken (Durchmesser bei Erwachsenen 5 cm und bei Kindern 4 cm).

3. Das Knochenfenster muß bis auf den Boden der mittleren Schädelgrube, d. h. bis auf die Höhe der Jochbogenoberkante herabreichen.

Der *Zeitpunkt* für die subtemporale Entlastungstrepanation ist gekommen, sobald man beginnt, sie zu erwägen. Es versteht sich, daß darüber hinaus die Intensivpflege in ihrer gesamten Breite, einschließlich der Tracheotomie, zum Einsatz kommen muß. Im Ausheilungsstadium sind die Dekompressionslücken eingesunken und zeigen schwache Pulsation. Nach etwa 7 Monaten werden sie durch Einsetzen eines Kunststoffdeckels wieder verschlossen.

Tab. 1: Subtemporale Dekompression beim traumatischen Coma cerebrale

Zeitspanne	Anzahl der Eingriffe	Geheilt	Gestorben
1960—1968	202	89 = 44,5%	113 = 55,5%
1969—1970	125	94 = 75,2%	31 = 24,8%

Ergebnisse (Tab. 1)

Von 1960 bis 1968 haben wir an den Grazer Universitäts-Kliniken die Behandlung von 5763 Schädelhirntraumatikern überwacht oder durchgeführt. In diesem Zeitraum wurden 202 komatöse Schädelhirntraumatiker subtemporal dekomprimiert. 89 Patienten = 44,5% konnten dadurch am Leben erhalten werden.

In den letzten 2 Jahren haben wir die Behandlung von 1732 Schädelhirntraumatikern überwacht oder durchgeführt. In dieser Zeitspanne wurden 125 komatöse Schädelhirntraumatiker der subtemporalen Dekompression unterzogen. 94 Patienten = 75,2% konnten am Leben erhalten werden.

Beurteilung

Die höhere Erfolgsrate der 2. Serie, d. h. der letzten beiden Jahre, führen wir darauf zurück, daß wir mit der Dekompression *nicht* mehr so lange zuwarten wie in den vorangegangenen 8 Jahren. Die Operation erbringt keine Nachteile. Es wurde einmal der Einwand geäußert, wenn man den Druck im Supratentorialraum herabsetze, führe man die Gefahr einer Upward-Hernation herbei. Dieser Einwand beruht auf einem Denkfehler, denn sonst dürften wir beim gesteigerten Hirndruck auch nicht ventrikulografieren.

Da die mitgeteilten Zahlen eine umfangreichere Serie darstellen, halten wir die günstigen Ergebnisse der subtemporalen Dekompression für bezeichnender als man sie ein paar Einzelerfolgen nachsagen könnte. Demnach ist die Heilung nicht post hoc, sondern propter hoc eingetreten.

Aussprache

P. Moritz, Budapest (Ungarn):

In den vergangenen 8 Jahren hatten wir Gelegenheit bei Fällen, wo wir bei der Probetrepanation kein Hämatom fanden, eine beidseitige subtemporale Dekompression zu machen, so wie Prof. Heppner es jetzt hier vorgeführt hat. Unsere Erfahrungen sind die gleichen wie wir jetzt gehört haben. Und meine Meinung ist, daß sich die subdurale Dekompression bei den Fällen lohnt, wo nur ein Hirnödem und keine Blutung vorhanden ist.

H. E. Diemath, Salzburg (Österreich):

Bei dem rasch verlaufenden Hirnödem schafft man mit der subduralen Entlastungstrepanation Raum und darum geht es nämlich. Es ist ja nicht so, daß das Hirnödem jetzt auftritt, weil sie eine Knochenlücke machen, sondern es besteht bereits die Ödemneigung. Und das streite ich nicht ab, daß es zu einer besonders starken Hirnschwellung kommen kann. Aber das worum es geht, ist nicht die große Fläche, die sie freigelegt haben — und wir legen eine große Fläche frei — sondern es geht um diesen einen Zentimeter, ja um den halben Zentimeter, der zwischen dem Hirnstamm und dem Tentoriumschlitz liegt. Dort ist nämlich das Ödem absolut tödlich. Während ein Schläfenlappenödem, das sie entlastet haben, nicht tödlich ist.

Tödlich wird das Hirnödem dadurch, daß es nicht hinaus kann, sondern mit einem „Würgegriff" den Hirnstamm umfaßt. Ich gebe zu, daß dies in der neuen Zeit als ein vielleicht zu mechanischer Gedankengang erscheint. Aber die Erfahrung an den 300 Patienten, die Prof. Heppner operiert hat, beweisen, daß das eben in den meisten Fällen richtig ist. Wir operieren auch den posttraumatischen Hydrozephalus. Wesentlich, ob Sie einen Erfolg haben oder nicht, ist nur, ob Sie eine richtige Diagnose gestellt haben. Es gibt 3 Arten von Hydrozephalens, den ex vacuo, den atrophischen und den malresorptivus. Wir verlangen bei allen unseren Fällen eine vorherige szintigraphische Abklärung und die gibt Ihnen eindeutig Aufschluß darüber, ob es sich um einen malresorptivus oder einen atrophischen Hydrozephalus handelt. Shunten Sie einen atrophischen, werden Sie vielleicht auch eine Verkleinerung des Ventrikelsystems bekommen, aber keine klinische Besserung. Shunten Sie einen posttraumatischen Hydrozephalus, der durch eine Liquor-Resorptionsstörung bedingt ist und wir machen das frühestens Wochen — Monate nach dem Trauma, dann bekommen sie eine eindeutige klinische Besserung.

P. Moritz:

Ich möchte noch auf das maligne Hirnödem hinweisen. Wenn es unmöglich sein sollte, während der Operation durch Lumbalpunktion oder durch Harnstoff oder Mannitol den Hirndruck zu vermindern, so daß eine Pulsation der Dura zu beobachten ist, ist es bei diesen Fällen sehr gefährlich die Dura zu eröffnen. Dann haben wir von Zeit zu Zeit das erlebt, worüber Prof. Marguth gesprochen hat. Wir eröffnen die Dura nur in den Fällen, wenn sie nicht gespannt ist oder wenn sie zu pulsieren anfängt. Bei den Fällen, bei denen die Dura ganz hart und der Hirndruck durch Lumbalpunktion nicht reduzierbar ist, müssen wir uns zurückhalten.

J. Böhler, Wien (Österreich):

Danke Herrn Moritz, d. h. also die Prognose ist infaust in diesen Fällen. Wenn man nicht subdural entlastet, d. h. wenn man genügend groß entlastet und genügend tief hinunter entlastet, weil es sonst zu den keilförmigen Infarzierungen und Nekrosen des Hirns kommt.

H. Dworacek, Wien (Österreich):

Frontobasale und temporobasale Verletzungen mit Liquorrhoe.

Das Vorliegen eines Liquorflusses nach Schädelverletzungen gilt nach Meinung der meisten Neuro- und Unfallchirurgen sowie Rhinologen als *unbedingte* Indikation zu einer *operativen Versorgung* und zwar auch bei Fehlen klinisch oder röntgenologisch erkennbarer Nebenverletzungen, also bei Liquorfluß als alleiniges Symptom der Verletzung. Man begründet diesen Standpunkt mit der Vorstellung, die Liquorfistel berge als eindeutiger Beweis für das Vorliegen einer Außenverbindung zu den Liquorräumen permanent die Gefahr diverser intrakranieller Komplikationen und müsse daher baldmöglichst geschlossen werden.

Wir nehmen in dieser Frage einen etwas *konservativeren* Standpunkt ein und sind der Ansicht, daß der Liquorfluß allein *keine* absolute Operationsindikation darstellt, vielmehr andere zusätzliche Faktoren vorliegen müssen, die einen operativen Eingriff notwendig machen. Die Beschränkung der Verletzung auf eine Liquorfistel allein erlaubt das Verstreichenlassen eines angemessenen Zeitraumes für eine eventuelle Spontanheilung. Dieser Akt des Zuwartens widerspricht in keiner Weise der Tatsache, daß jede fronto- oder temporobasale Verletzung mit Einbeziehung der NNH oder Ohrnebenräume als eine potentiell offene anzusehen ist, die unbedingt in eine geschlossene übergeführt werden muß. Die Frage ist nur, ob dies durch eine Operation geschehen muß oder auch spontan geschehen kann.

Für die *Indikation* zu einer notwendigen Operation haben wir uns einige Punkte aufgestellt, nach denen wir vorgehen, wenn wir bei einem Schädelverletzten eine Liquorfistel diagnostiziert haben.

Diese Punkte sind folgende:

1. Liquorfluß mit Weichteil- oder Knochenverletzungen des Schädels,
2. Liquorfluß ohne klinisch nachweisbare Mitverletzungen des Schädels,

3. Zeitpunkt des Auftretens des Liquorflusses,
    a) sofort oder frühzeitig — dann sprechen wir von Liquorrhoe,
    b) spät oder längere Zeit anhaltend oder rezidivierend, dann sprechen wir von einer Liquorfistel,
4. Liquorfluß vergesellschaftet mit endokraniellen Komplikationen,
5. Vorliegen eines Pneumenzephalons,
6. Bedeutung stattgefundener Voroperationen.

Nun zu den einzelnen Punkten:

Ad 1. Wenn wir ausgedehntere Weichteil- oder Knochenverletzungen diagnostizieren, dann wird das operative Vorgehen vorwiegend bestimmt vom Ausmaß dieser Veränderungen und die soweit feststellbare Duraverletzung mitversorgt. Da dies in den Kompetenzbereich des primär versorgenden Unfallarztes fällt, werden von diesem neuro- und rhinochirurgische Kenntnisse im NNH-Gebiet verlangt werden müssen. Das Ausmaß der Enttrümmerung des Verletzungsbereiches einschließlich der NNH und der Dura-Hirnverletzung wird dem Grade der Verletzung entsprechen und keinesfalls jedesmal eine völlige Ausräumung der NNH miteinschließen. Dieser aus *prophylaktischen* Gründen propagierten Totalausräumung der NNH stehen wir zu diesem Zeitpunkt wegen der zusätzlichen Belastung des ohnedies schwer geschädigten Patienten sehr zögernd gegenüber.

Ad 2. Ein Liquorfluß *ohne* klinisch und röntgenologisch feststellbare Nebenverletzungen erlaubt uns aufmerksames Zuwarten bei genauer Beobachtung der Dauer des Liquorflusses. Dies führt uns zu Punkt

Ad 3. zur Bedeutung des Zeitpunktes und der Dauer des Liquorflusses. Sofortauftreten mit baldigem Versiegen läßt auf eine *Spontanheilung* schließen, die dann nicht mehr operiert zu werden braucht. Anders verhält es sich bei Spätauftreten oder längerer Dauer oder Rezidivierung. Diese Situation halten wir entweder für das neuerliche Durchbrechen eines Spontanverschlusses oder als Verschwinden temporärer Verschlußursachen wie Hirnödem, Hirntrümmer, Knochennekrosen, geschwollene Nasenschleimhaut, Blutkoagula usw. Dieser neuerliche Aufbruch d. h. die nun vorhandene Liquorfistel gegenüber der nur vorübergehenden Liquorrhoe hat kaum Chancen einer neuerlichen Spontanheilung und muß *unbedingt* operativ angegangen werden.

Ad 4. Bei Komplizierung des Liquorflusses durch endokranielle entzündliche Krankheiten sind wir der Meinung, vorerst zu versuchen die Komplikation zu beherrschen und dann erst den Zustand erneut zu diskutieren.

Ad 5. Das Vorliegen eines *Pneumatozephalons* muß nicht unbedingt das Nochbestehen einer offenen Kommunikation bedeuten. Zeigt allerdings die Luftansammlung keine Tendenz zu Verkleinerung, wird eine Dauer-Fistel zu vermuten sein mit den entsprechenden operativen Konsequenzen.

Ad 6. Nicht selten ist trotz mehrmaliger Versorgung einer Schädelverletzung mit Liquorrhoe das Ziel der Schließung der vorhandenen Fistel *nicht* erreicht worden.

Bei einem unserer Fälle wurde wegen frontobasaler Verletzung und rezidivierender Liquorfistel und insgesamt 7maliger Meningitis, einmal rhinochirurgisch die Stirnhöhlen und Siebbeine beiderseits ausgeräumt, nachfolgend zweimal neurochirurgisch ohne Erfolg trepaniert und schließlich von weiteren Eingriffen abgesehen. Da wir tomographisch und nach längerer Beobachtung mit dem Operationsmikroskop durch Auffinden eines Liquorsees in einer Nische an der Schädelbasis die Fistel *eindeutig* lokalisieren konnten, entschlossen wir uns zu einem außergewöhnlichen Vorgehen in Form einer dichtenden Plombe aus Palakos. Die Operation wurde mit Hilfe von Kaltlicht und dem Operationsmikroskop endonasal unblutig vorgenommen, da wegen der Verletzungsgefahr des einzigen noch sehtüchtigen Auges dieser Seite an eine scharfe Präparation der Fistel nicht zu denken war. Die Patientin bekam zwar noch zweimal Meningitiden und wurde deshalb noch ein Jahr antibiotisch dauerbehandelt, ein Liquorfluß ist jedoch seit 5 Jahren nicht wieder aufgetreten.

Und nun noch einige Worte zur Wahl des *operativen* Vorgehens: Entweder endokraniell-neurochirurgisch oder extrakraniell-rhinologisch: Bei den Primärversorgungen wird dies in der Praxis abhängig sein von der Ausbildung und Fachrichtung des Operateurs, in dessen Krankenhaus der Verunfallte eingeliefert wird. Den Idealzustand wird ein Team bilden, in dem die entsprechenden Fachrichtungen vertreten sind oder Operateure arbeiten, die in dem betroffenen Schädelbereich operativ erfahren sind. Bei dieser Primärversorgung ist der Zugangsweg vorgeschrieben vom Verletzungsgeschehen und wird unter Umständen eine Kombination beider Zugangswege darstellen.

Schwieriger dagegen wird die Überlegung bei Vorliegen einer alleinigen Liquorfistel oder bei der Notwendigkeit von Reoperationen. Die Argumente gegen das rhinologische Vorgehen, wie röhrenförmig beengtes Operationsgebiet mit mangelnder Übersicht und erschwerte Manipulationsmöglichkeit sind durch die mikrochirurgische Technik weitgehend widerlegt. Voraussetzung ist allerdings die Benützung des binokulären Operationsmikroskopes, das sich bei Eingriffen in engen röhrenförmigen Körperregionen, wie Mittelohr, Larynx und in letzter Zeit auch an der Hypophyse ausgezeichnet bewährt hat. Gerade damit und mit Hilfe eigens dazu konstruierter Instrumente ist die Schädelbasis nach hinten zu sehr gut darzustellen und für diese Region unserer Ansicht nach dem neurochirurgischen Zugangsweg unter Umständen vorzuziehen. Ganz abgesehen von der ungleich schwereren Belastung des Patienten durch die Trepanation.

Die Indikation und operative Technik bei Verletzungen mit Liquorrhoe temporobasaler Genese ist eine Angelegenheit, die ausschließlich den Otochirurgen betreffen, so daß die Diskussion darüber für den hier versammelten Kreis von weniger allgemeinem Interesse sein dürfte.

Resümierend möchte ich nun unsere *Operationsindikationen* folgendermaßen präzisieren:

Eine *absolute* Operationsindikation besteht
1. Als Sofortoperation bei Liquorfluß und Mitverletzungen des Schädels,
2. Bei längerdauernder Primärliquorrhoe oder später auftretender Liquorfistel,
3. Bei Pneumenzephalon, das keine Tendenz zur Verkleinerung zeigt,
4. Bei Liquorfluß nach Voroperationen.

Zu einem rhinochirurgischen Vorgehen unter operationsmikroskopischer Voraussetzung entschließen wir uns als Operation des geringeren Risikos in Situationen, die voraussichtlich nur die Aufsuchung und Abdeckung der Durafistel zum Ziele haben. Die Operation erfolgt dann von außen am inneren Augenwinkel durch Eröffnen und Ausräumen des Siebbeines, des Keilbeines oder der Stirnhöhle, Darstellung der Schädelbasis und der Fistel, Deckung der Fistel mit Faszie oder Muskel und elastische Antamponade mittels eines moltoprengefüllten Gummifingerlinges. Wir haben diese Methode in mehreren Fällen mit gutem Erfolg durchführen können.

Aussprache

B. Kecht, Linz (Österreich):

Bei Frontobasalverletzungen im Kindesalter ist wegen der größeren Gefährdung durch ein neuerliches Schädeltrauma möglichst rasche Defektdeckung anzustreben. Bei 9 Fällen aus dem Landeskinderkrankenhaus und Unfallkrankenhaus Linz wurde wegen intaktem Stirnbein in 6 Fällen die osteoplastische Trepanation, bei 1 Fall mit Splitterbruch eine Osteosynthese mit Bohrlochdrähten, in 2 Fällen eine Homoioplastik aus Leichenkalotten und bei 1 Fall eine Defektplastik aus autologen gespaltenen Rippen durchgeführt. Die gute Einheilung nach 4—6 Jahren wird an Hand von Röntgendias gezeigt.

E. Kazner, München (BRD):

Besonderheiten bei Schädel-Hirnverletzungen im Kindesalter.

Die *operative* Versorgung von Schädel-Hirnverletzungen erfolgt bei Kindern grundsätzlich nach den gleichen Prinzipien wie bei Erwachsenen. In meinem kurzen Rerefat möchte ich aber auf einige Besonderheiten der Schädel-Hirnverletzungen bei Kindern aufmerksam machen, die für diesen Lebensabschnitt typisch sind und uns immer wieder vor große diagnostische Probleme stellen.

Lebensbedrohliche Situationen nach einem Schädel-Hirntrauma entwickeln sich gerade bei Kindern oft erst nach Stunden oder Tagen durch ein *epidurales Hämatom*. Wir wissen heute, daß diese Komplikation eine *typische* Verletzungsfolge eines Schädelbruchs beim Kind bildet. Während bei Erwachsenen der klassische Verlauf immer seltener wird, da sehr häufig gleichzeitig schwere Hirnverletzungen vorliegen, bieten Kinder vielfach noch den typischen zweizeitigen Verlauf mit sekundärer Bewußtlosigkeit und neurologischen Ausfällen nach einem luziden Intervall. *Atypisch ist aber bei Kindern nicht selten die Lokalisation des Hämatoms.* Während nach einer eigenen Zusammenstellung atypische Hämatomlokalisationen rund 25% der Fälle ausmachen, sind es bei Kindern fast 40%. Eine Probetrepanation wird also gerade bei Kindern recht häufig zu einem negativen Resultat führen, wenn man sich nur auf die klinische Symptomatik verläßt. Ohne Karotisangiographie gelingt eine exakte Lokalisation atypisch gelegener Hämatome kaum.

Während temporo-okzipitale Epiduralhämatome bei Kindern nur selten einen ganz akuten Verlauf zeigen, muß bei *frontalen Epiduralhämatomen* immer mit einer *foudroyanten Verschlechterung* gerechnet werden. Zur Illustration darf ich kurz einen Fall vortragen:

Ein 12jähriger Junge wird beim Spielen von einer umstürzenden Holzbohle an der rechten Stirnseite getroffen. Nach kurzer Benommenheit spielt er weiter. Während der folgenden Nacht erbricht der Junge mehrfach, gegen Morgen wird er schläfrig. Der herbeigerufene Hausarzt erkennt sofort, daß eine sekundäre Bewußtseinsstörung nach luzidem Intervall vorliegt und veranlaßt die unverzügliche Verlegung direkt zu uns. Bei der Aufnahme können wir uns noch mit dem Jungen unterhalten, obwohl bereits eine Pupillenerweiterung rechts und eine Halbseitenschwäche links bestehen. Bei der Karotisangiographie bekommt das Kind weite, reaktionslose Pupillen. Mit der Diagnose eines rechts frontalen Epiduralhämatoms wird der Junge in den Operationssaal gebracht, wo kurz vor Beginn des Eingriffes eine Atemlähmung auftritt. Bereits während der Entleerung des 4 cm dicken Hämatoms kehrt die Spontanatmung wieder. Nach dem Eingriff ist der Junge sofort voll ansprechbar.

Die frontalen Epiduralhämatome sind deshalb so gefährlich, weil die von der raumfordernden Blutung ausgehende axiale Druckwirkung schon sehr frühzeitig zu einer Einklemmung der Kleinhirntonsillen im Hinterhauptsloch führt. Hier ist also immer höchste Eile geboten.

Eine weitere wichtige Gruppe atypisch lokalisierter Hämatome stellen die *Blutungen im Bereich der hinteren Schädelgrube* dar. Epidurale Hämatome über dem Kleinhirn sind zwar eine relativ seltene Komplikation von Schädelbrüchen — etwa 4% aller Epiduralhämatome —, kommen aber bevorzugt im Kindes- und Jugendalter vor.

In einer Zusammenstellung von 83 derartigen Hämatomen waren 53% der Verletzten unter 20 Jahren und sogar 28% unter 10 Jahren mit einer größten Häufigkeit zwischen dem 2. u. 7. Lebensjahr.

Die Diagnose ist äußerst schwierig und problematisch. Es gibt keine einheitliche Symptomatik, zu viele irreführende Faktoren verschleiern das Bild. Einen wichtigen Hinweis können wir aus einem okzipitalen Kopfschwartenhämatom oder einer Platzwunde am Hinterhaupt gewinnen. Bei zwei Drittel der Patienten besteht eine mehr oder weniger stark ausgeprägte *Nackensteifigkeit*.

Entscheidend für die Diagnose ist einzig und allein die Erwägung der Möglichkeit, daß ein Hämatom in der hinteren Schädelgrube vorliegen könnte. Fast ausnahmslos findet sich eine Frakturlinie im Bereich der Hinterhauptsschuppe, die aber nur auf einer Spezialaufnahme nach Town zu sehen ist. Bestehen zusätzlich Zeichen einer intrakraniellen Drucksteigerung kombiniert mit einer Nackensteifigkeit und fehlt eine Massenverschiebung im Echo-Enzephalogramm, dann soll *unverzüglich* eine Exploration der hinteren Schädelgrube vorgenommen werden.

Neben akuten und subakuten Verläufen, die sich in ihrer Dramatik nicht von einem Hämatom anderer Lokalisation unterscheiden, gibt es noch eine *chronische Verlaufsform*. Nach einer Latenzphase von einigen Wochen kommt es zu einem Syndrom mit Ataxie, Nystagmus, Ausfall basaler Hirnnerven, Stauungspapille und Erbrechen, die Diagnose eines Kleinhirntumors liegt nahe. Die Ventrikulographie deckt meist einen erheblichen Hydrozephalus auf und bei der anschließenden Freilegung der hinteren Schädelgrube stößt man dann auf das epidurale Hämatom.

Die gleichen diagnostischen Schwierigkeiten bereiten aber auch subdurale Hämatome über dem Kleinhirn und intrazerebelläre Blutungen.

Bei unserer letzten derartigen Beobachtung fiel auf, daß Atemstörungen bei noch erhaltenen Spontanbewegungen eintraten und trotz Atemlähmung eine völlig normale Zirkulation im Karotiskreislauf bestand. Zugrunde lag ein intrazerebelläres Hämatom rechts, das in den Subduralraum durchgebrochen war. Leider kam bei diesem Patienten die entlastende Operation zu spät.

Eine weitere Beobachtung möchte ich Ihnen kurz schildern. Ein 6jähriges Mädchen wird von einem Auto angefahren und zu Boden geschleudert. Nach 2 Tagen kommt es zu einer zunehmenden Bewußtseinstrübung und ausgeprägter Nackensteifigkeit. Verlegung zu uns. Eine Frakturlinie in der Hinterhauptsschuppe und ein leicht erweiterter 3. Ventrikel veranlassen uns zu einer Vertebralisangiographie, die jedoch *keinen* eindeutig pathologischen Befund erbringt. Trotzdem entschließen wir uns zur Freilegung der hinteren Schädelgrube und stoßen auf ein ausgedehntes subdurales Hämatom, das die Cisterna magna ausfüllt und den Hirnstamm tamponiert hat. Die Blutung stammt aus einem kleinen Einriß der linken A. vertebralis am Durchtritt durch die Dura, der sich offenbar nach kurzer Zeit wieder selbst verschlossen hat. Das Kind entwickelte postoperativ einen Verschlußhydrozephalus, erholte sich aber nach einer Ventrikel-Herzvorhofdrainage rasch und ist heute praktisch beschwerdefrei.

Die Prognose derartiger Verletzungen bei Kindern scheint uns günstig zu sein, wenn *rechtzeitig* an die Möglichkeit eines Hämatoms in der hinteren Schädelgrube gedacht und unverzüglich trepaniert wird.

Während bei älteren Kindern ähnlich wie bei Erwachsenen Bewußtseinsstörungen und neurologische Herdsymptome am ehesten auf ein Hämatom hinweisen, wird das klinische Bild bei Säuglingen nicht selten von völlig anderen Krankheitszeichen beherrscht. Als Beispiel soll hier ein 5 Monate alter Säugling dienen.

Das Kind war aus dem Babykorb gefallen und bot zunächst keine Besonderheiten. Einige Zeit später fällt der Mutter auf, daß das heftig schreiende Kind immer blasser wird. Der herbeigerufene Arzt vermutet eine innere Blutung und überweist das Baby sofort in eine Kinderklinik. Dort zeigt das leichenblasse Kind bei der Aufnahme keine erkennbare Spontanatmung mehr. Anzeichen für eine abdominelle Blutung fehlen. Auf künstliche Beatmung erholt sich das Kind etwas und bewegt spontan Arme und Beine. Bei unserer konsiliarischen Untersuchung steht der *hämorrhagische Schock* im Vordergrund. Außer einer gespannten Fontanelle und einer leichten Anschwellung hinter dem rechten Ohr erheben wir *keinen* krankhaften Befund. Echoenzephalographisch läßt sich ein ausgedehntes *Epiduralhämatom* über der rechten Hirnhälfte nachweisen. Wir operieren das Kind sofort und können ein 120 ccm großes Epiduralhämatom entfernen, das sich unter dem rechten Scheitelbein ausgebreitet hat. Postoperativ erholt sich das Kind unter mehreren kleinen Bluttransfusionen in kürzester Zeit vollständig.

Der hämorrhagische Schock kann also bei einem Säugling das führende Symptom einer intrakraniellen Blutung sein. Auf neurologische Ausfälle wartet man vielfach vergebens. Ohne Vorwarnung kann es ganz plötzlich zu einer Atemlähmung kommen. Den Seitenhinweis liefert die Echo-Enzephalographie. Gleichartige Beobachtungen bei 4 Säuglingen zeigen, daß das Hämatom immer unter dem Scheitelbein liegt und durch die festen Verbindungen zwischen Dura und Schädelknochen im Bereich der Nähte an einer weiteren Ausdehnung gehindert wird.

Durch meine Ausführungen habe ich versucht, Sie auf die bei Kindern und Jugendlichen besonders *häufigen* atypischen Verläufe und atypischen Lokalisationen intrakranieller Hämatome nach Schädel-Hirntrauma aufmerksam zu machen, die insgesamt eines der dankbarsten Gebiete in der operativen Behandlung von Schädel-Hirnverletzungen darstellen.

J. Baltensweiler, Zürich (Schweiz):

Das traumatische subdurale Hydrom. (Mit 2 Abb.)

Unter dem Begriff des traumatischen subduralen Hydroms versteht man einen *serösen intrakraniellen* Erguß im Gefolge einer Schädel-Hirn-Verletzung. Morphologisch tritt das Hydrom unter 2 verschiedenen Formen in Erscheinung:

— entweder als zystisches, oft mehrkämmeriges Gebilde, das von einer Membran umgeben ist,
— oder als frei über die Hirnkonvenxität ausgebreitete, nicht abgekapselte Flüssigkeitsansammlung.

Für beide Formen bestehen in pathogenetischer Hinsicht teilweise Unklarheiten. *Das zystische Hydrom* ist ähnlich wie der Endzustand der chronischen Subduralhämatome einer alten Kontroverse unterworfen, die sich auf die Entstehung der Membran oder Zystenwand bezieht. Im Unterschied zum Befund beim chronischen Subduralhämatom ist die Membran frei von Blutfarbstoff und der Zysteninhalt wasserklar oder gelblich, wodurch sich das Hydrom als etwas Eigenständiges vom verflüssigten alten Hämatom unterscheidet.

Auch die Pathogenese der *freien, nicht abgekapselten Hydrome* ist Gegenstand von Diskussionen gewesen, die sich hier um die Herkunft der Flüssigkeit drehten. Nach Ansicht der meisten Untersucher handelt es sich um Liquor, der aus einem Leck der Arachnoidea in den Subduralraum sickert. Dagegen wird auch die Meinung vertreten, daß es sich um ein seröses Transsudat der Dura handle.

Wie die intrakraniellen Hämatome kommt das subdurale Hydrom in jedem Lebensalter vor; bei akutem Verlauf mehr in der freien, bei chronischem Verlauf vorwiegend in der zystischen Form. Wir verfügen über 4 Patienten im Alter von 25—81 Jahren, bei denen im Anschluß an eine Hirnkontusion ein nicht abgekapseltes freies Hydrom manifest geworden ist. Zur Illustration des Krankheitsbildes, der Diagnostik und Therapie seien hier 2 typische Fälle angeführt.

Fall 1. Der erste Fall betrifft einen 81jährigen Mann. Sturz auf der Straße 3 Tage zuvor mit sofortiger, 10 Minuten dauernder Bewußtlosigkeit. Vor dem Unfall zerebral angeblich noch gut kompensiert, jetzt rasch progrediente Demenz. Bei Klinikeintritt hochgradig verlangsamt und desorientiert, diskrete rechtsseitige Hemiparese. Schädel-Kalotten-Fraktur links parietal. Das Echoenzephalogramm zeigt eine Rechtsverschiebung der Mittelstrukturen. In Anbetracht des Alters und der geringen neurologischen Symptomatik bei hervorstechender psycho-organischer Veränderung denken wir an ein chronisches Subduralhämatom, das durch den 3 Tage zurückliegenden Unfall zur Dekompensation gekommen ist. Das Karotisangiogramm (Abb. 1a) bestätigt die Verschiebung der Mittelstrukturen, doch entspricht die Konfiguration des gefäßfreien Raumes *nicht* der Form, wie man sie beim chronischen Subduralhämatom gewohnt ist. 2 exploratorische Bohrlöcher werden links frontal und parieto-okzipital angelegt. Epidural kein Blut, Dura über beiden Bohrlöchern mäßig gespannt. Nach Eröffnung der Dura im Bereiche des vorderen Bohrlochs spritzt klarer, minim hämorrhagisch tingierter Liquor in einer Menge von schätzungsweise 80 ml heraus. Die Dura selbst ist unauffällig, ebenso die Hirnoberfläche, die lediglich etwas abgeplattete Windungen aufweist. Unter beiden Bohrlöchern kommuniziert der Subduralraum. Es wird je ein dünnes Gummidrain

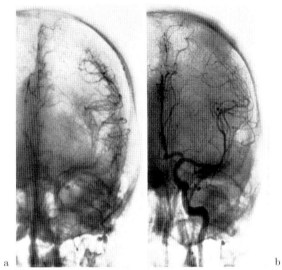

Abb. 1

eingelegt, dann erfolgt Wundverschluß. Postoperativ bleiben die schwere Demenz und das Hemisyndrom leider bestehen. 4 Wochen postoperativ angiographische Nachkontrolle (Abb. 1b), die immer noch eine geringgradige Verschiebung der A. cerebri anterior nach der Gegenseite zeigt. Nach einer weiteren Woche, 5 Wochen postoperativ, erfolgt Exitus an Bronchopneumonie. Bei der Sektion finden sich beidseits temporo-basale und fronto-basale Kontusionsherde. Histologisch wird das Bild einer Fibrose der Dura beschrieben.

Fall 2. Beim zweiten Fall handelt es sich um einen 35jährigen Alkoholiker, der im Rauschzustand von einem Personenwagen angefahren und sofort in die Klinik eingewiesen wird. Soporöse Bewußtseinstrübung und intensiver Alkoholgeruch. Keine Schädelfraktur. Nach Ausnüchterung diskrete zentrale Fazialisparese links und rechtsseitige Arm- und Beinparese. Aufhellung der Bewußtseinstrübung zu einer mitteltiefen Somnolenz. 6 Tage nach dem Unfall zerebrale Atemstörung vom Typus Cheyne-Stokes. Das Echoenzephalogramm ergibt *keine* Verschiebung der Mittelstrukturen und wir denken bei dieser Sachlage an die Möglichkeit eines infratentoriellen Prozesses. Tatsächlich zeigt das Vertebralisangiogramm (Abb. 2a) eine offenbar bilateral gelegene Abdrängung der Okzipitallappen von der Kalotte, während über dem Kleinhirn normale Verhältnisse bestehen. In Bauchlage werden 2 exploratorische Bohrlöcher über den Okzipitallappen gelegt. Epidural kein Blut, nach Eröffnung der Dura entleert sich auf beiden Seiten bernsteingelber Liquor unter Druck. Das Hirn ist beidseits rund 1 cm von der Kalotte abgedrängt und zeigt abgeplattete Windungen. Eine Membran ist weder der Dura noch der Hirnoberfläche angelagert. Durchspülung der Subduralräume, Einlegen von je einem weichen Gummidrain und Wundverschluß. Während der folgenden 3 Tage entleert sich aus beiden Drains noch insgesamt 450 ml gelblichen Liquors. Die initiale Bewußtlosigkeit wird abgelöst von einem apallischen Syndrom, das uns 5 Wochen postoperativ zur angiographischen Nachkontrolle veranlaßt. Die Vertebralisangiographie (Abb. 2b) ergibt keine Anhaltspunkte für ein Rezidiv, im lumbalen Luftenzephalogramm zeigt sich eine Erweiterung des Ventrikelsystems als Ausdruck einer symmetrischen Hirnatrophie.

Folgerungen. Ausgangspunkt des Geschehens war bei den beiden Patienten eine Contusio cerebri. Im ersten Fall besteht als hervorstechendes klinisches Merkmal eine organische Wesensveränderung, im zweiten

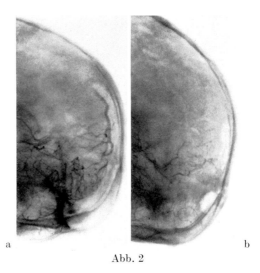

a b

Abb. 2

eine persistierende Bewußtlosigkeit. Das Echoenzephalogramm vermochte beim ersten Patienten mit dem temporoparietal gelegenen Hydrom Aufschluß über die Seitenlokalisation zu geben, im zweiten Falle des bilateralen okzipitalen Hydroms naturgemäß nicht. Die Indikation zur operativen Evakuation wurde nicht nur bei den 2 dargestellten, sondern bei allen 4 Fällen durch die Karotisangiographie gestellt. Es ergibt sich daraus, daß im Rahmen der Abklärung intrakranieller Hämatome die Diagnose des Hydroms gewissermaßen „mitläuft". Das Hydrom ließ sich zwar in jedem Fall angiographisch darstellen, jedoch nicht mit Sicherheit von einem Hämatom *differenzieren*.

Für den Patienten ist dies aber *ohne* Bedeutung, da die Therapie im einen wie im anderen Fall in der operativen Entlastung besteht. Erst anläßlich der Operation wird die endgültige Diagnose gestellt und bedeutet dann jedesmal einen Überraschungsbefund. Auf eine Kraniotomie kann verzichtet werden, die Evakuation erfolgt über 2—3 Bohrlöcher, wobei für einige Tage subdural ein weiches Gummidrain einzulegen ist, weil offenbar nach Entlastung eine starke Liquorproduktion anhalten kann. Die Prognose darf in Übereinstimmung mit der Literatur bezüglich des Überlebens im allgemeinen als gut gelten, sie ist indessen bezüglich der funktionellen Restitution vom Lebensalter und dem Ausmaß der zugrunde liegenden Hirnkontusion abhängig, Faktoren also, die gleichermaßen für die subduralen Hämatome gelten.

Aus alledem resultiert, daß es sich beim Hydrom zwar um ein interessantes und relativ seltenes Phänomen handelt, daß dieses aber klinisch im Rahmen der intrakraniellen Hämatome unterzubringen ist und für den Unfallchirurgen keine von den Hämatomen zu sondernde Eigenständigkeit aufweist.

K. Kloss, Innsbruck (Österreich):

Die traumatische Karotisthrombose. (Mit 2 Abb.)

Karotisthrombosen als Unfallfolge sind keineswegs so selten wie bisher angenommen wurde. Während in den 20 Jahren von 1940—1959 an der Chirurgischen Universitätsklinik Innsbruck nur 7 einschlägige Fälle gesehen wurden, sind es in den darauffolgenden 10 Jahren bereits weitere 8 gewesen und heuer schon wieder 3. Insgesamt verfügen wir jetzt über Beobachtungen an 19 Fällen.

Trotzdem ist der Unfallmechanismus verhältnismäßig unklar geblieben. Bei den 13 Fällen, deren Thrombose im Halsbereich begann, kann man immerhin die *direkte* Traumatisierung der Karotis als Ursache annehmen.

Für andere Fälle kann man vielleicht die Quetschung des Gefäßes an der Halswirbelsäule nach Überstreckung, zum Beispiel bei Auffahrunfällen, verantwortlich machen. Aber für Thrombosen der Gehirngefäße selbst, von denen wir 6 sahen, sind bisher noch keine restlos befriedigenden Erklärungen gegeben. Wir können annehmen, daß es sich dabei manchmal um peripher entstandene und losgelöst in das Stromgebiet der Karotis eingedrungene Thromben handelt, weil ja ein Teil der entsprechenden Fälle gar kein Schädeltrauma erlitten hat. Nicht abzulehnen ist auch die Theorie, daß durch das Schleudern des Kopfes Intimarisse an den intrakraniellen Gefäßen entstehen könnten.

Wahrscheinlich genügt aber das Trauma allein nicht für die Erklärung. Zumindest konnten in unseren Fällen vielfach schon vorgeschädigte sogar juvenil-sklerotische Veränderungen der Arterienwände nachgewiesen werden.

Der Grund aber, warum auf einer Tagung über das Thema der schweren Schädeltraumen auch von diesem Problem gesprochen wird, liegt vorwiegend darin, daß der klinische Verlauf einer posttraumatischen Karotisthrombose *täuschend* dem des epiduralen Hämatoms gleicht. Von unseren, aber auch von den im Schrifttum zu findenden Fällen, sind die meisten sogar trepaniert worden.

Bei den betreffenden Patienten kommt es nämlich nach einem Trauma und einer Phase der relativen Beschwerdefreiheit, die einem luziden Intervall ähnlich sehen kann, neuerlich zu Beschwerden, die je nach der Lokalisation einer Schlaganfallsymptomatik gleichen: es treten Lähmungen auf, Sprachstörungen, Benommenheit bis zur Bewußtlosigkeit und schließlich der Exitus letalis.

Eine einwandfreie Differentialdiagnose ermöglicht die *Karotisarteriographie* (Abb. 1 u. 2. Verschluß am Hals, Verschluß im Mediabereich). Aber auch ohne sie läßt sich die Diagnose stellen: Im Echogramm fehlt die Verschiebung, im Elektroenzephalogramm sind massive Zeichen einer Durchblutungsstörung nachweisbar. Steht keine dieser Möglichkeiten zur Verfügung, kann man auch mit den klinischen Zeichen auskommen: Patienten mit posttraumatischen Karotisthrombosen bleiben *trotz* schwerster Lähmungen auffallend lange ansprechbar, sie zeigen an-

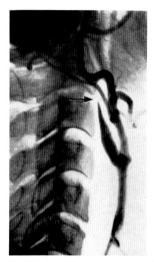

Abb. 1. Posttraumatische Karotisthrombose am Hals. Das Gefäß ist spitz auslaufend verschlossen. Der Unfall hatte nach Anfahren von hinten zu einer Überstreckung der Halswirbelsäule geführt

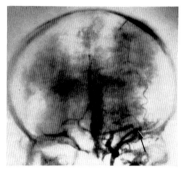

Abb. 2. Intrakranielle Karotisthrombose im Bereiche der A. cer. media etwa 1½ cm lateral der Teilungsstelle. Autounfall mit Schädeltrauma

fangs selten Hirndruckerscheinungen und kaum je ist bei ihnen die für das epidurale Hämatom doch recht charakteristische Aniskorie zu beobachten.

Sehr *unbefriedigend* sind auch bei frühzeitiger Diagnose die Behandlungsergebnisse geblieben. Die konservativen Methoden, Fibrinolyse und Antikoagulation, haben überhaupt nur dann einen Sinn, wenn es um die Behandlung der Thrombosen intrakranieller Gefäße geht, oder wenn man glaubt das Wachsen eines Halsthrombus bei intaktem Kollateralkreislauf noch aufhalten zu können.

Die operative Therapie scheint bisher daran zu scheitern, daß keiner der Fälle innerhalb der erwünschten Sechsstundengrenze operiert werden konnte. Jedenfalls ist bei unseren Fällen immer eine Rethrombosierung erfolgt, beziehungsweise eine befriedigende Wiederherstellung der Gefäßdurchgängigkeit nicht möglich gewesen.

Abschließend möchte ich einen charakteristischen Fall schildern, bei dem wir ein neues Prinzip verfolgten, das möglicherweise bessere Ergebnisse verspricht:

Die 30jährige Patientin erlitt am 12. 7. 1971 einen Autounfall mit leichten Verletzungen an der linken Kopfseite. Sie war weder bewußtlos noch gelähmt. Wenige Stunden später wurde sie plötzlich bewußtlos und linksseitig hemiplegisch. 24 Stunden nach dem Unfall kam sie an die Chir. Klinik Innsbruck. Sie war bereits wieder wach, linksseitig hemiplegisch und seltsamerweise aphasisch. Die Arteriographie zeigte einen rechtsseitigen Verschluß der Carotis interna zirca 2 cm unterhalb der Schädelbasis.

Eine Stunde später wurde die Gefäßrekonstruktion durchgeführt. Obwohl sich ein 5 cm langer Verschlußthrombus entfernen und guter Reflux feststellen ließ, obwohl die auf 1 cm Länge völlig in Einzelteile aufgelöste Intima mit einem 2 cm langen Stück der Karotis reseziert und durch ein Saphenatransplantat rekonstruiert wurde, kam es neuerlich zur Thrombosierung. Am nächsten Tag war die Patientin fast moribund. Der neurologische Zustand hatte sich aufgrund des postthrombotischen Hirnödems derart verschlechtert, daß wir eine 12 : 8 cm messende Entlastungstrepanation rechts fronto-temporal vornahmen.

Dabei zeigte sich eine Ischämie am Frontallappen und eine rote Infarzierung der Temporallappenbasis.

Der weitere Verlauf war dann aber doch eher zufriedenstellend. Die Patientin kam wieder zu sich, begann in der 3. postoperativen Woche zu sprechen und konnte in der 5. zum Gehen gebracht werden.

Sie wurde insgesamt 8 Wochen nach dem Unfall zunächst provisorisch entlassen. Zur Zeit kann sie mit Hilfe gehen, Sprache und Intelligenz sind weitgehend wiederhergestellt, aber die Hand ist vollkommen gelähmt geblieben und die diesbezüglichen Rehabilitationschancen sind schlecht.

Wahrscheinlich bleiben demnach 2 entscheidende Behandlungsprobleme zu lösen:

1. Das postthrombotische Hirnödem wird sich mit konservativen Methoden, also auch mit aggressiver Entwässerung, nie genügend beherrschen lassen. Man wird also zu ausgedehnten Entlastungstrepanationen greifen und große temporäre Schädellücken schaffen müssen.

2. Das Aufsteigen der Thrombose, beziehungsweise die Neuthrombosierung gefäßchirurgisch versorgter Karotiden zwingt dazu, daß man den cross-flow über die A. communicans anterior unter allen Umständen erhalten muß. Bisher ist in unseren Fällen ausnahmslos durch Aufsteigen und Apposition der Thromben der Verschluß in diesem Bereich erst *sekundär* eingetreten. Man wird also in Zukunft daran denken müssen, daß man dieses Ereignis vielleicht nur damit verhindern kann, daß man rechtzeitig unterhalb der intrakraniellen Karotisteilungsstelle einen Klipp setzt. Nur so ist das Eindringen eines extrakraniellen Karotisthrombus in den intrakraniellen Raum einigermaßen aufzuhalten. Daß man einen solchen Klipp mit verhältnismäßig geringen Folgen anbringen kann, ist uns schließlich von dramatischen Aneurysmaoperationen, aber auch von der durchaus routinemäßigen Versorgung der Karotis-Sinus-Fistel her bekannt.

Aussprache

F. Marguth, München (BRD):

Herr Kloss, Sie haben so mit einem Seitenblick auf mich den Erfolg der Dekompression herausgestellt, nun daß sich die Neurologie weitgehend zurückgebildet hat, ist sicher nicht eine Folge der Entlastung, sondern eine Folge der Wiederdurchblutung. Es ist ja die Frage, in wieweit kommt es bei einer Thrombose bei einem Gefäßverschluß zu einem Infarkt der irreversibel ist, denn diese Symptome werden ja nicht durch die intrakranielle Drucksteigerung provoziert, sondern durch die Ischämie. Also ich würde meinen, daß die Rückbildung eine Frage der Rekanalisation bzw. der Wiederdurchblutung ist und nicht eine Folge der Dekompression sein kann.

W. Walcher, Graz (Österreich):

Beurteilung und Behandlung der traumatischen Subarachnoidalblutung.
(Mit 1 Tab.)

Schon im Jahre 1942 hat Köbcke festgehalten, daß subarachnoidale Blutungen nach Schädeltraumen weit häufiger entstehen, als man früher angenommen hat. Nach Winkelmann und Eckel gehören subarachnoidale Blutungen mit zu den *häufigsten* Befunden, die bei tödlich verlaufenden Traumen erhoben werden. Bei den oft ausgedehnten basalen Rindenprellungsherden der Orbital- und Schläfenlappenpole im Rahmen schwerer zerebraler Traumatisierungen kommt es immer zu darüberliegenden Blutungen in den Subarachnoidalraum. Subarachnoidalblutungen durch Verletzungen bzw. Abrisse größerer Hirngefäße im Subarachnoidalraum kommen vorwiegend bei penetrierenden Schädelverletzungen und basalen Frakturen vor. Sie sind mit dem Weiterleben *nicht* vereinbar. Wir haben kürzlich einen Fall mit Abriß einer Zerebellararterie ohne Nachweis einer Fraktur beobachtet. Aber auch nach mittelschweren Schädelhirntraumen treten Subarachnoidalblutungen oft auf, selbst nach solchen ohne Bewußtlosigkeit. Sie kommen allerdings nur ganz ausnahmsweise isoliert vor, wie z. B. die fleckförmigen Subarachnoidalblutungen im Sinne leptomeningealer Kontusionen nach Spatz, sondern sind so gut wie immer Folge anderweitiger Verletzungen, in erster Linie oberflächlich gelegener kortikaler Kontusionsherde, aus denen Blut in den Liquorraum gelangt. Kleinere oberflächliche Rindenherde bedingen meist keine faßbaren neurologischen Ausfallserscheinungen und auch keine herdförmigen EEG-Veränderungen, so daß die Subarachnoidalblutung nicht selten das *einzige Zeichen* einer Contusio cerebri bleibt.

Temple Fay vertrat seinerzeit die Meinung, daß man geringfügige Subarachnoidalblutungen in die perivaskulären Räume der feinen Hirngefäße, die ja Fortsetzungen des Subarachnoidalraumes darstellen, sehr häufig nach Schädelverletzungen findet, daß diese aber wegen der geringen klinischen Erscheinungen gar nicht erfaßt werden. Stärkere hämorrhagische Liquorbeimengungen bedingen jedoch immer Beschwerden in Form von Nacken- und Stirnkopfschmerzen, Kreuzschmerzen,

Brechreiz und Erbrechen und oft auch Temperaturanstieg. An klinischen Symptomen steht ein mehr oder minder ausgeprägter Meningismus und ein positiver Kernig im Vordergrund. Der Grad der Sensoriumstrübung wird vom Ausmaß der traumatischen Hirnschädigung bestimmt. Viele leichte bis mittelschwere Subarachnoidalblutungen zeigen nach Abklingen der unmittelbaren traumatischen Bewußtlosigkeit nur eine geringgradige Beeinträchtigung des Sensoriums. Neurologische Herdsymptome in Form einseitiger oder beidseitiger Pyramidenzeichen bzw. Hirnnervensymptome sind durchaus nicht obligat und von der Lokalisation und dem Ausmaß der Kontusionsschädigung des Gehirns abhängig. Auch im EEG überwogen bei unseren Fällen allgemeine Schädigungszeichen mit subkortikaler Beteiligung gegenüber herdförmigen Veränderungen (Tab.).

Tabelle 1. Behandelte Schädelhirntraumen im AUKH — Graz (1966—1970) (ohne zerebrale Kompressionen)

Klinische Diagnose	
Commotio cerebri	1214
Contusio cerebri	132
Schädelfrakturen	126
Subarachnoidealblutungen	
mit ausgeprägten klinischen Symptomen	153
davon mit neurolog. Herdzeichen	$81 = 53\%$
davon mit EEG-Veränderungen	$117 = 76,5\%$

So fanden wir bei 153 Patienten mit ausgeprägten klinischen Subarachnoidalblutungszeichen nur in 81 Fällen, d. s. 53%, neurologische Herdsymptome meist in diskreter Form. Das EEG war in 76,5% der Fälle pathologisch, wobei Allgemeinveränderungen überwogen. Die Tatsache, daß nur bei etwa 50% der Subarachnoidalblutungen neurologische Herdsymptome feststellbar waren, sowie das Überwiegen der Subarachnoidalblutungen gegenüber den primär diagnostizierten zerebralen Kontusionen können hier als Hinweis für die Bedeutung einer Subarachnoidalblutung zur Diagnosestellung einer Contusio cerebri angesehen werden.

Der Liquor ist je nach Ausmaß der Blutung und Zeitpunkt der Punktion leicht bis stark hämorrhagisch bzw. xantochrom. Die Xantochromie, die auch nach dem Zentrifugieren des Liquors erhalten bleibt, ist *immer* ein Beweis, daß es sich nicht um eine artifizielle Blutbeimengung handelt. Die Subarachnoidalblutungen selbst wirken nicht raumverdrängend. Trotzdem soll mit einer Lumbalpunktion in der Regel zugewartet werden, um bei der bestehenden Ödemneigung des Gehirns die Tendenz zur Entwicklung eines tentoriellen oder zerebellären Druckkegels nicht zu fördern. Nur bei sehr ausgeprägten und anhaltenden meningealen Symptomen ohne Zeichen einer intrakraniellen Drucksteigerung, wie sie bei stark blutigem Liquor in Erscheinung treten, ist eine Entlastungspunktion aus therapeutischen Gründen, aber auch zum Ausschluß entzündlicher meningitischer Liquorveränderungen indiziert.

Wenn die Arachnoidea einreißt, kommt es neben der subarachnoidalen auch zu einer subduralen Blutung. Häufig bleiben diese durchgebrochenen Subarachnoidalblutungen dünn und flächenhaft im Subduralspalt in Form eines Pfannkuchenhämatoms (pancake hematome), ohne zu einer wesentlichen Raumverdrängung zu führen. Kommt die Blutung jedoch nicht von selbst zum Stehen, so wirkt sie raumverdrängend und führt als akutes oder subakutes subdurales Hämatom zu einer Compressio cerebri. Durch entsprechende minutiöse Beobachtung des Patienten müssen die zunehmenden Hemisphärensymptome und Hirnstammdekompensationszeichen frühzeitig erfaßt und unbedingt einer operativen Entlastung zugeführt werden.

Bei den traumatischen Subarachnoidalblutungen kann es im Bereiche des Kontusionsherdes auch zu Blutungen in die Hirnsubstanz selbst kommen. Kleinere punkt-, kugel- und streifenförmige Blutungen, namentlich in den tieferen Rindenschichten und an der Grenze zwischen Rinde und Mark, sind sogar häufig, werden jedoch in diesem Ausmaße innerhalb der Kontusion kaum besonders bedeutungsvoll. Manchmal kann es allerdings zur Entwicklung eines raumverdrängenden intrazerebralen Hämatoms kommen, das ebenfalls einer operativen Behandlung zugeführt werden muß.

Im gegenständlichen Falle war es bei einem 18jährigen Patienten mit neurologischen Kontusionssymptomen und schwerergradigen Subarachnoidalblutungszeichen nach einer Latenzzeit von 15 Tagen mit zunächst deutlicher Rückbildung der klinischen Symptome und Beschwerden zu einer nahezu schlagartig einsetzenden Hirnstammdekompensation durch ein Enzephalhämatom aus dem Kontusionsherd gekommen, sodaß eine operative Entlastung nicht mehr möglich war. Das zum Stillstand gekommene kontralaterale Pfannkuchenhämatom hatte keine Verdrängungssymptome bewirkt.

Eine weitere Operationsindikation kann sich durch Liquorzirkulationsstörungen ergeben. Bei ausgedehnteren subarachnoidalen basalen Koagula ist die Entwicklung eines äußeren Spannungshydrozephalus mit komprimierenden Auswirkungen auf den Hirnstamm möglich und bedarf ebenfalls einer operativen Entlastung.

Die Diagnose der Subarachnoidalblutung ergibt sich aus den angeführten Beschwerden, den meningealen Symptomen und dem Liquorbefund. Differentialdiagnostische Erwägungen sind einerseits in Richtung einer Nackenkontusion bzw. einer Distorsion der Halswirbelsäule erforderlich, zum anderen muß eine aszendierende bakterielle Meningitis ausgeschlossen werden. Bei Meningismus durch eine Subarachnoidalblutung ist die seitliche Beugung und Rotation der HWS kaum behindert wie bei direkter traumatischer Einwirkung auf die Nackenregion. Eine posttraumatische bakterielle Meningitis bei einer frontobasalen Fraktur ist wesentlich seltener als eine Subarachnoidalblutung, der Zeitraum bis zur Ausbildung der meningitischen Symptome ist in der Regel länger als bei der Subarachnoidalblutung, bei der die meningealen Erscheinungen meist unmittelbar nach dem Unfall auftreten.

Wir haben nur einmal beobachtet, daß sich eine aszendierende bakterielle Meningitis bei einem Kind mit laterobasaler Fraktur und chronischer Otitis innerhalb von 24 Stunden entwickelte und durch eine operative und antibiotische Behandlung sofort saniert werden konnte.

Gelegentlich kann es bei traumatischen Subarachnoidalblutungen in den ersten Tagen nach dem Unfall zu einer neuerlichen Blutung in den Liquorraum kommen. Man beobachtete dann meist zwischen dem 3. und 5. Tag eine *plötzliche* Zunahme der Nackensteifigkeit und der Kopfbeschwerden und auch eine Verschlechterung der psychischen Reaktionslage. Im xantochromen Liquor finden sich frische Blutbeimengungen, jedoch keine massive entzündliche leukozytäre Pleozytose wie bei einer bakteriellen Meningitis. Klingler beobachtete subarachnoidale Nachblutungen aus Kontusionsherden bis zu einem Intervall von maximal 11 Tagen. Während er in keinem seiner Fälle das Auftreten einer Bewußtlosigkeit oder neurologischer Herdsymptome im Rahmen von Sekundärblutungen feststellen konnte, haben wir bei unserem eigenen Krankengut schwerere Bewußtseinsstörungen, auftretende neurologische Herdzeichen und EEG-Verschlechterungen bei subarachnoidalen Nachblutungen vereinzelt gesehen. Bei längerem Intervall bis zum Auftreten einer neuerlichen Subarachnoidalblutung muß an die Möglichkeit eines *basalen arteriellen Aneurysmas* gedacht werden. Auch der Nachweis subhyaloidaler Blutungen am Augenhintergrund spricht eher für eine spontane aneurysmatische Subarachnoidalblutung.

Wir haben bei 2 Patienten mit Nachblutungen nach längerem Intervall ein basales arterielles Aneurysma angiographisch objektivieren und einer erfolgreichen neurochirurgischen Behandlung zuführen können. In einem Fall war eine spontane Subarachnoidalblutung erfolgt, die zunächst als traumatisch bedingt angesehen wurde. Die 12 Tage später auftretende ziemlich massive Nachblutung ergab den ätiologischen Hinweis. Im 2. Fall war die aneurysmatische Blutung durch ein schweres Schädelhirntrauma ausgelöst worden. Anlaß zur Angiographie waren hier die trotz Therapie anhaltenden und eher zunehmenden Symptome einer hämorrhagischen Meningitis.

Das Schicksal einer Subarachnoidalblutung ist natürlich abhängig vom Ausmaß des traumatisch-morphologischen Hirnschadens. Die Prognose der leichten bis mittelschweren Subarachnoidalblutungen ist in der Regel günstig. Die meningealen Symptome und auch die Beschwerden klingen meist innerhalb von 1—2 Wochen ab. Im Liquor findet man oft schon wenige Tage nach der Kontusion keine frischen Blutbeimengungen, sondern lediglich eine Xantochromie. Zu diesem Zeitpunkt kann noch eine deutliche Nackensteifigkeit bestehen. Innerhalb von 2—3 Wochen bilden sich die Liquorveränderungen vollständig zurück.

Die *Therapie* der traumatischen Subarachnoidalblutung deckt sich weitgehend mit den Maßnahmen, wie sie bei mittelschweren und schweren Schädelhirntraumen durchgeführt werden. Eine allfällig durch die Blutung geförderte Hyperthermie bedarf einer Behandlung mit lytischer Mischung und Kühlung. Bei anhaltendem Erbrechen bewährt sich das speziell auf das Brechzentrum sedierend wirksame Triflupromazinderivat Psyquil.

Obwohl man nach den heutigen Erkenntnissen der Mechanogenese der Rindenprellungsherde — es darf hier auf die Untersuchungen von

Spatz u. Peters, sowie von Sellier und Unterharnscheidt verwiesen werden — mit Recht annehmen kann, daß es sich bei den die Arteriolen, Venolen und Kapillaren manschettenförmig umgebenden und das umliegende Gewebe verdrängenden Hämorrhagien um rhektische Blutungen handelt, die im Augenblick der Gewalteinwirkung dadurch entstehen, daß eine durch Unterdruck bzw. Sog bedingte Kavitation zu Gewebsverdrängung und Sprengung der feinsten Kapillaren führt, findet man regelmäßig am Rand der Herde bei mehrstündiger Überlebenszeit sekundäre diapedetische Blutungen, bei denen die Erythrozyten in das Gewebe infiltrieren und dieses *nicht* verdrängen. Da nach der klinischen Symptomentwicklung auch für die Ausbildung von Subarachnoidalblutungen beide Mechanismen von Bedeutung sein dürften, führen wir bei allen Subarachnoidalblutungen und zerebralen Kontusionen eine hämostyptische Behandlung durch, wobei gerade den konjugierten Östrogenen wie z. B. dem Premarin, nach unseren empirischen Erfahrungen ein gewisser präventiver Effekt hinsichtlich hämorrhagischer Nachschübe zuzukommen scheint.

Wenn auch die klinische Bedeutung der bei leichten und mittelschweren Subarachnoidalblutungen oft nur kleinen Rindenprellungsherde nicht überschätzt werden darf, soll die Entlassung der Patienten im Hinblick auf die verlängerte Erholungszeit nicht zu früh erfolgen, auch um neurotische Entwicklungen auf der Basis der prolongierten Beschwerden vorzubeugen. Neben der Rückbildung der klinischen Symptome kann hier die Normalisierung des Hirnstrombildes restituive Hinweise ergeben.

F. Braun u. E. Tipold, Wien (Österreich):

Verschluß von Dura und Schädellücken bei Erwachsenen und Kindern.
(Mit 2 Tabellen.)

1. Indikation

Die *Indikation* zum Verschluß von Schädelknochendefekten ist keine absolute, es gibt aber einige Gründe, die für eine plastische Deckung sprechen. In erster Linie sehen wir im *großen entstellenden Knochendefekt*, besonders im Stirnbereich eine Operationsindikation, weil die Entstellung für viele Patienten eine erhebliche seelische Belastung darstellt, die das ganze psychische Verhalten beeinträchtigen kann. Dagegen tritt die *Defektdeckung zum Schutz des Gehirns* in den Hintergrund, die Gefahr einer Verletzung wird von den Patienten meist überschätzt und spielt bei der Indikation zum plastischen Verschluß erst bei entsprechender Größe eine Rolle. Viele Autoren stellen daher an der behaarten Konvexität erst bei handtellergroßen Defekten die Indikation zur Plastik (Tönnis, Krüger, Heppner).

Subjektive Beschwerden, wie Kopfschmerzen werden manchmal nach der Deckung gebessert, besonders bei schwankendem Hirndruck. Ebenso das unangenehme Pulsieren im Bereich des Defektes, Schwindelgefühl bei Lagewechsel des Körpers und bei Anstrengungen, sowie abnorme Empfindlichkeit am Rand der Knochenlücke.

Bei kleineren kindlichen Knochendefekten reichen zumeist Periostreste zur Regeneratbildung aus, nur größere sollen plastisch gedeckt werden, wobei wir wegen des Wachstums autologes Material, meist Spaltrippen, bevorzugten. In *höherem Alter* ist eine Schädeldachplastik in der Regel nicht mehr indiziert. Der *Einfluß auf die posttraumatische Epilepsie* ist noch umstritten. Wir sind mit anderen Autoren (Krüger, Streli) der Meinung, daß durch die Schädeldachplastik, seit Verwendung von gewebsfreundlichem Material und bei schonender Operationstechnik, eine bestehende posttraumatische Epilepsie in der Regel nicht beeinflußt wird. In unseren eigenen Fällen haben wir keine Verschlechterung einer posttraumatischen Epilepsie beobachten können.

Im Gegensatz zu den relativen Indikationen bezüglich der plastischen Deckung von Knochendefekten ist die *Indikation zum Verschluß der Dura eine absolute*. Ein Offenlassen von Duralücken führt meist zu flächenhaften Verwachsungen zwischen Hirnrinde und dem darüberliegendem Gewebe und ermöglicht außerdem ein Ausbreiten von Infektionen in die Tiefe, besonders von den Nebenhöhlen ausgehend. Es ist daher in allen Fällen, bei denen eine primäre Duranaht nicht möglich ist, ein wasserdichter plastischer Verschluß der Dura anzustreben, der einen dichten Abschluß des Liquorraumes, unter Berücksichtigung eines genügend großen Reserveraumes für die häufige postoperative Drucksteigerung, bilden soll. Er soll außerdem den Übertritt von Blut und nekrotischem Gewebe aus der Muskulatur, sowie von Keimen in den Liquorraum verhindern und schließlich Verklebungen zwischen Hirnrinde und Transplantat vermeiden.

Tabelle 1. Knochenersatz

Autologe Transplantate	Homologe Transplantate	Alloplastische Transplantate
Spaltrippen Reimplantation kältekons. eigener Knochen	Kältekonservierter homoiopl. Knochen	Methylmethacrylate (Palacos, Simplex)
Darmbein Schädelkalotte Schienbein Rippenknorpel	Kombination mit autolog. Spongiosaplomben od. autolog. Rippenspänen	Plexiglas Tantal Stahl

2. Material und Methoden

Das verwendete Material zur Knochendefektdeckung soll 1. gewebsfreundlich und 2. gut formbar sein. Hinsichtlich der Gewebsverträglichkeit sind sicherlich die *autologen Transplantate* wegen ihrer biologischen Eigenschaften an erster Stelle zu nennen. Sie unterliegen nicht so leicht der Resorption und neigen auch weniger zur Infektion. Hingegen ist die

Formbarkeit beschränkt und das kosmetische Resultat daher nicht immer befriedigend. Auch muß ein zusätzlicher Eingriff zur Entnahme zugemutet werden. Am ehesten hat sich uns hier die *Transplantation frischer gespaltener Rippen* bewährt, mit denen auch größere Defekte, besonders im Kindesalter, kosmetisch befriedigend gedeckt werden können, wobei es auch an der Entnahmestelle zu rascher Regeneratbildung kommt. Die besten Resultate ergeben in dieser Gruppe die *Reimplantation der kältekonservierten eigenen Knochendeckel*, die bei der primären Operation wegen des Hirndruckes nicht eingefügt werden konnten und deshalb in der Kühltruhe bei —25° konserviert wurden, wenngleich wir auch hier in unseren Fällen einmal vermehrte Resorption und einmal Infektion beobachten konnten. Dagegen eignen sich die zahlreichen angegebenen Methoden mit anderem autoplastischem Material, wie Darmbeinkamm, Tabula externa (frei oder gestielt), Tibia mit Periost, Rippenknorpel nur für mittelgroße bis kleine Defekte mit allen vorher erwähnten Nachteilen. Während die Verwendung von *homologen Knochentransplantaten*, die durch Hitze, Alkohol oder Äther sterilisiert wurden, wegen der Häufigkeit der postoperativen Infektion oder Resorption wieder aufgegeben wurden, konnte Streli 1958 in einigen nachuntersuchten Fällen zeigen, daß *kältekonservierte Stirnbeintransplantate*, die von frischen Unfalleichen 1—2 Stunden nach dem Tod gewonnen worden sind, 1—2 Jahre nach der Transplantation mit kosmetisch gutem Resultat eingeheilt und weitgehend umgebaut waren. Da es aber doch manchmal zu teilweiser Resorption der homoioplastischen Knochen zu kommen scheint, wurde diese Methode in der Absicht, lebende Knochenzellen in das Transplantat zu verlagern, verbessert durch *Pfropfung mit frischen Spongiosaplomben vom Darmbein des Empfängers* (Campbell und Basset) oder mit *frischen Rippenspänen* (Streli) der über gute Ergebnisse in 10 Fällen berichtet. Wenn dadurch auch der schleichende Ersatz des homoioplastischen Knochentransplantates sicherlich beschleunigt wird, steht dieser Methode doch wieder die zeitraubende Entnahme des Transplantates, der zusätzliche zweite Eingriff zur Gewinnung des autologen Materials und damit auch die längere Operationsdauer gegenüber.

Wenn wir diese Nachteile vermeiden wollen, muß man in den meisten Fällen auf *alloplastisches Material* zurückgreifen. Hier wurden früher Silberplatten, Plexiglas, Tantal- und Stahlplatten, letztere zum Teil mit guten Ergebnissen, verwendet. Einen entscheidenden Fortschritt bedeutet hier die Einführung der schnellhärtenden Kunstharze, der *Methylmethacrylate* (Palacos und Simplex Pentocryl), die die Vorteile guter Gewebsverträglichkeit und Formbarkeit mit kürzester Operationsdauer bei einfacher Technik verbinden und dadurch in den letzten Jahren zum Mittel der Wahl geworden sind. Durch Mischung des flüssigen Monomers mit dem pulverförmigen Polymer entsteht eine zähflüssige Masse, die in den Defekt nach Abdeckung der Dura mit Watte und Kunststoffolie eingegossen wird und dort in 5—6 Minuten erhärtet. Über die Operationstechnik im Einzelnen wurde in zahlreichen Arbeiten (erstmals Woringer 1951) berichtet und kann im Rahmen dieses Kurzreferates nicht näher eingegangen werden. Erwähnen möchte ich nur, daß wir neben dem Eingießen der zähflüssigen Masse in den Defekt, das Auswalzen zwischen Polyäthylenfolien und folgende Einpassen in den Defekt bevorzugen, da die Oberfläche der Platte glatter wird, dadurch weniger die Ansammlung von Bakterien zuläßt und schon früher während der Erhärtung geformt werden kann.

Gegner der Alloplastik befürchten in den akrylischen Kunstharzen geschwulstbildende Faktoren. Bisher wurden jedoch nach Literaturangaben in 20jähriger Beobachtungszeit *keine* malignitätsverdächtigen Neubildungen gesehen (Carstensen, Spence, Harris, Sadek, Rosemeyer, Woringer u. a.).

Tabelle 2. Duraersatz

Autologe Transplantate	Homologe Transplantate
Fascia lata	Lyophilisierte Dura
Galea-Periost	Kältekonservierte Dura
Fascia temporalis	
Dura-Umkipplastik	

Zum Duraersatz stehen uns *Autotransplantate*, wie Fascia lata, Temporalfaszie, Galea-Periostlappen (besonders bei frontobasalen Verletzungen) und bei kleineren Defekten die Dura-Umkipplastik zur Verfügung. Auch hier hat sich in den letzten Jahren durch die Einführung der *homologen Transplantate*, wie kältekonservierte Dura und lyophilisierte Dura ein Wandel ergeben.

Histologische Untersuchungen haben gezeigt, daß diese Transplantate nach 4—6 Wochen von körpereigenen Zellen durchwandert sind, wobei es jedoch kaum zu Verwachsungen mit der Hirnoberfläche kommt und auch die Kopfschwarte wesentlich leichter von diesen Transplantaten abpräpariert werden kann.

III. Bedingungen

Für die Durchführung einer plastischen Operation müssen einige Grundbedingungen erfüllt sein: *Die Haut* muß in gutem Zustand sein und soll eine spannungslose Naht ermöglichen. Ist dies nicht der Fall, so ist vorher eine Korrektur vorzunehmen. Der Hautschnitt soll so angelegt werden, daß keine Durchblutungsstörung am Lappen auftreten kann. Er soll außerdem möglichst weit vom Transplantat entfernt sein und nicht über dieses geführt werden. Im Stirnbereich hat sich der bitemporale Hautschnitt hinter der Stirnhaargrenze am besten bewährt. *Der Zeitpunkt* soll in genügend großem Abstand zur Primäroperation gewählt werden. Dies gilt besonders, wenn infolge lokaler Infektion eine gestörte Wundheilung bestand oder wenn eine Beteiligung der Nebenhöhlen vorlag. In diesem Fall warten wir mindestens *12 Monate*. Sonst haben wir es uns zur Regel gemacht, erst *6 Monate* nach der Primäroperation die Plastik durchzuführen. Nur wenn die Absicht besteht, einen eigenen kältekonservierten Knochen zu verwenden, führen wir die Plastik schon früher, nach *2—3 Monaten,* durch, weil es durch Resorption an den Rändern der Knochenlücke zu schlechtem Kontakt mit dem Transplantat kommen kann.

Im *Frontobasalgebiet* soll eine exakte Versorgung der Nasennebenhöhlen erfolgt sein und schließlich muß bei der Operation die *Dura überall intakt* sein, sonst müssen zuerst die Nebenhöhlen saniert, beziehungsweise der Duradefekt gedeckt werden und die Knochendefektdeckung zu einem späteren Zeitpunkt erfolgen.

IV. Eigene Fälle

Wir haben innerhalb der letzten 8 Jahre von 1963—1970 im UKH Wien XII bei *74 Patienten* eine Schädeldachplastik durchgeführt, davon bei 8 Patienten doppelseitig, somit insgesamt *82 Knochendefekte* plastisch gedeckt.

Die Defekte lokalisierten sich in *23 Fällen frontal,* davon 6mal mit Beteiligung der Augenbrauenbögen, in *34 Fällen temporal,* davon 8mal beidseitig nach Entlastungstrepanationen und in *16 Fällen parietal.*

An *Material* wurden *2mal Spaltrippen, 14mal kältekonservierte eigene Knochendeckel* und in den letzten Jahren fast ausschließlich in *66 Fällen Methylmethacrylate* (Palacos oder Simplex) verwendet.

V. Ergebnisse

Die *Wundheilung* erfolgte bei den 82 Schädeldachplastiken 80mal ohne Komplikationen p. p. Bei 2 Patienten kam es zur Infektion, wobei in beiden Fällen schon bei der Primäroperation Wundheilungsstörungen aufgetreten waren, sodaß der Mißerfolg nicht der Methode oder dem Material angelastet werden kann. Beide heilten nach Entfernung der Transplantate (ein Methacryl- und ein eigener kältekonservierter Knochendeckel) ohne weitere Komplikationen in kurzer Zeit. Bei letzterem wurde nach einem Jahr eine neuerliche Deckung mit Methacryl durchgeführt, die p. p. heilte.

Serombildung beobachteten wir nur in 2 Fällen.

Das *kosmetische Resultat* kann als sehr gut bezeichnet werden. Besonders entstellende Defekte im Stirnaugenbrauenbereich können seit Einführung der gut modellierbaren Methylmethacrylate in nahezu idealer Weise ausgeglichen werden.

Ein *Duraverschluß* wurde im gleichen Zeitraum bei 90 Patienten durchgeführt, davon bei 14 Patienten doppelseitig, insgesamt somit 104mal. Die primäre Duranaht war in 25 Fällen möglich. Der *plastische Verschluß* hingegen *79 mal notwendig.*

An *Material* zum plastischen Verschluß wurde in 39 Fällen Fascia lata, Galea-Periost in 5 und Fascia temporalis in 8 Fällen verwendet. In den letzten Jahren wurde die Deckung von Duradefekten fast ausschließlich in 27 Fällen mit *lyophilisierter Dura* durchgeführt.

Wir konnten uns von der reaktionslosen Einheilung, sowohl der autologen wie auch der homologen Transplantate, bei zahlreichen nachfolgenden Knochendefektdeckungen überzeugen. Der Unterschied bestand vorwiegend darin, daß autologe Transplantate eher zu Verwachsungen, sowohl mit dem darüberliegenden Gewebe als auch mit der Hirnoberfläche, neigen. Hingegen scheinen die homologen Transplantate (lyophilisierte Dura und die ihr gleichwertige kältekonservierte Dura) der Forderung nach zuverlässigem Verschluß ohne größere Gewebsreaktion am nächsten zu kommen.

VI. Zusammenfassung

Ich habe versucht, einen kurzen Überblick über die Indikationsstellung und die verschiedenen Methoden der Deckung von Schädelknochen- und Duradefekten zu geben. Zuletzt berichtete ich über unsere eigenen Erfahrungen und Ergebnisse aus dem UKH Wien XII. Wenn auch die Meinungen noch different sind, glaube ich doch festhalten zu können:

Kleine *kindliche* Knochendefekte brauchen keine plastische Deckung. Auch bei Erwachsenen besteht keine Notwendigkeit kleine Defekte zu operieren.

Im Vordergrund der *Indikations*stellung steht der entstellende große Knochendefekt im Stirnbereich mit Beteiligung der Augenbrauenbögen. Im Gegensatz zu den Knochendefekten mit ihrer relativen Operationsindikation steht der Duradefekt mit der absoluten Notwendigkeit des plastischen Verschlusses. Aus der Zahl der zur Verfügung stehenden Methoden und Materialien haben wir in den letzten Jahren bei der Deckung von knöchernen Defekten den schnellhärtenden Kunstharzen den Vorzug gegeben und bei der Deckung von Duradefekten die lyophilisierte Dura verwendet. Wir haben damit sehr gute Erfahrungen machen können und sahen keine Nachteile.

9. Oktober 1971 (Europa-Saal)

Rundtischgespräch. Leiter: G. Schlag, Linz (Österreich):

Konservative Behandlung und Intensivpflege der Schädel-Hirnverletzungen.

Vorerst möchte ich Herrn Prof. Dr. Schmidt entschuldigen, der infolge dienstlicher Verhinderung nicht erscheinen konnte. Herr Doz. Dr. Kroupa erhielt leider kein Ausreisevisum. Für Herrn Prof. Dr. Lutz sind seine beiden Oberärzte Dr. Klose und Dr. Peter erschienen.

Wir haben uns heute in einem Round-Table-Gespräch mit den Problemen der Intensivpflege des schweren Schädel-Hirntraumas zu befassen und ich glaube, daß es auf Grund dieser sehr zahlreichen Probleme wichtig ist, die Intensivpflege beim Schädel-Hirntrauma in Teilgebiete einzuteilen. Wir haben uns hier als Probleme folgende Punkte gestellt:
1. Respiratorische Probleme.
2. Ernährungsprobleme in Verbindung mit der Zufuhr entweder auf parenteralem oder oralem Wege.
3. Probleme des Hirnödems, die die Behandlung betreffen.
4. Thermoregulationsstörungen.
5. Aufgaben des Neurologen in der Intensivpflege.
6. Der Säure-Basen-Haushalt in Verbindung mit dem Elektrolytstoffwechsel.
7. Die Probleme des Stress-Ulkus, welches als gefürchtete Komplikation auftreten kann.
8. Abschließend einige Worte zur Differentialdiagnose des Schädel-Hirntraumas: Fettembolie.

Ich möchte gleich zu dem ersten Punkt übergehen und Herrn Bergmann bitten über die respiratorischen Probleme bei der Intensivpflege zu sprechen.

H. Bergmann, Linz (Österreich):

Die Probleme der Respiration beim Schädel-Hirntrauma können schlagwortartig gegliedert werden.
1. Beatmung.
2. Nasotracheale Langzeitintubation, Versus Tracheotomie.
3. Tracheobronchialtoilette.

Zunächst zur Beatmung. Pathophysiologisch gehen Respirationsstörungen beim Schädel-Hirntrauma üblicherweise mit einer spontanen Hyperventilation einher. An objektiven Befunden zeigt sich eine respiratorische Alkalose und eine Störung des Ventilations-Perfusionsverhältnisses mit Hypoxämie, Erhöhung der alveolo-arteriellen-Sauerstoffdifferenz, des Totraumquotienten und des Shuntvolumens. Die gesteigerte Atemarbeit erhöht den Sauerstoffbedarf, die Hypoxämie nimmt zu, im Circulus Vitiosus kommt es zur Erschöpfung. Zweck der Beatmung muß es daher sein, die Atemarbeit und den Sauerstoffbedarf zu senken und die Oxygenierung zu bessern.

Fragt man nun nach der *Indikation* zur Beatmung, so wird man die Antwort kaum als allgemein gültige Faustregel geben können. Pathologische blut- und atemgasanalytische Werte sehen wir zwar als echte Indikation an, klinische Hinweise einer erhöhten Atemarbeit sollten aber auch bei normalen Blutgaswerten genügen, um sich ebenfalls zur Einleitung einer Respiratortherapie zu entschließen.

Über den Umfang dieser Aufgabe muß man sich allerdings im Klaren sein, in der Routine eines Beatmungszentrums wird die Entscheidung zum aktiven Handeln leichter fallen als beim sporadischen Einzelfall im Krankenhaus ohne Intensivtherapie.

Wie soll man nun beatmen. Unter fortlaufender blutgasanalytischer Überwachung soll sich das pO_2 zwischen 100 und 150 Torr bewegen und das pCO_2 etwa zwischen 25 und 30 Torr liegen. Dieser Trend zur mäßigen kontrollierten Hyperventilation entspricht modernen, nicht ganz unwidersprochenen Kenntnissen, denen der Begriff des inversen zerebralen Steal-Syndroms zugrunde liegt. Für diese Verwendung volumsgesteuerter Respiratoren spricht die exaktere Einstellbarkeit von FiO_2, die Möglichkeit langsam ansteigender Inspirationsdruckkurven und bessere Kompensation bei Minderung der Compliance und bei Erhöhung der Resistance. Für die Verwendung *druckgesteuerter* Apparate zumindest am Beginn der Therapie spricht vor allem deren Handlichkeit! Die Einstellung eines exspiratorischen Druckplateaus trägt zur Abnahme des Shuntvolumens bei, erhöht aber den intrakraniellen Druck und sollte, wenn zur Oxygenierung nicht notwendig, vermieden werden.

Wechseldruckbeatmung wäre im Sinne einer Hirndrucksenkung angezeigt, birgt jedoch die Möglichkeit des Alveolenkollapses und des Lungenödems in sich. Auf intermittierendes Blähen der Lunge darf nicht vergessen werden. Die Kardinalfrage nun, ob durch frühzeitigen routinemäßigen Einsatz von Respiratoren das Schicksal des Hirntraumatikers positiv beeinflußt werden kann, muß mangels kontrollierter Vergleichsuntersuchungen offen bleiben.

Die Erfahrungen der Arbeitsgruppe um Steinbereithner sprechen mit gewisser Vorsicht, jedoch sehr dafür, den Beatmungsweg *konsequent* zu beschreiten. Mag man sich nun aber zur Beatmung entschließen oder nicht, über eine nasotracheale Langzeitintubation oder eine Tracheotomie wird man nicht hinwegkommen, wenn der Luftweg freigehalten, eine Aspiration vermieden und der Bronchialbaum wirkungsvoll abgesaugt werden soll.

Die Entscheidung zur Beibehaltung der initialen Intubation wird nun dann leichter fallen, wenn in dauernder Bewußtlosigkeit nicht vorhersehbar und eine kurzfristige Lösung des Problems sowohl im positiven als auch im negativen Sinn möglich erscheint. Eine *vertretbare Dauer* dieser Intubation liegt beim Erwachsenen zwischen 1 und 7 Tagen, wir selbst sind Anhänger der 72 Stunden-Grenze, das Limit bei Kindern wird zwischen 1 und 3 Wochen angegeben.

Larynxschäden treten in 4—10% der Fälle auf und hängen vom Trauma der Intubation, vom Keimbefall und von Größe, Druck, Bewegung und Material des Tubus ab. Der Entschluß, nach Ablauf der gewählten Zeitgrenze zu tracheotomieren ergibt sich zwanglos aus dem Fortbestand der Bewußtlosigkeit.

Zur *Tracheotomie* selbst sei bemerkt, daß die Björksche Lappentechnik zwischen dem 2. und 3. Trachealring bei Isthmus-Durchtrennung mit ausreichend großer Trachealöffnung vielfach als Optimum angesehen wird. Form, Material und Manschette bestimmen sodann die Auswahl der Kanüle. Eine endgültige Entscheidung zwischen weichem Plastikmaterial, üblicherweise Polyvinylchlorid und Gummi rot oder Latex ist noch nicht gefallen. In beiden Polymeren können Zusatzstoffe enthalten sein, die bei Gewebskontakt herausgelöst, irritierend wirken. Wesentlich scheint daher ein negativer biologischer Test zu sein, der als Aufdruck auch deklariert sein muß.

Die Manschetten sollen weich sein, eine hohe Compliance des Cuff und großflächigen Kontakt mit der Trachealwand ermöglichen. Harte Plastikballons lassen sich durch Dehnung in heißem Wasser vorbehandeln und werden so zu Niederdruckmanschetten. Hohe Atmungsdrucke erfordern allerdings ebenso hohe Verschlußdrucke zwischen Manschette und Trachealwand, auch wenn man grundsätzlich nur Wert auf minimale Wichtigkeit legt. Niederdruckmaterial schließt daher an sich nicht mit Sicherheit Gewebsschäden aus, ist allerdings Punktkontakten weniger weichen Plastikmaterials vorzuziehen. Bei der Sterilisation von Tuben und Kanülen neigt sich der Trend zum Einmalgerät. Gassterilisation mit Äthylenoxyd muß in ökonomisch schwachen Bereichen, zu denen wir uns zählen müssen, immer noch als Methode der Wahl angesehen werden, wird jedoch heute wesentlich kritischer beurteilt als noch vor wenigen Jahren. Es sind daher Clearancezeiten von 4 Tagen zu berücksichtigen, um die gewebsirritierende Wirkung von Gasresten selbst und von Verbindungen zwischen Gasresten und Stoffen des Tubusmaterials mit einiger Sicherheit auszuschalten. Ob die teure Kaltsterilisation im Vergleich zu den doch allmählich billiger werdenden Disposables auf die Dauer tatsächlich ökonomisch sein wird, sei einer kritischen Wirtschaftsprüfung anheim gestellt.

Die Pflege des *Trachealstomas* reicht schließlich vom 4stündigen trockenen Gazewechsel mit Kochsalzwaschungen bis zur offenen Versorgung mit Antibiotikaspray und Salbe. Wozu immer man sich entschließen mag, die Sorgfalt der Methode wird dabei von ausschlaggebender Bedeutung für den Effekt sein. Den Keimbefall selbst kann man ausschließen, der bakteriologische Befund sagt aber nichts über den Grad der lokalen Pathogenität aus. Das Anschlußstück zum Respirator muß schließlich in 2 Ebenen rotierbar sein und traumatisierende Bewegungen der Kanüle in der Trachea nach Möglichkeit vermeiden.

Beherzigt man diese Überlegungen, so muß man dennoch mit einer Frequenz von 4—5% schwerer über 50% des Lumens einengender Trachealstenosen rechnen. Übersichtliche Faktoren sind im Stoma selbst, in der Dehnung der Manschette, im perfusionsmindernden Wanddruck, in bakteriellen Infektionen, toxischen Substanzen des Kanülenmaterials und mechanischen Bewegungstrauma der Kanülen und der Trachea selbst zu suchen. Die Häufigkeit objektivierbarer geringgradiger Stenosen *ohne* subjektive Erscheinungen kann bis zu 75% aller Fälle betragen. Um die Hinweise auf respiratorische Probleme beim Schädel-Hirntrauma abzuschließen, seien noch einige Probleme der Obsorge um den Bronchialbaum erlaubt. Dabei auf Absaugvorgänge einzugehen, scheint zunächst trivial, wird jedoch dann bedeutsam, wenn man sich Komplikationsmöglichkeiten wie Infektion, Gewebstrauma oder gar akute Hypoxie, Anstieg des venösen Rückstroms mit Rechtsherzversagen und Herzstillstand durch massiven intrathorakalen Druck vor Augen hält. Weite, Dicke und Öffnung der Saugkatheter müssen daher physikalischen Prinzipien entsprechen. Auf die Sterilität ist ebenso wie auf eine zeitliche Beschränkung des Saugvorganges zu achten. Eine Präoxygenierung ist zu fordern. Spricht man schließlich von *Befeuchtung* der Inspirationsluft, so denkt man zwangsläufig an den Ultraschallvernebler, dessen Effekt sich signifikant von pneumatischen Verneblern unterscheidet. So stehen einer orthodoxen Vernebelungsgröße von 0,5 ml Wasser/Min. mit dem max. 3—4 ml des Ultraschallgerätes gegenüber, so daß sogar an die Überwässerung gedacht werden muß. Auch die Nebeldichte liegt bis zu 10fach zu und der Anteil der wirksamen Partikel in der Größe von 1—5 μ verhält sich etwa wie 50 : 95%. Nebelkammer und Energiewandler müssen trennbar, die Plastikkammer autoklavierbar sein und soll alle 24 Std. gewechselt werden. Nur so und durch Verwendung von steriler Flüssigkeit mit Antriebsgasfiltern können bakterielle Infektionen hintangehalten werden. Das Ultraschallgerät wird bei Verwendung von H_2O_2 auch zur einfachen und wirkungsvollen Sterilisation bei Respiratoren Verwendung finden.

Fassen wir also die Vielzahl der angedeuteten respiratorischen Probleme des Schädel-Hirntraumas zusammen, so waren wir mit nicht übergroßem Aufwand auf Intensivstationen bisher imstande bescheidene Erfolge zu erzielen.

Wir können mit allen unseren Maßnahmen oft nur *das Sterben verlängern*, müssen dies aber tun, wollen wir eine optimale Erfolgsquote erreichen. Schädel-Hirntraumen abseits von Intensivtherapiestationen behandeln zu wollen, scheint heute nicht mehr vertretbar zu sein.

G. Schlag:

Ich möchte jetzt die Probleme der Behandlung des Hirnödems durch Herrn Eisterer etwas näher besprechen lassen.

H. Eisterer, Wien (Österreich):

Ich möchte im Hinblick auf das folgende Round-Table-Gespräch bewußt darauf verzichten, auf pathophysiologische und sonstige diagnostische Problematiken des Hirnödems hier einzugehen und will nur kurz die *therapeutischen Möglichkeiten* die wir haben, um das Hirnödem zu beeinflussen, besprechen.

Da muß man an erster Stelle oder ich will sagen klassischer Stelle die *Osmo-Therapie* nennen. Sinn einer zweckmäßigen Osmotherapie muß es sein, die Osmolarität des Plasmas zu steigern. Es kommt dadurch zu einem Einstrom von intrazellulären Wasser, welches dann durch die Nieren ausgeschieden werden kann. Es wird also der Versuch einer intrazellulären therapeutischen Dehydrierung unternommen, die naturgemäß mit gewissen Gefahren verbunden ist. Es ist sicherlich unzweckmäßig, eine *echte* Dehydrierung des Gesamtorganismus und vor allem des Kreislaufes zu erzielen, weil die Hypovolämie naturgemäß durch Chemo-Konzentration nicht nur zu Kreislaufveränderungen, sondern auch zu entscheidenden Nachteilen für die Mikrozirkulation führt. Dasselbe gilt auch für andere entwässernde Maßnahmen, wie die Anwendung von Saluretika etc.

Nun, es wird immer die Frage aufgeworfen, in welcher Form man diese Substanzen verwenden kann und welche Substanzen ein Optimum darstellen? Ich möchte kurz darauf eingehen.

Zur Verfügung stehen im Wesentlichen Mannitol, Urea und hochkonzentrierter Zucker- bzw. Zuckeralkohole, hier vor allem das Sorbit. Der *Vorteil* der Zuckerlösungen liegt darin, daß diese nicht ausgeschieden werden können und metabolisiert werden. Hier liegt jedoch auch ein entscheidender *Nachteil*, weil natürlich die schnelle Metabolisation zu einem Osmolaritätsverlust des Plasmas führt und es ist eine altbekannte Tatsache, daß man vor allem bei isotonen Zuckerlösungen das Hirnödem eher steigert. Es wurde daher die Zuckerlösung zur Therapie des Hirnödems verlassen.

Die *Urea* ist aus ähnlichen und vor allem wegen der starken Perfusion in den Intrazellulärraum heute, abgesehen von akuten Situationen auch weitgehend verlassen. Die Osmolaritätssteigerung bzw. der Dehydrierungseffekt des Sorbit kommt der Urea praktisch gleich. Auch der hochprozentige Sorbit ist keineswegs frei von Reboundphänomenen, so daß man nach den Empfehlungen von Schmidt bei einer derartigen Therapie die Gabe von Sorbit alle 6 Stunden wiederholen soll.

Das *Mannit* hat eine schwächere, wenn auch protrahiertere Wirkung auf das Hirnödem.

Neben der Osmotherapie steht auch die sog. *Onkotherapie* mit Plasmaexpandern im Vordergrund. Sie bewirken nur eine mäßige Dehydrierung des Intrazellulärraumes. Das gilt besonders für Humanalbumin.

Neben der Osmotherapie gibt es auch andere Möglichkeiten das Hirnödem therapeutisch zu beeinflussen. Eine der umstrittensten Möglichkeiten ist die sog. therapeutische Hyperventilation, d. h. der Versuch durch Senkung der CO_2-Spannung die Hirnzirkulation soweit einzudämmen, daß das Hirnödem, welches vorwiegend venös und kapillär im Schädelinneren gestaut ist, abfließen kann.

Es ist eine bekannte Tatsache, daß das Hirnödem durch eine Senkung des CO_2-Spiegels im Blut, infolge Hyperventilation gesenkt werden kann. Dem stehen entscheidende Einwände entgegen, da vor allem die moderne Liquoruntersuchung gezeigt hat, daß der Laktatspiegel unter Hyperventilation eher ansteigt. Die exzessive Senkung des CO_2 ist daher sicherlich mit Gefahren für die Versorgung des Gehirns verbunden, so daß die therapeutische Hyperventilation heute auch nur für *Notfälle* — was ich übrigens auch für die Osmo-Therapie sagen will, — zur Verfügung steht und nur kurzzeitig angewendet werden kann.

Z. B. wenn es darum geht intraoperativ den Verschluß der Dura zu ermöglichen oder wenn eine akute Einklemmung droht, die man naturgemäß mit allen zur Verfügung stehenden Mitteln im Hinblick auf die tödliche Konsequenz verhindern muß.

In neuester Zeit wird auch die therapeutische *Hypothermie*, vor allem von amerikanischer Seite, wieder in den Vordergrund gespielt. Es ist sicherlich unbedingt notwendig eine Hyperthermie im Hinblick auf den Stoffwechselverbrauch, auf das p. H.-Optimum der Fermente u. dgl. mehr, zu vermeiden. Ob die therapeutische Hypothermie, die ja einen gigantischen Aufwand erfordert und auch als Therapie des Schädel-Hirntraumas im Sinne einer Senkung auf hypotherme Werte zwischen 28 und 30°, sich durchsetzen wird, muß vorläufig noch offengelassen werden.

Eine nicht sachgemäß durchgeführte Hypothermie ohne entsprechende Ausschaltung stoffwechselmäßiger Gegenregulationen bewirkt eher das Gegenteil und muß unbedingt abgelehnt werden.

Abschließend soll noch kurz die Möglichkeit das Hirnödem *hormonell* zu beeinflussen besprochen werden. Die Gabe von Steroiden bzw. deren Antagonisten soll hier gemeint sein. Hier kommt vor allem dem Aldosteron eine gewisse Rolle zu. Wie die Untersuchungen von Bedman u. Mitarb. zeigen, bewirkt sowohl die Gabe von Aldosteron als auch die Gabe der Aldosteron-Antagonisten einen prophylaktischen Schutz gegen ein auftretendes Hirnödem nach dem Trauma. Der Aldosteron-Antagonist steigert wahrscheinlich die endogene Aldosteronwirkung. Man könnte auch Aldosteron selbst geben, was aber im Hinblick auf die Retention im Tubulussystem von gewissen Gefahren begleitet ist.

Diese therapeutischen Möglichkeiten stehen im Wesentlichen heute zur Verfügung. Auf Grund der Gefahren und Nebenwirkungen dieser dehydrierenden Maßnahmen beim Schädel-Hirntrauma sollen diese nur in akuten Fällen, bei bedrohlichen Anstieg des Hirndruckes zur Verwendung kommen.

Hier kommt es zum Auftreten der Gretchenfrage. Wir können den *Hirndruck* nur klinisch, bzw. neurologisch beurteilen, während die direkte Hirndruckmessung heute noch nicht im klinischen Routinebetrieb möglich ist.

Die Lage eines Katheters im Vorderhorn des Seitenventrikels ist zu problematisch und erscheint im allgemeinen Routinebetrieb nicht anwendbar, wenn er auch von gewissen amerikanischen Autoren geübt wird.

Wir müssen daher bei der Beurteilung des Hirndruckes von klinischen und neurologischen Symptomatiken ausgehen und wenn die Entscheidungen eindeutig sind, dann sind auch die Radikalmaßnahmen zur Senkung des Hirndruckes gerechtfertigt.

Als kontinuierliche Dauertherapie ist weder eine hochdosierte Osmotherapie noch eine therapeutische Ventilation nach dem heutigen Stande zu empfehlen. Dasselbe gilt auch für die Hypothermie als therapeutische Maßnahme des Hirnödems. Die Gabe von Aldosteron-Antagonisten bzw. von Aldosteron kann unter dem Hinweis der relativen Ungefährlichkeit empfohlen werden. Die Resultate sind jedoch klinisch noch nicht überprüft worden.

G. Schlag:

Da das Hirnödem im engen Kontakt mit den respiratorischen Problemen und mit den thermoregulatorischen Störungen steht, möchte ich Herrn Peter ersuchen, über die Störungen der Thermoregulation im Sinne der Hypo- bzw. Hyperthermie zu sprechen.

K. Peter, Mannheim (BRD):

Schwere Schädel-Hirntraumen gehen nahezu obligatorisch mit Störungen des Temperaturregulationszentrums einher. Am häufigsten wird die Regulation im Sinne einer Hyperthermie gestört. Weitaus seltener entwickelt sich eine spontane Hypothermie mit dem meist poikilothermen Temperaturverlauf.

Über den eigentlichen Wirkungsmechanismus, der zu einer Hyperthermie führt, gibt es zahlreiche Hypothesen. Man nimmt heute an, daß das Temperaturregulationszentrum auf bestimmte Eiweißzerfallprodukte, die vorwiegend durch Hypoxie entstehen, mit einer Entkoppelung reagiert, die sich klinisch dann in einer Hyperthermie manifestiert. Eine weitere Rolle spielt wahrscheinlich der Wärme- und Stoffwechselanfall durch Muskelzittern. Nur in Ausnahmefällen kommt es infolge von Schädel-Hirntraumen und Halsmarkverletzungen zum Abfall der Körperkerntemperatur. Tiefstwerte von $33° \pm 1°$ deuten noch auf *reversible* Störungen der Temperaturregulation hin. Erst bei Abfall der Körpertemperatur, der Kerntemperatur auf 32°, spricht man von der sog. tiefen spontanen Hypothermie, die als *irreversible* angesehen werden muß und für einen völligen Ausfall der Temperaturregulation, wie er beim zentralen Tod anzutreffen ist, spricht.

Ausnahmen sind hier Kinder, wegen des großen Quotienten Körperoberfläche-Körpervolumen.

Ziel der Therapie von Temperaturregulationsstörungen kann nicht nur sein, die Temperatur wieder in den Normbereich zurückzuführen, sondern es muß von Anfang an versucht werden, die vitalen Funktionen zu restituieren und alle Sauerstoffmangelschäden des traumatisch geschädigten ZNS zu verhindern. Dazu kann entscheidend die Hypothermie beitragen, deren Anwendung folgende Vorteile unserer Meinung nach bietet:

1. Die Verminderung des Sauerstoffverbrauches der Zellen, woraus wieder eine Wiederherstellung des Gleichgewichtes zwischen O_2-Angebot und Verbrauch resultiert. Ebenso eine Normalisierung der energieabhängigen Transportmechanismen der Zellen.

2. Verminderung des Hirnvolumens, des Liquordruckes, sowie des gesamten intrakraniellen Druckes. Die gefahrlose Anwendung der kontrollierten Hypothermie ist allerdings nur möglich, wenn die besonders in der Initialphase der Abkühlung auftretenden Kältereaktionen vollständig unterdrückt werden.

Dafür gibt es verschiedene Möglichkeiten:
a Medikamente, — die sog. vegetative Blockade.
b Narkotika, wobei ab 32° keine Narkotika notwendig sein sollten.
c Die Curarisierung mit Curarepräparaten oder auch mit Imbretil.

Man kann heute die Hypothermie in *4 Stufen* einteilen: in die leichte Hypothermie von 35°—33°, die mittlere von 32°—28°, die tiefe bis zu 20° und die sehr tiefe unter 20° C.

Letztere wird insbesondere als isolierte Perfusion von zur Transplantation vorgesehenen Organen angewendet. Größere Bedeutung kommen den beiden erstgenannten Formen zu, wobei insbesondere die leichte Hypothermie in der Intensivpflege Anwendung finden sollte.

Die Einleitung einer solchen Hypothermie erfolgt in der Regel durch Oberflächenkühlung, wobei die Körperoberfläche Kontakt mit kaltem Wasser, Eis oder kalter Luft bekommt. Die Abkühlung wird im Eiswasserbad als Immersionskühlung im Kühlanzug oder in der Kühlmatte oder auch als Luftkühlung mit Ventilatoren oder speziellen Kaltluftgebläsen vorgenommen. Die Methoden der Abkühlung unterscheiden sich vor allem durch ihre Kühlkapazität, d. h. durch die Zeit, die notwendig ist, um die gewünschte Temperatur zu erreichen. Je nach Methode variiert die aktive Kühlzeit bei einem normalgewichtigen Patienten zwischen 45 Minuten und 2—3 Std. Wichtiger als die Wahl der Abkühlungsmethode scheint jedoch die *Überwachung des Unterkühlungsprozesses* zu sein, die im Prinzip 3 Probleme darstellt.

1. Das Problem der Drift und damit der Kontrolle des Temperaturabfalles, sog. ,,Aftercooling'',

2. Die Vermeidung eines Wiedererwärmungsschockes,

3. Komplikationen von Seiten des Kardioregulatorischen Systems (Arrhythmien, Bradykardien, Abnahme des Schlagvolumens).

Die Frage nach dem Beginn einer Hypothermie bei Schädel-Hirntraumen kann *nicht* eindeutig beantwortet werden. Bei Verdacht auf eine intrakranielle Blutung sollte die Diagnostik in dieser Richtung vorangetrieben und erst nachher eine Kühlung begonnen werden. Allerdings deuten die Untersuchungen von Rosomoff darauf hin, daß eine Hypothermie sehr wohl günstig wirken kann, wenn sie nach der zerebralen Schädigung einsetzt. Das freie Intervall sollte jedoch möglichst kurz gehalten werden. Das wird in der Klinik auch immer bestätigt.

Nach Kreislaufstillständen und erfolgreicher Reanimation ist deshalb eine Kühlung sofort zu beginnen. Auch die Dauer einer Hypothermie ist *nicht* eindeutig zu beantworten und vom vorliegenden Fall abhängig. Sie wird in der Regel jedoch über Tage verlaufen müssen.

Ein kurzes Wort zum Abschluß sei hier über die Dekubitusprophylaxe erlaubt, die in der Intensivbehandlung, insbesonders aber bei der Hypothermie eine nicht zu unterschätzende Rolle hat. Im wesentlichen kommt es darauf an, die Auflagefläche des Patienten nur für kurze Zeit zu belasten und einen physiologischen Säuremantel der Haut zu belassen. Dies wird erreicht, durch ständige Lagerungsveränderungen in allen Richtungen, durch Hautpflege mit entsprechenden Medikamenten und durch Einbringung einer sehr weichen Unterlage unter dem Patienten.

G. Schlag:

Ich möchte nun zu einem sehr wichtigen Problem der Intensivbehandlung des Schädel-Hirntraumas übergehen, welches die *Ernährung* betrifft. Bekanntlich sind einerseits Schädelhirntraumatiker in der ersten Zeit nicht fähig selbständig Nahrung zu sich zu nehmen und andererseits besteht ein enorm hoher Kalorienbedarf. Daher ist die parenterale Langzeiternährung und die Sonderernährung ein sehr wichtiger Bestandteil der Intensivbehandlung. Ich möchte nun Herrn Feurstein ersuchen, dazu etwas zu sagen.

V. Feurstein (Linz), Österreich:

Wer sich mit den Ernährungsproblemen der Intensivbehandlung befaßt, muß sich anfänglich wundern, daß bis vor wenigen Jahren gerade besonders gefährdete Patienten von der banalen Erkenntnis ausgenommen waren, daß zur Erhaltung eines normalen Zellstoffwechsels auch eine normale Energiezufuhr notwendig ist.

Diese paradox erscheinende Tatsache hatte ihre Gründe in der zum Teil gerechtfertigten These, daß Nahrung und erhöhter Stoffumsatz eine zusätzliche Belastung für den geschädigten Organismus darstellen, gravierender aber noch im praktischen Unvermögen, qualitativ und quantitativ abgestimmte Kalorienträger parenteral zuführen zu können. Nachdem heute die Möglichkeit einer *nahezu vollständigen intravenösen Ernährung* besteht, nachdem die enterale Sonden-Ernährung, nicht zuletzt auf Grund der Notwendigkeiten der Weltraumfahrt, wesentlich verbessert werden konnte, und nachdem schließlich die klinische Erfahrung den Nutzen der ausgeglichenen Stoffwechselbilanz fraglos unter Beweis gestellt hat, ist klar zu fordern, daß der Schwerkranke nicht mehr verhungern darf, sondern nach Möglichkeit hypercalorisch d. h. 50% über dem Bilanzgleichgewicht ernährt werden sollte (Dudrick). Dies gilt in besonderer Weise für die Intensivbehandlung des Schädel-Hirntraumas, bieten doch gerade diese Fälle besondere Stoffwechselverhältnisse:
1. unterliegen sie dem posttraumatischen Katabolismus, einer bisher nur unvollständig abgeklärten generellen Reaktion auf exogene Schäden,
2. führen die gerade bei Schädel-Hirntraumen häufig auftretenden Erscheinungen, wie motorische Unruhe, Krämpfe, Hyperventilation und Hyperthermie, zu einer zusätzlichen Stoffwechselsteigerung und
3. hält dieser konsumierende Energieverbrauch in der Regel über einen längeren Zeitraum an.

Der vor allem durch die Chronizität dieses Zustandsbildes eintretende Eiweißverlust, der nach Untersuchungen Buchners 10,7 g Stickstoff pro Tag beträgt — dies entspricht 250 g Muskelgewebe — kann Ausmaße annehmen, die mit einer

Reparation der Traumafolgen bzw. mit dem Überleben nicht mehr vereinbar sind. Es steht somit fest, daß der Schädel-Hirnverletzte *vom ersten Tag an* künstlich ernährt werden muß, wobei nach Bünte u. a. ein tägl. Kalorienbedarf von 4500 bis 5000 Kal. gedeckt werden sollte.

Massive prophylaktische Dehydrationsmaßnahmen, wie sie im Frühstadium der Verletzung geübt wurden, widersprechen den heutigen Erkenntnissen in vielerlei Hinsicht. In der Auffassung aber wie dieses Ernährungsprogramm praktisch durchgeführt werden soll besteht keineswegs Einhelligkeit.

Im vorerwähnten Frühstadium, das wir mit Ablauf der ersten Behandlungswoche abgrenzen würden, *verbietet sich* die Sondenernährung von vornherein, da mit erheblichen Funktionsstörungen des Magen-Darmtraktes (hämorrhag. Gastro-Enteritis, Erbrechen) zu rechnen ist. In dieser Zeit kann nur die ausschließliche parenterale Ernährung in ihr Recht treten. Im weiteren Behandlungsverlauf jedoch halten viele Autoren, offenbar aus Furcht vor ernsteren Infusionsschäden, den ehestmöglichsten Übergang auf alleinige Sondenernährung für günstig. Wir können uns dieser Meinung nicht anschließen, sondern kombinieren grundsätzlich im sog. subchronischen Stadium die parenterale Zufuhr von Nährstoffen mit einer langsam aufbauenden Sonden-Ernährung und erhalten uns damit eine gewisse Flexibilität, je nach Notwendigkeit, den Schwerpunkt von der einen auf die andere Seite verlegen zu können.

Wir glauben, damit weitgehend den Nachteilen beider Methoden aus dem Wege zu gehen, die sicherlich immer dann in den Vordergrund treten, wenn eine von ihnen, — man könnte sagen, — ideologisiert wird. Zweifellos kann der erzwungene Versuch einer länger dauernden i. v. kompletten Ernährung zur Hyperhydration und Kreislaufüberlastung führen oder Schädigungen im Sinne des „overloading-syndromes" mit Fettemulsionen zur Folge haben, z. B. Anämie, Blutgerinnungsstörungen, Hepatosplenomegalie u. a. m. Ebenso sicher hat aber auch die ausschließlich angewandte und keineswegs physiologische Sonden-Ernährung ihre Gefahren. Erwähnt seien vor allem die „hypertone Dehydration", die unerkannt zu tödlich verlaufenden Stoffwechselentgleisungen führen kann, und das Auftreten von Durchfällen, die einen noch so guten Ernährungsplan gänzlich umstoßen.

Die parenterale Ernährungstherapie ist in der Lage zumindest die basalen Erfordernisse des Energie- und Baustoffwechsels zu berücksichtigen. Das Ziel der Behandlung, in jedem Fall eine positive Stickstoffbilanz herbeizuführen, ist keineswegs erreicht. Wenn auch Birke und Wretlind gezeigt haben, daß es gelingt in einem Infusions-Volumen von 4 Litern etwa 4300 Kalorien zuzuführen, so sind diese Flüssigkeitsmengen nicht allgemein anwendbar, beim Schädel-Hirnverletzten sogar äußerst problematisch. Voraussetzung für eine optimale Verwertung i. v. angebotener Nährstoffe ist ein ausgeglichener Wasser- und Salz-, sowie Säure- und Basen-Haushalt. Hierauf ist nicht näher einzugehen, hingegen sind die parenteral infundierbaren Kalorienträger, wie Kohlenhydrate, Eiweißkörper und Fette zu besprechen.

Die Kohlenhydrate in Form der 5—20% Glucose- oder Fruktoselösung sind allgemein bekannt. Sie sind energetisch gleichwertig und können vom Organismus wechselseitig umgewandelt werden. Während Glucose im Organismus ubiquitär verwertbar und für den Muskel und Hirnstoffwechsel unentbehrlich ist, erfolgt die Fructoseverwertung vor allem in der Leber und führt zum raschen insulinunabhängigen Aufbau von Glykogen und Glucuronsäure, die eine entscheidende Rolle bei der Entgiftung besitzt. Der sechswertige Zuckeralkohol Sorbit, der stark osmodiuretisch wirkt, hat seine Bedeutung vor allem in der Kombination mit Aminosäuren, da er mit diesen bei der Sterilisation keine Maillardsche Reaktion auslöst.

Von großem Wert hingegen scheint der fünfwertige Zuckeralkohol Xylit zu sein, der mit 0,5 g/kg/h die gleiche Verwertungstoleranz wie Glucose besitzt, insulinunabhängig in den Stoffwechsel eingeht, darüber hinaus aber für die Proteinsynthese in Stress-Situationen enzymunabhängig (Glucose-6-phosphat-dehydrogenase) zur Verfügung steht.

Aethylalkohol ist mit dem Brennwert von 7 Kalorien/g ein guter Energielieferant, wenn die Größe seiner Metabolisierbarkeit, etwa 100—200 mg/kg/h berücksichtigt wird.

Die Aminosäuren als Grundbaustein der Proteinsynthese sind für den Ausgleich des täglichen Stickstoffverlustes (10 g—18 g) unersetzbar. Ihre i. v. anwendbaren Gemische stehen sowohl als Proteinhydrolysate, als auch als Lösung synthetischer kristalliner I-Aminosäuren zur Verfügung.

Die Diskussion über Verwertung, Vor- und Nachteile dieser beiden Herstellungsformen findet vorerst kein Ende. Es hat den Anschein, daß nicht so sehr die Herstellungsart, vielmehr die *Qualität* der Lösung den Ausschlag geben wird. Aminosäuren müssen in Kombination mit Energiespendern, also Kohlehydraten oder Fetten und mit einem entsprechendem Angebot an Kalium infundiert werden, da sie sonst nicht zur Proteinsynthese genutzt werden können. Es sei daran erinnert, daß zum Einbau von 1,0 Stickstoff in die Proteinsynthese gleichzeitig 100—200 Kalorien an Energieträgern angeboten werden müssen. Die energetisch hochwertigsten Nahrungsbestandteile sind Fette. In ihrer i. v. applizierbaren Emulsionsform haben sie keine osmotische Wirkung und führen somit nicht zu Wasserverlusten. Als bestverträgliche Emulsion hat sich jene aus Sojabohnenöl erwiesen. Nach Untersuchungen von Schuberth konnten nur in 1,3% der Fälle sog. Kolloid-Reaktionen, die der Unverträglichkeit von Fremdblut ähneln, beobachtet werden. Späte Nebenwirkungen im Sinne des schon einmal erwähnten Überlastungs-Syndroms lassen sich vermeiden, wenn regelmäßige Kontrollen von Blutbild, Gerinnung und Leberfunktion (Transaminasen und alkalische Phosphatase) durchgeführt werden. Immerhin ist die Infusion von Fettemulsionen auch heute noch nicht problemlos: So haben Amris u. Mitarb. nachweisen können, daß sie aktivierend auf die Koagulabilität des Blutes einwirken und damit wahrscheinlich die Thrombosetendenz vergrößern. Es erscheint daher zweckmäßig und im Sinne einer rascheren Plasmafettklärung richtig, pro ml Fettemulsion 2—5 E. Heparin zuzugeben.

Von Seiten verschiedener Autoren werden auf Grund älterer Arbeiten *Bedenken* gegen die Anwendung von Fettemulsionen bei Schädelverletzungen ausgesprochen. Fett soll die Toleranz des Organismus gegen hypoxische Belastungen herabsetzen. Steinbereithner aber konnte 1967 zeigen, daß weder Sauerstoffspannung noch Sauerstofftransport unter der Fett-Infusionstherapie leiden. Auch die praktische Erfahrung zeigt, daß die erwähnten Bedenken unbedeutend sind. Man muß hingegen zugeben, daß Fettzufuhr zu einer erheblichen Stoffwechselsteigerung führt, die eigentlich nicht erwünscht ist. Dies kann die Ursache sein, daß Schultis und Bauer im Gegensatz zu anderen Berichten, mit Fett-Infusionen *keine* Verbesserung der Stickstoffbilanz erzielen konnten. Lassen sich somit bei der parenteralen Gabe von Kohlehydraten, Aminosäuren und Fettemulsionen in einem zumutbaren Flüssigkeitsvolumen etwa 2000 Kalorien Nährwert erzielen, so kann der unbedingt notwendige Mehrbedarf nur durch die enterale Sondenernährung gedeckt werden. Hierbei besteht zunächst die Möglichkeit auf die zahlreichen Fertigprodukte der Industrie zurückzugreifen, von denen nur die neueren Entwicklungen herausgestellt seien. Es sind dies die chemically defined diet (CDD), die alle essentiellen Nahrungsbestandteile in Molekularform enthält und jene Präparate, die als Fettanteil vorwiegend mittelkettige Triglyzeride (MCT) aufweisen, wie sie regelmäßig in Milch, Butter und Früchten vorkommen. Mittelkettige Triglyzeride können ohne Aufspaltung durch Galle rasch resorbiert werden, benötigen zur Aufnahme nur eine kleine Resorptionsoberfläche und werden im Stoffwechsel nicht zu Fett rückverwandelt, sondern als Energiespender der Leber zugeführt. Nach wie vor sind aber auch die selbsthergestellten Sondennahrungsgemische, etwa nach Angaben von Muskat oder die enzymvorverdaute Aufbau-Nahrung von Noelle von größter Bedeutung. Sie enthalten 2200—2500 Kalorien in einer Tagesmenge von 2000 ml.

Wir bevorzugen die frische, selbst zubereitete Sondennahrung, da wir mit ihr, auch bei der Langzeittherapie, keine Durchfälle sahen. Es gelingt also in der *ausgewogenen Kombination* von parenteraler Ernährung und Sondennahrung gut 4000 Kalorien pro Tag nutzbar zu machen.

Von großer Wichtigkeit ist die korrekte Sondenlage und der regelmäßige Sondenwechsel um Druckulzerationen zu vermeiden. Je tiefer die Sonde im Magen-Darmtrakt zu liegen kommt, um so schlechter ist nach Bünte die Nahrungsnutzung.

Die Fütterung selbst sollte immer nur nach Aspiration von Luft und Magensaft erfolgen und mit kleinen Portionen von 50 ml begonnen werden. Drip-feeding führt unserer Erfahrung nach nicht selten zu Überlastung des Magens und dann zum Erbrechen.

Wenn auch mit den derzeit zur Verfügung stehenden Möglichkeiten der künstlichen Ernährung von Schädel-Hirnverletzten das Ziel der Hyperalimentation noch nicht erreicht ist, so ist doch mit der immer mehr beachteten Erkenntnis viel gewonnen, daß das Schicksal dieser Kranken nicht zuletzt von der Ernährung her bestimmt wird.

G. Schlag:

Da die respiratorischen Komplikationen, das Hirnödem und auch die Thermoregulationsstörungen zu Störungen im Säure-Basen-Haushalt, sowie im Elektrolytstoffwechsel führen, ist unseres Erachtens eine exakte Kontrolle dieser Parameter erforderlich. Ich bitte Herrn Eisterer, diese Probleme hier kurz zu erörtern.

H. Eisterer:

Die Traumatisierung des Gehirns als zentral nervösen Steuerungsmechanismus muß zwangsläufig zu einer schweren Störung der Homöostase des Gesamtorganismus führen, wobei je nach Schwere und Grad des Traumas praktisch alle Vitalfunktionen betroffen werden. Es ist daher kaum verwunderlich, daß Ausfall oder Fehlregulationen der *zentralen Steuerung* von Atmung, Kreislauf, Stoffwechsel, Ausscheidung etc. zwangsläufig zu einer mehr oder weniger ausgeprägten Störung des Säure-Basen-Haushaltes und des Elektrolythaushaltes führen müssen.

Die Störung der verschiedenartigsten Systeme führt dabei meist zu einem komplexen Geschehen, welches, das sei gleich vorweggenommen, kaum jemals diagnostische jedoch prognostische Schlüsse ziehen läßt und vor allem therapeutische Konsequenzen in der Aufrechterhaltung der Homöostase erfordert.

Für die Diagnose von Störungen des Säure-Basen-Haushaltes ist die *Blutgasanalyse* als die Methode der Wahl anzusehen. Es ist hierbei gleichgültig nach welchem Verfahren die einzelnen Parameter, wie pCO_2 oder Standardbicarbonat, pH etc. gewonnen werden. Da sowohl die direkte Messung des pCO_2, wie auch die Errechnung aus Normogrammen, die pH-Messung, sowie Equilibrierung bei exakter Technik die gleichen Ergebnisse liefern. Das gleiche gilt auch für die Bestimmung des Standardbicarbonates, welches auch nach Equilibrierung bestimmt werden kann.

Sicherlich abzulehnen ist heute die klassische Alkalireserve als Kriterium des Säure-Basen-Haushaltes. Sie ist als obsolet anzusehen.

Was die Entnahme des Blutes betrifft, kann sie sowohl aus Arterien durch Punktion der A. femoralis oder auch aus einem liegenden Druckkatheter der A. radialis, sowie kapillär nach Hyperämisierung aus dem Ohrläppchen erfolgen, da die Werte im allgemeinen ausgezeichnet korrelieren. Nur bei schlechter peripherer Zirkulation, was sich schon in der Schwierigkeit der Entnahme zeigt, sollte der arteriellen Bestimmung der Vorzug gegeben werden. Die von Kunitz u. Mitarb. empfohlene Bestimmung aus dem zentralen Venenblut und Korrektur der Werte halten wir nur bei normalen Zirkulationsverhältnissen für zulässig. Die zusätzliche Bestimmung der venösen CO_2-Werte und die so zu ermittelnde Differenz des Sauerstoffdruckes liefern bekanntlicherweise wertvolle Informationen über die Zirkulationsverhältnisse.

In ähnlicher Weise läßt sich durch Punktion des Bulbus v. jugularis die venöse pO_2 bestimmen, welches eine wertvolle Information bezüglich des Sauerstoffverbrauches des Gehirns darstellt. Das häufig deutlich herabgesetzte pO_2 ist heute als prognostisches Kriterium wohl anerkannt. Frohwein gibt ein pO_2 von 70 mm Hg als limitierenden Wert an, unter dem mit einem Überleben *nicht* mehr gerechnet werden kann. Wenn man sich diesem Limit auch nicht vorbehaltlos anschließen kann, so kann doch gesagt werden, daß die Prognose dubiös erscheint, wenn es nicht gelingt durch erhöhtes Sauerstoffangebot oder Beatmung die arterielle Sauerstoffspannung anzuheben.

Wie Steinbereithner zeigen konnte, sinkt der pO_2 im Liquor keineswegs immer unter kritische Werte ab, sodaß eine ausreichende Sauerstoffversorgung des Gehirns sichergestellt erscheint. Die durch Sauerstoffangebot jedoch nicht kompensierbare Hypoxämie (arterielle), muß daher als Zunahme des pulmonalen Shuntvolumens interpretiert werden. Die Annahme eines durch zentrale Kreislaufdysregulation ausgelösten Schockzustandes ist nicht von der Hand zu weisen.

Schwere Schädel-Hirntraumen weisen im akuten Zustand eine oft mehr oder weniger ausgeprägte Azidose auf, welche als Folge schlechter Kreislaufverhältnisse oder sonstiger zu Hypoxydose führenden Begleitumstände, wie Verlegung der Atemwege, Aspiration, etc. aufgefaßt werden können. Höhergradige Azidosen bedürfen natürlich einer Therapie mit Puffersubstanzen. Wir möchten jedoch betonen, daß sich die Therapie nicht in pH-Kosmetik erschöpfen darf.

Zu der alten Frage, ob die Pufferung mit Bicarbonat oder Tham vorzuziehen sei, sei in diesem Zusammenhang nur darauf hingewiesen, daß bei Bicarbonat CO_2 freigesetzt wird, während die Gabe von Tris zu einer CO_2-Minderung führt. Bei bestehender Hyperventilation oder Hypokapnie sollte dieser Tatsache Rechnung getragen werden.

Eine therapieresistente Azidose ist als prognostisch ungünstiges Zeichen zu werten. Die respiratorische Alkalose kann wie bereits ausgeführt, beträchtlich lange bestehen bleiben und die dabei beobachtete Retention von Chloriden zu einer Hyperchlorämie führen. Ob es sich hier nur um einen Kompensationsvorgang oder eine zusätzliche zentrale Fehlregulation handelt, ist noch nicht restlos abgeklärt. Jedenfalls ist die Hyperchlorämie nicht immer durch Normalisierung der CO_2-Spannung mittels Beatmung und Relaxation zu beseitigen.

Der Säure-Basen-Haushalt des Liquors zeigt ein abfallendes Verhalten, da der Liquor eine weitgehend unabhängige pH-Regulation besitzt. Auf Einzelheiten kann jedoch in diesem Zusammenhang nicht eingegangen werden. Beim Wasser- und Elektrolythaushalt birgt die Beeinträchtigung der verschiedenen Organsysteme meist schwere *Entgleisungen* des Wasser-Elektrolythaushaltes, wobei man die potentiellen Ursachen kurz so zusammenfassen kann:

1. Der bereits erwähnte posttraumatische Katabolismus mit den entsprechenden Kaliumverlusten.
2. Wasser- und Elektrolytverluste infolge Bilanzfehler, erhöhter insensibler Verlust durch Temperatur, Osmotherapie, Saluretika und Aldactone.
3. Humorale Mechanismen, wobei hier der Angiotensin-Renin-Mechanismus durch Hypovolämie, Hämokonzentration und Natriumverluste eine entscheidende Rolle spielen dürfte.

Als letzten Punkt könnte man die Beeinträchtigung zentraler, humoraler oder nervöser Steuerungsmechanismen sehen, die das ADH-Syndrom, den sog. *traumatischen Diabetes insipidus*, sowie die seltenen Phänomene des zentralen salt loosing oder der zentralen Salzretention betreffen. Diese Phänomene werden als Schädigung hypothalamischer Osmo- oder Volumsrezeptoren aufgefaßt. Es soll hier jedoch nicht näher darauf eingegangen werden. Schließlich muß man noch die renalen Störungen unterscheiden, denn eine ausgelöste Polyurie kann auch eine renale Ursache haben im Sinne einer Konzentrationsschwäche infolge tubulärer Schädigung. Ebenso ist die Salt-loosing-Nephritis als Ursache von hyponatriämischen Störungen anzusehen.

Auf Grund des multifaktoriellen Geschehens in der akuten Phase ist die Differentialdiagnose äußerst erschwert. Iatrogene Maßnahmen zur Senkung des Hirndruckes verschlimmern meistens die Situation. Unser Bestreben muß daher darin bestehen, daß wir eine gezielte *Infusionstherapie* zum Ausgleich des Wasser- und Elektrolythaushaltes durchführen. Zur Kontrolle dieser Behandlung sollen fortlaufende Messungen des zentralen Venendruckes, des Hämatokrits, des Gesamteiweißes, der endogenen Kreatinin-Clearance, des Blutzuckers etc. durchgeführt werden.

Jede Hämodilution, die bei Niereninsuffizienz durch Infusion elektrolytfreier Lösungen zustande kommt, kann zu beträchtlichen Hirndrucksteigerungen führen.

G. Schlag:

Da im Rahmen der Intensivbehandlung auch Komplikationen bezüglich einer Nachblutung oder einer Mittelhirneinklemmung auftreten können, ist die konsiliare Tätigkeit eines Neurologen auf der Intensivbehandlungsstation eine unbedingte Voraussetzung. Ich möchte daher unseren Konsiliararzt für Neurologie, Herrn Deisenhammer ersuchen, uns darüber einiges zu berichten.

E. Deisenhammer, Linz (Österreich):

Die Aufgabe des Neurologen bei der Intensivüberwachung Schädel-Hirnverletzter kann kurz umrissen werden. Diese besteht
   1. in der Feststellung von neurologischen Tatsachen als Ausgangssituation für die weitere Beurteilung,
   2. in der rechtzeitigen Erkennung einer Verschlechterung des zerebralen Zustandes und
   3. in einer eventuellen Äußerung der Prognose.

Bezüglich des Ausgangsstatus brauche ich hier nichts näher ausführen.

Zu 2: Weitgehende Zerstörungen im Bereich des Großhirns und des Kleinhirns müssen nicht zu unmittelbarer Lebensbedrohung führen. Im Gegensatz dazu können jedoch primär traumatische Schädigungen des *Hirnstamms* rasch zum Zusammenbruch lebenswichtiger Funktionen führen. So konnte nachgewiesen werden, daß Patienten mit primär traumatischen Hirnstammschäden in nahezu allen Fällen eine extrem kurze Überlebenszeit aufweisen, die nach Mayer fast immer unter einer Stunde liegt.

Die meisten Patienten versterben bereits am Unfallort oder kurz nach der Krankenhausaufnahme. Eine Hirnstammsymptomatik, die sich erst später entwickelt, ist wahrscheinlich immer Ausdruck einer sekundären Hirnstammschädigung, die durch eine meist supratentoriell gelegenen Komplikation herbeigeführt wird. Diese Verschlechterung des zerebralen klinischen Zustandsbildes ist meist Folge von Einklemmungssyndromen. Viele Autoren haben diese Einklemmungssyndrome auf 2 Ebenen bezogen:
   1. Einklemmung im Tentoriumschlitz mit Kompression oder Stauchung von Mittelhirnstrukturen und
   2. Einklemmung im Foramen occipitale magnum mit bulbären Symptomen.

Die Entwicklung von Einklemmungssyndromen ist auf eine intrakranielle Volumensvermehrung zurückzuführen. Diese kann bedingt sein:
   1. Durch einen umschriebenen, unter Umständen operablen Prozeß, (hier ist vor allem an die intrakranielle Blutung zu denken) oder
   2. Durch einen andersartigen zerebralen Vorgang, der sich in einem diffusen Hirnödem manifestiert.

Ist es im ersten Fall Aufgabe des Neurologen, den umschriebenen Prozeß zu lokalisieren und ätiologisch abzuklären, sei es klinisch oder mit Hilfsmethoden, so ist im zweiten Fall auf die Komplikation hinzuweisen und der Intensivbetreuer zu entsprechenden Maßnahmen anzuregen. Die Entwicklung solcher Einklemmungssyndrome kann verschieden rasch vor sich gehen, zeigt aber, wie besonders McNealy und Plum beschrieben haben, meist einen konstanten Verlauf, der den absteigenden Funktionsausfall im Hirnstamm widerspiegelt.

Wir haben uns an ein Schema nach Gerstenbrand u. Lücking angelehnt, das es erlaubt, systematisch die Entwicklung solcher Einklemmungssyndrome zu erfassen. Die Stadien 1—4 entsprechen einem nach kaudal zunehmenden Funktionsausfall des Mittelhirns, weiter findet sich ein Übergangsstadium zum Bulbärhirnsyndrom. Für die rechtzeitige Erfassung von solchen Einklemmungssyndromen ist es bemerkenswert, daß bestimmte Erscheinungen auf eine solche Einklemmung hindeuten, die häufig mißachtet oder falsch interpretiert werden.

Die Bewußtseinslage kann anfangs nur gering eingeengt sein ($\pm$), wird im 2. Stadium zunehmend tiefer ($+$), um im weiteren Verlauf in eine völlige tiefe Bewußtlosigkeit überzugehen. (O). Die Körperhaltung ist im ersten Stadium normal, es treten jedoch Massenbewegungen, wie z. B. Kletterbewegungen auf, die oft irrtümlich als postkommotionelle Unruhe im Sinne einer Besserung des klinischen Zustandes interpretiert werden. Im Stadium 2 treten Beugestellung und Beugekrämpfe in den Armen, Streckstellung und Streckkrämpfe in den Beinen auf, die im 4. Stadium in generalisierte Streckhaltung- oder krämpfe übergehen. Ein Sistieren der Streckkrämpfe und Auftreten von Atonie und Reflexlosigkeit ist ein Hinweis für einen Übergang in das Bulbärhirnsyndrom und nicht, wie oft fälschlich interpretiert wird, Ausdruck einer Besserung.

Pupillenerweiterung tritt erst im 4. Stadium auf, anfangs sind die Pupillen eng. Besonders McNealy u. Plum haben auf diese Tatsache hingewiesen. Der Kornealreflex bleibt lang erhalten, da der Reflexbogen bei Läsionen im oralen Hirnstamm nicht gestört ist. Die Bulbusstellung ist im ersten Stadium unauffällig, wird dann wechselnd konvergent oder divergent, um später in eine ständige divergente Stellung überzugehen. Die Bulbusbewegungen sind von Anfang an schwimmend, anfangs konjugiert, dann dyskonjugiert, um schließlich völlig zu sistieren. Der oculocephale Reflex (Puppenaugenphänomen) fehlt im 1. Stadium, ist nur im 2. u. 3. Stadium auslösbar. Der vestibulo-oculäre Reflex wird anfangs noch unauffällig ausgelöst, ist später gesteigert, erst tonisch, dann dissoziiert, um schließlich zu fehlen. Daß die vegetativen Erscheinungen eine wesentliche Rolle für die klinische Beurteilung darstellen, braucht im Kreis der Anaesthesisten nicht besonders hervorgehoben werden.

Die ganz verschiedenartigen Entwicklungsmöglichkeiten solcher Syndrome sei an Hand von 2 Fällen demonstriert.

Der erste Patient, ein 38jähriger Mann, erlitt ein Schädel-Hirntrauma, nachdem er 30 m über eine schräge Felswand gekollert war. Er war 2 Tage bewußtlos, zeigte zeitweise Streck- u. Beugesynergismen, anschließend hellte sich die Bewußtseinslage auf, sie war oszillierend. Er war psychomotorisch unruhig und in Phasen hellerer Bewußtseinslage desorientiert. Es fanden sich beiderseits Pyramidenzeichen, die Pupillen waren eng und zeigten eine träge Reaktion. Dazu entwickelte sich eine rechtsseitige spastische Hemiparese. Die Angiographie der A. carotis links ergab Hinweise für eine subdurale Verdrängung. Der Patient wurde 14 Tage nach dem Unfall operiert und ein subduraler Erguß entfernt. Im weiteren Verlauf war der Patient noch wochenlang bewußtseinsgetrübt, unruhig, desorientiert, paranoid. Im Laufe der Monate kam es zu einer weitgehenden Rückbildung der neurologischen und psychischen Symptomatik und 1 Jahr nach dem Unfall verblieb nur noch eine diskrete Halbseitensymptomatik rechts und ein nur mehr testmäßig erfaßbares organisches Psychosyndrom. Er war 1 Jahr nach dem Unfall in der Lage, in einem Forschungslabor der Großindustrie wieder seine leitende Stellung einzunehmen.

Der 2. Fall, ein 5jähriger Knabe, stürzte von einer Leiter aus 2 m Höhe, war angeblich nicht bewußtlos und erzählte zuhause aus Angst nichts von seiner Verletzung. 4 Tage später trat eine rasch zunehmende Somnolenz auf, er wurde sofort ins Krankenhaus eingewiesen. Noch innerhalb von Stunden konnte angiographisch eine Raumforderung links festgestellt werden, bei der Operation fand sich eine intrakranielle Blutung, die vollständig ausgeräumt werden konnte. 2 Stunden später entwickelten sich Streckkrämpfe, nach einer weiteren Stunde sistierten die Streckkrämpfe, die Pupillen wurden extrem weit und reaktionslos und nach einer weiteren Stunde kam das Kind ad exitum.

Bei der Hirnsektion findet sich eine chirurgisch einwandfrei ausgeräumte subkortikale Blutungshöhle, ein massives diffuses Ödem im Großhirn und Hirnstamm mit deutlichen tentoriellen Einklemmungszeichen und Druckfurchen, sowie sekundär traumatischen Blutungen im Hirnstamm.

Unter Zugrundelegung des vorhin gezeigten Schemas befand sich der erste Patient tagelang im Stadium 1—2, vielleicht sogar 3, erst 14 Tage nach dem Unfall wurde die Raumforderung chirurgisch entfernt, der Besserungsverlauf war langsam, es kam beinahe zu einer vollständigen Resitution.

Beim 2. Patienten war unmittelbar nach dem Schädeltrauma keine auffallende Symptomatik zu beobachten, erst 4 Tage nach dem Trauma entwickelte sich die Volumsvermehrung mit der beginnenden Bewußtseinstrübung, trotz einwandfreier chirurgischer Intervention kam es innerhalb von Stunden zum Durchlaufen sämtlicher Stadien bis zum Exitus. Die traurige Frage, warum im einen Fall die Volumsvermehrung des Gehirns unaufhaltsam rasch vorwärts schritt, das Ödem nicht zu beherrschen war, im anderen Fall nie ein lebensbedrohliches Ausmaß annahm, möchte ich gerne an den Anaesthesisten weiterleiten, muß aber doch hinzufügen, daß im deletären Fall vielleicht die entscheidenden Symptome, die auf eine beginnende Hirnstammeinklemmung hingewiesen hätten, nicht richtig erkannt und interpretiert wurden und die lebensrettenden Maßnahmen zu spät einsetzten.

Zu 3: Zur *Prognose* möchte ich nur kurz Stellung nehmen. Klinische und EEG-Befunde lassen nur bedingte prognostische Äußerungen zu. Ich möchte hier einige Ergebnisse über Korrelationen von Stoffwechselgrößen und Entwicklung des klinischen Zustandes bringen, die meßbaren Daten liefern und statistische Korrelationsuntersuchungen erlauben. Shallit u. Mitarb. konnten zeigen, daß bei einem Absinken des zerebralen O_2-Verbrauches unter ein Drittel der Norm alle Kriterien des Todes gegeben waren und insbesondere eine gute Übereinstimmung mit dem isoelektrischen EEG vorlag. Alle Patienten mit diesen Werten verstarben. Diese Befunde wurden von Brodersen bestätigt. Darnach finden sich bei einem Absinken des O_2-Verbrauches unter 25% durchwegs letale Ausgänge, bei einem Absinken auf 25 bis 60% des Normwertes besteht eine inkomplette Rückbildung der klinischen Symptomatik zu einem Defektsyndrom, bei Absinken um 20%, also auf 80% des Normwertes kommt es zu einer völligen Reversibilität der Symptomatik.

Die jüngsten Untersuchungen von Heiss u. Mitarb. beschäftigen sich mit der Korrelation der zerebralen Durchblutung im apallischen Syndrom mit dem späteren klinischen Ausgang. Sie konnten zeigen, daß die zerebrale Durchblutung des Gesamtgehirns und der grauen Substanz einerseits und klinischer Endzustand andererseits in statistisch signifikanter Weise zu korrelieren sind.

Es zeigt sich, daß mit diesen Methoden der Messung der zerebralen Durchblutung und des zerebralen Sauerstoffverbrauches in Zukunft an Intensivpflegestationen gerechnet werden muß, da sich hier offensichtlich konkrete Aussagen über den weiteren Verlauf machen lassen.

Zusammenfassend darf ich sagen, daß die Rolle des Neurologen im Rahmen der Intensivpflege eine relativ passive ist. Der Neurologe ist lediglich Wächter über der Entwicklung der zerebralen Situation eines Patienten und seine Aufgabe besteht darin, rechtzeitig über eine solche Verschlechterung Bescheid zu geben und allfällige Ursachen zu differenzieren.

G. Schlag:

Ich möchte noch ganz kurz auf ein sehr wichtiges Problem bestimmter Komplikationen bei der Intensivbehandlung eingehen. Sowohl das Schädel-Hirntrauma, als auch die Beatmung können zu einem Stress-Ulcus führen. Darüber wird uns Herr Klose einiges zu sagen haben.

R. Klose, Mannheim (BRD):

Die gastro-intestinalen Komplikationen beim Schädel-Hirntrauma lassen sich in 2 Gruppen trennen:
1. Primäre, direkt unfallbedingte Komplikationen, also Begleit*verletzungen*, und
2. Sekundäre Komplikationen im Sinne von Begleit*erkrankungen*.

Die erschwerte Befunderhebung beim bewußtlosen Verunfallten führt häufig zu einer zeitlichen Verschiebung der Diagnosestellung. Der auf einer Intensivtherapiestation tätige Arzt muß also immer an die Möglichkeit noch nicht erkannter Begleitverletzungen denken. Dies gilt besonders für Mitverletzungen im Abdominalbereich. Im eigenen Krankengut war es in 4,8% neben der Schädel-Hirnverletzung zu einem stumpfen Bauchtrauma gekommen. Nach Rehn entfallen 27% der Bauchverletzungen auf den Magen-Darmtrakt. Etliche Verletzungen intraabdomineller Organe können erst nach Tagen zu Spätkomplikationen führen.

Jeder schwere und protrahierte Schock ist selten Folge einer isolierten Hirnverletzung, größere Blutverluste nach außen oder innen sind die Ursache — man muß sie systematisch suchen.

Zur Diagnostik von Mitverletzungen und sekundären Begleiterkrankungen stehen uns, neben der Erfassung von Kreislaufparametern und Blutbildveränderungen — nur wenige Maßnahmen zur Verfügung. Bei der regelmäßigen klinischen Untersuchung des Abdomens sollte die rektale oder vaginale Austastung nicht vergessen werden. Das Einlegen einer Magensonde gehört beim Schädel-Hirntraumatiker routinemäßig zur Erstversorgung.

Die Punktion des Bauchraumes sollte unseres Erachtens beim Bewußtlosen häufiger durchgeführt werden. Shires empfiehlt sie sogar bei jedem stumpfen Bauchtrauma. Der Notfall-Gastroskopie wird sicherlich zu wenig Beachtung geschenkt. In unklaren Fällen sollte man sich jedoch an sie erinnern, um unnötige, belastende Eingriffe zu vermeiden.

Auch bei zunächst fehlendem Verdacht auf Begleitverletzungen sind Röntgenaufnahmen des Thorax und Abdomens einschließlich des Beckens anzufertigen. Beim liegenden Patienten ist zum Nachweis freier Luft im Bauchraum eine Aufnahme im seitlichen Strahlengang erforderlich. Die Laparoskopie wird der Chirurg sicherlich durch die Probelaparotomie ersetzen.

Begleiterkrankungen — die 2. Gruppe — sind zwar als Traumafolge zu verstehen, aber nicht durch direkte Gewalteinwirkung bedingt. Im gastrointestinalen Bereich kommt eigentlich nur den akuten Erosionen und Ulzera eine Bedeutung zu. Diese Schleimhautläsionen — seit den Arbeiten von Selye werden sie als „stressulcera" bezeichnet — unterscheiden sich vom chronischen Ulkus sowohl pathologisch-anatomisch als auch in ihrer Symptomatik und Heilungstendenz.

Lokalisation. 50% der Ulzera sind im Magen lokalisiert, meistens multipel und mit atypischen Sitz. 30% finden sich im Duodenum, 15% im Magen *und* Duodenum. Die restlichen 5% verteilen sich auf den übrigen Verdauungstrakt.

Akute gastro-intestinale Ulzera sind keineswegs eine spezifische Komplikation des Schädel-Hirntraumas. Auftreten und Häufigkeit sind vielmehr abhängig von der Schwere des Traumas oder der Erkrankung — gleich welcher Art. Die klinische Häufigkeit muß beim Hirntrauma mit 1% angenommen werden. Bei Sektionen wurden jedoch in 2—4% Erosionen gefunden. Ein Großteil bleibt also unerkannt. Akute Ulzera kommen sicherlich häufiger vor als wir glauben.

Selbst beim bewußtseinsklaren Patienten ist der Verlauf meistens zunächst symptomlos, bis Hämatemesis, Teer- oder Blutstühle oder Zeichen einer Peritonitis die eingetretene Komplikation schlagartig erkennen lassen. Häufig tritt der Tod vor Diagnosestellung ein. Kricke fand bei 85 durch Obduktion gesicherten Ulzerationen in 61% einen klinisch stummen Verlauf. Dies gilt in besonderem Maße für die Perforation. Sie tritt zwar recht selten — in 5—7% — auf, zeigt aber kaum eine klassische Symptomatik und wird beim Bewußtlosen allgemein übersehen. Jede Verschlechterung des Kreislaufs, jede Veränderung im Hb-Gehalt und Hämatokrit sowie jede Magen-Darm-Paralyse ist suspekt. Durch sofortigen Einsatz aller diagnostischen Mittel kann verhindert werden, daß wertvolle Zeit bis zur Therapie verloren geht.

In der 1. u. 2. Woche nach dem Trauma ist am ehesten mit einem akuten Ulkus zu rechnen, danach nimmt die Häufigkeit ab.

Zur Therapie:

a Bei der Perforation muß operiert werden! Die einfache Übernähung als kleinster Eingriff ist die Methode der Wahl. Die kontinuierliche Magensaftaspiration nach Taylor hat *keinen* Erfolg.

b Bei der Blutung hat unter Berücksichtigung der erheblichen Belastung durch eine Operation die *konservative* Therapie durchaus ihre Berechtigung. Die Behandlung ist weitgehend einheitlich: Vollkommene Nahrungskarenz mit parenteraler Ernährung, Dauerabsaugung, mehrmalige Magenspülung mit eiskalter Flüssigkeit, hohe Dosierung von Antazida und Blutersatz — entsprechend dem Verlust. Die Grenze der konservativen Therapie ist erreicht, wenn sich eine Stabilisierung des Kreislaufs und eine Normalisierung der Blutwerte nicht erzielen läßt. Die noch tolerierbaren Transfusionsmengen liegen zwischen 1000 und 3000 ml. Da die Entwicklung nie vorhersehbar ist, wird allgemein zu einer frühzeitigen Operation geraten. Die Wahl des Operationsverfahrens hängt weitgehend von den Vorstellungen des Chirurgen über die Ätiologie des Stress-Ulkus ab. Demzufolge werden die unterschiedlichsten Methoden empfohlen, ohne daß bisher die Überlegenheit eines bestimmten Verfahrens statistisch sicher bewiesen werden konnte.

Bei Durchsicht der Literatur scheint jedoch die subtotale Magenresektion u. U. mit gleichzeitiger Vagotomie die besten Ergebnisse zu bringen. Im Einzelfall kann aber auch die einfache Umstechung oder Excision des Ulkus erfolgreich sein.

Schwere der Grunderkrankung, Problematik der Diagnose und Behandlung der Zweiterkrankung bedingen eine *hohe Letalität*. Die Angaben in der Literatur schwanken je nach Krankengut zwischen 39 und 72%. Demgegenüber steht eine Letalitätsquote von nur 15—25% bei nicht stressbedingten Ulkusblutungen.

Der Prophylaxe dieser schwerwiegenden Komplikationen kommt somit eine entscheidende Bedeutung zu. Voraussetzung ist jedoch die Kenntnis über Ätiologie und Pathogenese.

An der peptischen Genese des Streß-Ulkus kann kaum mehr ein Zweifel bestehen. Die im Streß nachgewiesene vermehrte ACTH und Corticosteroid-Produktion nimmt dabei eine Schlüsselstellung ein. Unklar ist aber trotz zahlreicher Untersuchungen noch der Wirkungsmechanismus. Verschiedene Autoren konnten eine verminderte Schutzfunktion des quantitativ und qualitativ veränderten Magenschleimes nachweisen. Andererseits wurde aber auch ein deutlicher Anstieg der freien Salzsäure, der Gesamtazidität sowie der peptischen Aktivität des Magensaftes gemessen. Watts u. Clark beobachteten beim dezerebrierten Schädel-Hirntraumatiker eine deutliche Hyperazidität, konnten sie aber nicht für gastro-intestinale Blutungen verantwortlich machen. Einige Autoren sehen in einer gesteigerten Aktivität des Vagus den dominierenden Faktor.

Das Streß-Ulkus würde somit auf einer verstärkten Aggressivität des Magensaftes und / oder auf einer verminderten Resistenz der Magenschleimhaut beruhen können. Ischämie und Hypoxie der Schleimhaut bedeuten aber ebenfalls Resistenzminderung. Und so werden in zunehmendem Maße lokale, schockbedingte Mikrozirkulationsstörungen als Wegbereiter für die akuten peptischen Ulcera verantwortlich gemacht. Dies ist umso mehr anzunehmen, als bekannt ist, daß im Schock gerade die Durchblutung im Mesenterialkreislauf ganz entscheidend herabgesetzt ist. Die häufige Kombination pulmonaler Störungen mit Magen-Darmläsionen läßt sich auf die gemeinsame Ursache, den Schock zurückzuführen. Die pulmonal bedingte Hypoxämie führt zu einer Verstärkung der Hypoxydose im Bereich der Intestinalschleimhaut. Die Hyperkapnie vermag darüber hinaus eine Hypersekretion auszulösen.

Für die Hirnverletzungen hat Bischof den zentral ausgelösten, normovolämischen Schock mit gesteigerter Sympathikusaktivität als Ursache der genannten Komplikationen nachweisen können; ein besonderer neurogener Mechanismus ist *nicht* anzunehmen.

Bei der Entstehung des Streß-Ulkus handelt es sich also um ein multifaktorielles Geschehen. Folglich wird die Prophylaxe auch verschiedene Faktoren berücksichtigen müssen: Eine frühzeitige enterale Ernährung sollte u. E. unbedingt angestrebt werden. Schockbehandlung, ausreichende Sedierung und vegetative Blockade sind weitere wesentliche prophylaktische Maßnahmen.

Bei zusätzlichen pulmonalen Störungen ist die O_2-Anreicherung der Atemluft oder eine Respiratorbehandlung erforderlich.

G. Schlag:

Ich hoffe, daß wir Ihnen einen kleinen Einblick in die Vielzahl der Probleme der Intensivbehandlung beim schweren Schädel-Hirntrauma gegeben haben. Nachdem bis jetzt nur wir gesprochen haben, möchte ich gerne darum ersuchen, daß das Auditorium einige Fragen an uns richtet. Unter anderem ist — das möchte ich gleich vorwegnehmen — eine Frage an uns gerichtet worden, die die Hyperthermie während der Narkose betrifft. Diese Frage gehört eigentlich nicht ganz hierher.

Herr Bergmann haben Sie dazu einiges zu sagen?

H. Bergmann:

Die Frage lautet: Ursachen und Beziehungen der Narkotika zur malignen Hyperthermie während der Anästhesie.

Nun der Begriff der malignen Hyperthermie in der modernen Anschauung hat nichts mit dem Schädel-Hirntrauma zu tun. Das ist eine eigenständig genetisch bedingte Entkoppelung der oxydativen Phosphorylierung in der Zelle mit entsprechender massiver Wärmeausschüttung. Die Beziehung zu Narkotika ist insofern gegeben, als Succinylcholin und Halothan als Trägerfaktoren hier angesprochen werden. Die Therapie muß symptomatisch durch entsprechende Dämpfung der Hyperthermie und vor allem durch Unterbrechung der Narkose erfolgen.

Die Letalität ist hoch. Sie beträgt heute noch etwa 70%. Nach der Häufigkeit dieses Syndroms wird ungefähr 1 Fall unter 10—70000 Narkosen erwartet.

K. Steinbereithner, Wien (Österreich):

Herr Schlag, Sie haben angedeutet, die Differentialdiagnose der *Fettembolie* beim Hirntrauma. Könnten wir dazu etwas hören?

G. Schlag:

Ja, ich habe das bewußt gestrichen weil die Zeit fortgeschritten ist und möchte nur ganz kurz dazu etwas sagen.

Es kommt manchmal bei schweren Schädel-Hirntraumatikern die nicht wach werden auf Grund der Polytraumatisierung eine Fettembolie zustande. Das Fettembolie-Syndrom ist als Ganzes jedoch nicht ausgebildet und dazu hat uns als Diagnostikum die Lungenpunktion sehr weitergeholfen. Sie sehen hier im Diapositiv das Lungenpunktat eines 22jährigen Patienten, der ein Schädel-Hirntrauma bei Mehrfachfrakturen der Extremitäten erlitten hat. In den ersten Tagen kam es eher zu einer Bewußtseinsaufhellung und erst am 3. u. 4. Tag zu einer neuerlichen Bewußtlosigkeit. Es wurde hier nach Ausschluß einer intrazerebralen Blutung eine Lungenpunktion durchgeführt, welche ganz eindeutig das Bild einer massiven Fettembolie ergab.

H. v. Hajek, Bad Kissingen (BRD):

Ich hatte einen Patienten mit einer Streß-Ulkusblutung, die wir operieren mußten. Bei der Ausgedehntheit der Blutung hätte unbedingt eine totale oder subtotale Magenresektion durchgeführt werden müssen. Dem Patienten konnte dies jedoch nicht zugemutet werden. Wir haben nur eine Vagotomie durchgeführt und die Blutung kam zum Stehen.

Ich wollte zu dieser Frage der Vagotomie gerne Stellung genommen haben.

R. Klose:

Vor allem wird von amerikanischer Seite die Vagotomie auch beim Streß-Ulkus, nicht nur beim chronischen Ulkus sehr propagiert. Manche Autoren haben recht gute Ergebnisse mit der Vagotomie in Kombination mit Pylorusplastik. Übersieht man jedoch die gesamte Literatur, so muß man doch sagen, daß die subtotale Magenresektion, auch was die Nachblutung anbelangt, das überlegenere Verfahren ist.

G. Schlag:

Herr Steinbereithner hat etwas zu sagen.

K. Steinbereithner:

Ich bin zwar kein Chirurg, doch möchte ich zur Frage *Vagotomie* Stellung nehmen.

Ich will durchaus der hier geäußerten Meinung zustimmen. Wir haben im eigenen Krankengut 17 Streß-Ulzera bisher einer operativen Behandlung zugeführt und zwar schon sehr früh. Man kann die Blutung in vielen Fällen zum Stehen bringen, hat aber auf den endgültigen Ausgang keinen Einfluß und fast alle Patienten sind dann an der Grundkrankheit gestorben.

Ich möchte noch kurz zu der von Herrn Klose empfohlenen Gabe von Antazida sagen, daß dies heute eine fast axiomatische Forderung ist. Wir haben gemeinsam mit Mach 2 verschiedene Antazida vorwiegend auf Aluminiumbasis geprüft und es zeigt sich nun, daß nach endgültiger Azidität sbestimmung der Effekt eher *ungünstig* ist. Es zeigt sich nämlich ganz eindeutig, daß man zwar mit allen Antazida die Hyperazidität kurzfristig beheben kann, daß aber bei einem der geprüften Präparate ein Rebound und zwar schon nach 2 Stunden aufgetreten ist, d. h., daß die Azidität anschließend höher war als vor Gabe der Antazida. Wir glauben daher, daß die routinemäßige Gabe von Antazida zumindest problematisch ist.

G. Schlag:
Sind noch irgendwelche Fragen aus dem Auditorium?

A. Herink, Bardenberg (BRD):
Ich möchte zur parenteralen bzw. zur Sondenernährung etwas sagen. Ich habe den Eindruck, als ob die Sondenernährung heute etwas ins Hintertreffen geraten ist.

Die deutschen Neurochirurgen gehen gewöhnlich am 2. oder 3. Tag zur Sondenernährung über. Wir haben mit dieser Sondenernährung keine bösen Erfahrungen gemacht. Im Gegenteil, das ist doch das Physiologische. Wir essen und trinken und ernähren uns doch nicht von Infusionen allein.

G. Schlag:
Bitte, Herr Feurstein, haben Sie dazu etwas zu sagen?

V. Feurstein:
Nun, grundsätzlich ist die Frage ja offengeblieben, wann man zur Sondenernährung übergehen kann. Wir stehen auf dem Standpunkt, daß es gefährlich ist, zum Zeitpunkt der sicher bestehenden Funktionsstörung des Magen-Darmtraktes mit der Sondenernährung zu beginnen. Die Gefahr liegt vor allem im Erbrechen, in der Regurgitation und in der anschließenden Aspiration. Physiologisch, — ich glaube, ich habe das gesagt, — ist die Sondenernährung auch nicht. Physiologisch ist rein die orale Ernährung, wo dem Nahrungsbrei bereits Speichel zur Verdauung beigemischt ist. Je tiefer die Sonde zu liegen kommt, umso unphysiologischer wird die enterale Ernährung und wir haben erwähnt, daß die Nutzung der Nahrung entsprechend schlechter wird.

G. Schlag:
Ich danke für die Diskussionsbeiträge. Die Zeit ist leider schon so fortgeschritten, daß wir das Round-Table beenden müssen. Ich glaube, wir haben Ihnen zumindest einen kleinen Einblick in all diese Probleme der Intensivbehandlung des schweren Schädel-Hirntraumas gegeben und ich entschuldige mich dafür, daß für die Diskussion so wenig Zeit verblieb. Aus didaktischen Gründen mußten wir infolge des so umfangreichen Gebietes eine Einleitung und gesonderte Besprechung der Probleme durchführen. Nur so konnten wir einen allgemeinen Überblick der Intensivpflege des schweren Schädel-Hirntraumas geben.

Rundtischgespräch. Leiter: E. Trojan, Wien (Österreich):

Ergebnisse der traumatischen intrakraniellen Hämatome in den Arbeits-Unfallkrankenhäusern Österreichs, der Neurochirurgischen Univ.-Klinik Wien und der Lehrkanzel für Unfallchirurgie I, Wien.

Darf ich Ihnen zunächst die Teilnehmer vorstellen. Herr Mifka, Rehabilitationszentrum Wien-Meidling; Herr Poigenfürst, Lehrkanzel für Unfallchirurgie I Wien; Herr Titze, Arbeits-Unfallkrankenhaus Graz; Herr Pendl, Neurochirurgische Univ.-Klinik Wien; Herr Erlacher, Arbeits-Unfallkrankenhaus Linz; Herr Zifko, Arbeits-Unfallkrankenhaus Wien XII und Herr Kutscha-Lissberg, Lehrkanzel für Unfallchirurgie I Wien.

Zunächst einige Bemerkungen zum Krankengut. Es wurden die intrakraniellen Hämatome der letzten 5—10 Jahre aus diesen Krankenhäusern und Abteilungen analysiert und nach einem vorher abgesprochenen Kode verschlüsselt. Dann haben wir gemeinsam etliche Fragen der Diagnostik, des Verlaufes und der Ergebnisse besprochen. Diese Fragen wurden vom Computer ausgewertet und die Auswertungen möchten wir Ihnen nun präsentieren.

Es sind insgesamt 513 Verletzte aus allen diesen Anstalten, davon 126 epidurale, das sind 24%, 355 subdurale, das sind 70% und 32 intrazerebrale Hämatome, das sind 6% des Gesamtkrankengutes. Auf der vorliegenden Tabelle sind gleichzeitig die Todesfälle markiert. Von den 126 epiduralen sind 43, ist gleich 34% gestorben, von den 355 subduralen sind 145, das sind 41% gestorben und den 32 intrazerebralen sind 12, das sind 37% gestorben. Insgesamt sind von 513 Verletzten 200 gestorben, das sind 39%.

Bitte beachten Sie, daß bei den subduralen die Todesziffer relativ niedrig ist. Es sind alle subduralen Hämatome, auch die chronischen und subakuten erfaßt. Bei den akuten subduralen Hämatomen ist natürlich die Mortalität wesentlich höher. Wir haben folgende Zahlen gefunden: Von 151 akuten subduralen haben nur $1/3$ überlebt, $2/3$ sind gestorben. Nun noch eine Ergänzung: Es waren von diesen 513 in 93 Fällen Überschneidungen, also Kombinationen von subduralen, epiduralen und intrazerebralen Fällen vorhanden.

Die Geschlechterauftetilung ergab folgendes Bild: Es waren wesentlich mehr Männer als Frauen. Von 513 waren 432 Männer, ist gleich 84%, und nur 81 Frauen, ist gleich 16%.

Interessant ist die *Altersverteilung*: Sie ist auf der vorliegenden Tabelle in 2 Kurven dargestellt, wobei auf der Abszisse die Dezenien 1—10 aufgezählt sind und auf der Ordinate das Alter. Die gerade Linie sind die epiduralen. Sie zeigen den Gipfel im 3. und 4. Dezennium, der dann langsam abfällt. Die Häufigkeit des epiduralen Hämatoms ist zwischen dem 30. und 40. Lebensjahr am größten.

Ganz anders ist der Verlauf bei den subduralen Hämatomen. Ich habe die subduralen und intrazerebralen zusammengenommen, weil sie sich oft überschneiden und dabei sehen wir, der Gipfel liegt ganz woanders. Er ist im 7. und 8. Dezennium. Es sind vorwiegend Patienten im vorgeschrittenen Alter, die schon veränderte Gehirngefäße aufweisen. Im Zusammenhang mit der Altersverteilung interessiert nun das Verhältnis zwischen der Überlebenschance und dem Alter. Ich möchte nun Herrn Poigenfürst bitten, uns dazu einige Zahlen zu nennen.

J. Poigenfürst, Wien (Österreich):

Ich möchte zunächst an die Altersverteilung anknüpfen, die Herr Trojan gezeigt hat. Diese beiden Gipfel, welche die beiden Kurven aufweisen, sind sehr auffallend und es wäre zunächst die Frage zu prüfen, ob unser Patientengut überhaupt repräsentativ ist. Eine Übersicht über die Patienten der einzelnen beteiligten Kliniken hat auch gezeigt, daß *Unterschiede* bestehen. Es gibt in den Unfallkrankenhäusern ein ausgewähltes Krankengut im Vergleich zur Neurochirurgischen Klinik. Aber auch die Unfallkrankenhäuser untereinander sind nicht homogen. So haben wir in unserem Gesamtmaterial 45 Kinder und Jugendliche. Diese 45 Kinder und Jugendliche verteilen sich mit ein oder zwei Ausnahmen auf die Neurochirurgische

Klinik und auf das Unfallkrankenhaus Linz. Die Unfallkrankenhäuser in Wien und das Unfallkrankenhaus Graz haben also eine minimale Zahl von Kindern unter ihren Schädelverletzten. Ähnlich verhält es sich mit den ganz alten Fällen. Die Neurochirurgische Klinik in Wien hat *insgesamt* einen höheren Altersdurchschnitt als die anderen beteiligten Unfallkrankenhäuser. Das geht darauf zurück, daß sie auch die nicht arbeitsunfallverletzten Patienten aufnimmt und daß auch die sehr alten Schädelverletzten dort hinkommen. Man kann keinen Vergleich bezüglich des Alters und der Überlebenschance zwischen den einzelnen Krankenhäusern treffen, weil das Krankengut eben nicht homogen ist. Wenn man aber die Wiener Krankenhäuser zusammen nimmt, ergibt sich trotzdem eine gute Übersicht und eine annähernd normale Verteilung des Alters, weil sich die Unfallkrankenhäuser und die Universitätsklinik bezüglich der Verletzten ergänzen.

Wenn man nun die Überlebenschance mit dem Alter der Verletzten vergleicht, ist zunächst eine Trennung zwischen epi- und subduralen Hämatomen vorzunehmen. Wenn man bei den *epiduralen* Hämatomen die Überlebenden und die Toten in den gleichen Dezennien, wie auf der Kurve von Trojan, aufzeichnet, dann kristallisieren sich 3 Altersabschnitte heraus. Zunächst von 0—20 Jahren, in diesem Altersabschnitt ist die Überlebenschance 1:1, es kommt also auf einen Überlebenden ein Toter. Mit dem 20. Lebensjahr nimmt plötzlich die Zahl der Überlebenden wesentlich zu und es bleibt dann ein Streifen von 30—49 Jahren, in dem die Überlebenschance beim akuten epiduralen Hämatom sehr gut ist. Es kommen nämlich auf 3 Überlebende nur 1 Toter, also ein sehr gutes Ergebnis. Mit dem 50. Lebensjahr beginnt sich die Kurve dann zu überschneiden. Nach dem 50. Lebensjahr nimmt die Zahl der Toten auf Kosten der Überlebenden zu, so daß das Verhältnis jetzt umgekehrt ist: Es beträgt 1:2, das heißt, auf einen Überlebenden kommen 2 Tote, wobei man hinzufügen muß, daß nach dem 70. Lebensjahr überhaupt noch niemand überlebt hat.

Im Vergleich zum akuten epiduralen nun das akute *subdurale* Hämatom: Im Prinzip ist auch beim akuten subduralen Hämatom die Verteilung der Überlebenschance ähnlich. Es gibt auch hier die drei Altersgruppen von 0—20, dann allerdings von 20—59 und nicht bis 49 wie bei den epiduralen, und schließlich von 60—89.

Natürlich ist entsprechend der schwereren Verletzung die Prognose weniger günstig und die Zahlen sehen so aus: Beim akuten subduralen Hämatom von 0—20 Jahren kommen 3 Verstorbene auf einen Überlebenden. In der Altersstufe von 20 bis 59 ist die Chance annähernd gleich. Wir haben einen Toten auf einen Überlebenden. Nach dem 60. Lebensjahr ist das Verhältnis so wie bei den ganz jungen 1:3, ein Überlebender auf 3 Tote. Im Vergleich zu den akuten epi- und subduralen Fällen hat die Altersaufteilung bei den chronischen Fällen *keine* wesentlichen Aufschlüsse ergeben, weil die Prognose der chronischen epiduralen und subduralen Blutung an und für sich so gut ist, daß man daraus keine bestimmte Altersprädilektion für das Überleben ziehen kann.

E. Trojan:

Wenn ich kurz resümieren darf: Bezüglich der Altersverteilung sind 2 interessante Tatsachen zu vermerken. Erstens die große Gefährdung der Jugendlichen von 1—20, worüber wir schon gestern in den Vorträgen einiges gehört haben. Zweitens das Schicksal der alten Verletzten, von denen praktisch ab dem 70. Lebensjahr *niemand* mehr überlebt hat. Es erhebt sich nun die Frage ob der Aufwand berechtigt ist, den wir treiben und treiben müssen, wenn wir einen solchen Patienten mit einem akuten subduralen Hämatom eingeliefert bekommen, in dem wir ihn operieren, ihn auf die Intensivstation verlegen und dabei doch wissen, daß praktisch *keiner* überlebt. Das ist eine Frage, die schon in der Einleitung des Kongresses angeklungen hat:

In wie weit ist dieses Vorgehen noch sinnvoll?

Wir setzen fort: Zu den chronischen subduralen Hämatomen möchte ich Herrn Pendl von der Neurochirurgischen Univ. Klinik Wien bitten, der darüber die größte Erfahrung besitzt. In diese Klinik werden vorwiegend jene Patienten eingeliefert, die einmal ein Schädeltrauma erlitten haben, denen es zunächst gut geht, die sich später verschlechtern und die dann von irgend einem auswärtigen Krankenhaus in die Neurochirurgische Klinik wegen der Verschlechterung eingeliefert werden.

G. Pendl, Wien (Österreich):

Das subakute und vor allem das *chronische subdurale* Hämatom stellt eine Domäne der Neurochirurgie dar. Die Abgrenzung des akuten subduralen Hämatoms zum subakuten haben wir mit 24 Stunden getroffen. Diese Abgrenzung ist vielleicht etwas knapp bemessen, scheint aber auf Grund der Symptomatik berechtigt. Die Abgrenzung vom subakuten zum chronischen stellten wir mit 8 Tagen. Meist findet man in der Literatur Angaben über 14 Tage, vereinzelt in jüngerer Zeit aber nun die Abgrenzung mit 8 Tagen, vor allem im Hinblick auf die Diagnostik und die Gesamtsituation der Patienten, die ein einheitliches klinisches Bild aufweisen. Auch histopathologisch scheint diese Abgrenzung sinnvoll, denn nach etwa 8 Tagen beginnt sich bereits die Membran des chronischen subduralen Hämatoms zu organisieren, zunächst an der Durainnenfläche, später auch an der Pia.

Über die Ätiologie des subakuten subduralen Hämatoms, also des etwa 24 Stunden bis 1 Woche nach dem Unfallgeschehen von uns operierten Hämatoms, herrscht eine einheitliche Meinung. Das Trauma ist meist evident und anamnestisch auch eruierbar. Ganz anders liegt die Sache beim chronischen subduralen Hämatom. Die von Virchow geprägte Bezeichnung der Pachymeningitis haemorrhagica interna wurde seinerzeit schon von Bergmann 1880 kritisiert, übrigens auch einer der Väter der Neurochirurgie. In der angelsächsischen Literatur wird in letzter Zeit die atraumatische Genese überhaupt nicht mehr diskutiert. Ich möchte allerdings einräumen, daß es sicher Einzelfälle des chronischen subduralen Hämatoms *ohne* Unfallgeschehen gibt, und zwar die seltenen Fälle von Leukosen und anderen hirnorganischen degenerativen Erkrankungen. Diese Fälle sind aber ausgesprochene Raritäten. Dem chronischen Alkoholismus die Schuld am Auftreten des chronischen subduralen Hämatoms zu geben, wäre unfair gegenüber dem Alkohol. Besitzen wir doch eine größere Menge an Alkoholikern, als zum Beispiel die Zahl der chronischen subduralen Hämatome erwarten ließe. Auch scheint die Tatsache, daß es kaum zu einem Rezidivgeschehen nach der operativen Entleerung eines subduralen Hämatoms kommt, viele Patienten aber katamnestisch ihrem vorher ausgeübten Alkoholismus weiter frönen, ein weiterer Beweis gegen diese Theorie zu sein. Dies hat auch Krayenbühl an einer größeren Patientenzahl gefunden.

Sicherlich fördert das atrophische Gehirn des älteren Patienten die Entstehung des subduralen Hämatoms durch tangential einwirkende Traumen am Schädel und dadurch Einrisse ausgespannter Brückenvenen durch scherende Bewegung des Hirns zur Schädelkapsel. Als Quelle der Blutung, die selten nachzuweisen ist, müssen jedenfalls Venenblutungen verantwortlich gemacht werden.

Die Altersverteilung weist vor allem bei den chronischen Subduralhämatomen eine Auffälligkeit auf. Ich möchte einfügen, daß wir das subdurale Hämatom bzw. den subduralen Erguß des Kleinkindes bei diesen Untersuchungen nicht berücksichtigt haben. Während das subakute Subduralhämatom die gleiche Altersverteilung wie die übrigen traumatischen intrakraniellen Blutungen zeigt, haben wir bei unseren Patienten mit chronischem Subduralhämatom in 79% der Fälle (60 Patienten) ein Lebensalter jenseits der 4. Dekade gefunden, mit einer Häufung in der 6. Dekade mit 26% (20 Patienten). Lediglich 21% oder 16 Patienten wurden von uns unter dem 40. Lebensjahr beobachtet.

Die männlichen Patienten überwiegen mit 60 deutlich gegenüber nur 16 weiblichen Patienten. Diese Verteilung entspricht auch den in der Literatur angegebenen Zahlen.

Die *Klinik* des Subduralhämatoms ist bunt und verwirrend. Das subakute Hämatom weist in der Anamnese das Trauma auf, die Patienten werden meist stationär aufgenommen, vom Neurologen kontrolliert und können rasch erfaßt werden. Diese Patienten weisen eine eindeutige neurologische Symptomatik auf und durch eine akute Verschlechterung der Bewußtseinslage bis zum Koma wird oft der Verdacht auf eine raumfordernde Blutung gelenkt. Mitunter werden aber solche Fälle auch nach Bagatelltraumen als akutes Alkoholdelir in psychiatrische Abteilungen eingeliefert, wo sie dann manchmal erst nach Tagen erkannt und dem Chirurgen zugeführt werden.

Ganz anders ist die Situation beim chronischen subduralen Hämatom. Hirndruckzeichen, neurologische Ausfallerscheinungen können fehlen. Die Entdeckung des Hämatoms erfolgt meist über die vom Patienten zunehmend angegebenen Kopfschmerzen, Gedächtnisstörungen und vor allem das sich ausbildende organische Psychosyndrom mit Veränderung der Bewußtseinslage bis zur schweren Somnolenz.

Die endgültige Diagnose wird beim subakuten Hämatom durch die Karotisangiographie gestellt. Beim chronischen Hämatom kann schon das EEG mittels der typischen Depression der bioelektrischen Tätigkeit über dem Hämatom die Diagnose liefern. Eine Angiographie soll trotzdem zum Ausschluß eines beiderseitigen Hämatoms durchgeführt werden.

Das *subakute* Hämatom ist mit großer osteoplastischer Trepanation zu entleeren.

Beim *chronischen* Hämatom ist die Entleerung durch 2 Bohrlöcher fronto — zentral bzw. parietooccipital die Methode der Wahl. Diese Bohrlöcher sollen so angelegt werden, daß sie leicht durch einen bogenförmigen erweiternden Hautschnitt verbunden werden können, falls mit Hilfe einer osteoplastischen Trepanation organisierte Schwarten exstirpiert werden müssen. Falls sich der Kortex nach Entleerung des Hämatoms nicht spontan der Dura anlegt, erweist sich eine intraoperative Auffüllung des Ventrikelsystems mit künstlichem Liquor bis zu 150 ccm über eine lumbale Punktion als günstig. Die postoperative Bewußtseinslage läßt sich auf diese Weise durch Vermeidung des Unterdruckes günstig beeinflussen.

E. Trojan:

Das wäre das wesentliche über die subakuten und chronischen Hämatome. Eines ist wichtig: Es werden immer wieder Patienten eingeliefert, die ein akutes Trauma erlitten haben, zunächst nur eine diskrete neurologische Symptomatik bieten und erst verspätet nach Verschlechterung ihres Zustandes als subakute Hämatome dem Neurochirurgen überwiesen werden. Solche Fälle müssen stationär kontinuierlich beobachtet werden, um ein frühzeitiges Eingreifen zu ermöglichen. Sie sollen dem Chirurgen nicht erst überwiesen werden, wenn die Symptomatik akut geworden und der Allgemeinzustand sich verschlechtert hat.

Wenden wir uns einem anderen Kapitel zu: Der Diagnostik. Herr Kollege Zifko hat dafür eine Auswertung gemacht: Röntgendiagnostik der Frakturen, Verhältnis von Frakturlokalisation und Blutungslokalisation.

B. Zifko, Wien (Österreich):

Wir versuchten an Hand des vorliegenden Materials die Frage zu klären, in wie weit die Lokalisation der Frakturen mit der Lokalisation der Blutung beim intrakraniellen traumatischen Hämatom übereinstimmt. Ich schicke voraus, daß nicht bei jedem der 513 Patienten Röntgenbilder angefertigt wurden. Dies war meistens durch eine große motorische Unruhe des Verletzten bzw. durch die Dringlichkeit einer Operation bedingt. Bei den uns zur Verfügung gestandenen 308 Leeraufnahmen des Schädels konnten wir hinsichtlich der *Seitenverteilung* der Brüche zwischen der rechten und linken Seite keine signifikanten Unterschiede erkennen. Beidseitige Frakturen fanden wir beim epiduralen Hämatom in 10% und beim subduralen und intrazerebralen in 16% der Fälle. Bei der topographischen Verteilung der Frakturen am Schädel war der Häufigkeit nach ein Überwiegen der Temporalregion mit 47% festzustellen. Danach folgte die Scheitelregion mit 22%, die Okzipitalregion mit 17%. Die Frontalregion war mit 14% der Fälle beteiligt. *Zwischen Frakturlokalisation und Blutungslokalisation* gab es beim *epiduralen Hämatom eine Übereinstimmung in 93% der Fälle*. Beim subduralen und intrazerebralen Hämatom fanden wir immerhin in 75% der Fälle eine Übereinstimmung.

Wir können somit sagen, daß wir in einem hohen Prozentsatz eine Übereinstimmung zwischen Fraktur- und Blutungslokalisation gefunden haben. Aus diesem Grunde erscheint es uns sinnvoll die Leeraufnahmen des Schädels so oft wie möglich durchzuführen. Bei positivem Röntgenbefund ist es wichtig, solche Fälle jedenfalls besonders aufmerksam in Richtung auf einen raumfordernden Prozeß weiter zu beobachten.

E. Trojan:

Es sind somit sehr interessante Zahlen gefunden worden, bezüglich der Übereinstimmung von Fraktur- und Blutungslokalisation.

Gehen wir nun zu einem anderen diagnostischen Problem über, das schon gestern diskutiert wurde. Die Angiographie. Ich bitte Herrn Kutscha-Lissberg, der diese Auswertung gemacht hat, uns einige Zahlen zu nennen.

E. Kutscha-Lissberg, Wien (Österreich):

Im Verlaufe dieser Tagung ist immer wieder hervorgehoben worden — ich verweise besonders auf den Vortrag von Herrn Brenner —, daß die *Angiographie* aus der Diagnostik des akuten Schädel-Hirntraumas heute nicht mehr wegzudenken ist. Diese Meinung wird allerdings nicht geteilt von kleineren Spitälern, welche erstens die Angiographie als zu aufwendig betrachten und die sich zweitens unter Berufung auf die Berichte über die Echoenzephalographie und deren gute Ergebnisse mit dem Echo begnügen.

Dazu möchte ich eine sehr eindrucksvolle Tabelle zeigen, die wir an Hand unseres Krankengutes gewonnen haben. Sie sehen, daß die Echoenzephalographie insgesamt bei 97 intrakraniellen Hämatomen durchgeführt wurde, wobei 43 Fälle, ich betone *43 Fälle* negativ waren und nur 54 Fälle ein positives Ergebnis zeigten. Das heißt, daß die Treffsicherheit des Echo in der Hand des Ungeübten nicht sehr groß ist. Hingegen zeigt die Angiographie bei 252 Fällen nur 2 falsche und negative Resultate, die darauf zurückzuführen sind, daß sich in beiden Fällen die intrakranielle Raumforderung im Bereiche der hinteren Schädelgrube lokalisierte.

Die Angiographie hat nicht nur diagnostischen Wert, man kann mit ihr auch Fragen der Prognose klären: So konnte eine Arbeitsgruppe der Neurochirurgie und der Unfallchirurgie heuer beim Französischen Neurochirurgen-Kongreß einen Vortrag über das Thema bringen, in wie weit eine Verlangsamung der Zirkulation für die Prognose von Bedeutung ist. Wir sind von der Tatsache ausgegangen, daß es zwischen dem intrakraniellen Zirkulationsstillstand als Ausdruck des sicheren Hirntodes und der normalen Zirkulationszeit irgendwo eine Überlebensgrenze geben muß. Wir haben versucht dieses Problem auf angiographischem Wege zu klären. Kurz zur *Technik:* Im Serienangiogramm wird die Zeit gemessen vom Auftreten des Kontrastmittels im Karotissyphon bis zur Füllung der ersten Vene. In dem Diagramm sieht man auf der Ordinate die Zirkulationszeiten aufgetragen und auf der Abszisse die Stunden der Überlebenszeit. Das Bild zeigt, daß bei einer Zirkulationszeit von über 6 Sekunden kein Patient überlebt hat. Bei einer Zirkulationszeit von 5,3—6 Sekunden überlebte nur ein Patient, die meisten Patienten (33 Fälle) sind innerhalb von 12 Stunden gestorben. Hingegen haben 18 Patienten mit einer Zirkulationszeit bis zu 4 Sekunden alle überlebt. Diese Fälle beziehen sich nicht nur auf ein unfallchirurgisches Krankengut, sondern stammen aus einem allgemein neurochirurgischen Krankengut. Diese Ausführungen können auch als Ergänzung zum Vortrag von Herrn Krösl betrachtet werden. Wir haben aus diesen Zahlen allerdings noch keine Konsequenzen gezogen und sind dabei dieses schwerwiegende Thema weitgehend zu untersuchen.

Zusammenfassend stellt also die Angiographie das *wesentlichste diagnostische Rüstzeug* zur Feststellung von intrakraniellen Hämatomen dar. Man kann auch im kleinen Krankenhaus, wie Herr Brenner schon betont hat, mit einer ap.-Exposition bei exakter Technik ohne Komplikationen wertvolle diagnostische Informationen gewinnen. Ich glaube auch im Sinne der Neurochirurgischen Klinik Wien zu sprechen, daß jeder Kollege, der Interesse an dieser Untersuchungsmethode hat, herzlichst eingeladen ist, diese bis zu 10—15mal am Tag geübte Methode dort genauer kennenzulernen.

E. Trojan:

Soviel zur Angiographie. Darf ich nun Herrn Walcher bitten zur Echoenzephalographie einige Worte zu sagen.

W. Walcher, Graz (Österreich)

Es ist eine Streitfrage in der Versorgung der akuten intrakraniellen Hämatome, ob man angiographieren soll und muß, oder ob man ohne die Angiographie auskommen kann. Es ist selbstverständlich, wenn man die Angiographie zur Verfügung hat, wird man sie auch anwenden. Die Angiographie ist ein Postulat der Neurochirurgie, das darf man nicht vergessen. Nach einer Statistik aus dem Jahre 1969 werden in der Bundesrepublik noch immer nur maximal 15% der Schädel-Hirnverletzten von Neurochirurgen versorgt, alle anderen kommen in die Peripheriespitäler. In den Peripheriespitälern wird man eine gut funktionierende Angiographie nicht so schnell erreichen. Denn so einfach wie es dargestellt wurde, ist es nicht, man muß die Angiogramme auch interpretieren können. Wenn man die Technik beherrscht, dann hat man auch mit der Echoenzephalographie im kleinen Krankenhaus bessere Ergebnisse, als hier gezeigt wurde. Es sind eben viel weniger Echoenzephalogramme durchgeführt worden als Angiographien.

In den Neurochirurgischen Abteilungen wird oft so vorgegangen, daß man zuerst ein Echo macht, um die Seitenlokalisation zu bestimmen und dann angiographiert, weil die Echoenzephalographie der neurologischen Diagnostik in der Regel überlegen ist. Prof. Unterharnscheidt hat z. B. gestern ein Bild eines epiduralen Hämatoms mit einer kontralateralen Hirnschenkelanpressung am Tentoriumschlitz gezeigt. In diesem Fall besteht eine ipsilaterale Hemiparese, d. h. daß auf Grund der neurologischen Symptomatik auf der falschen Seite angiographiert wird.

Entscheidend ist natürlich, welche Methoden zur Verfügung stehen. Ich habe in Graz einen Vergleich zwischen Klinik und Unfallkrankenhaus. Im Unfallkrankenhaus wird bis jetzt nicht angiographiert, aber durch entsprechende minutiöse Beobachtung, wiederholte klinische Kontrollen und mit Hilfe der Echoenzephalographie haben wir bis jetzt *kein* Hämatom übersehen. Das ist ein Beweis, daß man auch auf diese Weise zum Ziel kommt. Wenn man die Möglichkeit der Angiographie hat, soll man sie natürlich durchführen.

Bei den klassischen Fällen, das hat Prof. Marguth gestern auch gesagt, ist die Angiographie nicht notwendig, diese verlaufen ganz typisch. Die meisten Fälle jedoch liegen nicht so klassisch, sie haben kein luzides Intervall und verlaufen atypisch. Vor allem ist die Angiographie wichtig für die Enzephalhämatome, bei diesen braucht man sie tatsächlich. Wenn ich als Konsiliarzt ins Unfallkrankenhaus komme, ist die Trepanation oft schon durchgeführt, da sich der Zustand des Patienten akut rasch veschlechtert hat. In diesen Fällen genügt der klinische Verlauf allein.

Ich bin absolut für die Angiographie, aber die große Gefahr des Postulates unbedingt zu angiographieren besteht darin, daß der Patient über 100 km weit in eine Abteilung geschickt wird, die gut angiographieren kann, wodurch wertvolle Zeit verloren geht. Solange man in Peripheriespitälern wirklich nicht gut angiographieren kann, soll man die Angiographie nicht zu sehr überbewerten, es muß auch ohne sie gehen, zumindest beim Gros der klassischen Fälle.

E. Trojan:

Bitte zu diesem Problem nun Herrn Pendl von der Neurochirurgischen Klinik Wien.

G. Pendl:

Ich kann dem Gesagten nicht beipflichten. Sicherlich haben Sie Herr Kollege Walcher große Erfahrung mit der Echoenzephalographie, weil Sie sich selbst intensiv damit beschäftigt haben. Stellen Sie sich diese Situation in einem Peripheriespital vor, wo meist ein Sekundararzt mit diesem Problem betraut wird, der vielleicht im Jahr 3 oder 4 Echountersuchungen durchführt. Ich bin der Überzeugung, daß diese echographischen Untersuchungen *keinen* echten Aussagewert besitzen. Das A-Bild im Echogramm ist gerade für den neuroanatomisch nicht so sehr versierten Kollegen schwer zu interpretieren und es können falsche Schlüsse bei Beurteilung des Mittelechos gezogen werden.

Zur Angiographie: Selbstverständlich sind auch uns Neurochirurgen die homolateralen Hemiparesen bekannt. Sollten wir die falsche Seite angiographiert haben, so schließen wir sofort die Angiographie der kontralateralen Seite an. Wir fürchten uns nicht vor Komplikationen sofortig durchgeführter beidseitiger Angiographien.

Es ist ja nur eine Frage der Organisation, daß man den Patienten im Zuge der Vorbereitung zu einer eventuellen Trepanation auf den Angiographie- oder Röntgentisch legt und sich mit Hilfe eines Einbildangiogramms eine Information über die Lokalisation des eventuellen Hämatoms beschafft. Wir kennen die Fälle, wo wir bei angiographisch gesichertem Epiduralhämatom im Zuge einer großflächigen osteoplastischen Trepanation bei 4 Bohrlöchern dieses nicht erreichen und es vielleicht erst beim 5. Bohrloch sehen. Das spielt in diesem Fall keine Rolle, denn wir werden hier ohnedies den Knochendeckel aufklappen. Stellen sie sich aber einen neurochirurgisch nicht so versierten Unfall- oder Allgemeinchirurgen vor, der schnell auf Grund der klinischen Diagnose ohne Angiographie ein Bohrloch parietal legt, kein Hämatom findet und die Operation auf dieser Seite abschließt. Er setzt auf der anderen Seite noch ein Bohrloch, findet dort selbstverständlich ebenfalls kein Hämatom und in Wirklichkeit war dieses temporo — basal auf der zuerst trepanierten Seite.

E. Trojan:
Will noch jemand dazu sprechen?

G. Kramer, Dortmund (BRD):

Zur Echoenzephalographie möchte ich doch noch einige Bemerkungen machen: Ich gebe zu bedenken, daß gerade in den kleineren Krankenhäusern die Erlernbarkeit der Echoenzephalographie sehr viel größer ist, als die der Angiographie. Denn echographieren können sie jeden Patienten, gleichgültig ob er ein Trauma hat oder nicht. Dadurch ist die Einarbeitung in die typische Untersuchung der Echoenzephalographie wesentlich schneller. Sie gewinnen dadurch an Sicherheit.

Die Angiographie auf dem Küchentisch, wie es früher einmal hieß, ist für ein kleines Spital einfach nicht durchführbar. Es muß doch einmal ganz klar zum Ausdruck gebracht werden, daß die Vorliebe der Neurochirurgen für die Angiographie sicherlich auch auf die geübte Technik zurückgeführt werden kann. Wenn sie 10 bis 15 mal am Tag, wie Herr Kutscha eben gesagt hat, angiographieren, dann beherrschen sie die Technik, dann können sie auch im Bett eine verwertbare ap-Aufnahme bekommen. Dazu kommt aber das kleine Spital sicher nicht.

Die Zahlen, die sie vorhin genannt haben, legen doch den Verdacht nahe, daß die echoenzephalographischen Untersuchungen in kleineren Häusern weniger erfahrene Kollegen gemacht haben. Ich könnte mir denken, wenn die Statistik des Unfallkrankenhauses Graz mitberücksichtigt worden wäre, dann wäre auch die Treffsicherheit etwas größer gewesen. Man soll der Echoenzephalographie nicht das Wasser abgraben, man sollte vor allem nicht denjenigen Kollegen, die in der akuten und relativ verzweifelten Situation sind, den Mut nehmen, in dem man sagt, die Treffsicherheit ist so gering, also lassen wir es ganz sein. Das wäre ein therapeutischer Nihilismus.

E. Trojan:
Bitte noch jemand zur Diskussion?

H. Brenner, Wien (Österreich):

Ich glaube, wir müssen fair bleiben. Und es waren jetzt Gegner der Angiographie am Worte. Gestatten sie einige Worte dazu. Es wurde vorhin vom Kollegen Walcher verglichen. Die geübte Echographie gegen die ungeübte Angiographie, das ist unfair. Man kann nur beide ungeübt oder geübt vergleichen, dabei muß man bleiben. Ich habe vor mehr als 10 Jahren mit der Echographie begonnen und ich weiß, der eine ist geschickt, der andere weniger. Ich bin jedenfalls mit der Echographie nicht weiter gekommen, nicht über diese 50 oder 60% hinaus. Und jeder einzelne Patient, der an einer nicht getroffenen Echographie stirbt, ist mir Anlaß wieder davon abzugehen. Nicht die Zahl, sondern der einzelne tote Mensch ist es, der mein Gewissen belastet. Die Angiographie ist sehr leicht zu erlernen. Ich habe persönlich 29 Ärzte darin ausgebildet. Ich würde glauben, daß ich mich von 27 davon selbst einmal angiographieren ließe. Die Einladung von Herrn Kutscha-Lissberg stammt zwar nicht von uns, aber da sie nun einmal ausgesprochen wurde, möchte ich sie bestätigen.

Nun vielleicht noch ein Diapositiv: Es war davon die Rede, daß man nichts übersieht. Wir haben uns die Mühe gemacht, 17 Jahre gerichtsmedizinische Protokolle durchzusehen. In den 17 Jahren fanden wir 45 Patienten, die ausschließlich an einem epiduralen Hämatom gestorben sind. Keine Knochenbrüche, keine Fettembolie, keine Hirnkontusion, keine schweren Nebenverletzungen, tot *am reinen unoperierten epiduralen Hämatom*. Wie sahen diese 45 Patienten aus. Einer war bei der Einlieferung tot. Es gibt wenig perakute Fälle nach beschwerdefreiem Intervall. 8 wurden heimgeschickt und sind daheim verstorben. 36 waren stationär aufgenommen worden. 25mal war das Hämatom nicht erkannt worden, 11mal obwohl man zahlreiche Bohrlöcher angelegt hatte.

Die Zahlen stammen von der Gerichtsmedizin. Ich glaube das Gewissen rüttelt sehr, es muß etwas geschehen. Wir geben uns sehr viel Mühe mit dem A-Echo und B-Echo, aber alles kann das Echo nicht klären. Wir waren die ersten, die es in die Hand genommen und darüber geschrieben haben. Ich habe in 10 Jahren gesehen, daß man sich auf diese Technik *nicht* verlassen kann.

E. Trojan:

Wir müssen das Thema rasch abschließen, weil wir noch eine ganze Reihe anderer Fragen zu besprechen haben. Ich bitte, sich kurz zu fassen.

H. E. Diemath, Salzburg (Österreich):

Wir glauben sehr gerne, daß Herr Brenner die Angiographie wunderbar beherrscht. Ich muß aber trotzdem dem Vorredner von Dortmund etwas Wein nachgießen und etwas Wasser in die Angiographie, und zwar aus 2 Gründen: Nicht erwähnt wurde, daß eine Angiographie eine Augenblicksaufnahme ist. Sie können also sagen, zum Zeitpunkt der Angiographie liegt ein Epidural- oder Subduralhämatom *nicht* vor. Jede größere Neurochirurgie kennt aber Fälle, wo nach einer negativen Angiographie trotzdem ein Hämatom aufgetreten ist. Also so 100%-ig für den Verlauf ist natürlich auch diese Untersuchungsmethode nicht. Und darin liegt nun ein Vorteil der Echoenzephalographie, daß man sie ja beliebig oft wiederholen und den klinischen Verlauf überprüfen kann.

E. Deisenhammer, Linz (Österreich):

Ich bin kein Neurochirurg, ich mache täglich 10—20 Echoenzephalogramme. Ich halte die Werte von Herrn Kutscha für durchaus realistisch, man muß aber die Dinge in ihrer Wertigkeit sehen. Das Echo wird man als erstes machen, wenn man keine Angiographie hat. Dabei erfaßt man wenigstens 50% der Fälle mit ihrer Verschiebung. Wenn ich die Angiographie dazu habe, dann werde ich auf die Echographie natürlich verzichten. Aber das Echogramm wird mir in der *Mehrzahl* der Fälle beim nicht vorhandenen Angiogramm weiterhelfen.

E. Schima, Mistelbach (Österreich):

Vielleicht darf ich als Betroffener in einem Provinzkrankenhaus etwas dazu sagen: Ich möchte absolut in das Horn von Herrn Pendl, Kutscha und Brenner stoßen. Man braucht wirklich nichts als eine Nadel, eine Spritze, eine Kontrastampulle und eine Röntgenröhre, die so stark ist, daß sie eine Schädelaufnahme in einer halben bis einer Sekunde herstellt. Wir haben in den 9 Monaten, die ich in Mistelbach bin, 5 Angiographien gemacht und bisher nie ein Hämatom übersehen.

Eines dürfen wir nicht vergessen: Die Angiographie zeigt uns nicht nur, daß eine Seitenverdrängung vorliegt, sie zeigt uns auch wodurch diese bedingt ist. Es gibt ja auch die intrazerebralen Hämatome. Wenn man diese ohne Angiographie operiert und z. B. nur Probebohrlöcher anlegt, findet man subdural nichts und epidural nichts. Der Eingriff wird beendet und der Patient stirbt womöglich an seinem intrazerebralen Hämatom. Ich möchte noch eines zu bedenken geben: Ein Echoenzephalograph kostet 100000,— Schilling.

E. Trojan:

Wir müssen die Diskussion beenden, sonst können wir die übrigen Punkte nicht mehr diskutieren. Ich glaube wir haben die beiden Untersuchungsmethoden ausreichend gegeneinander abgewogen. Gehen wir zu einem anderen Punkt über: Beobachtungen über den Verlauf der Bewußtseinsstörung und Prognose.

A. Titze, Graz (Österreich):

Ich knüpfe an die Zahlen an, die Herr Trojan in der Einleitung genannt hat: Von den 513 Fällen sind 200 an der Schädelverletzung oder überwiegend an der Schädelverletzung gestorben, während 37 an Nebenverletzungen oder späteren Komplikationen verstarben, die nicht schädelbedingt waren. Die Gesamtletalität betrug somit 46%, die schädelbedingte Letalität 39%.

Wir haben bei den akuten Fällen gefunden, daß sich die Prognose bereits in der zweiten Stunde wesentlich verschlechtert. Während die Letalität bei jenen Patienten, die in der ersten Stunde nach Eintreten der Bewußtlosigkeit operiert wurden 55% betrug, stieg die Letalität bei den nach 2 und 3 Stunden operierten Fällen auf 70%. Dies beweist, daß die Organisation und die Frühdiagnose nach Eintreten der Bewußtlosigkeit sehr entscheidend sind. Ich möchte hier ein Wort von Prof. Lorenz Böhler zitieren, daß 50% des Erfolges in der Unfallchirurgie in der Organisation liegt. Bei den chronischen Fällen, die länger bewußtlos waren, wird die Prognose wieder besser. Das sind jene Fälle, die kleinere Hämatome und damit günstigere Voraussetzungen geboten haben. Ich glaube die Zahlen in den ersten Stunden sind sehr eindrucksvoll und bestätigen, was Prof. Marguth gesagt hat, daß man bei zunehmender Symptomatik sich nicht lange aufhalten, sondern möglichst rasch intervenieren soll.

E. Trojan:

Ich danke Herrn Titze. Vielleicht kann im Anschluß daran Herr Pendl einige Worte über die Ursache des Todes sagen.

G. Pendl:

Bei unserem stationären ausgewerteten Material fällt auf, daß der Zeitpunkt des Todes in einem Drittel der Fälle innerhalb der ersten 24 Stunden nach der Operation liegt. Ein weiteres Drittel überlebt bis zu 4 Tagen, das letzte Drittel überlebt die ersten 4 Tage in Einzelfällen bis Wochen und Monate. Eine Signifikanz bezüglich der Lokalisation der geschädigten Hirnregion oder Art der Trepanation ergibt sich aus unserem Material *nicht*. Grundsätzlich kann als wesentlicher Faktor des Mißerfolges bei der Behandlung der intrakraniellen Blutung das *Hirnödem* als letzliche Ursache des Exitus letalis beschuldigt werden. Auch hier taucht wieder das Problem der Organisation des Transportes des Patienten vom Unfallort bis zum Zeitpunkt der Operation auf. Es ist offensichtlich, daß gerade dieses Management die Ursache dafür ist, daß wir so einen hohen Prozentsatz an Patienten verlieren. Das Freihalten der Atemwege, das soll hier nochmals intensiv gesagt werden, durch entsprechende Lagerung und Intubation soll jedem schon am Unfallort anwesenden Arzt bekannt sein. Auch hier muß in Zukunft eine weitere Verbesserung erfolgen, damit der Chirurg eine bessere Prognose beim Patienten erreicht. Wenn die Sauerstoffversorgung des Gehirns allein schon durch fehlerhafte Lagerung des Patienten und infolge Aspiration massiv herabgesetzt ist, ist auch der Chirurg machtlos.

E. Trojan:

Noch ein Wort zur Art der Operation, wie sie in den verschiedenen Unfallkrankenhäusern und Kliniken angewandt wurde. Darf ich Herrn Erlacher bitten, der diese Frage ausgewertet hat.

G. Erlacher, Linz (Österreich):

Wir unterscheiden prinzipiell 4 Arten von Operationen bei der Behandlung des intrakraniellen Hämatoms. Als erstes möchte ich das Anlegen von 1 oder mehreren therapeutischen Bohrlöchern erwähnen, ein Verfahren, das allerdings nur beim chronischen subduralen Hämatom Verwendung findet. In unserem Krankengut waren dies 18% der Operationen. Die Hauptgruppe umfaßt die osteoklastische bzw. osteoplastische Trepanation, die 70% sämtlicher Fälle umfaßt. Als 4. käme die Entlastungstrepanation in Frage, die bei 12% der Fälle durchgeführt wurde.

Was die Technik der osteoklastischen oder osteoplastischen Trepanation betrifft, ist unserer Meinung nach die Forderung der Neurochirurgen berechtigt, daß man zunächst osteoplastisch beginnen soll. Eine Ausnahme bilden die Trümmerfrakturen, bei welchen die Erhaltung des Knochendeckels nicht möglich ist. Oft kann man erst am Ende der Operation beurteilen, ob der Knochendeckel wieder eingesetzt werden soll oder nicht, da häufig erst zu diesem Zeitpunkt eine Hirnschwellung besteht oder erkannt wird. Bei unseren Fällen fällt auf, daß vor allem die schwereren Fälle *osteoklastisch* operiert werden mußten. Es waren 45% der osteoklastisch Operierten bei der Einlieferung bereits in einem komatösen Zustand, und zwar 63 von 144 Fällen. Von den *osteoplastisch* operierten Patienten war genau nur $1/3$ im Koma. Auch die Letalität unterstreicht diese Zahl. Von den osteoklastisch Operierten verstarben 83 von 144, das sind 55%, von den osteoplastisch Operierten starben nur 40% der Fälle.

Die Entlastungstrepanation wird gerade in letzter Zeit in Amerika beim akuten subduralen Hämatom stark gefördert, die Statistik der Letalität konnte hierbei bis zu 50% gesenkt werden.

E. Trojan:

Soviel zur Art der Operation. Interessant wäre noch eine Zusammenstellung der Nebenverletzungen und deren Prognose. Bitte Herr Titze.

A. Titze:

Es war interessant festzustellen, daß bei den intrakraniellen Hämatomen relativ wenig Nebenverletzungen gefunden wurden. Wir haben an Nebenverletzungen ausgewertet die Knochenbrüche und die intraabdominellen Verletzungen. 69 von den 513 Patienten hatten gleichzeitig Knochenbrüche als Nebenverletzung, das sind 13,5%. Davon hatten 27 oder 5,5% Brüche eines langen Röhrenknochens, 22 oder 4% multiple Frakturen und 20 oder nahezu 4% Rippenbrüche und Serienrippenbrüche.

Verstorben sind von diesen 69 Patienten 14, das entspricht 2,7% bezogen auf die Gesamtletalität der 513 Fälle. An anderen interkurrent aufgetretenen Komplikationen sind verstorben: 6 an Pneumonie, 1 Lungenembolie, 4 an Fettembolie und 3 an anderen Ursachen. Die gleichzeitigen Abdominalverletzungen sind durchwegs diagnostiziert worden. Es waren 2 Nierenrupturen, von denen einer überlebt hat. Dann waren 4 Leberrisse, davon haben 2 überlebt und ein Dünndarmriß, der ebenfalls lebt. Gegenüber den übrigen schweren traumatischen Schädel-Hirnverletzungen zeigt die Gruppe der intrakraniellen Hämatome eine *wesentlich geringere* Frequenz an Nebenverletzungen.

E. Trojan:

Zu diesem Thema noch eine Ergänzung: Wir sind in den letzten Jahren dazu übergegangen, daß wir beim schweren Schädel-Hirntrauma mit Nebenverletzungen die Brüche der langen Röhrenknochen *sofort* mittels Osteosynthese stabilisieren, da sich eine nichtfixierte Fraktur ungünstig auf den Verlauf des Schädel-Hirntraumas auswirkt. Darf ich Herrn Lehfuß bitten, kurz dazu zu sprechen.

H. Lehfuss, Wien (Österreich):

Wie gesagt, haben wir im Laufe der letzten 2—3 Jahre in zunehmendem Maße Extremitätenfrakturen bei gleichzeitigem schweren Schädel-Hirntrauma frühzeitig mittels Osteosynthese stabilisiert. Dazu 4 Dias. Das erste zeigt einen Fall aus der Zeit vor Anwendung dieser Frühosteosynthese. Es war ein 5jähriges Kind mit gleichzeitigem Oberschenkelschaftbruch, der nur im Dauerzugverband behandelt wurde. Aufgezeichnet ist der neurologische Verlauf in Form der blauen Kurve, entsprechend den Stadien des Mittelhirnsyndroms. Die Kurve zeigt eine zunehmende Verschlechterung mit Exitus letalis am 10. Tag. Wir haben dann begonnen im Laufe der ersten Tage zu operieren. Der nächste Fall wurde am 4. Tag operiert. Einen Tag nach der Osteosynthese hat sich der neurologische Verlauf *wesentlich* gebessert. Ein weiterer besonders interessanter Fall ist ein Oberschenkelschaftbruch auf der einen und ein pertrochanterer Bruch auf der anderen Seite. Nach Stabilisierung der ersten Fraktur zeigte sich noch keine wesentliche Besserung. Die endgültige neurologische Besserung trat erst auf, nachdem auch die zweite Fraktur operiert und damit die endgültige Stabilisierung durchgeführt worden war. Ermutigt durch diese Ergebnisse sind wir schließlich dazu übergegangen nach Möglichkeit nach Beendigung der Schockbekämpfung sofort am Tag des Unfalles zu operieren. Diesen Zustand zeigt das letzte Bild, ebenfalls schweres Schädel-Hirntrauma — allerdings ohne intrakranielle Blutung — und Oberschenkelbruch. Der Patient wurde am Tag des Unfalles operiert und bereits am nächsten Tag zeigte sich eine wesentliche neurologische Besserung. Die 3 letzten gezeigten operierten Fälle haben alle überlebt.

E. Trojan:

Es scheint also *sehr wesentlich* zu sein, daß man beim schweren Schädel-Hirntrauma Frakturen frühzeitig stabilisiert. Wir kommen zum Schluß: Die Nachuntersuchungen. Es wurden insgesamt 69 epidurale Hämatome nachuntersucht. Wie sehen diese Verletzten nach Jahr und Tag aus?

E. Kutscha-Lissberg:

Von den 69 nachuntersuchten epiduralen Fällen waren nur 13 wegen Unfallfolgen arbeitsunfähig. 3 Patienten waren nie berufstätig gewesen, 13 Patienten waren altersbedingt nicht berufstätig, Rentner oder Kinder. Die gleiche Arbeit wie vor dem Unfall konnten 23 Patienten durchführen. Eine Arbeit die sozialdeszendierend war, wurde von 10 Patienten ausgeführt und eine Arbeit, die sozialaszendierend war, wurde von 7 Patienten ausgeführt.

Zu den Hemiparesen, die eigentlich nicht direkt mit einem epiduralen Hämatom zusammenhängen und auf eine Mitbeteiligung des Zerebrums schließen lassen, ist folgendes zu sagen: Von den 69 Patienten zeigten 57 keine Parese, eine Monoparese trat bei 2 Fällen auf und eine Hemiparese in 7 Fällen. Das Psychosyndrom, das allerdings sehr schwer einzuschätzen ist, war folgendermaßen verteilt; von den 69 Patienten zeigten 37 kein Psychosyndrom, 14 Patienten hatten ein geringes, 10 Patienten ein mittelschweres. Ein schweres Psychosyndrom war bei einem Fall zu verzeichnen. Bei 7 Patienten konnte der Grad des Psychosyndroms nicht beurteilt werden. Die Nachuntersuchungen wurden 1—7 Jahre nach dem Unfall ausgeführt.

E. Trojan:

Dazu möchte ich ergänzen, daß die Ergebnisse nach einem Jahr nicht als endgültig anzusehen sind, sondern etwa erst nach 2 Jahren.

Darf ich die erwähnten Ergebnisse etwas zusammenraffen: Es wurden 69 Patienten nachuntersucht, davon sind 16 bezüglich ihrer Arbeitsfähigkeit nicht beurteilbar (Kinder und Greise). Rest 53 Patienten. Von diesen 53 sind nur 30 positiv zu bewerten d. h. sie haben entweder die gleiche Arbeit wie vorher, oder eine bessere Arbeit. 23 müssen negativ eingeschätzt werden, sie sind entweder wegen Unfallfolgen arbeitsunfähig oder sie haben eine schlechtere Arbeit als zuvor. Die Prognose des epiduralen Hämatoms in Bezug auf die Arbeitsfähigkeit ist also garnicht so gut, 30 plus, 23 minus. Vielleicht kann uns Herr Mifka noch etwas zu diesem Punkt sagen.

P. Mifka, Wien (Österreich):

Einen Teil dieser Patienten habe ich nachuntersucht. Ich kenne sie zum Teil seit Jahren. Das Problem liegt so: Wir sprechen immer vom epiduralen Hämatom. Liegt nur ein solches ohne Hirnverletzung vor, kommt der Patient ganz rasch ins Krankenhaus und wird dort sofort operiert, dann wird er in der Regel auch wieder gesund und arbeitsfähig. Aber es gibt ja noch andere Fälle: Epidurale Hämatome, die zugleich einen Kontusionsherd und einen Contrecoup-Herd erlitten haben. Es gibt solche, bei denen sich sehr rasch ein Hirnödem entwickelt. Schließlich spielt noch ein Moment eine wesentliche Rolle: *Wann* wurde der Patient operiert? Wie lange bestand die Compressio cerebri, die sich entwickelt hat? Es kann also Krankenhäuser geben, die ihr Krankengut nur aus der Nähe bekommen. Sie werden ausgezeichnete Resultate haben. Andere Krankenhäuser, bei denen langdauernde Transporte von 100 und mehr km *vor* der Operation stattfinden, haben zwangsläufig schlechtere Ergebnisse.

E. Trojan:

Bitte, sind noch Fragen aus dem Auditorium? Wenn dies nicht der Fall ist, dann wollen wir schließen. Wir haben die Zeit um eine Minute überschritten. Ich danke allen Teilnehmern, ich glaube, daß wir ihnen doch einige interessante Zahlen geliefert haben.

Rundtischgespräch. Leiter: G. Blümel, München (BRD):

Das Hirnödem.

G. Blümel:

Es ist Aufgabe der Bluthirnschranke einen zusätzlichen Sicherungsmechanismus zu bilden, gegen Störungen des Jonenmilieus des Neuron. Die Neurone des zentralen Nervensystems sind äußerst empfindlich gegen Veränderungen in der sie umgebenden Flüssigkeit, so daß bereits geringste Änderungen schwerwiegende Folgen haben können. Daher unterscheidet sich der Stoffaustausch an den Gehirngefäßen ganz wesentlich von anderen Kapillarbereichen des Körpers.

Nun einige Worte zur Permeabilität der zerebralen Kapillaren: Während Wasser, CO_2 und Sauerstoff leicht die Blut-Hirn-Barriere passieren, benötigen Jonen des Plasmas wie Natrium, Kalium, Magnesium und andere oft bis zu 30mal so lange zur Gleichgewichtseinstellung in der Spinalflüssigkeit als mit anderen Interstitialflüssigkeiten des Körpers.

Auch der Proteinaustausch ist ebenfalls äußerst beschränkt. Da sich nur saure Farbstoffe an Proteine binden, können diese unter normalen Bedingungen nicht in das Nervengewebe eindringen.

Areale des ZNS, denen chemorezeptorische Funktionen zukommen, färben sich schon unter normalen Bedingungen mit diesen sauren Farbstoffen an, als Beweis dafür, daß sie außerhalb der Bluthirnschranke liegen. Zu diesen zählen die Epiphyse, der Hypophysenhinterlappen, die Area Postrema und andere.

Nach Ganon besteht für fast keine Substanz eine absolute Undurchlässigkeit der Blut-Hirnschranke. Wesentlich dafür ist die Permeationsrate, deren Kenntnis von den verschiedenen Substanzen von Bedeutung wäre.

Es können aber chemisch ähnliche Substanzen eine völlig unterschiedliche Permationsrate aufweisen. So ist z. B. die Blut-Hirnschranke für Serotonin sehr beschränkt, für dessen Vorstufe, dem 5 — Hydroxy — Tryptamin, aber sehr leicht permeabel. Lipidlösliche Substanzen permeieren die Blut-Hirnschranke meist rasch.

Noch ein Wort zur *Entwicklung der Blut-Hirnbarriere*: Beim Neugeborenen ist die Permeabilität der Hirnkapillaren wesentlich höher als beim Erwachsenen. Die Blut-Hirnschranke entwickelt sich erst im Laufe der ersten Lebensjahre voll aus.

Die Blut-Hirnschranke kann als die Summe aller aktiven Membranfunktionen definiert werden. Über Faktoren die oft sehr rasch zu Änderungen oder zum Zusammenbruch dieser Schrankenfunktionen führen, deren Prophylaxe, Erkennung und Therapie soll im Folgenden referiert werden. Ich darf nun Herrn Unterharnscheidt bitten aus seinem Forschungsgebiet über dieses Thema zu referieren.

F. J. Unterharnscheidt, Galveston (USA):

Wenn man über das Hirnödem oder die Hirnschwellung sprechen will, so scheint es mit Voraussetzung zu sein, zunächst einmal einige Begriffe zu definieren. Es scheint mir sehr wesentlich den Wert und die Wertigkeit von häufig gebrachten Begriffen zu diskutieren und ich werde Ihnen einige wenige anatomische Grundlagen demonstrieren, vielleicht zu einer verbesserten Diskussion später. Zunächst einmal: Wir unterscheiden ein perifokales oder lokales Ödem von einem generalisierten oder diffusen. Sie haben gestern Bilder von mir gesehen. Bei primär traumatischen Läsionen, wo bereits nach 15—20 Minuten kleine perifokale Herde um die Blutungen zu sehen waren.

Nun haben diese Fälle nicht Einzelblutungen, sie haben dutzende, hunderte, tausende davon in diesem kleinen perifokalen Herdchen, die konfluieren zu größeren Herden, die später sich zu einem generalisierten Ödem erweitern oder ausbreiten können. Andererseits haben wir bei bestimmten Unfalltypen, Stoßabläufen, von Beginn her ein generalisiertes Ödem. Das perifokale lokale Ödem kann bereits nach 20 Minuten in ausgeprägter Weise vorhanden sein. Als Beispiel: Ich habe kürzlich einen Fall gesehen, von einer Schußverletzung — von einem matten Geschoß — das die Hinterhauptschuppe traf. Das Geschoß war vorher noch durch die Blechwand eines Wagens gedrungen. Wir hatten Impressionstraumen an der Einwirkungsstelle der Gewalt und dieser Patient ist 25 Minuten später verstorben, weil das perifokale Ödem zu einer schweren Atemstörung führte. Mit anderen Worten, der Hirnstamm war durch dieses perifokale Ödem frühzeitig getroffen.

Für ein generalisiertes Ödem im allgemeinen brauchen wir Tage, durchschnittlich 3—4 Tage, bis es auf dem Höhepunkt ist. Normalerweise klingt es nach 8 Tagen wieder ab, sodaß wir sagen können, daß ein Patient, den Sie über die 8 Tageperiode hinüberretten, quo ad vitam überlebt hat. Damit ist allerdings nicht gesagt, in welchem Status, ob als vegetatives Präparat oder als leiblicher Homo sapiens.

Mit anderen Worten, die *Vorbeugung* des Ödems ist sehr wesentlich, aber wir werden später bei der Diskussion der Therapiemöglichkeiten an den Modellen, die wir haben, eingestehen müssen, daß wir nicht sehr viele einschneidende Möglichkeiten haben.

Zunächst müssen wir zwei Begriffe diskutieren, *Hirnschwellung und Hirnödem*. Diese Begriffe gehen zurück auf den Psychiater Martin Reichart, der sie in seinen ersten Arbeiten kurz nach der Jahrhundertwende diskutiert hat. Man sagt allgemein, wenn der Pathologe in tabula d. h. auf dem Sektionstisch das frische nicht fixierte Gehirn zerlegt, dann streicht er mit dem Messer über die Schnittfläche und sagt: Na ja, wenn es trocken geblieben ist, dann ist es eine Hirnschwellung und wenn da irgend etwas feucht ist und abfließt, dann reden wir vom Ödem. Nun fragen wir, ergibt sich aus der Auswertung der Histologie sowohl der klassischen Lichtmikroskopie oder aus der Elektronenmikroskopie irgend ein Anhalt um diesen sog. Unterschied aufrecht zu erhalten und da ergibt sich kein Anhalt zu unterscheiden, so mit anderen Worten, wir können diese Begriffe im morphologischen Sinne sicherlich beerdigen. Wir sollten von *Hirnschwellung* sprechen, wenn wir den klinischen Begriff meinen, in der Klinik uns über die Volumenszunahme des Gehirns unterhalten und wir sollten vom *Hirnödem* sprechen, wenn wir uns über morphologische Fragen unterhalten. Also wie gesagt, da besteht kein Unterschied morphologisch gesehen zwischen Hirnschwellung und Hirnödem.

Lassen sie mich kurz schildern, wie ein Hirnödem aussieht. Es kommt zu einer erheblichen Volumenszunahme, die Hirnwindungen sind abgeplattet, flach, die Furchen verstrichen. Sie können am Gewicht bereits feststellen, daß eine Volumenszunahme des Gehirns stattgefunden hat, welches bis zu 50 oder 60% ansteigen kann. Wenn Sie das Gehirn anschneiden, dann haben sie einen eigentümlich mattspiegelnden Glanz, speckig; die weiße Substanz ist normalerweise mehr beteiligt als die graue Substanz.

Erlauben sie mir noch einen kurzen Hinweis auf das Anschneiden eines fixierten Gehirns in tabula. Das ist für uns Morphologen ein außerordentlich trauriges Ereignis, wir sehen da einen Kunstfehler, das ist dasselbe, wie wenn ein Chirurg einen linken Unterschenkel wegen einer Verletzung amputieren will und dann der Mitarbeiter an der rechten Seite anfängt. Ein Gehirn sollte nur im *fixierten Zustand zerlegt* und beschrieben werden. Diese große Zunahme des Volumens führt einmal zur Zisternenverquellung und zu Massenverschiebungen. Ich darf sie auf die ausgezeichnete Ausstellung von Herrn Mifka hinweisen, der die wesentlichen morphologischen Alternationen in beeindruckenden Schwarzweiß-Aufnahmen zeigt. Nun das war genug zur Einführung, lassen sie mich nun einige Dias zeigen um ihnen die Morphologie näher zu bringen.

Wir haben den Begriff der *Blut-Hirnschranke* zu diskutieren. Sie sehen hier eine Kapillare. Das Innere der Kapillare besteht aus einer Schicht von Endothelzellen, diese ist umgeben von der sogen. Basalmembran. Und direkt auf der basalen Membran, die sich oberhalb der endothelialen Zellen befindet, setzen Fortläufer von astro-glialen Elementen mit dem sog. Saugfüßen an. Der gesamte Stoffaustausch zwischen Gefäß und Nervenzelle und zurück vollzieht sich über die astro-gliösen Elemente, die wiederum ihre Stoffwechselprodukte nach dieser und jener Richtung an die Nervenzelle abgeben. Die Nervenzelle ist normalerweise von Trabant- oder Satellitenzellen umgeben, die aus Oligodendroglia bestehen. Beim Hirnödem kommt es frühzeitig zu einer enormen Flüssigkeitsaufnahme in den Fortsätzen der astrogliösen Elemente. Ein Hydrops, eine Wasseransammlung, in den Astrozyten findet statt, mit anderen Worten im Kortex. Das Hirnödem ist ein *intra*zellulärer und kein extra- oder interzellulärer Prozeß.

Wir haben zu unterscheiden zwischen einem Ödem der Hirnrinde und einem Ödem der weißen Substanz die sie hier sehen. Es kommt frühzeitig zu Hohlräumen um Zellen also perviaskuläre Haloformationen und sie können auch perizelluläre Räume um Gefäße herum finden. Das ist bereits ein Dauerschaden, ein Zustand, der in diesem Fall mindestens 8 Tage alt ist.

Eine Sache ist sehr überraschend hier, die gliöse Reaktion ist nicht sehr ausgeprägt, anscheinend ist die Glia mitgeschädigt, normalerweise ist die Glia resistenter, übrigens auch das Bindegewebe von Gefäßen als die mehr vulnerablen Nervenzellen. Sie sehen hier das gleiche in der weißen Substanz, es ist hier die weiße Substanz des Zerebellums, des Kleinhirns. In dem Fall hier in der weißen Substanz findet sich die Ödemflüssigkeit zwischen den Markscheiden. Kurzer Hinweis auf die Anatomie: Wir haben die Axone, die mit dieser Technik *nicht* nachweisbar sind — wir müssen hier Silbermethoden von Bielschofsky anwenden — was blau gefärbt ist, ist die Markscheide, also wie bei einem Kabel. Sie haben innen den Draht und rundherum die Isolierung, und hier die Flüssigkeit hat sich zwischen die einzelnen Nervenfasern geschoben und hat sie aufgequollen, auseinandergedrängt und das ganze tingiert sich hier ausgesprochen fahl an. Normalerweise müßte sich das hier dunkelblau anfärben.

Nun die Folge eines raumfordernden Prozesses:

Nach kurzer Zeit kommt es infolge der Druckwirkung des raumfordernden Prozesses auf die darunterliegende Hemisphäre zu einem schweren Hirnödem, das später generalisiert werden kann. Die Windungen sind abgeplattet, flach, die Furchen hier verstrichen. Und Sie sehen hier an der schmutzig blau-braunen Dyskolorierung, daß sich wenn sie hier Horizontalschnitte durchführen würden, schwere Nekrosen oder hämorrhagische Nekrosen finden würden. Das ist die Folge von

Durchblutungsstörungen infolge der Volumenszunahme. Hier werden zunächst Venen, später auch Arterien abgeklemmt, der Stoffwechsel ist reduziert und Sie bekommen typische hämorrhagische Nekrosen. Sie haben das Bild gestern gesehen — epidurales Hämatom — und Sie sehen jetzt, daß solch ein raumfordernder Prozeß zu erheblichen Massenverschiebungen führen kann. Wir können den englischen Ausdruck Shifting gebrauchen. Sie sehen, daß eine andere Stelle hier eine Herniation verursacht hat. Sie wissen daß die Falxsichel nicht ganz bis unten auf den Balken, das Corpus callosum reicht und hier sehen Sie angedeutet eine Herniation des Gyrus cinguli von der befallenen Seite auf die andere Seite. Eine andere wesentliche Störung besteht darin, daß hier Teile des Unkus, des Gyrus hippocampi durch den Tentoriumschlitz, der hier ist, nach unten in die hintere Schädelgrube verdrängt werden und daß diese Herniation hier zu erheblichen Schnürfurchenbildungen im Unkus führt und gleichzeitig zum klinischen Bild der *akuten Mittelhirneinklemmung*. Damit wären die Pyramidenbahnen auf dieser Seite geschädigt, das ist noch oberhalb der Pyramidenbahnkreuzung und die Folgen sind dann kontralaterale Hemiparesen.

Hier sehen Sie es noch einmal, ich glaube, das ist das Bild, das Herr Walcher heute morgen meinte, das ich gestern zeigte. Ich wollte Ihnen auch einmal eine ungewöhnliche Situation zeigen. Hier haben Sie ein subdurales Hämatom, und Sie sehen, daß hier in dem Bereich auch Teile des Gyrus hippocampi im Tentoriumschlitz eingeklemmt sind, aber durch einen bestimmten Mechanismus durch den von oben mehr nach unten einwirkenden Druck, daß hier die kontralaterale Seite eingeklemmt ist, sodaß Sie nach der Kreuzung der Pyramidenbahn zwischen der unteren Medulla und dem oberen Halsmark ipsilaterale oder homolaterale Hemiparesen erwarten können.

Eine andere Möglichkeit von Herniationen bilden hier Teile des Zerebellums. Diese können in das Foramen occipitale magnum eingeklemmt werden.

Ich habe Ihnen hier einen medialen Schnitt in Sagittalrichtung eines menschlichen Schädels zu zeigen, um Ihnen die Verhältnisse deutlicher zu machen. Sie sehen, daß die Falx nicht ganz auf den Balken herunterreicht und vor allem die Möglichkeiten für das Kleinhirn, in das Foramen occipit. magn. hereingedrückt zu werden, daß da ein Druckkonus entsteht. Sie sehen das hier nochmal an der schematischen Darstellung; achten Sie auf den Balken, der hier nicht herunterreicht und auf die Möglichkeit der Einklemmung hier in diesem Bereich. Um Ihnen noch einmal die Lage der Falx, der Hirnsichel — in Beziehung zum Tentorium zu zeigen — das ist hier der Tentoriumschlitz und da liegt das Mittelhirn — dann dahinter etwas die Brücke, weiter nach unten die Medulla. Wenn hier diese Teile, die medialen Anteile des Gyrus hippocampi, der zum Temporallappen gehört, hier hinüber und unten hineingepreßt werden, dann verursacht diese sehr harte scharfe Kante der Duraduplikatur diese Schnürfurchen und bekommen auch eine Schädigung von lateralen Anteilen des Mittelhirns.

Ein praktisches Beispiel: Sie können hier sehen, daß die Blutung zu einer erheblichen Massenverschiebung geführt hat und auch zu einem Einbruch der Blutungen ins Ventrikelsystem, hier eine Herniation unter der Falx auf die andere Seite, shifting zur kontralateralen Seite, hier ist eine tiefe Schnürfurche, sie ist nach unseren Erfahrungen *nie* primärtraumatisch bedingt, dieses Tentorium wirkt nicht wie ein Messer, schneidet das Hirngewebe nicht kaputt, sondern durch den anhaltenden Druck schiebt sich nachher das Gewebe des Temporallappens darüber und dann werden Gefäße abgepreßt, abgeklemmt und dann bekommen sie hämorrhagische Nekrosen. Wir sehen in diesen Veränderungen hier sekundär traumatisch, kreislaufbedingte Alternationen. Nun ich sprach von der Taille: Sie können sehen, daß die Taille hier etwas abgeklemmt ist.

Hier noch einmal einen ausgeprägten Druckkonus des Kleinhirns, dieser Teil hier ist durch das Foramen occipitale magnum nach unten in den Spinalkanal gedrückt worden.

Darf ich ihnen jetzt noch kurz einige Modelle zur Erzeugung des *Hirnödems* vorlegen. Man hat hochdosierte Röntgenbestrahlung angewandt, um Hirnödeme zu erzeugen, man hat versucht Modelle zu finden mit Polioenzephalitisviren, man hat intravenöse Injektionen von dest. Wasser gegeben, man hat Ligaturen von

Halsvenen und Injektionen von Chloroform durchgeführt, man hat Arsenvergiftungen der Versuchstiere vorgenommen, man hat Kälteverletzungen gesetzt und intrakranielle Druckerhöhungen mit intrakraniellen Ballons erzeugt. Das ist nur ein Katalog verschiedenster Noxen und nur die einzige Erzeugung eines wirklichen Hirnödems, das vergleichbar ist, den Verhältnissen beim Menschen bei Traumen, ist der letztere beschrieben von dem emeritierten Ordinarius für Neurochirurgie in Chicago Joe Evans und Mitarb. Alle die anderen Methoden hier um ein Hirnödem zu erzeugen sind meiner Meinung nach nicht auf die Situation am Menschen übertragbar. Nun lassen Sie mich etwas überspitzt formulieren und einen billigen Scherz machen, so etwas prägt sich ein: Das ganze hier, diese verschiedenen Methoden, haben mit den Verhältnissen beim Menschen soviel gemein wie Hamlet mit einer Omelette.

G. Blümel:

Darf ich nun Frau Sluga bitten über ultrastrukturelle Veränderungen beim Hirnödem zu berichten.

E. Sluga, Wien (Österreich):

Nach den umfangreichen Ausführungen von Herrn Unterharnscheidt darf ich nun vielleicht ganz konkret werden: Die ultrastruktur- oder feinstrukturlichen Veränderungen des Gehirns beim Ödem sind für dieses Organ sehr spezifisch und zeigen sich aber bei sehr verschiedenen vorkommenden Ödemformen in ihrer Art recht gleichförmig. Besondere Verhältnisse liegen bei verschiedenen toxischen Ödemen vor. Nun die Spezifität, die Organspezifität dieser Veränderungen ist dadurch bedingt, daß besondere Verhältnisse im Aufbau der Hirnsubstanz und seiner Gefäße vorliegen, die allerdings für Rinde und Mark etwas unterschiedlich sind.

Darf ich gleich die Hirnrinde zeigen. Sie sehen hier die Hirnrinde, sie ist aufgebaut aus einem ganz lückenlosen Gefüge von Zellen und ihren Fortsätzen und zwischen den aneinandergrenzenden Membranen, dieser einzelnen Fortsätze und Zellen bleibt lediglich ein schmales extrazelluläres Fugensystem bei einer Ausdehnung von 150 Å übrig. Es fehlt also der Hirnrinde der eigentlich extrazelluläre Raum wie er anderen Organen zukommt, ebenso wie der Hirnrinde eigentlich die Grundsubstanz fehlt. Funktionen, die in anderen Organen dem extrazellulären Raum zukommen, wie Wasser, Elektrolyttransport oder Metabolitentransport kommt in der Gehirnrinde einem zellulären System zu, wie Herr Unterharnscheidt das heute schon angedeutet hat. Es ist im Hirn das System der Astrozyten, der Watering Cells, wie sie auch noch genannt werden, der hellwässrigen Zellen.

Hier ist ein Schema, diese Zellen sind dank ihrer langen und reich verzweigten Fortsätze, wie sie es heute auch schon auf einem anderen Bild gesehen haben, zwischen den Kapillaren und den zu versorgenden Nervenzellen eingeschaltet. Sie bilden hier ein kontinuierliches System zwischen Kapillare und Nervenzellen. Ihre Funktionen, also die Transportfunktionen werden aufrecht erhalten, aktive enzymgesteuerte Reaktionen und man konnte nachweisen, daß an der Membran der Astrozytenfortsätze eine als Natriumpumpe bekannte ATPase vorhanden ist, die den Elektrolyttransport und die Elektrolytverteilung regelt. Entsprechend diesen Bedingungen der Hirnrinde ist es so, wenn pathogenetische Faktoren auftreten, die zum *Hirnödem* führen, daß die Veränderungen des Hirnödems, die Schwellung sich in einem intrazellulären Kompartment, also in den Astrozyten manifestiert.

Und es ist auch tatsächlich so, was man beobachtet, ist eine Schwellung der Astrozytenfortsätze, wie sie an diesen perivaskulären Anstrozytenfortsätzen beginnt. Hier das Gefäß, ein Erythrozyt, die Gefäßwand, hier die perviaskulären Astrozytenfortsätze, also dieses dichte Gefüge von Zellen und Zellenfortsätzen.

Es setzt sich weiter fort, es kommt zu massiver Schwellung, wie sie es hier sehen, ebenfalls der perivaskulären Astrozytenfortsätze. Diese Schwellung im Astrozytensystem setzt sich bis zum Zelleib fort. Es kommt auch zur Schwellung des eigentlichen Zelleibes. Für das Auftreten dieser Veränderungen, die zum Hirnödem führen, spielt hier die *Bluthirnschranke* eine bedeutende Rolle.

Diese Bluthirnschranke besteht aus Endothelzellen der sie umgebenen Basalmembran und den perivaskulären Astrozytenfortsätzen. Diese liegen nun der Basalmembran der Kapillare dicht und unmittelbar an und es fehlt den Hirnkapillaren der perivaskuläre Raum, und damit die Möglichkeit der freien Diffusion. Man nimmt heute an, daß die Funktion der Schranke, also die elektive Passage verschiedener Substanzen eine aktive Funktion aller, diese Schranke konstituierenden Membranen darstellt, aber eine entscheidende Rolle wird den Astrozyten mit ihren regulierenden Transportmechanismus zugemessen. Eine Schädigung dieser Bluthirnschranke kann nun von der Alteration einzelner Gewebsanteile bis zur elektiven Hemmung der Transportmechanismen reichen.

Es konnte gezeigt werden, daß vor allem eine Störung des Energiestoffwechsels dieser Natriumpumpe zu einer Beeinträchtigung ihrer Funktion, zu einem verminderten Natriumreflux und zu einer vermehrten Wasseraufnahme führt. Der energetischen Insuffizienz der Zelle wird dabei eine große Rolle für diesen pathogenetischen Weg zugesprochen.

Etwas unterschiedlich sind die Veränderungen in der *Marksubstanz*. Hier ist es zwar so, daß das System der Astrozyten und der Blut-Hirnschranke in gleicher Weise aufgebaut sind, aber die Marksubstanz ist keineswegs ein so *dichtgefügtes* System von Zellen und Fortsätzen, sie zeigt eine wesentlich lockerere Anordnung und zwischen den einzelnen Fortsätzen bleiben hier im Vergleich zur Rinde relativ große Räume frei. Es ist also in der Marksubstanz ein extrazellulärer Raum von bis zu 1000 Å vorhanden. Kommt es zu den Bedingungen, die zum *Hirnödem* führen, dann tritt genauso wie in der Rinde, eine Schwellung der Astrozyten auf, aber es kommt auch zu einer Erweiterung dieser extrazellulären Räume.

Hier nur eine mäßige Erweiterung dieser extrazellulären Räume.

In der Marksubstanz selbst kann man manchmal auch noch andere Veränderungen finden, ein Splitting der Markscheiden und bei fortgeschrittenen Prozessen konnte man auch Veränderungen an den markbildenden Zellen finden, also Oligodendrogliazellen, die große Schwellungen zeigen und dann zugrunde gehen, was unter Umständen eine Ursache für die bekannte Ödemnekrose des Markes sein könnte.

Für die Entstehung des *Marködems* spielt ebenfalls die Blut-Hirnschranke eine große Rolle. Auch hier zeigt sie eine Störung, nicht im Sinne einer elektiven Hemmung einzelner Transportmechanismen, sondern hier verliert sie eigentlich die Funktion der Schranke. Sie wird durchlässig, die abnorme Durchlässigkeit zeigt sich bis zu Makromolekülen und sie ist ja mit den bekannten Vitalfarbstoffen oder mit den proteingebundenen Indikatoren nachzuweisen. Die *Ursache* dieser Durchlässigkeit wird heute vielfach diskutiert. Es werden aktivierte Pinozytosevorgänge, Eröffnung der Intrazellularfugen oder Abgleiten der Astrozytenfortsätze von den Basalmembranen im wesentlichen diskutiert.

Viele Probleme besonders des Marködems bleiben hier natürlich noch offen, aber soweit die Feinstrukturuntersuchungen Einblick in die verschiedenen pathogenetischen Mechanismen des Hirnödems erlauben, habe ich versucht, das kurz zu skizzieren.

G. Blümel:

Frau Dr. Sluga, wir danken Ihnen für die schönen Ausführungen und ganz besonders für die eindrucksvollen Bilder. Wir konnten deutlich die ultrastrukturellen Unterschiede sehen zwischen grauer und weißer Substanz. Wir haben gehört, daß die Funktion der Bluthirnschranke aus aktiven Mechanismen besteht, die biochemischer Art sind. Darf ich Frau Dozent Gründig bitten, aus dem Gebiet der Biochemie die derzeitigen Kenntnisse mitzuteilen.

E. Gründig, Wien (Österreich):

Gestatten Sie bitte dem Chemiker, der von Medizin nur am Rande eine Ahnung hat, auch ein Wort dazu zu sagen. Und zwar möchte ich mich gerade auf die primitivsten Befunde beziehen, die beim Hirnödem erhoben worden sind. Allgemein ist ein Hirnödem von einer Zunahme des Wassergehaltes begleitet, von einer Zunahme des Gehaltes an Natriumionen und zumindest sofern es die extrazelluläre Flüssigkeit betrifft von einer Zunahme an Proteinen.

Erlauben Sie, daß ich Ihnen hier bekannte physikochemische Grundlagen in Erinnerung bringe. Was ich Ihnen hier zeigen wollte, ist die Tatsache, daß die Elektrolytverteilung in aneinandergrenzenden Räumen eines Gewebes weitgehend vom Gehalt dieser Räume an polyvalenten, nicht diffusiblen Anionen abhängig ist. „Innen" könnte man für das Innere einer Zelle setzen, „außen" für das Interstitium.

a) Weil die Konzentration an polyvalenten, nicht diffusiblen Anionen, vor allem Proteinen (symbolisiert durch die großen, mit negativen Ladungen versehenen Kreise) innen und außen verschieden ist — im aufgezeigten Fall der Einfachheit halber zu Beginn außen gleich Null- ist auch die Zahl der Kationen, z. B. Natriumionen, die als Gegenionen der Proteine fungieren, außen und innen verschieden.

b) Es setzt nun infolge des Strebens nach Konzentrationsausgleich eine Diffusion von niedrigmolekularen Ionen durch die Membran in beiden Richtungen ein, wobei aus Gründen der Elektroneutralität nur Ionenpaare wandern können. Die Elektrolytverschiebung erfolgt somit ausschließlich aus physikalisch-chemischen Gründen. Gleichgewicht herrscht, wenn

c) das Produkt der Konzentrationen der niedrigmolekularen Anionen und Kationen innen und außen gleich ist. Das geht aus einem einfachen Zahlenbeispiel hervor. Außen: Ionenprodukt $4 \times 4 = 16$, Ionensumme $= 8$; innen: Ionenprodukt $8 \times 2 = 16$ (auch die als Gegenionen zu den indiffusiblen polyvalenten Anionen vorliegenden Natriumionen gehen in die Rechnung ein), Ionensumme $= 11$. Hinzuweisen ist darauf, daß die Zahl der osmotisch wirksamen Teilchen in der proteinarmen Flüssigkeit (außen) geringer ist als in der proteinreichen (innen). Das hat zur Folge, daß der Wassergehalt in proteinreichen Flüssigkeiten geringer und daher der osmotische Druck größer ist.

Noch auf einen zweiten bekannten Umstand möchte ich hinweisen: die verschiedene Hydratation der Ionen. Man sieht auf dem Schema deutlich, daß fix gebundenes Wasser an den Natriumionen ein größeres Volumen einnimmt, als fix gebundenes Wasser an den Kaliumionen. Wir bekommen also automatisch immer, wenn wir eine Natrium-Kaliumverschiebung haben, einen Wassertransport; eine Zunahme der Natriumionenkonzentration in einer Zelle ist stets mit einer Zunahme des Wassergehaltes verbunden.

Hier sehen sie ein etwas komplizierteres Schema, ich habe versucht, die Verhältnisse im Hirngewebe grob schematisiert darzustellen.

a) Normalerweise findet man im Gewebe Intra- und Extrazellulärräume, abstrahieren Sie zunächst einmal von Gehirn und Blutplasma. Wir haben im Gewebe eine sehr hohe Proteinkonzentration, die Kreise mit den Stricherln mögen die geladenen Proteine darstellen. Als Gegenionen liegen intrazellulär vor allem Kaliumionen vor. x- bedeutet die Anzahl der Ladungen, die Proteine tragen. Wir haben einen geringen Gehalt an diffusiblen Ionen, dargestellt als Chloridionen und Natriumionen, einen gewissen Wassergehalt; extrazellulär haben wir als fiktives Beispiel zunächst einen proteinfreien Raum angenommen, dadurch ist ein höherer Salzgehalt und ein höherer Wassergehalt verursacht. Relativ frei diffusibel sind Wasser, Kaliumionen und Chloridionen, nicht mehr frei diffusibel sind die Natriumionen, die ja gegen ihr Potential- und Diffusionsgefälle mit Hilfe der bereits öfter genannten Natriumpumpe laufend aus der Zelle hinaustransportiert werden müssen. Nur das Vorhandensein eines bestimmten energieabhängigen Mechanismus gewährleistet eine entsprechende Verteilung von Natrium und Kalium, Natrium extrazellulär — Kalium intrazellulär.

Zwischen Extrazellulärraum und Blutplasma haben wir ein ähnliches Verhältnis; im Plasma eine hohe Proteinkonzentration und zusätzlich eine höhere Salzkonzentration als intrazellulär, die Proteinkonzentration ist ja auch geringer als im Gewebe. Relativ frei diffusibel sind Wasser, Kaliumionen, Natriumionen und niedrigmolekulare Anionen, zwischen Blutplasma und Interstitium existiert keine Natriumionenpumpe.

Was passiert nun, das ist eine Frage, die wir uns bei der Analyse der Ödemflüssigkeiten fragen müssen, wenn Protein aus dem Gefäß aus dem Blutplasmaraum austritt. Zunächst nehmen wir vereinfacht an, daß Protein in den interzellulären

Raum eintritt. Es muß also, wenn der interzelluläre Raum proteinreicher wird, zwangsläufig eine Elektrolytverschiebung damit verbunden sein. Und zwar kommt es automatisch dazu, daß ein Influx von Natriumionen aus dem Interstitium in die Zelle erfolgen muß, weil nun die Voraussetzung zur Einstellung der sogenannten Donnangleichgewichte verändert wird. Die Differenz der Konzentration an nicht diffusiblen Anionen außen und innen hat sich verringert, daraus folgt zwangsläufig, daß die Ionenkonzentration innerhalb der Zelle ansteigen muß. Gleichzeitig mit dem Influx von Natriumionen kommt es zu einem Influx von Wasser. Nun die Verhältnisse im extrazellulären Raum: In dem Augenblick, in dem wir hier einen Proteinzuwachs bekommen, erhalten wir einen Zuwachs von Gegenionen. Weil wir uns im extrazellulären Raum befinden, sind die Gegenionen fast ausschließlich Natriumionen, die mit einer großen Hydrathülle ausgestattet sind. Es wird also die Einwanderung von Proteinen in den extrazellulären Raum durch die Zunahme der Natriumkonzentration und damit mit einer starken Zunahme des Wassergehaltes verbunden sein. Ich habe hier skizziert, daß ein Wasserstrom in den extrazellulären Raum aber auch in das Innere der Zelle folgen muß.

Es sind also ganz einfache physikalisch-chemische Gesetze, denen dieser Wasserstrom gehorcht.

Wenn nun (Modell II) als weitere Komplikation die sogenannte Natriumpumpe, die beim eben besprochenen Modell noch intakt war, zusätzlich gestört wird, kommt es dazu, daß auch die Natriumionen frei diffusibel werden und es kommt zu einem Austausch Natriumion $\rightleftharpoons$ Kaliumion zwischen Zelle und Extrazellulärraum, wobei wir dahingestellt lassen wollen, wohin die Kaliumionen zunächst wandern. Das wichtige ist, daß ein Teil der Kaliumionen, die in der Zelle als Gegenionen für die Proteine vorliegen, aus der Zelle austritt und durch Natriumionen ersetzt wird. Das Eindringen von Natriumionen ist zwangsläufig mit einer zusätzlichen Aufnahme von Wasser verbunden.

G. Blümel:

Wir danken sehr für diese schönen biochemischen Ausführungen. Ich erlaube mir gleich 2 Fragen zu stellen: Würden sie glauben, daß die Zusammensetzung der Ödemflüssigkeit unterschiedlich ist bei Hirnödem, verursacht durch verschiedene Noxen?

E. Gründig:

Dazu ist zu sagen: Es liegen zahlreiche Untersuchungen vor, die aber *nicht* miteinander vergleichbar sind und zum ersten deshalb, weil verschiedene Noxen für Ödemerzeugung benützt worden sind und zweitens, weil die Untersuchungen zu verschiedenen Zeitpunkten nach der Läsion stattgefunden haben.

Ich möchte dazu ein Beispiel zitieren. Es handelt sich um Frostödeme, um Noxen die untereinander vergleichbar sind. Es wurde einmal ein Frostödem 4 Std nach Setzen der Noxe untersucht. Es waren die Natrium- und Chloridionenkonzentrationen wie zu erwarten angestiegen und es war in der Ödemflüssigkeit eine relative hohe Kaliumkonzentration vorhanden, höher als sie üblicherweise in der Zwischenflüssigkeit gefunden wird. Es würde also dem Modell entsprechen, daß ein Efflux von Kaliumionen aus der Zelle beginnt. 24 Stunden nach einer solchen Läsion sieht die Sache anders aus: es ist bereits der Kaliumionengehalt vermindert, es hat also bereits eine Resorption der Kaliumionen in die Blutbahn stattgefunden. Und wenn man die Literatur durchsieht, so sieht man solche Diskrepanzen ununterbrochen, so daß man die einzelnen Befunde wirklich schwer vergleichen kann.

G. Blümel:

Soviel mir bekannt ist, wird Herr Marguth an Hand von Untersuchungen vom menschlichen Hirnödem auf Elektrolytuntersuchungen kurz eingehen.

F. J. Unterharnscheidt:

Darf ich noch eine Frage stellen. Was sind eigentlich die primären Mechanismen die das, was sie gerade dargestellt haben, auslösen?

E. Gründig:

Das ist die *große* Frage. Wenn wir das wüßten, hätten wir die Frage des Hirnödems längst gelöst.

E. J. Unterharnscheidt:

Wir könnten Ihnen dann zum Nobelpreis gratulieren.

G. Blümel:

Es ist die zweite Frage, die ich an Sie stellen wollte, ob es nur die Hypoxie der Zelle ist, die diesen ganzen Mechanismus auslöst?

E. Gründig:

Nein keineswegs. Meine Ausführungen behandelten nur ein ganz einfaches Schema über den Mechanismus, nach dem die Bildung eines Hirnödems ablaufen muß, wenn ein solches einmal induziert wurde. Über die Ursache und über das auslösende Moment ist damit nichts gesagt.

G. Blümel:

Darüber können Sie nichts sagen?

E. Gründig:

Darüber kann ich nichts sagen, da kann ich nur vage Hypothesen aufstellen.

G. Blümel:

Sie sehen, wie wenig wir noch über diese Problematik wissen.

E. Sluga:

Ich möchte nur zur Frage des Proteingehaltes der Ödemflüssigkeit sagen, daß es hier natürlich experimentelle Bedingungen gibt, die weite Differenzen haben, z. B. das hydrämische Ödem, das ein extrem flüssigkeitsreiches, wasserreiches Ödem ist. Und natürlich proteinarm, das PPD das man zur Ödemerzeugung verwendet, erzeugt zunächst eiweißreiche Ödemflüssigkeiten. Also hier gibt es, das glaube ich schon, auch unter Berücksichtigung bei differenten Ergebnissen einzelner Autoren signifikante Unterschiede. Meine Frage an Sie ist folgende: Sie haben hier immer die Induktion des Prozesses über das Protein gezeigt. Gibt es auch so eine Induktion *ohne* Verschiebung, primär?

E. Gründig:

Die wäre denkbar in dem Augenblick, in dem eine *primäre* Schädigung der Energieversorgung stattfindet. Dann würde die Proteinwanderung entfallen, nur der Faktor der versagenden Natriumpumpe übrigbleiben und damit ein Austausch Kalium-Natriumionen.

E. Sluga:

Ja, und das ist ja auch das, was man vorwiegend für das Hirnödem annimmt, wobei dem Proteinaustausch eine kleinere Rolle zukommt als der Störung des Elektrolytaustausches.

E. Gründig:

Sicher, und es wäre interessant, einmal experimentell zu prüfen, wie sich mengenmäßig die Einwirkung dieser beiden Faktoren auswirkt. Was also schneller geht und den größeren Anteil der Wasserbindung verursacht: Der Ausfall der Natriumpumpe oder die Proteinverschiebung.

E. Sluga:

Die schönen experimentellen Untersuchungen von Herrn Reumann, seiner Arbeitsgruppe, weisen ja darauf hin, welche große Bedeutung die Schädigung des elektrolytregelnden Mechanismus hat.

E. Gründig:

Sicher, darüber besteht kein Zweifel. Aber es ist ja so, daß sich Ödemflüssigkeit nicht nur intrazellulär, sondern auch interzellulär ansammelt. Dafür kann man die Natriumpumpe wohl kaum verantwortlich machen.

G. Blümel:

Darf ich bitten, diese Diskussion vielleicht nach dem Ablauf der nächsten Referate weiter zu führen.

Nun, diese Fülle von Mechanismen müßte doch die Pharmakologen reizen, hier einzugreifen, darf ich Herrn Raberger bitten, uns einen Überblick aus pharmakologischer Sicht zu geben, welche therapeutischen Möglichkeiten zur Verfügung stehen.

G. Raberger, Wien (Österreich):

Ich möchte gleich noch einmal auf die ödemauslösende Noxe zurückkommen.

Sie haben hier zusammengestellt 3 verschiedene Mechanismen der Ödemauslösung: Toxisch, das wäre durch Dinitrophenol, metabolisch durch Sauerstoffmangel und traumatisch durch genormte Schläge auf dem Kopf.

Sie sehen, daß metabolisch und toxisch, also beides über dem Stoffwechsel entstehend, einen ganz ähnlichen Verlauf zeigt, daß aber schon der traumatische Schlag einen *wesentlich anderen* Verlauf zeigt. Ob das nun nur eine Frage der Einwirkung der Kraft auf den Schädel ist, bleibt dahingestellt. Alle diese Ursachen glaube ich führen aber letztlich, was für die Therapie des Hirnödems wesentlich ist, zu einer *intrazellulären* Azidose. Sie wurde ja schon angeschnitten; diese intrazelluläre Azidose äußert sich in einer starken Verschiebung zu den sauren Metaboliten im Stoffwechsel und diese Verschiebung von sauren Metaboliten im Stoffwechsel ist meistens dadurch bedingt, daß nur die Glycolyse abläuft.

Nun haben skandinavische Arbeitsgruppen an Veränderungen des Hirninnendrucks durch Erhöhung des Liquordrucks oder durch Einführen eines Ballons Untersuchungen über den Stoffwechsel gemacht.

Sie sehen hier in Abhängigkeit vom zerebralen Perfusionsdruck (CPD) das Verhältnis des intrazellulären Laktats, des intrazellulären Pyruvats und den Laktat-Pyruvat-Quotienten! Man sieht, daß es bei einem Perfusionsdruck zwischen 80 und 60 und im krassen Ausmaß bei 40, zu einem Ansteigen des Laktat-Pyruvat-Quotienten kommt, was auf eine Glykolyse schließen läßt.

Nun gleich zum zerebralen Perfusionsdruck. Es wurde gestern im letzten Beitrag von Herrn Steinbereithner gesagt, daß selbstverständlich der arterielle Druck nicht 60 mm Hg unterschreiten soll. Hinzufügen darf ich vielleicht noch, daß der zerebrale Perfusionsdruck 40 oder 50 unterschreiten soll. Im Falle eines Hirnödems können ja Werte bis 100 mm Hg experimentell erzeugt werden. In diesem Falle wäre natürlich der arterielle Druck entsprechend anzuheben, es muß immer der effektive Perfusionsdruck: arterieller Druck minus Gewebsdruck und venösen Ausflußdruck im Bereich von 40—50 mm Hg liegen. Hier sehen sie nun errechnet die intrazellulären Veränderungen in pH und Bikarbonat. Sie sehen, daß hier bei ungefähr 40 mm effektiven Perfusionsdruck eine massive Veränderung des intrazellulären pH zustande kommt, die wiederum auf den Stoffwechsel zurückzuführen ist. Hier sehen

Sie eine Zusammenstellung, die energiereichen Phosphate, oben das Kreatinphosphat, dann das ATP, das Adenosintriphosphat, also die zwei Energie liefernden Substanzen, dann das ADP und AMP, also die Substanzen, die im wesentlichen bei der Spaltung von ATP abfallen, also Energie liefernde Substanzen. Kreatinphosphat hat im wesentlichen nur die Funktion der Nachlieferung. Sie sehen, daß alle diese Veränderungen wieder bei einem Perfusionsdruck, hier allerdings wieder um 30 mm Hg zustande kommen, das heißt, daß wir die Stoffwechselveränderungen mit primärer Ansäuerung haben, sekundär dann ein Abfallen der energiereichen Phosphate und dieser Abfall der energiereichen Phosphate bewirkt dann letztlich die Störung des Natrium-Kaliumhaushaltes wie schon diskutiert über die Membranpumpe eine ATP aktivierte Kalium-Natrium-Austauschpumpe.

Nun was ergibt sich aus diesen Bildern für die Therapie? Die Therapie kann sich primär darauf stützen, daß man akut das Blutangebot, das Sauerstoffangebot zum Hirn erhöhen soll, daß man den Perfusionsdruck erhalten soll, und daß man nach Möglichkeit zusätzliche Drucksteigerungen verhindern soll. Es wurde gestern auch schon über die *Hyperventilation* gesprochen. Die Hyperventilation führt natürlich akut zu einem akuten Abatmen von CO_2. Dadurch zu einer Verminderung der Säuerung, dies aber nur im akuten Stadium extrazellulär, die intrazelluläre Säuerung wird *nicht* verhindert. Ich darf hier auf eine Bemerkung von Herrn Eisterer von der Anästhesie zurückkommen: Natriumbikarbonat hat ebenfalls nur einen Effekt auf extrazelluläre ph-Verschiebungen. Tris macht auch intrazelluläre pH-Verschiebungen und ist daher in dem Fall vielleicht doch anzuwenden, insbesondere wenn im Hirnödem die intrazelluläre pH-Verschiebung weggeschafft werden muß. Sie wird natürlich wenn man extrazellulär das CO_2 wegräumt dann nachfolgen. Es ist aber mit Tris eine raschere Wegräumung des intrazellulären CO_2 zu erreichen. Die Nebenwirkung von Tris ist eine Senkung des arteriellen Glukosespiegels und dadurch evtl. eine Verminderung des Energieangebotes. Das muß ebenfalls in Betracht gezogen werden.

Nun zur *Osmotherapie*, die ja schon ausführlich besprochen wurde. Sie sehen hier die Zusammenstellung Harnstoff in verschiedenen Mengen, dann Sorbit, Lävulose, Glukose und Dextran. Harnstoff hat wohl eine sehr deutliche Wirkung auch bei 30 g, hingegen noch ebenso starke Wirkungen, was natürlich 10fach zu denken wäre, werden durch Dextran erreicht. Dextran hat aber in hohen Konzentrationen Nebenwirkungen. Die Nebenwirkungen sind da im Gerinnungssystem zu suchen und in der Blutungsneigung. Glukose fällt selbstverständlich weg, es wäre natürlich auch ein osmotisches Mittel, wird aber zu rasch metabolisiert. Durch die rasche Metabolisierung im Gehirn bei Sauerstoffmangel kommt es zu einem weiteren Anhäufen saurer Stoffwechselprodukte, zu einem weiteren Anfall von Laktatjonen und dazu zu einer vermehrten Hydratisierung der Zelle. Der *Verlauf* des Hirnödems, normalerweise ohne Beeinflussung mit Harnstoffinfusion und mit Mannitol. Sie sehen, daß man schon einen sehr schönen Effekt bekommt, daß man aber in der Spätphase, in 6 Stunden für Harnstoff, um 8—9 Stunden für Mannitol die Effekte schon wieder verliert. Es ist das darauf zurückzuführen, daß beide Stoffe, also nicht nur der Harnstoff, sondern auch Mannitol in die Zelle hineingehen und daher den Konzentrationsgradienten umkehren und sekundär Wasser nach sich ziehen. Hier ist eine Tabelle mit radioaktiver Urea, Sie sehen ebenfalls, ungefähr um 6 Stunden herum übersteigt die Konzentration im Liquor die Konzentration des Blutes.

Die weitere Therapie, die *Onkotherapie* mit Humanalbumin, ist hier auch schon abgehandelt. Bei der Onkotherapie wird vor allem zusätzlich ein signifikantes Ansteigen des Herzminutenvolumens erzielt, das wesentlich länger anhält, als bei der Osmotherapie, damit wird eine bessere Durchblutung des Gehirns erreicht.

Weitere therapeutische Maßnahmen beziehen sich vor allem auf Verschiebung des Natrium-Kaliumgleichgewichtes, ich darf hier zuerst das Furosenit, wenn man will Lasix ansprechen. Es ist dies ein typisches Diuretikum, es wird die Entwässerung über eine primäre Ausscheidung des Wassers in der Niere erreicht. Es kommt zur Hämokonzentration, es kommt dadurch zur Steigerung des Widerstandes, da der Widerstand einerseits mit der Viskosität des Blutes zunimmt, andererseits mit der Abnahme des Blutvolumens der Gefäßradius zurückgeht. Es sind dies absolut zu berücksichtigende Faktoren auch bei der Hyperventilation, daß in dem Moment, in dem sie CO_2 abatmen, die Vasodilatation, die durch CO_2 erhalten wird, verschwindet, zu einer Radiuseinengung kommt, und diese Radiuseinengung auf den Hirnwiderstand Einfluß nimmt.

Nun, das Diamox, ein *Karboanhydrase-Hemmstoff* wirkt, ebenfalls über eine vermehrte Ausscheidung von Natrium und Kalium mit sekundär Wasser nach sich ziehend, also mit Diurese. Diamox hat noch eine weitere Wirkung: Sie sehen am isolierten, präparierten Plexus chorioideus (bei konstantem Druck perfundierte Plexus chorioideusarterie) bei Gabe von Histamin eine Abnahme des Plexus chorioideusflusses. Die selben Effekte können sie durch Diamox erzielen. Wenn nun der Fluß im Plexus chorioideus konstant abnimmt, führt dies zu einer verminderten Produktion von Liquorflüssigkeit. Diese verminderte Produktion für Liquorflüssigkeit ist wahrscheinlich auch für den günstigen Effekt von Diamox in einzelnen Fällen zuständig, es ist aber zweifelsohne *keine* kausale Therapie, wenn nur die Produktion des Liquors gesenkt wird, nicht aber das Hirnödem, das ja intrazellulär ist, dadurch behoben wird.

Weiters werden Spirolaktone verabreicht, ich glaube, darüber wird sich wieder eine heftige Diskussion entspinnen, es sind Aldosteronantagonisten; es kommt unter Aldosteronantagonisten zu einer Ausscheidung von Wasser und Natrium in der Niere. Dieser Mechanismus wäre analog jenen der Diuretika. Nun hat man gesehen, daß mit Spirolaktonantagonisten einerseits ein günstiger Effekt auf das Hirnödem zu erzielen ist, daß andererseits die Aldosteronausscheidung erhöht ist. Dadurch wurde rückgeschlossen, daß Aldosteron selbst den günstigen Effekt, den direkten Angriffspunkt im Hirn hat. Experimentell sind Daten vorhanden, wo dies auch bewiesen ist. Zu bedenken gebe ich nur, daß Aldosteron, wenn es wirklich die wirksame Substanz ist, erstens einmal einen direkten Angriffspunkt am Hirn haben müßte und zweitens doch wieder nur eine gewisse Zeit wirken kann, und zwar solange, als die Konzentration von Natrium im Blut geringer ist, als im Hirn. Es wird durch Aldosteron-Hemmkörper natürlich die Natriumkonzentration im Blut gesteigert und es ist daher anzunehmen, daß dieser Effekt auch relativ bald wieder abklingt.

Weitere Untersuchungen von Blümel haben gezeigt, daß günstige Effekte bei Hirnödem, ob das nun ein reines Hirnödem war, weiß ich nicht ganz genau, oder ob es ein Hirnödem im Rahmen anderer Verletzungen war, wo Blut oder Serum in den Liquorraum kam mit Proteinasehemmkörpern, mit Trasylol ein günstiger Effekt erzielt werden konnte und es konnte experimentell nachgewiesen werden, daß der Gehalt an vasoaktiven Substanzen im Liquor signifikant abnahm. Die Kinintheorie ist sehr plausibel, weil die Kinine — lokal wirksam — die Membranstabilität stark vermindern und außerdem noch einen Einfluß auf den Kreislauf haben, so daß hier ein zweifacher Angriffspunkt zu suchen wäre.

Bei Untersuchungen mit Kälteödem konnten außerdem noch günstige Einflüsse auf das Hirnödem von der Arbeitsgruppe um Brenner gezeigt werden, mit Substanzen, die primär nicht entwässernd wirken oder am Hirn die Karboanhydrase hemmen, sondern im wesentlichen mit Substanzen, die gefäßdichtend sind. Es ist dies vielleicht ein weiterer Gesichtspunkt, der gerade in der Diskrepanz zwischen den Therapievorschlägen und den erzielten Effekten auch noch diskutiert werden sollte.

G. Blümel:

Und ich würde bitten, bevor wir diese Thematik diskutieren, Herrn Marguth als Kliniker, zu uns zu sprechen.

F. Marguth, München (BRD):

Wir haben gehört, daß das Gehirn auf eine Ödemnoxe mit zwei unterschiedlichen nebeneinander auftretenden morphologischen Veränderungen reagiert. Insbesondere im Stadium der Ödementstehung läßt sich eine intrazelluläre Flüssigkeitsansammlung in der grauen Substanz der Hirnrinde von einer extrazellulären Flüssigkeitsansammlung in der weißen Substanz des Marklagers unterscheiden. Über die pathogenetischen Mechanismen des Hirnödems kann aufgrund *tierexperi-*

mentieller Untersuchungsergebnisse gesagt werden, daß es offensichtlich infolge einer Störung der aktiven energieabhängigen Ionentransportmechanismen zu einer pathologischen Natriumeinlagerung in die Zelle kommt, der ein osmotisch bedingter Wassereinstrom folgt. Keine der bisher üblichen therapeutischen Maßnahmen hat diesen pathogenetischen Prinzipien Rechnung tragen können. Weder Diuretika noch Lösungen, die über eine Erhöhung der Serumosmolarität, im Hirnparenchym auf osmotischem Wege Ödemflüssigkeit entziehen, beeinflussen das *pathologisch eingelagerte Natrium*. Baethmann u. Marguth vom Institut für chirurgische Forschung der Univ. München haben bei Ratten 8—14 Tage nach einer Adrenalektomie ein Hirnödem nachweisen können. Wurde diesen Tieren Aldosteron verabreicht, konnte die Entwicklung des Hirnödems verhindert werden. Nach einem Schädel-Hirntrauma entwickelten intakte Ratten ein wesentlich geringeres Hirnödem, wenn sie mit Aldosteron oder seinem Antagonisten Spirolakton vorbehandelt worden waren. Der gleiche Effekt ließ sich bei adrenalektomierten Tieren nach einem Schädel-Hirntrauma mit Aldosteron jedoch nicht mit Spirolaktron erzielen. Gegen früheren Vorstellungen, die dem Aldosteron eine Beteiligung an der Pathogenese des Hirnödems zuschreiben, wurde aufgrund dieser Untersuchungen folgende *Hypothese* entwickelt:

Durch das Trauma und über das Hirnödem selbst wird eine gesteigerte Aldosteronausschüttung in Gang gesetzt, die jedoch nicht ausreicht, die Elektrolyt- und Wasserveränderung zu verhindern. Mit der Gabe des Aldosteron-Antagonisten-Spirolakton wird dieser Schutzmechanismus wahrscheinlich über eine Aldosteronmehrinkretion verstärkt. Diese experimentellen Untersuchungen, die ich kurz zum Verständnis und zur therapeutischen Überlegung skizziert habe, ermutigten uns, auch beim Menschen *Spirolakton* in der Behandlung des Hirnödems zu verwenden. Wir haben gemeinsam mit dem Institut für chirurgische Forschung der Univ. München an 31 Patienten Untersuchungen durchgeführt und zwar erhielten 21 Patienten je 3 Tage prä- und postoperativ 800—1000 mg Aldadiene-Kalium pro Tag. 10 Patienten dienten als Kontrollkollektiv. Intraoperativ wurden unmittelbar nach Eröffnung der Dura Hirngewebsproben von Rinde und Mark aus solchen tumornahen Ödemzonen gewonnen, die im Laufe der Operation reseziert werden sollten. Folgende Parameter wurden aus diesen Gewebsproben gemessen:
1. Getrennt in Rinde und Mark der Wassergehalt sowie die Gewebselektrolyte,
2. Getrennt in Rinde und Mark Gewebsenzyme und 3. Gewebsmetabolite hauptsächlich aus der Rinde.

Im Hinblick auf den bekannten rapiden Abfall der Metabolitkonzentration im Gewebe haben wir die Gewebsentnahme äußerst rasch durchführen müssen und haben dazu eine Kälte-Saugstanze verwendet. Die Abbildung zeigt ihnen nun eine Gegenüberstellung des Wassergehaltes in Rinde und Mark bei der Kontrollkurve links und der Spirolaktongruppe rechts. Es wird deutlich, daß der Wassergehalt in Rinde und Mark der Spirolakton-Gruppe, also rechts gegenüber der Kontrollgruppe reduziert ist und zwar in der Rinde um 1,7%, im Mark um 2,3%. Die nächste Abbildung demonstriert, daß bei der Spirolaktongruppe in Rinde und Mark auch der Natriumgehalt vermindert ist. Der Ka-Gehalt bleibt unverändert, d. h. in der weißen Substanz steigt er sogar etwas an. Diese Ergebnisse zeigen, daß es mit dem Aldosteronantagonisten Spirolakton möglich ist, im Ödemgewebe eine Na- und Wasserreduktion zu erreichen. Damit sind die Ansätze für eine *kausale Therapie* gegeben, die den pathogenetischen Prinzipien gerecht zu werden scheinen. Einschränkend muß allerdings betont werden, daß die Hirnödeme der untersuchten Patienten in der Regel nicht das Ausmaß erreichten, das nach einem schweren Schädel-Hirntrauma zu beobachten ist. Für die Hirnödemtherapie ergeben sich nun aufgrund dieser Untersuchung *folgende Konsequenzen*: 1. Für leichte bis mittelgradige Hirnödeme jeglicher Genese, die zu keiner akuten intrakraniellen Drucksteigerung führen, kann die Gabe von 600—1000 mg Aldaktone als Kurzinfusion pro Tag empfohlen werden. Der Wirkungseintritt ist allerdings nicht vor 8—12 Std. zu erwarten. 2. Bei schwereren Hirnödemen, die sich nach Schädel-Hirntraumen sehr rasch insbesondere bei Kindern foudroyant entwickeln können, muß eine Therapie mit hypertonen Lösungen oder Diuretika wie Lasix begonnen werden. Nur durch eine drastische Dehydrierung ist es in vielen Fällen möglich, die ödembedingte intrakranielle Drucksteigerung kurzfristig so zu verringern, so daß eine Einklemmung des Mittelhirn im Tentoriumschlitz oder der Medulla im Foramen occipitale magnum verhindert wird. Mit der gleichzeitigen Gabe von Aldaktonen wird erstens das Hirnödem beeinflußt, 2. lassen sich renale K-Verluste bei forcierter Diurese abfangen. 3. Als therapeutisch unbeeinflußbar haben sich bisher die sogenannten malignen Hirnödeme erwiesen. Diese schwersten Hirnödeme stellen sich bei neuro-chirurgischen Eingriffen als irreversibler Prolaps weißlich anämischen Hirngewebes brettharter Konsistenz dar, wie Sie das sicher alle kennen. Das bedeutet und das möchte ich mit Nachdruck feststellen, daß wir trotz aller neuen Erkenntnisse in der Prognose des Hirnödems noch weit davon entfernt sind, das massive generalisierte Hirnödem nachhaltig zu beeinflussen. Es bleibt immer noch verlaufsbestimmt.

G. Blümel:

Danke für diese klare Stellungnahme zu dieser Thematik.

H. E. Diemath, Salzburg (Österreich):

Viele Wege führen zur Entstehung des Hirnödems und viele Wege auch zur Therapie. Um mich nicht zu wiederholen und das Vorhergesagte noch einmal zu betonen, möchte ich mich auf ganz wenige, praktische Gesichtspunkte bei der Behandlung des Hirnödems beschränken: Unsere Erfahrungen beziehen sich auf das Krankengut der letzten 20 Monate der Neurochirurgie in Salzburg. Es sind ausnahmslos schwere Schädel-Hirntraumen und zwar 256 Patienten, 194 konservativ und 62 operativ behandelt. Aus praktischen Gesichtspunkten wollen wir unterscheiden zwischen dem schweren lebensbedrohlichen Hirnödem, das wir nicht operieren, zwischen den Maßnahmen beim intraoperativen Hirnödem und schließlich zur Behandlung der subakuten mehr oder weniger lokalisierten Hirnödeme.

Beim schweren lebensbedrohlichen Hirnödem geben wir neben den schon erwähnten Maßnahmen der Infusionstherapie, der Mannit-Therapie, Elektrolytsubstitution, Kortisonderivate, Aescin in Form des Reparils; wir behandeln anticholinergisch mit Akineton eine von uns seit 1955 wiederholt durchgeführte und bestätigte Therapie und schließlich als Letztes und Neues geben wird Proteinaseinhibitoren in Form des Trasylols. Harnstoff verwenden wir *nicht* mehr, bzw. im letzten Jahr haben wir es nur zweimal verwendet, weil wir, wie schon erwähnt wurde, Rebound-Phänomene befürchten.

Bei der intraoperativen Hirnödembekämpfung verwenden wir neben dem Mannit und Lasix ebenfalls wieder das Trasylol und zwar in Dosierungen von 100000—500000 KiE. Wir sind auf das Trasylol von der Subarachnoidalblutung her gekommen wo das Trasylol heute seinen festen Platz in der Therapie hat und schlagartig vor allem Schmerzen zu beseitigen vermag.

Schließlich bei den subacuten Formen, die wir über längere Zeit, Tage und Wochen nachbehandeln wollen, verwenden wir in erster Linie die orale Medikation von Reparil und von Akinetonen. Und als letztes, um es kurz zu machen für die *Prophylaxe* des Hirnödems, also präoperativ, hat sich die Kortison- und Repariltherapie bewährt. Nach dem derzeitigen Stand der Dinge, müssen wir schon froh sein, wenn wir bei der medikamentösen Hirnödembekämpfung Medikamente zur Hand haben, die etwas helfen, aber sicher nicht schaden.

G. Blümel:

Darf ich Herrn Koos bitten über die klinischen Ergebnisse zur Erzielung einer Eupermeabilität in Stichworten zu berichten.

W. Koos, Wien (Österreich):

Ich bin in der glücklichen Lage als 7. Diskussionsredner alles vorweggenommen zu haben, so daß eigentlich nur mehr eine Bemerkung übrigbleibt. Ich möchte auf die Wirkung der Proteinasen-Inhibitoren hinweisen, die ausgezeichnete klinische Ergebnisse zeigen sowohl bei Schädelhirntraumen, die ja immer Blutungen in den

Liquorraum zufolge haben, wie auch nach Hirnoperationen, die nichts anderes sind als iatrogen ausgelöste Hirnverletzungen und auch zu Blutungen führen.

Das ist nur ein Schema über die Wirkungsweise der Kinine bei Schädel-Hirnverletzungen, vom Trauma über die Hirnschädigungen, also Contusio, Laceracio cerebri, die Aktivierung der Kininogenasen bis zur Kininfreisetzung und andererseits gleichzeitig die Blutung durch die Schädelhirnverletzung in den Liquorraum, einerseits in den Subarachnoidalraum, andererseits in den Ventrikel und durch die Blut-Liquormischung wiederum die Aktivierung von Kininen und die Wirkungen der Kinine auf die Hirngefäße im Sinne einer Permeabilitätsstörung, die dann über Störungen der Blut-Hirnschranke zum Hirnödem führt. Damit verbunden die klinische Symptomatik, die aber auch durch die spezifische Reizung intrathekaler-neurovaskulärer Strukturen zu dem bekannten Bild mit Kopfschmerzen, Meningismus und Fieber führt, das ganze sowohl beim Schädel-Hirntrauma, wie auch nach Operationen am Gehirn, nach spontanen Blutungen — Subarachnoidal-Blutungen, bei Aneurismen, Angiomen usw.

Die Wirkung dieser Inhibitoren: Sie sehen hier eine frische traumatische Blutung. Nach 500000 KIE Trasylol i. v. sieht der Liquor nach 24 Std. klar aus. Gleichzeitig eiue *radikale* Besserung des klinischen Bildes. Hier ein iatrogen ausgelöstes Schädel-Hirntrauma: ein Kleinhirnsarkom operiert — der vorher blutige Liquor nach Trasylol 2 × 300000 KIE i. v., klar, auch hier war das klinische Bild wesentlich gebessert.

G. Blümel:

Ich darf Herrn Steinbereithner als Anästhesisten bitten, bezüglich klinisch therapeutischer Aspekte zu sprechen.

K. Steinbereithner, Wien (Österreich):

Wollen Sie infolge der Kürze der Zeit erlauben weniger auf das was gemacht werden soll einzugehen, als das was man vielleicht *vermeiden* sollte.

Alle Maßnahmen beim akuten Ödem sollen nicht protrahiert angewendet werden. Als Beispiel der Fall eines jungen Mädchens, 18 Jahre, vom Baum gestürzt. Es erhielt 1 Woche Sondennahrung per Os und 1 Woche 500 ml Mannit. Sie sehen, das ist von Kutscha-Lissberg aus unserer Arbeitsgruppe publiziert worden. Wenn sie nur den Mittelwert hier betrachten, die Reststickstoffsteigerung, also diese Patientin war knapp am Rande der Anurie und im tiefsten Koma nur durch die hypertone Dehydrierung. Sie wurde unter mäßiger Hydrierung wieder normalisiert.

Die Frage der *Hyperventilation*. Wir haben hier aus einer eigenen Arbeitsgruppe unsere beatmeten Fälle zusammengestellt und Sie sehen, wenn Sie die arterielle Kohlensäurespannung senken, daß das Laktat signifikant ansteigt. Man sollte also, wenn beatmen, nur akut und zur Bekämpfung des Hirndruckes im akuten Stadium, *nicht* aber als Dauerbehandlung. Nun ein wesentlicher Aspekt zur Aldosterontherapie die Herr Marguth gerade angedeutet hat. Man sollte diese Therapie gleichfalls nicht chronisch verwenden. Wir haben unsere Fälle nachuntersucht und es hat sich gezeigt, daß bis zum 4. Tage massive Natriumstürze im Serum bis unter 130 eintreten und die schwere Hyponatriämie natürlich dann sekundär zum Blutdruckabfall führt und es wäre schade, wenn diese therapeutisch so hochwirksame Idee jetzt dadurch in Mißkredit käme.

Nun ein Wort noch zur *Unterkühlung*: Sie sehen hier die bekannten Angaben von Rosimov und sie sehen, daß eine wirkliche Liquordrucksenkung erst in Bereichen von 28—29° wirksam wird. Nun hat gerade die Gruppe Schneider gezeigt, daß ab 31° die Wiederbelebungszeit des Gehirns wesentlich verlängert wird. Wir würden also glauben, daß eine durch Tage durchgeführte echte Hypothermie nicht nur wegen des Aufwandes, sondern auch wegen der Enzymhemmung und ähnlicher Aspekte *abzulehnen* wäre. Wichtig erscheint uns aus der heutigen Diskussion, daß der Moment der Schrankendichtung durch Kininhemmer aus der Gruppe Blümel in den Vordergrund gerückt wurde. Zweitens möchten wir aber sagen und das kann man auch aus den Ausführungen von Frau Gründig entnehmen, daß eine wesentliche Schrankennoxe die Hypoxie ist. Wir glauben, daß die korrekte Oxygenierung und zwar möchten wir betonen die *ununterbrochene* korrekte Oxygenierung eine sehr wesentliche Rolle spielen dürfte. Zusammenfassend darf man sagen: Die heutige Therapie des Hirnödems ist, sieht man vielleicht vom Aldosteron ab, weitgehend unspezifisch. Wir glauben, daß die Zukunftsaufgabe nicht so sehr darin liegt, daß wir neue Präparate in die schon ohnedies beängstigende Polypragmasie einführen, sondern daß wir versuchen, was bisher nur zum Teil geschehen ist, vom Akutversuch auf die chronische Längsschnittbeobachtung und der Registrierung von Druckphänomenen unter Gewinnung von hirnateriovenösem Sauerstoff und Metabolitdifferenzen hinzuweisen, vielleicht wissen wir dann in einigen Jahren mehr.

G. Blümel:

Ich danke Herrn Steinbereithner für diese Zusammenfassung. Ich möchte noch Herrn Kramer bitten, uns ebenfalls seine klinischen therapeutischen Erfahrungen mitzuteilen.

G. Kramer, Dortmund (BRD):

Ich kann mich kurz fassen, das Stichwort hat Herr Steinbereithner gerade gegeben.

Die Längsschnittbeobachtung ist das *entscheidende* Kriterium bei der Behandlung des Schädelhirntraumas. Und wir sind ja nun seit einigen Jahren in der Lage die Vitalfunktionen auf elektronischem Wege kontinuierlich aufzuzeichnen. Es lohnt sich in der Tat ein Studium dieser Meßprotokolle, und es lohnt sich vor allem ein Studium der Fälle, die deletär ausgegangen sind. Da finden sie unwiderlegbar *ganz klare* Zusammenhänge, daß man die Globaltherapie, also die Kreislaufstabilisierung, die Eiweißzufuhr, die Korrigierung der Anämie, die physiologischen Korrekturen des Säure-Basenhaushaltes, und was dergleichen mehr eine Rolle spielt, hier ganz klare Hinweise darauf geben. Ich möchte wegen der Kürze der Zeit keine Dias mehr zeigen. Aber diese Gesamttherapie ist zugleich eine unspezifische Behandlung des Hirnödems wie sie spezifisch ist.

Wir haben eindeutig nachweisen können, daß in einem Großteil dieser Fälle das Hirnödem zumindest in Kontrolle blieb. Und wir sind auch nur dann zusätzlich gezwungen worden einzugreifen, wenn mit all diesen Maßnahmen, die man in den Begriff einer physiologischen Korrektur fassen sollte und weniger den Begriff einer Therapie, daß man dann wenig zu machen braucht und wenn, dann immer nur kurzfristig, intermittierend.

G. Blümel:

Ich darf Herrn Mifka bitten.

P. Mifka, Wien (Österreich):

Ich komme offensichtlich als letzter, weil ich zeigen kann, daß, obwohl die Kenntnisse auf diesem Gebiet sehr groß und umfangreich sind, klinisch nach wie vor Beobachtungen bestehen, die wir lieber nicht mehr sehen wollen. Das *fokale* Hirnödem überspringe ich, es gibt ganz leichte Fälle von Hirnödemen, die leicht zu übersehen sind. Sie sind diagnostizierbar an Stauungspapillen oder Bewegungsstörungen der Augen.

Das *generalisierte* Hirnödem ist charakterisiert durch Bewußtseinstörung, die sich dann aufhellt in die Ödempsychose und schließlich in klares Bewußtsein. Zugleich sehen wir verschiedenste Anomalien der Augenbewegungen, die rückbildungsfähig sind. Als Kliniker fordere ich, daß Mittel gefunden werden, die vor allem die Ödemphase entscheidend abkürzen und das mit Mitteln, die möglichst wenig toxisch sind, das heißt, daß der Schaden der durch die Behandlung verursacht wird, klein gehalten werden soll. Bisher ist es so, daß die Fälle, die überleben, *schwere* Schäden haben, die zum Teil unbeeinflußbar bleiben.

G. Blümel:

Sie haben gesehen wie umfangreich die ganze Problematik und wie Vieles davon noch unbekannt ist. Haben Sie noch irgendwelche Fragen zu stellen bezüglich dieser vorgetragenen Untersuchungen? Ist es nicht der Fall, so danke ich Ihnen, und ganz besonders danke ich den Damen und Herren Referenten.

J. Böhler:

Ich danke Herrn Blümel und allen Teilnehmern an diesem Rundtischgespräch. Es freut mich ganz besonders noch so viele von Ihnen hier zu sehen. Ich glaube daraus schließen zu können, daß es doch *richtig* war, daß wir neben dem rein Handwerklichen unseres Faches auch ein Forschungsthema gewählt haben und daß es trotz der Schwierigkeit dieses Themas doch Ihr Interesse gefunden hat. Ich möchte mich abschließend noch einmal ganz besonders bei Herrn Prim. Dr. Mifka, bei Herrn Oberstarzt Wruhs, die das Programmkomitee mit mir gebildet haben, danken für die Zusammenstellung des Programms. Es freut mich, daß Sie so zahlreich in Salzburg waren. Auf Wiedersehen nächstes Jahr in Bern und in 2 Jahren wieder in Salzburg.

L. Eigenthaler, Salzburg (Österreich):

Gestatten Sie mir nur einige ganz kurze Worte. Nach dem vorjährigen Kongreß, den ich als Präsident zu leiten hatte, hat mich Herr Böhler für meine Arbeiten um den Kongreß sehr herzlich bedankt. Ich möchte mich nun dieses Jahr bei ihm revanchieren. Er hat uns einen wirklich wohlgelungenen Kongreß bereitet. Es ist ihm gelungen ein großes Forum von Fachleuten von ganz hervorragenden Fachleuten und Referenten zusammenzubringen, was ich glaube, auch im Sinne der Zusammenarbeit auf diesem schwierigen Gebiet sehr wichtig ist. Sie wissen aber auch alle, was dies für Arbeit und für Bemühungen bedeutet. Für diese Arbeit und diese Bemühungen möchte ich ihm und seinem Mitarbeiterstab, und ich glaube im Sinne von Ihnen allen zu sprechen, recht herzlich danken.

J. Böhler:

Der Kongreß ist beendet.

8. Oktober 1971 (Makart-Saal, Parallelsitzung)

P. Novák u. J. Somogyi, Preßburg (CSSR):

Bedeutung der experimentellen schweren Schädel-Hirnverletzungen für die klinische Praxis.

Die unmittelbaren Folgen der schweren Schädel-Hirnverletzung können beim Menschen objektiv nicht beobachtet werden. Man kann die Zeitspanne zwischen Unfall und Transport als diagnostisches und therapeutisches Vakuum bezeichnen.

Pathophysiologische Prozesse, die sehr oft eine grundlegende oder sogar entscheidende Bedeutung für die weitere Prognose haben, spielen sich während dieser Zeit ab.

Der an der Unfallstelle überlebende Patient wird am meisten durch sekundäre — nach Spatz reaktive — pathologische Veränderungen bedroht, die nicht proportional zur Schwere der primären Verletzung sein müssen. Er stirbt nicht selten, obwohl die primäre Gehirnläsion geringfügig resp. voll reversibel ist.

Der sofortige Ausfall der regulierenden Gehirnfunktionen im Augenblick der Verletzung hat periphere Störungen zur Folge, die schon bald auf das Gehirn zurückwirken und so einen Circulus vitiosus der unübersichtlichen gegenseitigen Vorgänge bilden.

Experimente an Tieren die zu einer Klärung des Frühstadiums des schweren Schädel-Hirn-Traumas beitragen könnten, kann man nur in Hinsicht auf Mechanik und Pathomorphologie weitgehend an den Menschen applizieren. Zurückhaltend muß man dagegen bei der Applikation von pathophysiologischen Prozessen an die klinische Praxis sein. Man kann eine Parallele nur bei der Auswertung von Veränderungen basaler vitaler Funktionen ziehen. Was die Mechanik von Hirnschäden anbelangt, waren bei unseren Experimenten die diesbezüglichen Arbeiten von Sellier und Unterharnscheidt ausschlaggebend. Wir haben uns jedoch einer eigenen Gasdruckkanone bedient, die sich wesentlich von der von Foltz und Mitarbeitern beschriebenen „concussion gun" unterscheidet. Die Bewegungen des Kolbens im Zylinder werden in beiden Richtungen durch elektropneumatische Ventile beherrscht. Die Intensität der einwirkenden Gewalt ist bei gleichen Bedingungen immer gleich und wird exakt gemessen.

Wir haben Beschleunigungstraumen mit typischen Veränderungen an der Gehirnsubstanz erzielt.

Außer der polygrafischen Registrierung haben wir mit der Mikromethode nach Astrup laufend Veränderungen im Blut, welches wir der A. carotis als Anfang und dem Bulbus v. jugul. als Endstufe der Hirnzirkulation entnahmen, verfolgt.

Somogyi hat an einer Serie von 30 Kaninchen die Konzentration von radioaktivem Jod J 131 im traumatisierten Hirn beobachtet.

Bei allen Tieren haben wir *sofort* nach der Kontusion Bewußtlosigkeit mit Anzeichen von Dezerebrations- oder Dekortikationsrigidität festgestellt. Gleichzeitig war eine längere oder kürzere apnoische Pause, nach der eine spontane, anfangs unregelmäßige oder oberflächliche Atmung folgte. Zugleich zeigten sich schwere Veränderungen des EKG, die jedoch bei den meisten Tieren, die überlebten, nach ungefähr 10 min wieder vergingen.

Auf dem nächsten Bild sind summarisch die Frequenz der Pulsschläge nach EKG-Aufzeichnung und die Frequenz der Atemzüge durch berührungsfreie fotoelektrische Thorakographie-Registrierung dargestellt.

In der Gruppe relativ leichterer Kontusionen erhöhte sich die Frequenz der Atmung nach einer anfänglichen Apnoe schnell auf das Doppelte des normalen Wertes. Dann stellt sich ein Sinken bis zur Bradypnoe ein. Die Frequenz der Pulsschläge erhöhte sich um ungefähr 50% über der Norm und dauerte bis zum Ende an. Im EKG waren *keine* pathologischen Veränderungen.

Auch in der Gruppe schwerster Kontusionen erneuerte sich nach einer anfänglichen Apnoe die Atmung und einzeln stellte sich eine Tachypnoe ein, aber meistens sahen wir eine Senkung der Frequenz. Die Anzahl der Pulsschläge stieg schon in der ersten Minute und erreichte in der 2. Phase bis 340 in der Minute. Der regelmäßige Sinusrhythmus dauerte kurz und schon von der 3. min an stellten sich schwere Störungen ein.

Gleichzeitig verfolgten wir die Atemgase und Störungen des azidobasischen Metabolismus aus dem Blut der A. carotis und dem Bulbus v. jugularis bei frei gehaltenen Atemwegen. Die Saturation im arteriellen Blut entspricht beiläufig der Norm in allen Fraktionen. Im Blut aus dem Bulbus v. jugularis zeigt sich eine allmähliche Senkung des Niveaus.

Am deutlichsten ist der arteriovenöse Unterschied nach längerem Zeitabstand.

Bei der Gruppe schwerer Kontusionen, die schnell letal verliefen, sind die Unterschiede gegenüber der Norm wenig offenkundig.

Ähnlich wie die vorhergehenden sind selbstverständlich diese Ergebnisse der Messung von pO_2. Deutlich ist der arteriovenöse Unterschied bei der Gruppe leichterer Kontusionen, undeutlich bei den schweren, da bei schweren Hirnschädigungen weite Gebiete aus der Zirkulation ausgeschaltet sind und Oxygen nicht utilisiert werden kann. Die Messung von pCO_2 zeigte bei beiden Gruppen einen Rückgang der Werte *unter* die Norm — erhöhte Atmung — wobei der arteriovenöse Unterschied fast parallel war.

Die gemessenen Werte von pH und der Standardbikarbonate weisen aber auf eine sich schnell ausbreitende metabolische Azidose hin.

Ohne auf Einzelheiten der Experimente mit radioaktivem Jod einzugehen, möchten wir kurz bemerken, daß nach Hirntraumen schweren Grades eine auffallend erhöhte Aktivität von Radiojod (J 131) im befallenen Bezirk des Hirns verzeichnet wurde. Dies bedeutet keine erhöhte Zirkulation, sondern eine Ansammlung von Blut, das aus der Zirkulation ausgeschaltet ist und zwar wahrscheinlich nicht extravasal, sondern durch Stase in den Kapillaren und im venösen Bereich.

Die eindeutige Interpretation unserer Ergebnisse ist vorläufig nicht in allen Bereichen möglich. Wir möchten nur feststellen, daß:

1. Bei Aufrechterhaltung freier Atemwege auch bei schweren Gehirnverletzungen sich nach der initialen apnoischen Phase eine spontane Atmung und meist Hyperventilation einstellt.

2. Bei schweren Verletzungen zeigten sich zum Zeitpunkt unmittelbar nach dem Unfall ernste Störungen der Herztätigkeit, wahrscheinlich zentralen Ursprungs.

3. Eine Senkung von pO_2 und Saturation von O_2 im venösen Blut und erhöhte arteriovenöse Differenz spricht für eine Steigerung des Abschöpfens von Sauerstoff aus dem arteriellen Blut bei nicht fatalen Hirnschädigungen. Die Ergebnisse der Messung von pO_2 und Saturation im Jugularblut gemeinsam mit der Hypokapnie deuten auf eine Hypoxie, die sicher die Bedingungen für die Erholung eines verletzten Gehirns verschlechtert.

4. unmittelbar nach dem Unfall entwickelt sich eine metabolische Azidose, wie wir sie bei einem traumatischen Schock sehen. Diese Azidose hat einen metabolischen Charakter wie es die gleichzeitige Senkung von pCO_2 zeigt.

Zusammenfassung. Aus diesen vorläufigen experimentellen Ergebnissen kann man selbstverständlich keine weitgehenden Schlußfolgerungen für die klinische Praxis ziehen. Sie dokumentieren jedoch die Tatsache, daß der Organismus als Ganzes prompt auf Gehirnverletzungen reagiert und daß pathologische Prozesse rückwirkend sehr schnell das Zentralnervensystem schädigen können. Wir möchten hervorheben, daß:

1. Bei jedem ernsten Unfall des Gehirns primär eine apnoische Pause entsteht; die Atmung erneuert sich aber *spontan* auch bei schweren Un-

fällen, wenn freie Atemwege bestehen. Oft kommt es zu einer Hyperventilation. In der Praxis ist es also nicht unbedingt nötig bei freien Atemwegen gleich zu Beginn Oxygen zu verabreichen, der bei hohen Konzentrationen u. a. einen Spasmus der Gehirnarterien verursacht.

2. Die regelmäßige Atmung muß nicht immer ein günstiges Anzeichen sein, aber sie kann auch eine ernste Schädigung der höheren Hirnzentren und eine schlechte Prognose bedeuten.

3. Bei schweren Gehirnverletzungen zeigen sich prompt kardiovaskuläre Störungen.

4. Die metabolische Azidose *unmittelbar* nach dem Unfall deutet auf einen traumatischen Schock, worüber noch Zweifel bestehen.

5. Erhöhte Anforderungen an Oxygen kann man nicht eindeutig durch eine Erhöhung der Konzentration von Sauerstoff in der Atemluft kompensieren, aber man sollte die Ansprüche des verletzten Gehirns sehr früh durch eine systematische Neuroplegie verringern.

6. Man muß eine länger andauernde Hyperventilation bei ständigem Messen von pO_2 und pCO_2 dämpfen, wie es Frowein in der Klinik bewiesen hat.

Am *wichtigsten* ist es, wie allgemein bekannt, die grundlegenden vitalen Funktionen schon am Unfallort und während der Überführung aufrecht zu erhalten.

H. Temlík u. J. Uher, Brünn (CSSR):

Experimenteller Beitrag zu den Gehirngefäßreaktionen nach geschlossenem Schädel-Hirntrauma.

Die Autoregulation des Hirnkreislaufes ist bis heute diskutabel. Die Ergebnisse der experimentellen Arbeiten sprechen zugunsten von 2 Theorien: der Theorie einer *myogenen* und derjenigen einer *metabolischen* Regulation.

Wir haben uns in unserer experimentellen Arbeit bemüht, die Reaktionen der Gehirngefäße nach schwerem Schädel-Hirntrauma in dynamischer Reihenfolge zu klären. Auf die Methodik kann nicht ausführlich eingegangen werden. Wir verwendeten die histologische Methode mit Hilfe von Benzidin, die allgemein anerkannt ist. Zu den Versuchen nahmen wir weiße Ratten Wistar und zwar aus dem Grunde, da ihre arterielle Gehirnversorgung derjenigen bei Affen und Menschen entspricht, das bedeutet die Versorgung durch die A. carotis und A. vertebralis.

Die Tiere wurden in bestimmter Zeitfolge getötet, und zwar nach 2, 60 und 120 min und nach 12, 24 und 48 Std. Es wurden nur diejenigen in den Versuch einbezogen, die die gleichen neurologischen Zeichen einer schweren Schädel-Hirnverletzung aufwiesen. In der Bemühung um eine genauere Objektivierung der Veränderungen am Gefäßkreislauf des Gehirns, benutzen wir eine empfindliche galvanometrische Messung.

Sofort nach Gewalteinwirkung auf den Kopf des Versuchstieres entsteht ein deutlicher *Gefäßspamsus* des Kapillarnetzes sowohl in der grauen als auch in der weißen Gehirnsubstanz. Das Ausmaß des Spasmus ist abhängig von dem Grade der auslösenden Verletzung und befällt größere oder kleinere Gebiete des Gehirngewebes. Der Spasmus dauert in der 30. und 60. min noch an. Die Befundergebnisse nach 2 und 4 Stunden sind sehr verschieden, es wechseln sich Stellen mit verschiedenartiger Durchblutung mit Stellen ab, wo noch der Kapillarspasmus andauert.

Nach 12 Stunden ändert sich das Bild wesentlich. Wir sehen schon Anzeichen einer diffusen *Hyperämie*, die mit ihrem Charakter einer passiven Überdurchblutung entspricht, und das hauptsächlich im Gebiet der Kapillaren und Venen.

Nach 24 Stunden kommt es zu einer beachtenswerten Erscheinung, daß im Rindengebiet der Spasmus andauert, während die Meningen diffus hyperämisch sind. An den Gefäßwänden finden wir Permeabilitätsveränderungen, was im histologischen Bild durch den Übertritt formierter Elemente per diapedesim gekennzeichnet ist. Durch übersichtliche Färbung mit Hämatoxylin können wir Veränderungen nachweisen, die dem *Gehirnödem* entsprechen.

Die Veränderungsentwicklung der Gehirngefäße zeigt in der Anfangsphase auf einen erhöhten Gefäßwiderstand, der durch eine ausgedehnte Vasokonstriktion bedingt ist, wie wir objektiv mit Hilfe einer fotometrischen Methode nachweisen konnten, und dieser Spasmus ist in dem Zeitraum der 2—60 min statistisch hoch bedeutend. Nach diesem Zeitabschnitt folgen Übergangsveränderungen, die in der 12. Stunde ihren Gipfel in Form diffuser Hyperämie des Gehirns erreichen, was ebenfalls statistisch bedeutend ist. In der 24. Stunde kommt es zu einem Umschwung, so daß wieder der Spasmus überwiegt, um im Zeitabstand bis zu 48 Stunden wieder in ein normales Gefäßbild des Gehirns überzugehen.

Die Frage ist die *Entstehung* der Gefäßspasmen. Im Falle der Autoregulation auf metabolischer Mechanismusgrundlage besteht eine bestimmte Latenzzeit — 30 sec—2 min. In unseren Versuchen sahen wir an Tieren, die sofort nach einem schweren Schädel-Hirntrauma eingegangen waren, einen generalisierten Spasmus. Auf Grund dieser Befunde nehmen wir an, daß der Spasmus der Gehirngefäße nach einer Schädel-Hirnverletzung durch einen *myogenen* Mechanismus bedingt ist.

Die Reparationsvorgänge der Gehirngefäße in weiteren Zeitabschnitten sind vom normalen Gefäßwiderstand des Gehirns abhängig und den unveränderten anatomischen und funktionellen Eigenschaften der Gefäße. Da bei einem schweren Schädel-Hirntrauma auch die Atmung beeinträchtigt ist, kommt es zu einer initialen Hypoxie-Hyperkapnie, die in die Phase einer Kompensations-Hypoxie-Hypokanie übergeht. Während dieser Reparationsveränderungen kann der Gehirnspasmus andauern, besonders dann, wenn eine erniedrigte Sauerstofftension nicht fähig ist eine Dilatation der durch das Trauma beschädigten Gehirngefäße durchzuführen und ein höherer Grad der Hypokapnie den Gehirnblutkreislauf wesentlich herabsetzt.

Dadurch entsteht ein Circulus vitiosus. Es kommt zu Metabolismusveränderungen und Schädigung der Gehirnzellen. Ein weiterer Faktor ist das auftretende Gehirnödem.

Durch Ausbreitung des Hirnödems, Steigerung des Schädelinnendruckes und durch progressive Veränderungen der Gehirnzellen kommt es zum tödlichen Ende.

R. Kirschner, J. Hrabovsky u. V. Berka, Brünn (CSSR):

Die Todesursachen der Kopfverletzungen bei Verkehrsunfällen.
(Mit 1 Tabelle.)

Zu vielen Problemen, die mit den schweren Kopf- und Hirnverletzungen zusammenhängen, gehören die Unfallprävention, die Erste Hilfe und der Transport des Verletzten ins Krankenhaus. Auch die Verlegung des Verletzten an Fachabteilungen verlangt eine planmäßige und vorsichtige Behandlung. Wir bewegen die Verletzten nicht zuviel. In schweren Fällen machen wir sogar nicht einmal eine Röntgenaufnahme.

Wir haben 2000 Obduktionsprotokolle der gerichtlichen Medizin in Brünn durchgesehen. Es handelte sich um Tote nach Verkehrsunfällen in der Umgebung unserer Stadt von 20 Jahren.

Interessant ist die Zahl der Verletzten, die gleich an der Stelle des Unglücks oder im Krankenhaus gestorben sind. An der Unfallstelle verstarben 1025 (48,7%), am Transport 159 (6,3%) und im Krankenhaus 816 (45%).

Die *Todesursache* bei den Mehrfachverletzten war bei 1252 (62,6%) im Bereich des Zentralnervensystems und bei 748 (37,4%) im Bereich des Rumpfes zu finden.

Die Hirnquetschung wurde bei 1252 Verletzten als Todesursache festgestellt.

In der Kombination Kopf- und Rumpfverletzungen erschienen auch Leber- und Milzzerreißungen bei 219 Fällen (11%) und weiter der Gefäß- und Herzriß bei 148 Fällen (7,5%).

Zur Herzzerreißung fügen wir hinzu, daß noch bei 120 Toten (6%) punktförmige oder streifenförmige Blutergüsse unter dem Endothel der linken Herzkammer gefunden wurden. Auch diese kleinen Hämatome werden wahrscheinlich eine schädliche Wirkung auf die Herztätigkeit haben.

Die Verletzten mit einem Schädelbruch und Hirnquetschung sind in der Regel bewußtlos. Sie sind durch Aspiration und im weiteren Verlauf durch Lungenentzündungen und Dekubitalgeschwüre gefährdet.

Die Blut- oder erbrochene Massenaspiration wurde im Obduktionsbefund 240mal (24,6%) registriert, das heißt aus der Zahl der 975 transportierten Verletzten. Eine Lungenentzündung wurde bei 32 Fällen (3,3%) festgestellt.

Da die Flüssigkeitsaspiration bei einem Viertel der transportierten Verletzten vorkam, vermuten wir, es wäre nötig, die Art der Lagerung und Überführung dieser schweren Patienten zu überprüfen.

Empfohlen ist die Seiten- oder Bauchlage. Die Bauchlage des Bewußtlosen ist ohne fachmännische Überwachung sicherer.

Zu den tödlichen *Hirnverletzungen* erlauben wir uns einige Bemerkungen anzuführen:

Wenn wir ausführlich die Obduktionsbefunde am Hirn nach Verkehrsunfällen beachten, finden wir nur selten einen gequetschten Hirnteil. Durch die große Gewalteinwirkung entstehen viele kombinierte Schädigungen der Gehirnlappen und Gehirnteile. Die klinischen und spezialneurologischen Untersuchungen können nicht genau die Veränderung und die Schädigung des Gehirngewebes feststellen.

Ein verletzter Fußgänger, Wagenlenker oder Mitreisender macht beim Unfall viele komplizierte passive Bewegungen und kann also mehrere Stöße am Kopf erleiden. Es ist auch nötig die Akzelerations- und Dezelerationsbewegungen zu bedenken, die nicht nur die Halswirbelsäule, sondern auch das Gehirn gefährden, ohne daß der Kopf anstößt.

Wir brauchen uns also nicht zu wundern, daß wir mehrere Hirnverletzungen durch Contre coup als Folge einer direkten Gewalt sehen. Hier müssen wir auch anerkennen, daß der Helm zwar die Oberfläche des Schädels schützt, aber er kann die plötzliche Gewalteinwirkung *nicht* aufhalten. Die Kraft führt dann zur Schädelfraktur, hauptsächlich aber zur starken Gehirnerschütterung. In unserem Material (Tabelle 1) finden wir am öftesten Verletzte mit gequetschten Schläfenlappen, und zwar bei einer isolierten und ausgedehnten Gehirnverletzung. Öfter sind ihre Basen als die Pole verletzt. An 2. Stelle kommen die Verletzten der Stirnlappen. Auch da zeigen die Basen öfters Quetschungen als die Pole. Die Scheitelgehirnlappen werden nur sehr selten verletzt. Es handelt sich gewöhnlich um die Gewalt durch Contre coupe.

Tabelle 1. Vorkommen der Gehirnteilverletzungen bei 1252 Fällen

Lobus frontalis	463x
Lobus temporalis	588x
Lobus occipitalis	100x
Lobus parietalis	75x
Pons varoli	150x
Cerebellum	50x

Bei 26% unserer Verstorbenen handelte es sich um eine Gehirnquetschung und Gehirndevastation. Wir zählen dazu die Gehirnquetschung, die von den Stirnlappen über die Schläfenlappen, den Basenkernen der Pons zum verlängerten Rückenmark zieht. Blutungen in den Hirnkammern sehen wir sehr oft bei diesen Verletzungen und wir halten sie für den totbringenden Faktor.

Unsere *Behandlung* richten wir nach folgenden Prinzipien:

1. Wir bewegen den Verletzten nicht unnötig.
2. Wir legen den Bewußtlosen auf den Rücken und beobachten ihn.
3. Für den Transport empfehlen wir einen Polster mit einer Gesichtslücke und empfehlen die Bauchlage, wenn der Bewußtlose nicht von einem Arzt betreut wird.
4. Am Anfang führen wir nur eine oberflächliche Diagnostik durch.
5. Eine schnelle und zweckmäßige Therapie sichert lebenswichtige Funktionen.
6. Wir führen schnell eine Therapie gegen das *Hirnödem* durch.
7. Wir kontrollieren oft den Zustand des Verletzten.
8. Wir betonen eine frühzeitige palliative und therapeutische Schädeltrepanation.

9. Wir führen eine intensive Wiederbelebung nach den modernsten ärztlichen Prinzipien durch, auch gegen die Komplikationen, wie Aspiration, Lungenentzündung, Thrombose und Dekubitus.

Wenn wir diese Prinzipien stets beachten und wenn wir sie in der Praxis durchführen werden, können wir noch viele sogenannte hoffnungslose Fälle dem Tod entreißen und die Verletzten ihren Familien und der Gesellschaft erhalten.

K. Franke, Berlin-Pankow (DDR):

Epidemiologie des Schädel-Hirntraumas (SHT). (Mit 1 Abb. u. 1 Tabelle.)

Die im Laufe des 20. Jahrhunderts zunehmende Mechanisierung und Motorisierung in Berufsleben und Freizeitgestaltung hat zu einem ständigen Anstieg der relativen und absoluten Zahlen von Schädel-Hirnverletzten geführt. Während 1910 nur 8% der stationär behandelten Unfallverletzten ein SHT erlitten, sind es heute etwa 30%.

So waren unter 68 195 Unfallverletzten, die 1957—1965 in Berlin (DDR) stationär behandelt wurden, 23,9% SHT. In Linz (1951—53) betrug der SHT-Anteil an der Gesamtzahl der Unfall-Krankenhauspatienten ($n = 9068$) 28,8%, in Heidelberg (1947—51; $n = 6196$): 30,4%, und in Graz (1950—64; $n = 9655$): 33,6%.

Infolge der noch mangelhaften Adaptation an die Gefahren der Umwelt kann im *Kindesalter* der SHT-Anteil an der Verletztenzahl mit regionalen Unterschieden noch größer sein. Bis zu 50% der stationär behandelten unfallverletzten Kinder haben ein SHT erlitten.

In Rostock (1957—63) waren unter 2172 klinisch behandelten kindlichen Unfallverletzten 20,3% SHT, in Berlin (DDR) (1957—65; $n = 11 846$) 28,1% SHT, in Moskau (1945—47; $n = 6326$) 41,3% SHT und in Liverpool (1957—60; $n = 4986$) 49,5% SHT.

Unter den Ursachen der SHT spielen die Unfälle auf der Straße mit und ohne Verkehrsmittelbeteiligung die überragende Rolle. 50—60% aller SHT ereignen sich hierdurch. Weitere Ursachen sind mit regionalen Unterschieden: 20—30% Unfälle beim kindlichen Spielen, zu Hause, im Garten usw.; 10% Arbeitsunfälle; 5—10% Sportunfälle; 1% Sturz durch Krankheit, sowie Suizid.

Die Rolle des *Alkohols* beim Entstehen einer Kopfverletzung ist ebenfalls nicht zu unterschätzen. Je nach Auswertungsaspekt schwanken die Zahlen erheblich. Durchschnittlich sind 10—20% Alkoholisierte unter den SHT anzunehmen. Bei tödlichen Schädelverletzungen sogar 30—50%.

Die Problematik des SHT für den Verletzten und den Arzt liegt darin, daß sich nach anscheinend leichten Traumen innerhalb einer relativ kurzen Zeit lebensgefährliche Komplikationen entwickeln können. Dieser Gefahr ist nur durch eine genügend lange klinische Beobachtung vorzubeugen. Hieraus ergibt sich der sehr hohe Anteil von SHT 1. Grades, die im Versorgungskrankenhaus behandelt werden müssen.

Tabelle 1a. Übersicht der in verschiedenen Orten stationär behandelten SHT aller Altersklassen und ihrer Komplikationen

Ort, Zeitraum, Autor	n SHT (n)	Jahres-∅	Verstorben (%)	intrakran. Blutung (%)	Frakturen (%)	Besonderheiten
BRD Metzel/Umbach		150000—200000	10,0	5,0—7,5		Schätzwert d. Dt. Ges. f. Neurochir.
Stadt Berlin 1956—1965 Franke	17807	1780	5,93	o. A.	21,6	73,3% = 1°
Linz 5. 11. 51—31. 12. 53 Seewald	2620	1108	1,6	0,76	B= 4,0 K= 1,1	
Stadt Helsinki 1963 Troupp	905	905	2,76	o. A.	o. A.	39 Op.
Hamburg, St. Georg 1958—1964 Zander	3126	447	1,0	1,6	10,1	83,0% = 1°
Heidelberg 1947—1951 Gögler/Laqua	2182	436	6,7	o. A.	32,4	17,3% = M 45,8% = 1°
Freiburg 1948—1962 Koslowski/Thies	5900	393	1948= 15,0 seit 1950∅ 7,0	3,5	46,3	
Neurochir. Mainz 1. 1. 55—1. 5. 62 Schürmann	1639	220	2,8	o. A.	o. A.	75,0% = 1°
Münster 1955—1964 Isfort	1910	191	13,0	14,5	48,6	49,0% = 1°
Jena 1946—1965 Schyra/Krumbholz	3631	182	3,7	1,5	17,9	180 Op.
Krhs. Miskolc 1956—31. 7. 61 Lukàcs et al.	976	177	S = 3,2 E = 2,2	I = 2,1		71 Op.
Neurochir. Univ. Helsinki 1963—1964 Troupp	313	157	16,0	5,7	o. A.	15,0% = M

E = epidural, S = subdural, I = intrazerebral. — I = Impression, B = Basis, K = Kalotte. — M = Mehrfachverletzungen.

Aus den vorstehenden Angaben über stationär behandelte SHT (Tabelle 1a) lassen sich folgende *Durchschnittswerte* ableiten (Abb. 1): SHT 1. Grades: ca. 75%, Fraktur der Schädelknochen: ca. 20%, intrakranielle Blutungen: ca. 5%, Tod infolge SHT: ca. 5—8%.

Aus dem dargelegten Zahlenmaterial ergibt sich wohl überall in der Welt die Notwendigkeit, nach Wegen zur Lösung des medizinischen und sozialen Problems SHT zu suchen.

Tabelle 1b. Übersicht der in verschiedenen Orten stationär behandelten SHT des Kindesalters und ihrer Komplikationen

Ort, Zeitraum, Autor	n SHT (n)	Jahres-⌀	Verstorben (%)	intrakran. Blutung (%)	Frakturen (%)	Besonderheiten
Moskau, Timirjasew Krankenhaus 1945—1947 Damje	2616	872	2,4	E = 0,57	22,5	86,7% = 1°
Liverpool 1957—1960 Dickham	2567	642	0,4	o. A.	28,0	Op. = 74
Stadt Berlin DDR 1956—1965 Franke	3579	358	1,4	o. A.	20,2	77,8% = 1°
Heidelberg 1955—1960 Krebs/Mletzko	629	105		0,95	33,9	62,5% = 1°
Innsbruck 1956—1960 Ahrer/Kloss	321	64	4,6	1,5	30,0	
Rostock 1957—1963 Kiene/Külz	441	63	1,6	1,8	30,0	
Münster 1955—1964 Isfort	341	34		9,7		
Edinburgh Neurochir. 1950—1954 Harris	150	30	10,0	E = 7,3 S = 4,0 I = 6,0	58,0 I = 34,6	61,0 = 1°

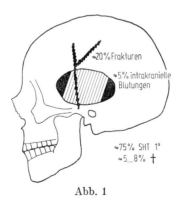

Abb. 1

N. Arlt, D. Stoltze und B. Hartung, Erfurt (DDR):

Schußverletzungen des Schädels im Frieden. (Mit 1 Tabelle.)

Von 1958—1971 kamen 21 Schußverletzungen des Schädels (Tabelle 1) mit Hirnbeteiligung zur Behandlung in die Chir. Klinik der Med. Akademie Erfurt. Es handelte sich ausnahmslos um männliche Patienten, die in 4 Fällen einen Unfall erlitten und sich in allen anderen Fällen die Schußverletzung in suizidaler Absicht beibrachten. Ein Gewaltverbrechen lag in keinem Falle vor.

3 jugendliche Patienten im Alter von 6, 13 u. 15 Jahren erlitten den Unfall bei unvorsichtigem Umgang mit einem Luftgewehr, ein 61jähriger Patient verletzte sich mit einem Bolzenschußapparat. Der Altersgipfel der 17 Suizide lag im 3. Dezennium, bedingt durch eheliche und familiäre Konflikte. Eine endogene Depression war in 6 Fällen bekannt.

Als Schußwaffe diente 3mal ein Luftgewehr, 9mal ein Bolzenschußapparat, wie er zur Tiertötung verwandt wird, und 9mal eine Handfeuerwaffe und zwar Pistolen der Kaliber 7,62 und 9 mm, in einem Fall eine Kleinkaliberpistole.

Die Einschußöffnung lag bei vorherrschender Rechtshändigkeit überwiegend rechts frontal und temporal bzw. über der Nasenwurzel, unter den 5 linksseitigen Verletzungen befinden sich 2 Unfälle. Die Pistolenschüsse führten zu 5 Durchschüssen und 4 Steckschüssen, die 3 Verletzungen mit dem Luftgewehr ebenfalls zu Steckschüssen, während die Tiertötungsapparate 9mal Stanzverletzungen bzw. sogenannte „blinde Verletzungen" oder nach der Einteilung von Tönnis Impressionsfrakturen mit Durazerreißung verursachten.

11 der 21 Verletzten fanden den Tod, bei 3 Patienten kam es zu Defektheilungen mit Hemiparese, 7 Verletzte konnten *ohne* neurologische Ausfälle entlassen werden.

Die Wundheilung verlief bei den 10 operierten überlebenden Patienten 7mal primär und 3mal sekundär. Die Ursachen für die Sekundärheilungen liegen klar auf der Hand:

1. Ein 61jähriger indolenter Patient kam erst 8 Tage nach einer Bolzenschußverletzung links frontal, die er sich bei unvorsichtigem Hantieren mit dem Apparat zugezogen hatte, mit einer infizierten Hirnwunde in unsere Behandlung. Durch Wundrevision und Peiper'sche Schwammdrainage konnten wir eine Sekundärheilung erzielen.

2. Bei dem 2. Patienten mit einer Bolzenschußverletzung links parietal wurde bei der Erstversorgung ein Teil des ausgestanzten Knochenstückes zurückgelassen. Die anhaltende Fisteleiterung veranlaßte uns zur Rekraniotomie, wobei das Imprimat entfernt wurde. Nach Duraplastik aus der Fascia lata kam es zur Wundheilung.

3. Der 3. Patient mit einer Luftgewehrverletzung rechts frontal war in einem auswärtigen Krankenhaus zunächst nur notfallsmäßig mit einer Hautnaht versorgt worden. Erst nach eingetretener Wundinfektion kam der Junge in unsere Behandlung. Nach Revision des Kontusionsherdes und Duraplastik heilte die Wunde aus.

Für eine *primäre* Wundheilung ist also zu fordern:

1. Frühzeitige Versorgung der Schußverletzung.

2. Vollständige Entfernung der in das Hirn eingedrungenen Fremdkörper (Arseni u. Ghitescu).

3. Primäre Versorgung des Hirntrümmerherdes mit Entfernung des Hirndetritus und Blutstillung, sowie Duraplastik aus intakter Galea, Fascia lata oder lyophilisierter Dura (Klug).

4. Primäre Hautnaht mit Drainage (Köbcke).

Vergleichen wir den klinisch-neurologischen Zustand bei der Einlieferung der Verletzten mit dem weiteren Verlauf, so ist klar zu erkennen, daß *alle komatösen*, reaktionslosen Patienten ad exitum kamen, unabhängig davon, ob noch eine Trepanation versucht wurde oder nicht. Aus dieser Erkenntnis ist die Berechtigung abzuleiten, sich in diesen Fällen zunächst abwartend zu verhalten. Wie die Sektionen zeigten, waren hier stets Teile des Hirnstammes mit zerstört.

Somnolente Patienten mit partiellen neurologischen Ausfällen konnten in einigen Fällen gerettet werden, wenn auch mit Defektheilungen zu rechnen ist. Bei ihnen ist also die Trepanation immer gerechtfertigt.

Die beste Prognose weisen Verletzte auf, die bei der Einlieferung bewußtseinsklar sind. Eine sachgemäße Behandlung kann hier zu völliger Heilung führen.

Bei der Trepanation halten wir uns an den Grundsatz, daß die Operation nicht gefährlicher sein darf als die Verwundung (Elansky). So kann es bei einem Steckschuß mit langem Schußkanal, der in die andere Hemisphäre reicht, zweckmäßiger sein, zunächst nur die Einschußöffnung zu versorgen und später das Projektil vom günstigsten Zugang her zu entfernen.

Entsprechend waren wir bei einem 13jährigen Jungen verfahren, bei dem eine Luftgewehrkugel durch die rechte Stirnhöhle eingedrungen war und links parietal parasagittal neben dem Sinus steckenblieb. Möglicherweise lag hier ein innerer Prellschuß vor, wie ihn Heppner beschreibt. Am Unfalltag versorgten wir nur die Wunde und räumten die Nasennebenhöhlen aus. 4 Wochen später entfernten wir das Projektil von einer kleinen Trepanation links parietal aus. Beide Wunden heilten primär, eine flüchtige Parese des rechten Beines bildete sich vollständig zurück.

Scharfetter veröffentlichte 1970 eine Zusammenstellung aus dem Schrifttum, nach der die Schlachtschußverletzung mit Bolzenschußapparaten in etwa 86% der Fälle tödlich verlief (Gerlach). Demgegenüber wurde in der Literatur wiederholt auf die bedeutend bessere Prognose der Hirnverletzungen mit Mauerbolzen-Schußapparaten hingewiesen (Bushe u. Wenker, Isfort, Lausberg, Metzel u. Hemmer, Müller-Wiefel, Staudacher, Ziesche).

Die Zusammenstellung unserer Fälle ergibt bei Bolzenschußverletzungen eine Mortalität von 56% und — bezogen auf alle Hirnschußverletzungen — eine Mortalität von 52%. Unsere Ergebnisse sind etwa vergleichbar mit denen von Lausberg (1965), der 12 von 20 Patienten mit Schädelschußverletzungen verlor.

Zusammenfassend empfehlen wir auf Grund unserer Erfahrungen bei Hirnschußverletzungen

— den schnellen und zielgerichteten Abtransport in eine Fachabteilung

— bei komatösen und reaktionslosen Patienten die Therapie des „aktiven Wartens" (Elansky)

— in allen anderen Fällen die *sofortige* primäre Wundversorgung nach den oben geschilderten Grundsätzen.

Tabelle 1:

Nr.	Alter	Ursache	Waffe	Lokalisation	Verletzungsart	Aufnahmebefund	Therapie	Verlauf
1.	21	Suizid	Pistole	li. temporal	Steckschuß	klar, Wortfindungsstörungen	Operation	geheilt
2.	22	Suizid	Pistole	re. frontotemp. nach li. temp.-par.	Durchschuß	Koma, Areflexie	Konservativ	Exitus
3.	26	Suizid	Pistole	re. frontal nach li. par.	Durchschuß	Koma, Areflexie	Operation	Exitus
4.	31	Suizid	Pistole	re. temporal nach li. temp.	Durchschuß	Koma, Areflexie	Operation	Exitus
5.	47	Suizid	Tiertötungs-Apparat	re. frontal	Impressionsschuß	Somnolenz, keine Paresen	Operation	Exitus
6.	19	Suizid	Pistole	re. temporal	Steckschuß	Bewußtsein klar, keine Paresen	Operation	geheilt
7.	55	Suizid	Tiertötungs-Apparat	li. parietal	Impressionsschuß	Somnolenz, Hemiparese rechts	Operation Rekraniotomie	Defektheilung mit Hemiparese
8.	23	Suizid	Tiertötungs-Apparat	re. frontal	Impressionsschuß	Koma, Hemiparese links	Operation	Exitus
9.	6	Unfall	Luftgewehr	li. temp.	Steckschuß	Bewußtsein klar, keine Paresen	Operation	geheilt
10.	34	Suizid	Pistole	re. temporal nach links temp.	Durchschuß	Koma, Areflexie	Konservativ	Exitus
11.	18	Suizid	KK-Pistole	re. temporal	Steckschuß	Somnolenz Streckkrämpfe	Operation	Exitus

Nr.	Alter	Ursache	Waffe	Lokalisation	Verletzungsart	Aufnahmebefund	Therapie	Verlauf
12.	61	Unfall	Tiertötungs-Apparat	li. frontal	Impressionsschuß	Klar, keine Paresen, infizierte Hirnwunde	Wundversorgung Peipersche Schwammdrainage	geheilt
13.	28	Suizid	Tiertötungs-Apparat	re. temporal	Impressionsschuß	Koma, Areflexie	Operation	Exitus
14.	67	Suizid	Tiertötungs-Apparat	re. frontal	Impressionsschuß	Bewußtsein klar, keine Paresen	Operation	geheilt
15.	43	Suizid	Tiertötungs-Apparat	re. parietal	Impressionsschuß	Bewußtsein klar, Hemiparese li.	Operation	Defektheilung. Verlegt Nervenklinik
16.	15	Unfall	Luftgewehr	re. frontal	Steckschuß	Bewußtsein klar, keine Paresen	Wundvers. i. a. Krankenhaus. Duraplastik	geheilt
17.	13	Unfall	Luftgewehr	re. frontal nach links parietal	Steckschuß	Bewußtsein klar, vorübergehend Parese re. Bein	28. 9. Wundversorg. 27. 10. Projektilentfernung	geheilt
18.	52	Suizid	Pistole	re. frontobasal	Steckschuß	Somnolenz, später apall. Syndrom	Operation	Exitus
19.	60	Suizid	Tiertötungs-Apparat	Stirnmitte	Impressionsschuß	Koma, Areflexie	Konservativ	Exitus
20.	62	Suizid	Pistole	li. temporal nach rechts frontal	Durchschuß	Somnolenz, Parese, li. Arm	Operation	Defektheilung mit Hemiparese links
21.	58	Suizid	Tiertötungs-Apparat	Stirnmitte	Impressionsschuß	Koma, Areflexie	Operation	Exitus

W. Arct, Opole (Polen):

Die atypische schwere Schädel-Hirnverletzung.

In jedem neurotraumatologischen Zentrum sieht man neben als konventionelle bezeichneten Hirnverletzungen auch andere Formen der Schädel-Hirnläsionen. Charakteristisch und gemeinsam für diese „atypische Verletzungsarten" ist die sehr hohe Mortalität.

In unserem Krankenmaterial haben wir folgende atypische Schädel-Hirnverletzungen beobachtet:

1. Bau-Pistolenschüsse — 6 Fälle, alle gestorben. Das Geschoß ist in 4 Fällen durch die Stirn, in 2 Selbstmordfällen durch die Temporalgegend eingedrungen.

2. Bolzen-Schüsse — 12 Fälle, alle gestorben, dabei 6 Selbstmörder.

3. Kopf-Quetschung durch verschiedene Verletzungsarten. Diese Verletzung ist nach unserer Erfahrung immer tödlich. Fast alle Verletzten kamen in anscheinend gutem Zustand zur Behandlung oft bei Bewußtsein.

Als Beispiel kann ein Fall dienen:
Der Patient erlitt eine Quetschung des Kopfes zwischen 2 Lastwagen. Schädelbasis, Schädelkalotte sowie der Gesichtsschädel waren in viele Fragmente gebrochen. Die Arterien und Venen der Basis und des Gesichtsschädels waren mitzerrissen. Es war von Anfang an *keine* Bewußtseinsstörung oder Trübung vorhanden. Trotz aller Bemühungen war die profuse Blutung nicht zu beherrschen und der Patient kam durch ein progredientes Hirnödem in wenigen Stunden ad exitum.

4. Penetrierende Verletzungen von Gegenständen mit verhältnismäßig geringer Beschleunigung haben wir 16mal beobachtet. 11 Verletzte sind gestorben. Als häufigste Ursache der Schädigung haben wir das Eindringen von Heugabeln, Nägel und anderen mehr oder weniger dicken Gegenständen gesehen.

In einem Fall ist der Heugabelspieß durch die mediale Augenecke, ohne den Augapfel selbst zu verletzen, in das Innere des Schädels eingedrungen. Es bestand das Bild einer schweren rechtsseitigen Schädigung der Capsula interna. Nach mehrmonatigem Verlauf hat die 27jährige Patientin mit linksseitiger Teillähmung das Krankenhaus verlassen.

Im anderen Fall ist der Griff der Handbremse eines fallenden Motorrades durch die mediale Ecke des Auges und durch die Lamina cribrosa in die vordere und mittlere Schädelgrube eingedrungen. Das 4jährige Kind ist nach 13 Std. gestorben.

In einem Spazierwagen sitzenden 1jährigem Kind ist vom 4. Stock ein pflaumengroßer Stein gegen den Scheitel gefallen. Der dünne Knochen wurde durchstoßen und der Stein drang bis zur Schädelbasis ein. Das Kind ist wenige Stunden danach gestorben.

Ein 19jähriger Junge setzte während der Reinigungsarbeit eine lederperforierende Maschine unabsichtlich in Gang. Der 7 mm dicke Bolzen ist ihm langsam durch die Scheitelgegend ins Innere des Schädels eingedrungen, durchstieß die Basis und den harten Gaumen. Nach mehrwöchigem Krankenhausaufenthalt hat der Patient nur geringfügige, neurologische Ausfälle, ist aber wieder arbeitsfähig.

5. Verletzungen durch den Motorradschutzhelm (16 Fälle, 15 gestorben) sind sehr charakteristisch. Zu einer solchen Verletzung kommt es durch Einstoßen der vorderen, harten und widerstandsfähigen Kante des Helms bei gewaltiger Dezeleration. Fast immer war es zu einem kreisförmigen Bruch der Kalotte unmittelbar oberhalb der Basis gekommen.

Die abgebrochene Kalotte mit dem Schädelinhalt war gewöhnlich um 1—3 mm nach rückwärts geschoben. Alle Verletzten sind in wenigen Stunden gestorben, mit Ausnahme eines einzigen, bei welchen wir festgestellt haben, daß die einwirkende Kraft schräg von unten angegriffen hat. Die Schädelkalotte war auch, wie in anderen Fällen, kreisförmig abgebrochen und nach oben abgeklappt *ohne* die Dura zu verletzen. Der Verletzte ist nach einem apallischen Syndrom nicht selbständig und weist ausgiebige neurologische und psychische Ausfälle auf.

6. Interessant waren auch 4 Fälle, wo der Schlag mit dem dicken Bierglas gegen den Scheitel eine schwere Hirnstamm- und Basalganglienkontusion verursachte.

7. In 3 Fällen sind Motorradfahrer auf einen quer durch einen schmalen Weg ausgespannten Draht mit großer Geschwindigkeit angefahren und haben sich eine Schnittverletzung durch das Gesicht und den Gesichtsschädel bis auf die Basis zugezogen. Alle Verletzten überlebten ihre Verletzungen, aber die Versorgung der Wunden hat uns wegen der profusen Blutung Schwierigkeiten bereitet.

8. Bei einer Jagdflinten-Schußverletzung sind 2 Schrotkugeln in seitliche Hirnventrikel durch das Oberlid des linken Auges eingedrungen. Trotz sofortiger Evakuierung des Blutes starb der Patient nach 69 Tagen im voll ausgebildetem apallischen Syndrom.

9. Letzter Fall dieser Serie:

Eine 25jährige Sportfallschirmspringerin ist beim Landen mit dem Kinn an den Flügelrand eines am Boden stehenden Segelflugzeuges angestoßen. Durch das Trauma entstand eine schwere Hirnstamm- und Basalganglienkontusion. Nach mehrmonatigem Krankheitsverlauf ist die Verletzte mit einem geringfügigen psychischen Defekt davongekommen.

Die gebrachten Beispiele illustrieren vollkommen die Bezeichnung „atypische Schädel Hirnverletzung". Wir sind uns bewußt, daß man solche Beispiele weitgehend vermehren könnte. Wir haben nur versucht zu zeigen, daß zwischen alltäglichen, als konventionell zu bezeichnende Schädel-Hirnverletzungen, es auch solche gibt, die nicht als typische bezeichnet werden können.

D. Antauer u. V. Kotorac, Varaždin (Jugoslawien):

Schädel-Hirnverletzungen bei akut alkoholisierten Personen.

Der große Zuwachs an Unfällen ist mit der steigenden Zahl der Alkoholisierten, und vor allem aber mit dem Zuwachs der akuten Alkoholintoxikation fest verbunden. Solche Patienten sind eine besondere Belastung für die chirurgisch-traumatologischen Abteilungen. Die ungünstigste Kombination in dieser Krankengruppe ist das kraniozerebrale Trauma mit akuter Alkoholvergiftung. Jede sachliche Untersuchung, besonders eine neurologische, ist bei so einem Patienten wenig aussichtsreich. Wegen der Unruhe und der Unkontaktibilität eines solchen Verletzten, sind die röntgenologischen und die arteriographischen Untersuchungen technisch erschwert und wirken oft *nicht* sehr überzeugend. Patienten, bei denen eine evidente Schädel-Hirnverletzung — verbunden mit akutem Alkoholismus besteht, bedeuten kein schweres diagnostisches und therapeutisches Problem, da sie hospitalisiert und einer adäquaten Therapie der kraniozerebralen Verletzungen, sowie des akut alkoholisierten Zustandes unterzogen werden.

Mit der Entwicklung der neurologischen Symptomatologie, sowie mit dem Abnehmen der akuten Alkoholvergiftung, kann man in den nächsten Stunden ausnahmslos zu einwandfreien diagnostischen Ergebnissen kommen. Gerade die Gruppe der akut Alkoholisierten mit scheinbar belanglosen kraniozerebralen Verletzungen, stellt ein *eigenartiges* diagnostisches und therapeutisches Problem dar. Der Bettenmangel und andere Gründe verbunden mit einer unklaren neurologischen Symptomatologie beim betrunkenen Patienten, können zu einem gewagten Entschluß verleiten, so einen Verletzten nach Hause und zur weiteren ambulanten Behandlung zu schicken. Wenn wir diesen Patienten das nächste Mal sehen, kann geschehen, daß die Komplikationen und Folgen seiner kraniozerebralen Verletzungen schon in einer dekompensierten Entwicklungsstufe sind. Dann ergeben sich aus jeder Therapie ausgesprochen schlechte Resultate. Diese Gefahr vergrößert sich wenn es um die Dorfbevölkerung geht, die ohne gute Verkehrsverbindungen von den Krankenhauszentren entfernt lebt.

Auf der chir. Abteilung des medizinischen Zentrums in Varaždin, werden jährlich etwa 400 kraniozerebrale Verletzungen behandelt. Eine große Zahl solcher Verletzungen wird gerade wegen der oben genannten Gründe hospitalisiert. 1969 wurden 284 Fälle mit Schädel-Hirnverletzungen hospitalisiert. Von dieser Zahl waren 75 Verletzte akut mit Alkohol vergiftet. Bei 50 Fällen war die Alkoholkonzentration im Blut festgestellt worden. Sie ging von 60 mg% bis 400 mg%, d. h. von 0,6—4%. Gerade diese Gruppe von 75 Alkoholisierten ist das Objekt unserer Analyse. Bei 48 Patienten offenbarte sich die kraniozerebrale Verletzung, so konnte man an der Notwendigkeit ihrer Hospitalisation gar nicht zweifeln. Obwohl die übriggebliebenen 27 akut alkoholisierten Kranken anscheinend belanglose Schädel-Hirnverletzungen hatten, wurden sie auf Grund der bisherigen Erfahrung hospitalisiert. Bei 21 von diesen 27 Patienten waren es wirklich nur bedeutungslose kraniozerebrale Verletzungen und man könnte sagen, daß sie eigentlich unnötig hospitalisiert waren. Doch bei 6 Kranken ging es um ernste Schädel-Hirnverletzungen, bei 2 entwickelte sich sogar das *akute* spatiokompressive Syndrom. Diese Kranken rechtfertigen den Hospitalisationsbedarf der ganzen Gruppe von 27 Patienten.

Die nachträgliche Analyse der anamnestischen und klinischen Daten bei diesen Kranken, sowie die Heteroanamnese bewiesen, daß die Daten vom verlorenen Bewußtsein, der retrograden Amnesie und vom freien Intervall bei so alkoholisierten Patienten ganz unzuverlässig und oft auch falsch sind.

Um die diagnostischen und therapeutischen Möglichkeiten bei Kranken mit kraniozerebralen Verletzungen mit akuter Alkoholvergiftung besser zu erfassen, müssen wir uns einen kurzen Überblick über den Alkoholumsatz verschaffen.

Der größere Teil des konsumierten Alkohols metabolisiert sich in der Leber. Über die Lungen und den Harntrakt wird etwa 5—15% unveränderten Alkohols ausgeschieden. Der Alkoholumsatz in der Leber wird durch den Oxydationsvorgang mit der Hilfe von Leberenzymen Alkohol-Dehydrogenase und Azetaldehyd-Dehydrogenase vollzogen. Das Enderzeugnis ist die Energie oder die Fett- und Proteinsynthese. Die Zeitdauer der Alkoholisierung ist ziemlich unveränderlich und beträgt durchschnittlich 6—8 g pro Stunde. Die Versuche, die Oxydation des Alkohols zu beschleunigen, und auf diese Weise auch seine Beseitigung aus dem Blut voranzutreiben, brachten nicht die erwarteten Ergebnisse.

Die Experimente wiesen auf die Möglichkeit hin, daß die Fruktose und das Methylenblau so eine Wirkung haben könnten. Die klinischen Ergebnisse aber, haben diese experimentellen Forschungen nicht zur Gänze bestätigt. Vom praktischen Standpunkt gesehen, haben wir heute noch *kein* wirkungsvolles Mittel für die klinische Anwendung, welches die Oxydation des Alkohols in der Leber beschleunigen, und seine Beseitigung aus dem Blut fördern würde. Der Mechanismus der günstigen Wirkung von der Glukose und vom Insulin ist bei der Alkoholvergiftung nicht klar.

Seiner pharmakologischen Wirkung nach ist der Alkohol ein starker Depressor des zentralen Nervensystems. Seine Auswirkung ähnelt der üblichen Anästhesie. Die Symptomatologie ändert sich mit der Alkoholkonzentration im Blut, sowie mit der Widerstandsfähigkeit und der Alkoholgewohnheit. Kleine Alkoholmengen verursachen anfangs die Exzitation des zentralen Nervensystems, besonders Kortex, sodaß eine Euphorie entsteht, das Gefühl der falschen Stärke und großer Fähigkeiten. Bei solchem Zustand beträgt der Alkoholgehalt im Blut etwa 0,6—1%. Solch ein Mensch neigt zur Aggressivität und verursacht Raufereien. Des öftern ist er das Opfer der kraniozerebralen Verletzungen. Durch weiteren Alkoholgenuß kommt eine depressive Wirkung mehr und mehr zum Vorschein, Müdigkeits- und Schläfrigkeitssymptome sind ausgeprägt und die Reflexe werden träge.

Das Alkoholkoma entstand bei unseren Patienten bei einer Alkoholkonzentration im Blut von 3% oder mehr. Das Koma dauerte 2—4, höchstens 5 Stunden, was in der ununterbrochenen Entwicklungskontrolle des neurologischen Zustands eines solchen Kranken eine wichtige Angabe ist. Die zentralen Analeptica erwiesen sich in der Abkürzung der Dauer des Alkoholkomas *nicht* als wirkungsvoll.

Der inhibitorische Alkoholeffekt auf die Glukogenese führt oft zu sehr ausgeprägter Hypoglykämie. Bei einem Kranken mit der Kombination von kraniozerebraler Verletzung mit akuter Alkoholvergiftung, erfordert diese Tatsache den Zuckergehalt im Blut ständig zu überprüfen.

Die pharmakologischen Alkoholeigenschaften und das klinische Bild der akuten Alkoholvergiftung berücksichtigend, ziehen wir den Schluß, daß der objektive neurologische Status bei einem Patienten mit einer akuten Schädel-Hirnverletzung, verbunden mit einer Alkoholvergiftung offenbar erheblich getarnt und ungewiß ist. In der Diagnostik und in der Prognose der kraniozerebralen Verletzungen stellt der Zustand des

Bewußtseins einen der wichtigsten Faktoren dar. Gerade in diese Sphäre dringt wesentlich die Symptomatologie der akuten Alkoholvergiftung.

Insbesondere wichtig ist, daß in der Krankengruppe, bei denen ernstere Schädel-Hirnverletzungen klinisch und röntgenologisch nicht diagnostiziert worden sind, die Tendenz besteht, solche Patienten nicht zu hospitalisieren. Gerade diese, anscheinend belanglosen und banalen kraniozerebralen Verletzungen, verbunden mit der akuten Alkoholvergiftung, bedeuten eine *große* potentielle Gefahr.

Um solche unerwünschte Folgen zu vermeiden, halten wir uns an folgende *Grundsätze*:

1. Ein Patient mit akuter Alkoholvergiftung und mit einer Schädel-Hirnverletzung, wie banal sie auf den ersten Blick auch aussehen mag, bleibt 24—48 Stunden hospitalisiert. In diesen Zeitabschnitt verliert sich die Symptomatologie der akuten Alkoholintoxikation und in den meisten Fällen manifestiert sich auch die eventuelle Entwicklung eines akuten spatiokompressiven Syndroms, sowie andere Folgen und Komplikationen der kraniozerebralen Verletzungen.

2. Unentbehrlich ist eine sachgemäße Kontrolle des klinischen Bildes, der vitalen Funktionen und der Fortentwicklung des neurologischen Status.

3. Bei jedem Patienten muß eine vollständige und röntgenologische Behandlung der kraniozerebralen Verletzungen durchgeführt werden.

4. Für einen Kranken im Alkoholkoma mit kraniozerebraler Verletzung ist eine spezielle Behandlung erforderlich. Jedenfalls ist die Sorge um freie Atemwege und ständige endotracheale Intubation mit kontrollierter Respiration unter Sauerstoffanwendung notwendig. Die Korrektur des gestörten hämodynamischen Gleichgewichts wird durch Infusionen von physiologischer Lösung, Glukose und wenn nötig auch von hypertonischen Lösungen durchgeführt. Wegen ausgeprägter Neigung solcher Patienten zur Hypoglykämie ist eine öftere Kontrolle der Zuckerkonzentration im Blut erforderlich. Der Mageninhalt wird mit Hilfe einer Sonde entfernt; dadurch verringern wir die Gefahr der aspiratorischen Komplikationen. Bei so einer Therapie verschwindet das Alkoholkoma in 3—5 Stunden.

Die Anwendung von Koffein, Pentanol, Amphetamin und anderer Analeptica beschleunigt den Abbau der Alkoholkonzentration aus dem Blut nicht. In der Literatur findet man geteilte Meinungen über den Anwendungswert der Fruktose und des Methylenblau bezüglich ihrer Wirkung auf die Beschleunigung der Alkoholeliminierung aus dem Blut.

Indem wir uns im Laufe der vergangenen 5 Jahre streng an diese Grundsätze gehalten haben, konnten wir keinen Fall undiagnostizierter und unhospitalisierter kraniozerebraler Verletzungen verzeichnen, sondern wir haben die Folgen und Komplikationen zeitgerecht entdeckt und entsprechend behandelt.

R. Winkler, Hamburg (BRD):

Der Kopfverletzte. Problempatient Nummer Eins der Unfallambulanzen.

Warum diese apodiktisch anmutende Formulierung: Problempatient Nr. 1 ? — handelt es sich doch bei den Kopfverletzungen überwiegend um harmlose Bagatelltraumen mit ausgesprochen guter Heilungstendenz.

Doch: Fast ein Drittel aller Unfallpatienten erleiden Schädelverletzungen, das sind an einer Großklinik etliche Tausend, bei uns ca. 4000 Patienten im Jahr.

Und: Keine andere Verletzungsform birgt bei einer Verkennung so sehr die Gefahr deletärer Verläufe wie ein Schädeltrauma.

Bei keiner anderen Verletzung kann aber auch die Verhältnismäßigkeit von Trauma und Traumafolge so *eklatant* diskrepieren. Andererseits hat die Diagnose einer Schädelfraktur ohne grobe Dislozierung primär keine Bedeutung und bleibt in den meisten Fällen belanglos. Pathogenetisches Gewicht gewinnt sie erst, wenn sie zu Verletzungen von Blutleitern oder zur Eröffnung von Liquorräumen führt. Diese können aber erst nach oft beträchtlichem zeitlichen Intervall evident werden, zu einem Zeitpunkt, wo sich der Verletzte eventuell nicht mehr in ärztlicher Überwachung befindet.

Dabei sind die *diagnostischen* Möglichkeiten beschränkt: Die Anamnese ist häufig vieldeutig und irreführend, speziell bei Alkoholbeeinflussung des Verunglückten; der klinische Befund vermag nur selten zur Differenzierung beizutragen, sieht man von den schweren Fällen ab, die ohnehin nicht in diesen Problemkreis fallen.

Bleibt als wichtigste Routineuntersuchung das *Röntgenbild*, doch selbst dieses läßt bei etwa 40% der Kalottenfrakturen bei der Erstversorgung im Stich. Laterobasale Frakturen werden nach Angaben Stimmels sogar nur in 19% bei der Erstuntersuchung erkannt. Glücklicherweise — ist man versucht zu sagen — sind bei einer Schädelbasisfraktur die klinischen Zeichen, wie Blutungen aus Schädelostien, Liquorrhoe u. a., häufig leitender, zudem handelt es sich überwiegend um erheblichere Traumen mit entsprechender Hirnbeteiligung, so daß man kaum Gefahr laufen wird, diese zu verkennen.

Die Ursachen dieser Unzuverlässigkeit der Röntgendiagnostik sind vielfältig. Neben mangelhafter Röntgentechnik — und dies speziell im Bereitschaftsdienst bei dem unumgänglichen Einsatz von Hilfskräften — ist es vor allem der ungenügenden Mitarbeit der Patienten zuzuschreiben. Das trifft besonders bei Kindern — sie stellen in unseren Ambulanzen fast ein Viertel aller Kopfverletzungen — und alkoholisierten Patienten zu. Welche Bedeutung der Faktor Alkohol spielt, mag schon daraus hervorgehen, daß in der Zeit von 7—20 Uhr 28% aller Verunglückten Kopfverletzungen erlitt, in der Nachtzeit dagegen 41%. Nach 22 Uhr zeigten über 80% der Kopfverletzten deutliche Alkoholwirkung. Alkohol maskiert aber auch die tatsächlichen Traumafolgen in einem *nicht* mehr abschätzbaren Ausmaß.

Weiterhin erfordert die Interpretation des Röntgenbildes des Schädels ein hohes Maß an Erfahrung, die nicht immer vorausgesetzt werden kann. Schon aus wirtschaftlichen Gründen ist die eigentlich notwendige Aufnahmetechnik in 4 anliegenden Ebenen nicht durchführbar. Immerhin wäre durch sie eine Verbesserung der Fehlerquote um ca. 20% zu erreichen.

Die Kopfverletzung ist heute die häufigste Solitär- oder Begleitverletzung. Ihre überwiegende Harmlosigkeit und ihre Häufigkeit verleiten zu einer routinemäßigen Abhandlung, die angesichts des Fehlens zuverlässiger Diagnostika die Gefahr einer Fehleinschätzung notwendigerweise in sich birgt. Das Wissen aber um diese Möglichkeit führt wiederum zu Beurteilungen und Verhaltensweisen, die sich kaum durch den objektiven Befund allein vertreten lassen. Nämlich ergaben sich in unserem Krankengut folgende statistisch zum Teil hoch signifikante Unterschiede:

Frauen wurden relativ häufiger als Männer wegen einer Schädelprellung behandelt, ihnen wurde ebenfalls häufiger eine Commotio cerebri attestiert, stationär betreut jedoch wurden sie anteilig gleich. Bei Männern wurde wesentlich öfter auf eine Röntgenuntersuchung verzichtet, andererseits erlitten Männer in den leichteren Verletzungsgruppen signifikant *öfter* eine Schädelfraktur. Zog sich ein Patient eine Kopfplatzwunde zu, so wurde häufiger auf eine Röntgendiagnostik verzichtet als im Falle von Prellungen.

Solche Diskrepanzen können nur Ausdruck der Verunsicherung sein angesichts einer Verletzung, über deren Dignität letztlich nur der Verlauf entscheidet.

Die bisher erwähnten Zahlen und Fakten stützen sich auf eine Analyse von 2132 Arbeitsunfällen mit Schädelhirntraumen (1966—1970).

Wir wählten dieses Krankengut, da es ausführlicher dokumentiert ist, häufiger neurologische Erst- und Verlaufsberichte vorliegen und aufgrund der besonderen Bestimmungen fast regelmäßig, nämlich in 90%, Röntgenuntersuchungen vorgenommen wurden. Wesentlich war aber auch, daß unfallfremde Beeinflussungen, speziell durch Alkohol, nur eine untergeordnete Rolle spielen konnten, wie auch die besonderen Bedingungen des Greisen- und Kindesalters entfielen.

Tabelle 1. Aufschlüsselung der kopfverletzten Patienten nach dem Schweregrad der Traumafolgen. Unter fraglichen Schädelfrakturen werden derartige Befunde aufgeführt, die bei der *Erst*untersuchung *nicht* eindeutig waren. Die prozentualen Angaben beziehen sich auf die jeweilige Verletzungsgruppe

Traumafolgen	Anzahl	Schädelfrakturen (? = fraglich)	
Isoliertes Schädeltrauma	1265	1	0,08%
Mehrfachverletzungen leicht	317	5 (1?)	1,6%
Mehrfachverletzungen mittelschwer	45	3 (1?)	6,7%
Kommotio	277	27 (5?)	10,9%
Mehrfachverletzungen leicht + Kommotio	109	14 (4?)	12,8%
Mehrfachverletzungen mittelschwer + Kommotio	51	9 (1?)	11,8%
Mehrfachverletzungen schwer	68	19 (5?)	26,4%
Summe	2132	75 (17?)	3,5%

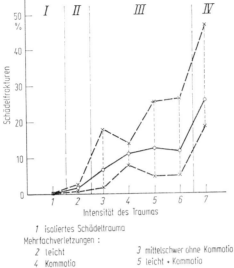

Abb. 1. Anteil der Schädelfrakturen in Relation zu den Traumafolgen. Die gestrichelten Linien markieren die obere und untere statistische Erwartungsgrenze, die senkrechten punktierten Linien bezeichnen die Signifikanzen I—IV

In diesen Untersuchungen ergaben sich einige klare Beziehungen, die das Risiko einer Fehleinschätzung für Arzt und Patienten zu verringern vermögen. Es ist nicht richtig das Schädel-Hirntrauma unabhängig von den übrigen Verletzungen zu betrachten; es ist vielmehr ein Ganzheitstrauma, was sich besonders in seiner heute überwiegenden Entstehungsart, dem Verkehrsunfall, zeigt. Zweifellos ist der Anstieg der Häufigkeit an Schädelfrakturen bei Vorliegen einer Commotio- oder Contusio cerebri auf über 10% gegenüber 0,37% beim Gros der Verletzten markant; noch bemerkenswerter erscheint jedoch, daß, bei schwer Mehrfachverletzten trotz klinisch der Vorgruppe meist vergleichbar schwerem Hirntrauma die Frakturfrequenz auf 25% klettert bei einer oberen statistischen Erwartungsgrenze von sogar fast 50%! (Tabelle 1.)

Innerhalb dieser Kategorien lassen sich 4 Verletzungsgruppen statistisch signifikant gegeneinander abgrenzen:

I. Bagatellverletzte mit einer Frakturhäufigkeit um 1%.
II. Leicht Mehrfachverletzte ohne Commotio cerebri; auch hier wird nur *sehr* selten eine Fraktur beobachtet (0,5—1,0%).
III. Patienten mit einer Commotio cerebri ohne oder mit Begleitverletzungen, Frakturhäufigkeit über 10% und schließlich
IV. Die oben erwähnte Gruppe der schwer Mehrfachverletzten (Abb. 1).

Welche Konsequenzen ergeben sich daraus für die Klinik?

a) Patienten der Gruppe 4 sind *auch bei negativem* Röntgenbefund als Frakturträger zu betrachten.

b) Bei Vorliegen einer Commotio cerebri ist die Frakturfrequenz so hoch, daß stets eine *stationäre* Betreuung indiziert ist.

c) Da die Diagnose einer Schädelfraktur nicht dringlich, sondern vielmehr das klinisch-neurologische Bild leitend ist, sollte in allen Fällen, wo eine suffiziente Röntgendiagnostik aus den geschilderten Gründen nicht zu erwarten ist, diese auf einen späteren oder erforderlichen Zeitpunkt verschoben werden.

d) Leicht Mehrfachverletzte sind frakturgefährdeter als lediglich Kopfverletzte.

e) Damit ergibt sich auch die Forderung, der Klinik mehr Bedeutung als allgemein üblich zu schenken, insbesondere aber sollte die Röntgendiagnostik mit entsprechender Zurückhaltung bewertet werden.

f) Bei den gegebenen diagnostischen Möglichkeiten wird man das Risiko einer übersehenen Schädelfraktur nicht ausschalten können. Gefährdet — und das in sehr geringem Maße — sind jedoch nur die Verletzten der Kategorien I. und II., gefährdet weniger durch eine unterlassene oder häufig uneffektive Röntgendiagnostik als durch mangelhafte Belehrung. Hier hat sich die Ausgabe von Merkzetteln an unserer Klinik sehr bewährt, macht sie doch den Verletzten und vor allem auch seine Angehörigen mit dem Problem seiner Verletzung vertraut. Nur dieses Wissen aber vermag, tragische Verläufe zu verhindern.

F. Faulwetter, Bardenberg/Aachen (BRD):

Der Kopfschutzhelm, das beste Mittel zur Verhütung schwerer Schädel-Hirnverletzungen.

Wenn wir uns auf der diesjährigen Tagung mit den schweren Schädel-Hirnverletzungen befassen, so meine ich, sollten wir uns auch damit beschäftigen, wie man derartige schwere Unfälle am Kopf am besten *verhüten* kann; denn „vorbeugen ist besser als heilen".

Seit Jahrtausenden haben die Menschen versucht, sich vor Verletzungen am Kopf zu schützen. Zuerst war es der Krieger, der sich den Kopf mit einem schützenden Helm bedeckte. Die ersten Helme, die wir kennen, stammen aus der Zeit der Sumerer um 3000 v. Chr. Sie waren aus Leder und Holz, später auch aus Kupfer gefertigt. Bei diesen Helmen schützte die Masse des Werkstoffes den Schädel. Später wurden dann bis in unsere Zeit die Helme aus Eisen und Stahl gemacht. Es wurden weiche Kopfüberzüge, z. B. aus Fell oder Stoff unter dem Helm getragen, um den harten Druck auf der Kopfhaut zu mildern. Schließlich baute man in die Helme Tragegerüste ein, so daß der Helm gar nicht mehr den Kopf berührte, sondern über dem Kopf schwebte. Unbewußt wurde dabei der für den Schutz des Kopfes so wichtige sogenannte „Prellraum" geschaffen. Dieses Prinzip des Prellraumes wurde besonders beim deutschen Fliegerhelm, der sowohl gegen Geschosse wie gegen Sturzschäden sichern sollte, bewußt zur Anwendung gebracht.

Später übernahmen dann die Sportler und Feuerwehrleute vom Krieger den Helm. Ich erinnere an mittelalterliche Turnierhelme und an

Fechthelme. Heute tragen Rennfahrer, Motorradfahrer, Ski-, Bob- und Rodelfahrer, Bergsteiger, Reiter und andere Sportler Schutzhelme.

Etwa zur gleichen Zeit wie bei den Sportlern wurde der Helm dann auch zum Schutz für den Industriearbeiter eingesetzt.

Wenn man vom sogenannten Oberharzer Schachthut, der aus dickem Filz bestand, und schon vor über 300 Jahren im Erzbergbau getragen wurde und von der bekannten Lederkappe der Bergleute absieht, waren es die Leichtmetallhelme, die vor etwa 50 Jahren um 1920 in der amerikanischen Erdölindustrie eingeführt wurden. Sie glichen dem Stahlhelm der anglo-amerikanischen Soldaten im ersten Weltkrieg.

1941 wurde dann für den Innenhelm der amerikanischen Armee zum ersten Mal ein Kunststoffprodukt gebraucht. Es war Baumwollgewebe mit Phenolharz getränkt.

1947 wurde dieses Material in Amerika auch für Industriehelme benutzt. 5 Jahre später —

1952 — finden wir es auch hier in Europa. Dann geht die Entwicklung der Schutzhelme schnell weiter.

1955 taucht der erste glasfaserverstärkte Polyesterhelm auf.

1956 macht man Versuche mit thermoplastischen Materialien und zwar mit Polyäthylen.

1957 kommen Polyamid,

1964 ABS-Mischpolymerisate und Polykarbonate auf den Markt. (A = Acryl-Nitrit, B = Butadin, S = Styrol).

Man unterscheidet zwischen thermoplastischem und duroplastischem Material. Hier sehen Sie verschiedene Helmtypen verschiedener deutscher Firmen (Dia).

Es hat sich herausgestellt, daß *Schutzhelm* nicht gleich Schutzhelm ist. Ein Helm, der für Arbeiten in freier Luft, z. B. im Baugewerbe, durchaus geeignet ist, ist jedoch in der chemischen Fabrik oder im Stahlwerk, in der Hitze vor dem Hochofen, völlig ungeeignet. Ein Helm für Bergleute muß nach Material und Konstruktion anders gearbeitet sein, als ein Helm für Kraftradfahrer oder Schweißer, oder Bolzensetzer. Material, Form und Farbe und sonstige Ausstattung des Helms müssen dem jeweiligen Einsatzort entsprechen.

Die Prüfung von Industriehelmen auf ihre Brauchbarkeit erfolgt nach bestimmten sogenannten ,,Deutschen Industrienormen". In diesen Richtlinien werden Mindestanforderungen an die Belastbarkeit der Helme gestellt.

Was verlangt man nun von einem brauchbaren Kopfschutzhelm ?

Der Helm muß eine möglichst große *Durchschlagsfestigkeit* haben und behalten. Er muß alle oder zumindest einen großen Teil der auf ihn einwirkenden kinetischen Energie vernichten können, d. h., er muß kinetische Energie in Verformungsarbeit umwandeln. Man sagt, der Helm muß ein großes Arbeitsaufnahmevermögen haben. Hat ein Helm aber nicht das geforderte große Arbeitsaufnahmevermögen, so kommt es sehr leicht zu Schädelbasisbrüchen oder zu Verletzungen der Hals- und Brustwirbelsäule. Solch ein Helm ist gefährlich. Er täuscht Sicherheit nur vor, bietet sie aber dem Träger nicht.

Einige Helmtypen und ihren Aufbau darf ich Ihnen nun in schneller Bilderfolge zeigen. Hier zunächst einige Industriehelme für das Baugewerbe, für Steinbrucharbeiter, diese sind aus Duraluminium; für Bergarbeiter und andere Berufe. Dann hier ein Sporthelm für Bergsteiger. Hier sehen Sie z. B. Teilnehmer der deutschen Himalajaexpedition 1970 mit Schutzhelmen gegen Steinschlag. Hier ein Feuerwehrhelm aus Kunststoff und Metall.

Wer trägt nun heute Schutzhelme?

Jeder Gefährdete, das gilt für alle Arbeitsarten und Einsatzgebiete, sollte den für ihn richtigen Schutzhelm tragen. Sie sehen hier auf dieser netten Abbildung einige Beispiele: Ein Bergsteiger, ein Architekt, ein Raffineriearbeiter, ein Waldarbeiter, *eine technische Assistentin*, ein Wachmann, ein Signalgeber im Verladebetrieb, ein Betriebsschlosser, *ein Mann der Rettungskolonne*, ein Gießereiarbeiter, ein Elektriker, ein Gleisarbeiter, ein Bergmann, *ein Kanalarbeiter*, ein Ingenieur oder Chemiker, ein Maurer, eine Hilfsarbeiterin, ein Hochofenarbeiter.

Jedenfalls sollte man niemanden mehr mit einer solchen Kopfbedeckung an einem gefährlichen Arbeitsplatz sehen (Dia).

Nun zur wichtigsten Frage: *Was haben die Schutzhelme bisher Positives geleistet?*

Diese Frage ist schwer zu beantworten. Bei den Stellen, die über Unfallverletzungen Statistik führen — und das sind in erster Linie Versicherungsträger, Berufsgenossenschaften, aber auch die Betriebsleitungen mit ihren Sicherheitsdienststellen — werden im allgemeinen nur Schadensfälle, nicht aber durch Unfallschutzmittel *verhinderte* Schäden gemeldet und bearbeitet. Hier jedoch 2 Fälle, die den großen Wert des Schutzhelmes für den Träger bewiesen haben:

Dieser Helm kommt aus einem westdeutschen Portlandzementwerk. Ein Schlosser war damit beschäftigt, eine Reparatur an der Drehofenanlage durchzuführen. Außerdem war auch eine Maurerkolonne dort, um ein Gerüst aufzubauen. Plötzlich fiel eine 4 m lange Bohle aus etwa 8 m Höhe herunter und traf den Schlosser direkt auf den Kopf. Hätte der Betreffende keinen Schutzhelm getragen, wäre er zweifellos auf der Stelle tödlich verunglückt. Der Schutzhelm, der zwar zersprang, schützte den Träger derart, daß er *keinerlei* Verletzungen davontrug.

Der 2. Fall: Auf einem Gelände der BASF fiel von der Abdeckung eines 45 m hohen Prilltumes ein Montageeisen von 1 m Länge und 7 × 1 cm Durchmesser herunter und dem in 15 m Höhe arbeitenden Gerüstbauer auf den Schutzhelm. Der Arbeiter konnte sich am Gerüst festhalten und trotz des heftigen Aufpralles des Flacheisens auf seinen Helm, wodurch dieser aufplatzte, ohne fremde Hilfe das Gerüst verlassen. Der Helm bewahrte den Arbeiter vor schweren, wahrscheinlich tödlichen Verletzungen.

Aber auch aus Negativ-Statistiken, z. B. der Bergbau-Berufsgenossenschaft, kann man sich ein Bild über den großen Wert der Schutzhelme machen.

Wenn ich weiß, daß *vor* Einführung des Kopfschutzhelmes im Bergbau die Kopfverletzungen z. B. 1952 und 53 rund 20% aller Unfälle ausmachten und dieser hohe Prozentsatz mit immer breiterem Einsatz von immer besseren Schutzhelmen auf 1958 10,6% und 1968 6,5% abgesunken ist, so sagt mir das doch, daß die Wirkung dieser Schutzhelme eindeutig ist.

Wenn man dann noch die 2. Relation bedenkt, daß auch heute noch die Kopfunfälle zwar nur noch 6—7% aller Unfälle ausmachen, die Todesfälle nach Kopfverletzungen aber rund 30% aller Unfalltodesfälle ausmachen, so erkennt man besonders deutlich wie *wichtig* das allgemeine Tragen eines bestmöglich ausgestatteten Schutzhelmes ist.

A. Rüter, Bern (Schweiz):
Über ein medizinisch-forensisch seltenes Schädel-Hirntrauma.
(Mit 2 Abb.)

In die chirurgische Klinik Esslingen (Leitung Dr. R. Simon-Weidner) wurde an einem Samstagnachmittag ein bewußtloser Patient in schwerem Schockzustand eingeliefert. Er war von Spaziergängern auf einem Parkplatz an einer Waldchaussee neben seinem Auto liegend gefunden worden.

Der Patient wies eine scharfkantige Schnittwunde an der rechten Stirnseite auf, die bis ins Oberlid reichte. Der rechte Bulbus war eröffnet. Die Verletzung erinnerte am ehesten an einen Beilhieb, so daß von der zuweisenden Straßenpolizei die Kriminalpolizei verständigt worden war.

Nach Einleitung der Schocktherapie, Intubation und asistierter Beatmung des Patienten haben wir die Wunde revidiert. Dabei fand sich die Vorderwand der Stirnhöhle gradlinig, scharfkantig frakturiert ohne Diastase der Fragmente. Wir haben dann die stark blutende Hautwunde versorgt und den Ophtalmologen zur Behandlung der Augenverletzung gerufen. In der Zwischenzeit wurden Röntgenaufnahmen des Schädels durchgeführt (Abb. 1).

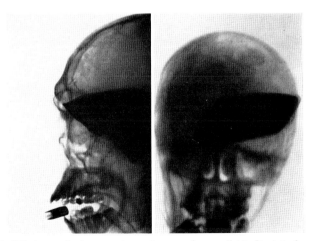

Abb. 1. Die Röntgenaufnahmen zeigen einen großen, vollständig intrakranial versenkten metalldichten Fremdkörper

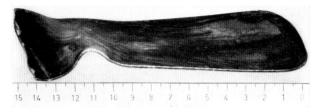

Abb. 2. Autoptisch fand sich dieser Flügel eines Autoventilators, vollständig intrazerebral

Auf dem seitlichen Bild fand sich ein großer, metalldichter Schatten, der prima vista als Folge eines technischen Fehlers bei der Aufnahme gedeutet wurde. Die A. p.-Aufnahme zeigte jedoch, daß dieser Fremdkörper sicher intrakranial — vollständig versenkt — liegen mußte.

In den folgenden Minuten, d. h. insgesamt knapp eine halbe Stunde nach Einlieferung, kam der Patient unter dem Zeichen des zentralen Kreislaufversagens ad exitum.

Bei der gerichtlich angeordneten *Autopsie* fand sich nun vollständig intrazerebral versenkt dieses Metallstück (Abb. 2). Bei genauerer Betrachtung erwies es sich als Flügel eines Autoventilators. Die nähere Befragung der Umgebung des Patienten ergab, daß er zu Nachbarn gesagt hatte, er müsse an diesem Samstag eine Probefahrt mit seinem Wagen machen und dabei den Vergaser neu einstellen. Diesen Versuch hatte er nun offensichtlich auf dem Parkplatz neben der Straße bei laufendem Motor unternommen. Er muß dabei mit dem dafür notwendigen Schraubenzieher, der sich später auch unter dem Wagen fand, in den rotierenden Kühlerpropeller des Motors geraten sein. Dabei wurde ein Windflügel abgeschlagen und so aus der Bahn gelenkt, daß er zu der oben beschriebenen Verletzung führte. Ich wollte ihnen diesen Fall, der Unfallchirurgen, Kriminologen, Gerichtsmediziner und technische Experten beschäftigt hat, nicht als hohen wissenschaftlichen Beitrag, aber als medizinisch-forensische *Rarität* kurz vorstellen.

H. Temlík, I. Havlín u. V. Pokorný, Brünn (CSSR):

Zur Frage des lebensbedrohenden Zustandes nach schwerer Schädel-Hirnverletzung.

Die Beurteilung der Schädel-Hirnverletzung erfolgt sehr oft einseitig unter dem Gesichtspunkt des verletzten Gehirns. In der Diagnostik und Therapie steht die Frage des intrakraniellen Druckes im Vordergrund. Die Folge der Schädel-Hirnverletzung betreffen jedoch den gesamten Organismus. Insbesondere in der Lunge kommt es zu charakteristischen pathologischen Veränderungen und es genügt nicht, sich etwa bei der Therapie auf Erhaltung der Durchgängigkeit der Atemwege und die Verringerung des Totraumes zu beschränken.

Über die Lungenveränderungen bei Schädel-Hirnverletzungen wurde schon vor 100 Jahren diskutiert und der Ausspruch Mortiers, daß das Leben bei einer Schädel-Hirnverletzung von seiten der Lunge oft mehr bedroht ist, als von seiten des Gehirns, hat immer noch *Gültigkeit*.

Wir bemühten uns, zu klären, bei welchen Schädel-Hirnverletzungen *Lungenkomplikationen* auftreten und welchen Charakter diese Veränderungen haben und studierten zu diesem Zweck das klinische Material. Bei der Untersuchung von 1300 Schädel-Hirnverletzungen konnten wir feststellen, daß die Lungenveränderungen vorwiegend bei Hirnkontusionen vorkommen. Bei diesen fanden wir Lungenkomplikationen in 11,4% der überlebenden Fälle. Eine grundsätzlich höhere Zahl von Lungenkomplikationen konnten wir in den Obduktionsbefunden von 121 verstorbenen Patienten mit isolierten Hirnkontusionen feststellen.

Die Lungenveränderungen können wir in 2 Gruppen nach der Zeit ihres Auftretens einteilen. Die frühen Veränderungen entstehen in den ersten 24 Stunden nach der Verletzung als Folgen der neurovegetativen Auseinandersetzung in Form von Kongestion bis Lungenödem. Die Spätveränderungen nach 24 Stunden haben teils die frühen als Grundlage, teils sind sie Folgen der Aspiration und Hypostase. Klinisch erscheinen sie als Bronchopneumonie. Der pathologische Befund der Lunge bei tödlichen Schädel-Hirnverletzungen weist verschieden große fleck- oder streifenförmige subpleurale und parenchymatöse Blutungen auf. Wir finden hier weiter Übergänge von einfacher Hyperämie bis zum Lungenödem. Im Grunde handelt es sich um eine kapillare Stase mit Austritt geformter und ungeformter Blutelemente in das Lungengewebe und in die Alveolen.

Die Dynamik der Lungenveränderungen bei Hirnverletzungen haben wir in *Tierversuchen* studiert. Bei Tieren, die 3 Minuten nach einer Schädel-Hirnverletzung starben, waren immer tonisch-klonische, vorwiegend Streckkrämpfe vom Dezerebrationstyp vorhanden, Zyanose und Austritt blutig schleimiger Flüssigkeit aus den Atemwegen. Makroskopisch waren die Lungen aufgebläht und hämorrhagisch infarziert. Histologisch war die diffuse Blutanschoppung des Lungengewebes auffallend. Bei den die Schädel-Hirnverletzung überlebenden Tieren fanden wir kurz nach dem Trauma Hyperämie der Lungen, besonders in den basalen Abschnitten und beginnende Eiweißexsudation. Wir haben auch subpleurale Hämorrhagien mit Veränderungen im angrenzenden Parenchym, angedeuteten Bronchospasmen und Ödem mit stärkerem Austritt von Erytrozyten in die Alveolen festgestellt. Das Lungenödem war am deutlichsten zwischen der 4. u. 12. Std nach der Schädel-Hirnverletzung. Nach 24 Stunden nahm es ab und gleichzeitig entwickelten sich die entzündlichen Veränderungen in Form einer exsudativen Bronchitis und alveolären Pneumonie. Nach 48 Std überwog die Entzündung, die Aktivierung des lymphatischen Gewebes hatte begonnen. Schon im Initialstadium war die Aggregation der Erytrozyten in den Kapillaren auffallend, die als beginnende Mikroembolisation imponierte.

Die Lungenveränderungen, die wir im Tierversuch feststellen konnten, stimmten mit denen in den Obduktionsbefunden unserer an Schädel-Hirnverletzungen verstorbenen Patienten überein. Wir sind der Meinung, daß eine Reihe von Faktoren, die die Lungenveränderungen verursachen, durch die Schädigung der zentralregulierenden Funktionen des Gehirns zustande kommen, besonders bei Schädigungen im Bereiche des Hypothalamus und der retikulären Formation. Hingegen konnten wir auf Grund unserer Erfahrungen bisher *nicht* bestätigen, daß auch umfangreiche Verletzungen der Hirnrinde zu Lungenveränderungen führen können.

Die Lungenveränderungen in der Initialphase betreffen die Ventilation hinsichtlich der Gasverteilung, -Diffusion und -Perfusion. Im klinischen Bild stehen im Vordergrund erhöhter Blutdruck, Bradykardie und Tachypnoe, welche durch das Ödem und die Hypoxie hervorgerufen werden. Durch das erhöhte Abatmen von CO_2 entsteht eine Hypokapnie. Das hypokapnische Syndrom führt zu Vasokonstriktion im Gehirn und zur Herabsetzung der Gehirnperfusion. Im Experiment konnten wir beweisen, daß es sofort nach dem Schädel-Hirntrauma zu Spasmen der Gehirngefäße kommt. Hypoxie und Hypokapnie sind so die Träger des Circulus vitiosus zwischen Lunge und Gehirn. Diese ungünstige Wirkung wird weiter durch die allgemeine metabolische Störung vertieft. Die Veränderungen in der Blutversorgung des Gehirns können bis zum völligen Zusammenbruch der Zirkulation, zur Ischämie und Dezerebration führen.

Vom Standpunkt des engen Zusammenhangs zwischen den Veränderungen des Gehirns und der Lunge aus wollen wir uns mit einigen Fragen der *Therapie* schwerer Schädel-Hirnverletzungen befassen.

Die erste und wichtigste Aufgabe ist die Freihaltung der Atemwege durch Intubation oder Tracheotomie. Überall dort, wo die Spontanatmung behindert oder ungenügend ist, oder wo Zeichen eines entstehenden Lungenödems vorliegen, führen wir die künstliche Beatmung mit intermittierendem Überdruck durch. Die negative Expirationsphase schalten wir nur ausnahmsweise und in indizierten Fällen ein. Die Sorge um die wirksame Ventilation ist nicht nur auf das akute Stadium beschränkt. Bischoff, Frowein, Schmidt etc. haben bewiesen, daß das Lungenödem in einer subakuten Form auch mehrere Tage andauern kann. Es können weiter reflektorische, Verschluß- und hypostatische Atelektasen auftreten, aber auch das sogenannte Encombrement bronchique bereitet den Weg für eine nosokomiale Infektion.

Die erhöhte motorische Aktivität, welche so häufig bei schweren Schädel-Hirnverletzungen vorkommt, soll *energisch* gedämpft werden, da dadurch die Hypoxie vertieft wird und zuletzt führt auch sie zur stärkeren Ausschüttung saurer Metaboliten. Die Technik und Taktik der Dämpfung soll individuell festgelegt werden, weil die Notwendigkeit der Dämpfung zu Beginn der Therapie oft im Widerspruch zur Diagnostik steht.

Die Bekämpfung des Hirnödems wollen wir hier nicht besprechen.

Manche Schädel-Hirnverletzungen sind durch einen beträchtlichen Blutverlust sowohl von seiten der Schädel-Hirnverletzungen selbst, als auch von Nebenverletzungen her kompliziert. Obwohl einige Autoren vor Bluttransfusionen bei Schädel-Hirnverletzungen mahnen, sind wir auf Grund unserer eigenen Erfahrung der Ansicht, daß diese in entsprechenden Fällen unbedingt nötig sind. Ohne Auffüllung des Gefäßsystems sind Dämpfung und Dezentralisation des Kreislaufes undenkbar, daneben vertieft die Hypovolämie die Hypoxie.

Zusammenfassung. Unseres Erachtens besteht die Therapie des lebensbedrohenden Zustandes nach Schädel-Hirnverletzungen in folgenden Maßnahmen:
1. Freilegung der Atemwege,
2. Vorbeugung und Behandlung des sich entwickelnden Lungenödems,
3. Unterstützung der Herztätigkeit und Entlastung des kleinen Kreislaufes,
4. Behebung der Kreislaufzentralisation und der kapillaren Mikroembolisation.

J. Bauer, J. Andrašina u. D. Vanický, Kosice (CSSR):

Erfahrungen mit der Echoenzephalographie in der Diagnostik nach Schädeltraumen.

Seit einigen Jahren bedienen wir uns in der Differentialdiagnostik von kraniozerebralen Verletzungen und ihrer Folgen der Methode der *Echoenzephalographie*. Unsere Erfahrungen erstrecken sich bis zur Zeit über ein Krankengut von 254 Probanden. Bei allen verfolgten wir in regelmäßigen Zeitabständen die Dynamik der veränderten Raumverhältnisse nach zerebralen Verletzungen. In diesem Krankengute verzeichneten wir eine Diskrepanz zwischen Echoenzephalographie und röntgenologischer resp. operativer, bzw. pathologisch-anatomischer Verifizierung raumbeengender Prozesse, 5mal zu Ungunsten der Echoenzephalographie. Umgekehrt verzeichneten wir 2mal echoenzephalographisch falsche positive Befunde. Statistisch würde es sich bei dieser Koinzidenz um eine Genauigkeit oder Zuverlassigkeit der Echoenzephalographie in 97,5% handeln.

Wie gestalten sich die Ergebnisse unserer echoenzephalographischen Verfolgungen im einzelnen?

Bei einer einfachen, nicht komplizierten *Commotio cerebri* (136 Probanden) fanden wir eine Verschiebung des medianen Echos bis zu 3 mm. Diese Verschiebung deuten wir *nicht* als pathologisch. Als wir im Abstand von einem Jahr 52 Probanden nach kraniozerebralen Verletzungen oder nach operativen Eingriffen nachuntersuchten, fanden wir in keinem Falle eine größere Verschiebung des medianen Echos als 3 mm.

Bei einer *Contusio cerebri*, jedoch ohne Zeichen von intrakranialer Blutung (60 Probanden) fanden wir bei 29 Patienten eine Verschiebung des medianen Echos bis zu 3 mm. Diese Verschiebung, die wir noch zur normalen Variation einreihen, betrifft also ungefähr 50% der Untersuchten. Eine Verschiebung des Echos bis zu 5 mm fanden wir bei 24 Probanden, das heißt bei 40%. In 10% unseres Krankengutes aus dieser Gruppe, das heißt bei 7 Probanden, fanden wir eine Verschiebung des Echos bis zu 7 mm. In dieser Gruppe kamen 6 Patienten ad exitum. Bei diesen wurde der echoenzephalographische Befund auch durch die Sektion verifiziert. In dieser Gruppe wurden 15 Probanden auch angiographisch untersucht. 3 der Patienten dieser Gruppe wurden operiert. Wir sind der Ansicht, daß bei den Probanden dieser Gruppe die Verschiebung des medianen Echos durch einseitig aufgetretenes Hirnödem verursacht wurde. Es ist dabei noch zu erwägen, daß sich in der Hälfte aller Patienten diese Verschiebung des Echos binnen 3 bzw. 7 Tagen zurückbildete.

Bei *akuten intrakranialen Blutungen* konnten wir eine Verschiebung des medianen Echos bis zu 20 mm verzeichnen. Sie manifestierte sich als Wellenkomplex mit unregelmäßigem Ausschlag. In dieser Gruppe operierten wir 16 Verletzte. Ein Patient kam ad exitum ehe der operative Eingriff vorgenommen werden konnte. In der postoperativen Phase kamen in dieser Gruppe 5 Patienten ad exitum. Die postoperative Rückbildung des Echos und daher auch des veränderten Zentralnervensystems war in diesen Fällen wesentlich langsamer. Doch konnte kein Bezug zwischen Echoverschiebung und Tiefe der Bewußtlosigkeit gefunden werden. Bei Probanden mit großer Verschiebung kehrte das Bewußtsein unmittelbar nach dem operativen Eingriff zurück, wenngleich sich die Verschiebung nicht zurückbildete.

Bei Patienten mit *chronischem Subduralhämatom* (8 Probanden) bildete sich die Verschiebung des medianen Echos post operationem in der Hälfte der Fälle binnen 3 Wochen zurück. Bei der Nachuntersuchung nach 6 Wochen verzeichneten wir in allen Fällen eine diesbezügliche Rückbildung.

Unserer Erfahrung nach ist die Echoenzephalographie eine verhältnismäßig verläßliche und relativ einfache und schnelle Methode zur Untersuchung der anatomischen Gehirnverhältnisse nach kraniozerebralen Verletzungen. Sie ist vorteilhaft namentlich an Arbeitsstätten, wo es nicht möglich ist die Patienten bei Tag und Nacht angiographisch zu untersuchen. Die Ergebnisse der Echoenzephalographie muß man jedoch mit dem klinischen Befund korrelieren. In zweifelhaften Fällen soll man sich lieber für einen operativen Eingriff entscheiden.

Eine Verschiebung des Echos um 7 mm bildet sich unseren Erfahrungen nach spontan zurück und ist keinesfalls allein eine Indikation für ein operatives Eingreifen.

Im postoperativen Verlauf ist diese Methode verhältnismäßig wenig bedeutsam. Sie ermöglicht jedoch die Diagnose einer eventuell rezidivierenden intrakranielen Blutung.

F. Musil, Brünn (CSSR):

Die Bedeutung der elektrodiagnostischen Methoden bei den Hirnverletzten.
(Mit 1 Tabelle u. 1 Abb.)

Die frühere klinische Diagnostik der Hirnverletzungen ist in den letzten Jahren ständig um neue Untersuchungsmethoden erweitert worden, über deren Bedeutung bei den verschiedenen Autoren bisher *keine* einheitliche Ansicht besteht. Wir versuchen in dieser Mitteilung die Bedeutung einiger elektrodiagnostischer Methoden bei den Hirnverletzten aus dem zehnjährigen Betrieb des elektrodiagnostischen Laboratoriums des Forschungsinstituts für Traumatologie in Brno zu bewerten. In dieser Zeit wurden 11 156 EEG-, 667 REG- und 102 echoenzephalographische Untersuchungen durchgeführt.

Aus dem Studium der Literatur geht klar hervor, daß die unterschiedliche Wertung der Bedeutung der EEG-Untersuchung nicht nur mit der subjektiven Interpretation der Aufzeichnungen, sondern hauptsächlich mit der Methodik der EEG-Untersuchung zusammenhängt. Die dynamische Wertung der Schwere der Hirnverletzungen wird bisher von vielen Traumatologen *nicht* akzeptiert, ebenso wie die dynamische Wertung der EEG-Aufzeichnungen. In dieser Mitteilung wollen wir uns nur auf die grundsätzlichen EEG-Erkenntnisse beschränken, die für die Traumatologen bedeutsam sind.

Aus unserem Material haben wir der Anschaulichkeit wegen 1023 Fälle *leichter* Hirnverletzungen ausgewählt, die eingehend systematisch untersucht und dynamisch gewertet wurden. Von den klinischen Untersuchungsmethoden wurden neben der gewöhnlichen Untersuchung bei den Verletzten die chirurgische Untersuchung wiederholt und eingehend die neurologische, die psychologische und eventuell die psychiatrische Untersuchung durchgeführt. Die klinischen Befunde wurden mit den wiederholten und in der gleichen Zeit vorgenommenen EEG-, REG-, gegebenenfalls den echoenzephalographischen und den eingehenden Untersuchungen des inneren Milieus, hauptsächlich die Blutgase, verglichen. Erwähnen wir vorerst die Ergebnisse der EEG-Untersuchungen.

Von diesen 1023 Hirnverletzten, die mit der Diagnose Commotio cerebri aufgenommen wurden, hatten 66 Verletzten, d. s. 6,3% bereits in den ersten EEG-Aufzeichnungen abnorme, signalisierende Fokalhirnverletzungen. Die klinische Diagnose der sog. Gehirnerschütterung mußte dann von diesen 66 Verletzten bei 65 Verletzten auf die Diagnose Contusio cerebri, nach wiederholten klinischen, hauptsächlich psychologischen und psychiatrischen Untersuchungen abgeändert werden. Nicht nur der Verlauf der Verletzungen, sondern oft auch die posttraumatischen Folgen bestätigten die Richtigkeit der Änderungen der Diagnose. Nach systematisch durchgeführten Untersuchungen, wiederholt am 1., 3., 7., eventuell 14. Tage, weiter sodann nach Bedarf nach 1, 3, 6 Monaten und 1 Jahr, kamen wir zu den Schlußfolgerungen, daß es bei weiteren 63 Verletzten notwendig war, die ursprüngliche Diagnose Commotio cerebri zu ändern. Einige von unseren Verletzten werden schon 10 Jahre elektroenzephalographisch verfolgt.

Aus unseren Erkenntnissen kamen wir zu der Überzeugung, daß sowohl die Änderungen auf den EEG-Aufzeichnungen, so auch die klinische Entwicklung Fokalhirnverletzung nicht nur von der primären Schwere der Verletzung, sondern auch von dem weiteren Verlauf der Hirnverletzung, dem Zustand des Verletzten und von der Komplikation der Verletzung abhängig sind. Die Ergebnisse der EEG-Untersuchungen sind auch davon abhängig, in welcher Zeit nach der Verletzung die EEG-Untersuchung durchgeführt wurde. Die abgenommenen bioelektrischen Potentiale sind durch die vitalen Funktionen bedingt und diese durch den Blutkreislauf im Gehirn, durch den Sauerstoff- und den Kohlendioxydgehalt im Blut, durch den Spiegel der Kohlehydrate, durch das azidobasische Gleichgewicht und andere Veränderungen im inneren Milieu. Kleine Fokalveränderungen lassen sich oft auf der EEG-Aufzeichnung nur in der Periode eines perifokalen Ödems erfassen, das manchmal nur eine kurze Zeit dauert.

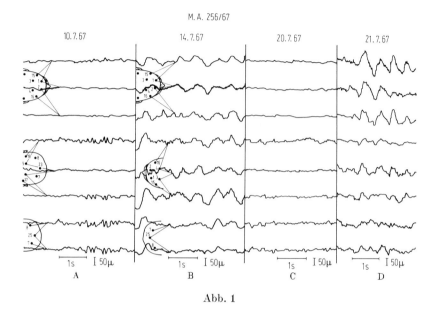

Abb. 1

Zur Veranschaulichung führen wir EEG-Aufzeichnungen von einem Verletzten an (Abb. 1), bei dem sich der primäre diskrete Befund im linken vorderen Quadrant (Diagramm A) nach Verschlechterung der Lungenventilation infolge einer Bronchopneumonie ausdrucksvoll verschlechterte (Diagramm B). Nach 14 Tagen hat sich der Befund schon fast normalisiert, ähnlich wie die Sättigung des Sauerstoffes im Blut (Diagramm C). Nachher kam es jedoch zu einer intestinalen Erkrankung mit einer ausdrucksvollen Störung des azidobasischen Gleichgewichtes, was wiederum eine Verschlechterung des EEG-Befundes (Diagramm D) und des klinischen Befundes zur Folge hatte.

Auch die normale EEG-Aufzeichnung, aufgenommen sowohl unmittelbar nach dem Unfall, als auch in einer späteren Periode, kann nicht stets eindeutig eine Fokalhirnverletzung ausschließen. Eine wesentlich andere Bedeutung haben die EEG-Befunde bei dem dynamischen Verfolgen schon *vom Anfang* der Verletzung an, und in Korrelation mit den übrigen Labor- und klinischen Befunden, mit denen diese praktisch stets in 100%iger Übereinstimmung sind. Besonders wollen wir betonen, daß bei Verletzten ohne anfängliche ausdrucksvolle Anzeichen einer Fokalhirnverletzung, die abnorme EEG-Befunde haben, es notwendig ist, die elektroenzephalographischen und klinischen Untersuchungen zu wiederholen und zwar nicht nur die neurologischen, sondern auch die psychologischen, eventuell die psychiatrischen. Bei diesen komplexen und systematischen Untersuchungen der Verletzten mußten wir nämlich die diagnostischen Schlüsse korrigieren und die zugehörige Therapie empfehlen. Bei vielen Verletzten können wir so das Entstehen der schweren sog. ,,posttraumatischen Neurosen", die progressive Entwicklung des Korsakowschen Syndroms und auch das Entstehen einer posttraumatischen Epilepsie verhindern.

Unsere klinische Forschung der Prävention der posttraumatischen Epilepsie hat ergeben, daß es zweckmäßig ist, bei allen Fokalhirnverletzungen die präventive *antiepileptische* Behandlung einzuleiten, besonders bei offenen Verletzungen und verletzten Jugendlichen. Die präventiv antiepileptische Behandlung ist unbedingt bei den Verletzten einzuleiten, bei denen im Verlauf des EEG-Verfolgens Anzeichen von Anfallsbereitschaften auftreten.

Die EEG-Untersuchung hat also nicht nur diagnostische Bedeutung, sondern sie ist für die Therapie, die Prävention der posttraumatischen Folgeerscheinungen und für forensische Zwecke bedeutsam.

Bei 200 Verletzten aus der vorhergehenden Zusammenstellung haben wir gleichzeitig mit den EEG-Untersuchungen *rheoenzephalographische* Untersuchungen durchgeführt. Nach der statistischen Verarbeitung der Detailanalyse der REG-Kurven und bei der Korrelation REG-, EEG-, klinischen, eventuell der Obduktionsbefunde kamen wir zu dem Schluß, daß bei leichten Hirnverletzungen, bei den sog. Gehirnerschütterungen, die REG-Untersuchung für die Praxis *keine* bedeutsamen Ergebnisse brachte. Die morphologischen Veränderungen der REG-Kurven sind bei älteren Menschen schlecht verwertbar, als daß sich aus ihnen sicher auf hämodynamische Veränderungen hätte schließen lassen, um danach die Therapie zu regeln.

Bedeutende Befunde waren nur bei schweren Hirnverletzungen, bei meist jüngeren Verletzten, wo bei dem Vergleich mit den EEG-Befunden, bei denen die primäre Lateralisation des Fokus schwierig war, die REG-Befunde nutzbare Erkenntnisse über Störungen der Blutversorgung des Gehirnes und damit auch über fallweise Lateralisation erbrachten.

Echoenzephalographisch wurden nur die Verletzten untersucht, bei denen ein freier Intervall war, eventuell dort, wo eine Verschlechterung des Zustandes des Verletzten zu dem Verdacht auf eine Kompression des Gehirns als Folge einer epiduralen Blutung führte.

Diese Untersuchungsmethode haben wir in den letzten 3 Jahren eingeführt und wir wollen deshalb einige unserer Ergebnisse bei schweren Hirnverletzungen mit denen der vorhergehenden 3 Jahre vergleichen, als die echoenzephalographischen Untersuchungen noch *nicht* durchgeführt wurden.

Wie aus der angeführten Tabelle (Tabelle 1) in den Jahren 1965—1970 ersichtlich ist, wurden insgesamt 509 Fälle schwerer Hirnverletzungen aufgenommen. In den Jahren 1965—1967, als die echoenzephalographischen Untersuchungen noch

Tabelle 1. Schwere Hirnverletzungen in den Jahren 1965—1970

Zeitabschnitt	Gesamtzahl	%	Sterblichkeit		Trepanationen		Sterblichkeit der Trepanierten		Posit. Befund bei den Trepanierten	
			Anzahl	%	Anzahl	%	Anzahl	%	Anzahl	%
1965—1967	248	48,7	128	51,6	24	9,7	23	95,8	7	29,1
1968—1970	261	51,3	97	37,2	12	4,6	10	83,3	6	50,0
1965—1970	509	100	225	44,2	36	7,1	33	91,7	13	36,1

nicht durchgeführt wurden, waren von der angeführten Anzahl 48,7% und in den folgenden 3 Jahren 51,3% der Verletzten hospitalisiert. In den ersten 3 Jahren wurden 24 explorative Trepanationen durchgeführt, davon mit positivem Befund waren die Trepanationen nur in 7 Fällen, d. s. 29,1%. In den folgenden 3 Jahren, als bei den meisten Verletzten schon echoenzephalographische Untersuchungen durchgeführt wurden, fiel die Anzahl der Trepanationen auf die Hälfte, das sind 12 Fälle und die Anzahl der positiven Befunde waren volle 50%. Ebenso sank die Sterblichkeit der Verletzten, die trepaniert wurden, von 69,7% auf 30,3%. Weiter ist es bedeutsam, daß alle Verletzten überlebten, bei denen eine Trepanation wegen einer epiduralen Blutung durchgeführt worden war. Obwohl sich die Anzahl der explorativen Trepanationen in den Jahren, als die echoenzephalographischen Untersuchungen eingeführt worden waren, wesentlich abnahm, starb in diesem Zeitabschnitt nicht ein einziger von den Verletzten mit einer epiduralen Blutung. Diese statistisch bedeutsamen Unterschiede in der Anzahl der Trepanationen und jener der Sterblichkeit der Trepanierten hat demnach unzweifelhaft zu einer Verbesserung unserer Behandlungsergebnisse beigetragen, als es gegenüber der Sterblichkeit von 51,6% in den Jahren 1965—1967 in den folgenden 3 Jahren zu deren Senkung auf 37,2% kam.

Aus unseren langfristigen Erfahrungen des elektrodiagnostischen Laboratoriums geht demnach hervor, daß die Elektrodiagnostik, besonders die elektroenzephalographische und echoenzephalographische Untersuchung zu einem *unentbehrlichen* Bestandteil der Untersuchungsmethoden in der Neurotraumatologie wurde und daß diese Untersuchungen deutlich zur Verbesserung der Fürsorge und Pflege um unsere Verletzten beigetragen haben.

J. Wocjan, H. Wocjan u. T. Bacia, Warschau (Polen):

Die EEG-Befunde bei kindlichen Schädel-Hirnverletzungen.
(Mit 2 Tabellen.)

Trotz der zunehmenden Zahl der Schädel-Hirnverletzungen bei Kindern werden die EEG-Untersuchungen in den ersten Tagen nach der Verletzung nur selten durchgeführt. Auch in der Literatur findet man nur einzelne Mitteilungen über frühzeitige EEG-Diagnosen.

Unsere Beobachtungen betreffen 100 schädelhirnverletzte Kinder. Diese Untersuchungen wurden bei Kindern im Alter von 6 Monaten—14 Jahren durchgeführt. Die EEG-Kurven wurden in einem Zeitraum von 3—14 Tagen nach der Verletzung gemacht und nur in einzelnen Fällen wurde die EEG-Untersuchung später durchgeführt. Vom klinischen Standpunkt teilen sich diese Verletzungen in folgende Gruppen auf: Gehirnerschütterungen — 51 Fälle, leichte Schädelverletzungen — 19 Fälle, Schädelfrakturen — 13 Fälle, Impressionsfrakturen — 6 Fälle, Hirnkontusionen — 8 Fälle, Hirnwunden — 1 Fall, Hirnstammkontusionen — 2 Fälle.

Von dieser Zahl der 100 Schädelhirnverletzten sind die sub- und epiduralen Hämatome ausgeschlossen. Das klassische klinische Bild sowie spezifische EEG-Befunde erlauben diese Gruppe von den anderen Schädelverletzungen zu trennen.

Bei 70 Kindern hat man eine *Verlangsamung* des Rhythmus und der langsamen Wellen (theta und delta) festgestellt. Die Frequenz dieser Theta- und Deltawellen war wesentlich kleiner als man für entsprechende Altersgruppen unter normalen Bedingungen erwarten könnte. In den übrigen 30 Fällen waren die Hirnstromkurven normal oder fast normal.

In 20 Fällen lagen die EEG-Veränderungen in *hinteren* Anteilen des Gehirns vor; in den übrigen Fällen waren die Anomalien in der Temporalgegend lokalisiert oder es waren Allgemeinveränderungen vorhanden. In 30 Fällen hat man außerdem eine Seitendifferenz und in 6 Fällen steile Wellenabläufe festgestellt. In 7 Fällen waren sonst kurze Zwischenwellenausbrüche registriert (Tabelle 1).

Tabelle 1. Lokalisation der EEG-Veränderungen

Art der EEG-Anomalien	Frontal	Vordere Teile des Gehirns	Temporal	Bitemporal	Okzipital	Hintere Teile des Gehirns	Diffuse Veränderungen	Zwischenwellen Ausbrüche
Langsame Wellen:								
Theta	1	5	13	2	1	14	34	7
Delta	1	1	10	1	1	8	24	6
Abflachung der EEG-Kurve	—	—	1	—	—	—	—	—
Steile Wellen	—	1	3	—	—	—	—	—
Aktivierung mit Hyperventilation	—	—	3	—	—	1	3	—
Seitendifferenz	1	2	15	—	1	7	4	—

Die meisten Anomalien waren bei Kindern bis zu 10 Tagen nach dem Unfall zu beobachten. Diese EEG-Veränderungen findet man bei allen schweren Schädelhirnverletzungen wie Kontusionen, Impresssionsfrakturen, offene Hirnverletzungen, Hämatomen, schweren Kommotionen usw. Bei Kindern mit leichteren Gehirnerschütterungen oder leichteren Frakturen und Schädelkontusionen blieben öfter die EEG-Befunde normal (Tabelle 2).

Tabelle 2. Art der Schädelhirntraumen und EEG-Veränderungen

EEG-Veränderungen	Gehirnerschütterungen	leichte Schädelverletzungen	Schädelfrakturen	Impressionsfrakturen	Hirnkontusionen	Hirnwunden	Hirnstammkontusionen	Insgesamt
Langsame Wellen:								
Theta	10	5	1	1	2	1	—	20
Delta	22	9	6	5	6	—	2	50
Abflachung der EEG-Kurve	—	(1)	—	—	—	—	—	(1)
Steile Wellen	(4)	—	—	—	—	—	—	(4)
Aktivierung mit Hyperventilation	(2)	—	—	(3)	(2)	—	—	(7)
Seitendifferenz	(11)	(5)	(5)	(4)	(5)	—	—	(30)
Normal	19	5	6	—	—	—	—	30
Fallanzahl	51	19	13	6	8	1	2	100

Manche Autoren glauben, daß man die Verlangsamung der Hirntätigkeit als Folge der direkten oder als Contre-coup erfolgten Hirnschädigung betrachten sollte. Kelloway ist der Meinung, daß, je früher nach der Hirnverletzung die EEG-Untersuchung durchgeführt wird, desto häufiger die Verlangsamung des Rhythmus zu beobachten ist. Als Spätfolgen kann man die Spitzen, die man bei oberflächlichem Schlaf findet, betrachten. Die Spitzen sind nach der Hirnschädigung selten bald zu beobachten, denn diese EEG-Anomalien sind spezifisch für morphologische Veränderungen des Gehirns, die frühestens nach 4—6 Wochen entstehen. Die oben erwähnten EEG-Veränderungen sollten nach Meinung Silvermans als eine spezifische Reaktion des kindlichen Gehirns betrachtet werden und die nur selten von einer schweren Hirnschädigung zeugen.

Nach unseren Beobachtungen konnten wir feststellen, daß man bei den Schädelhirnverletzungen bei Kindern in 70% EEG-Veränderungen findet. Im Gegenteil dazu treten beim Erwachsenen solche Rhythmusanomalien posttraumatisch nur in etwa 25% der Fälle auf. Diese Erscheinung sollte als Folge der unreifen Aktivität des kindlichen Gehirns betrachtet werden. Wie allgemein gut bekannt, wird die bioelektrische Tätigkeit bei Kindern *sehr leicht* durch äußerlich einwirkende Faktoren gestört.

Typisch für das posttraumatische Hirnstrombild im Kindesalter sind Gruppenbildungen aus dem Delta- und Thetabereich, die im Temporallappen oder in hinteren Teilen des Gehirns lokalisiert sind. Bei einer Gehirnerschütterungen findet sich unmittelbar nach dem Trauma eine Allgemeinveränderung, die fast gleichzeitig mit der Aufhellung des Bewußtseins abklingt. Nach einer Hirnkontusion bildet sich die Allgemeinveränderung wesentlich langsamer zurück. Eine Seitendifferenz, örtliche Abflachung oder Verminderung der Reaktion beim Augenöffnen sind für schwerere Hirnverletzungen typisch und diese Verletzten bedürfen aufmerksamerer Überwachung. Es ist auch zu betonen, daß eine Verminderung der Reaktionen für alle äußere Reize (optische, akustische, sensitive usw.) beim Kind immer Zeugnis einer *schwereren* Hirnschädigung darstellen. Man muß zugeben, daß bei Kindern leichte Seitendifferenzen häufiger sind als bei Erwachsenen und sie sollen selten als pathologisch gewertet werden. Das Auftreten der steilen Wellen oder Spitzen kann eine zukünftige Epilepsie ankündigen. Diese Verletzten bedürfen einer prophylaktischen und antikonvulsiven Therapie.

G. Geile u. N. Specht, Lübeck (BRD):

Möglichkeiten und Grenzen der Pneumenzephalographie nach schweren gedeckten Hirntraumen. (Mit 2 Abb.)

Die Pneumenzephalographie als wesentliche Methode in der Diagnostik organischer Hirnveränderungen wird seit langem auch zur Klärung intrakranieller Folgezustände nach Hirntraumen angewendet. Ihre Aussagekraft, besonders nach offenen Hirnverletzungen und nach schwersten

Hirntraumen, ist unbestritten. Ventrikelvergrößerungen und -verformungen infolge umschriebener traumatischer Hirngewebsschäden kommen mit dieser Methode *klar* zur Darstellung. (Tönnis u. Mitarb.). Diesen pneumenzephalographischen Veränderungen sind in den meisten Fällen neurologische Herdstörungen oder psychoorganische Syndrome zuzuordnen.

Die *Indikation* zur frühen Anwendung der Pneumenzephalographie, in der akuten Phase der schweren gedeckten Hirntraumen, wird nicht allgemein gestellt.

In der Literatur finden sich nur spärliche Angaben über Größen- und Formveränderungen der Hirnkammern während der ersten Zeit nach dem erlittenen Trauma. Untersuchungen in dieser Richtung sind besonders von der Kieler Schule durch Wanke und seine Mitarbeiter angestellt und veröffentlicht worden. Angaben über das zur Anwendung gekommene Meßverfahren zur Größenbestimmung der Hirnkammern sind diesen Arbeiten nicht zu entnehmen. Da gleichlaufende Untersuchungen in der Neurochirurgischen Abteilung der Universität Kiel bis 1962 fortgeführt wurden, bot das dort gewonnene Material als Grundlage für exakte Ventrikelmessungen an. Es wurden 160 Enzephalogramme von 120 Patienten ausgemessen und die dadurch erhaltenen Werte statistisch bearbeitet. Hierbei handelte es sich um Patienten der Hirntraumaschweregrade II und III nach der Klassifikation von Bues, die auf den klinischen zerebralen Anfangsbefunden und dem zeitlichen Verlauf ihrer Rückbildung basiert.

Wenn sich auch für den erfahrenen Untersucher die Ventrikelgrößen relativ gut abschätzen lassen, so ist doch eine objektive Beurteilung erst durch Anwendung *exakter* Meßmethoden gewährleistet. Aussagen über die Ventrikelgröße und Feststellungen von Erweiterungen oder Verengungen der Hirnkammern setzen außerdem eine Bestimmung der Normalwerte voraus. Wir haben das von Lauber 1965 bekanntgegebene Meßverfahren als die uns am exaktesten erscheinende Methode zur Bestimmung der Ventrikelgröße angewandt und die von ihm angegebenen Normwerte unseren Untersuchungen zugrundegelegt. Aus zeitlichen Gründen kann hier auf die technischen Einzelheiten der Methode nicht näher eingegangen werden. Die Messungen wurden, wie bei den anderen bekannten Meßverfahren auch, am a.p.-Bild mit der typischen Schmetterlingsfigur der Hirnkammern vorgenommen.

Unser Material wurde, für die beiden Hirntraumaschweregrade II und III, in gleichartig zusammengesetzte Gruppen je nach dem Zeitpunkt der pneumenzephalographischen Untersuchung geordnet. Dabei ergaben sich annähernd gleich große Kollektive in den Zeiträumen der 1., der 2. und der 3. Woche nach dem Trauma. Außerdem stand ein weiteres Kollektiv aus dem Hirntraumaschweregrad III mit einem Untersuchungszeitpunkt von 4 Wochen nach dem Trauma zur Verfügung.

Die Größe der Seitenventrikel wurde nach dem Vorschlag von Lauber durch 5 Messungen ermittelt (Abb. 1) und diese dann durch Beziehung zur inneren Schädelbreite in 5 Quotienten ausgedrückt. In jedem Kollektiv wurde dann aus diesen Quotienten der statistische Mittelwert errechnet. Damit war ein Vergleich der Hirnkammermaße der einzelnen Patientengruppen gegeneinander möglich, und es konnte eine Beziehung zu den von Lauber angegebenen altersentsprechenden Normwerten hergestellt werden. Auf diesem Wege ließen sich Aussagen über die Größen-

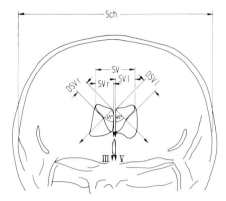

Abb. 1. Maße zur Ausmessung des ap-Bildes. Sch. = innere Schädelbreite, SV = Breite beider Seitenventrikel, SV-li = Breite des linken Seitenventrikels, SV-re = Breite des rechten Seitenventrikels, DSV-li = Diagonalmaß des linken Seitenventrikels, DSV-re = Diagonalmaß des rechten Seitenventrikels. III. V = Breite des III. Ventrikels

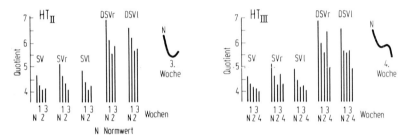

Abb. 2. Größenveränderung der 5 Ventrikelquotienten in 3 bzw. 4 Wochen nach dem Trauma (HT II u. III)

veränderungen der Hirnkammern in den ersten 3 Wochen nach dem Trauma und in der 4. Woche gewinnen. Es zeigte sich gleichermaßen für die Hirntraumen des Schweregrades II und des Schweregrades III, daß schon in der ersten Woche nach dem Trauma eine signifikante Ventrikelvergrößerung im Vergleich zu den Normwerten zu beobachten war (Abb.2). Diese Vergrößerung setzte sich auch in der zweiten Woche gleichsinnig fort. In der 3. Woche zeigte die Hirnkammergröße eine abnehmende Tendenz bis zu den Größenwerten der 1. Woche, ohne aber Normwerte zu erreichen. Die für den Hirntraumaschweregrad III ermittelten Werte 4 Wochen nach dem Trauma, ergaben eine erneute Größenzunahme der Hirnkammern in einem Ausmaß, das den Werten der 2. Woche entsprach oder diese gering überstieg.

Im Gegensatz zu der von früheren Untersuchern geäußerten Meinung, daß es in der ersten Woche nach einem Hirntrauma durch ein Hirnödem meistens zu einer Ventrikelverkleinerung komme, konnten wir in unserem Material *keine* signifikante Ventrikelverkleinerung in der akuten posttraumatischen Phase feststellen. Damit lassen unsere Meßergebnisse auch keine pathologisch-anatomischen Rückschlüsse in dem Sinne zu, daß sich mit der Pneumenzephalographie ein Hirnödem direkt nach dem Trauma häufig nachweisen ließe. Ohne dem Versuch einer pathologisch-anatomischen Interpretation müssen wir aus unseren Ventrikelmessungen schließen, daß allgemein schon in den ersten Tagen nach dem Trauma eine Ventrikelerweiterung einsetzt, die in der 2. Woche gering zunimmt und in der 3. Woche eine vorübergehend rückläufige Tendenz zeigt. Nach der 4. Woche kommt dann die allgemein bekannte *Ventrikelerweiterung* als Ausdruck einer definitiven traumatischen Hirnschädigung zur Ausbildung.

Zusammenfassend bestärken unsere Untersuchungsergebnisse den bisher schon verbreiteten Zweifel am Nutzen einer Frühenzephalographie in der akuten posttraumatischen Phase. Im klinischen Bereich ergeben sich aus der Pneumenzephalographie zu diesem Zeitpunkt *keine* zusätzlichen diagnostischen Hinweise, aus denen für den Einzelpatienten relevante therapeutische oder prognostische Schlüsse gezogen werden könnten. Die Spätenzephalographie, d. h. nach Ablauf der akuten posttraumatischen Phase, sollte besonders dann nicht unterlassen werden, wenn nach schweren gedeckten Hirntraumen zerebrale Störungen fortbestehen. Zu diesem Zeitpunkt muß die Pneumenzephalographie als die Methode der Wahl zur Erfassung traumabedingter Hirnsubstanzschäden angesehen werden.

W. A. F. Kollar, Salzburg (Österreich):

Zur szintigraphischen Diagnostik posttraumatischer Liquor-Zirkulationsstörungen. (Mit 1 Abb.)

Eine differentialdiagnostisch selten erwogene, folgenschwere Spätkomplikation schwerer und schwerster Schädelhirntraumen sind posttraumatische Liquorzirkulations- bzw. -resorptionsstörungen. Der posttraumatische Hydrocephalus internus communicans ist nicht immer Ausdruck einer Hirnatrophie, sondern kann auch ein Hydrocephalus male resorptivus sein. Die Pathophysiologie dieses Krankheitsbildes wurde eingehend vor längerer Zeit untersucht und beschrieben (Hakim, Adams 1964, 1965) und in letzter Zeit wieder von Benini und Krayenbühl bestätigt.

Ätiologie: Hirnkontusionen, posttraumatische Subarachnoidalblutungen und Abrisse von Brückenvenen bewirken akute aseptische Meningitiden und in weiterer Folge oft chronische, fibroplastische Leptomeningitiden. Störungen der Liquorzirkulation und -resorption entstehen somit durch vorübergehenden oder dauernden meningealen Block der Virchow-Robinschen Räume, bzw. der Villi arachnoidales.

Die bei posttraumatischen Liquorresorptionsstörungen feststellbaren Hydrozephalusformen sind meist asymmetrisch, da schon einem norma-

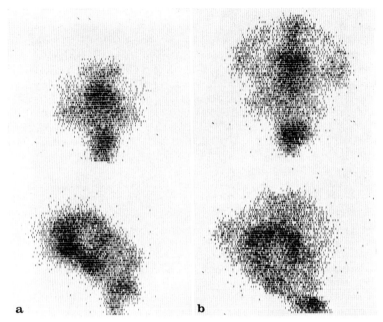

Abb. 1a. p. a. u. links laterales Zisternogramm 15 min nach intrazisternaler Injektion von 100 Mikro-Curie RIHSA; dargestellt die basalen Zisternen und teilweise das Ventrikelsystem. b Zisternogramm desselben Patienten nach 4 Std: beginnende Verteilung des Radioindikators zur Großhirnkonvexität

len Liquordruck an der Stelle einer Hirnverletzung (z. B. an der Stelle einer Kontusion) weniger Widerstand geboten wird. So kommt es dort zu einer stärkeren Erweiterung des Ventrikelsystems, die dann oft als Atrophie mißdeutet wird. Auch nach Entleerung von Subduralhämatomen können gelegentlich langdauernde Störungen der Liquorresorption beobachtet werden.

Diagnose: Di Chiro verwendete erstmalig Jod-131-Radiojodserum-Humanalbumin (Rihsa) zu szintigraphischen Studien der Liquordynamik. Während nämlich das Pneumenzephalogramm ein genaues statisches Bild des Ventrikelsystems ergibt, zeigt ein szintigraphisches Zisternogramm ein *dynamisches* Bild der Liquorzirkulation.

In den Subarachnoidalraum (lumbal oder zisternal) injizierter Radioindikator gehorcht im Normalfall den Gesetzen der Liquordynamik. Die Verteilung des Radionuklids im spinalen Subarachnoidalraum ist hauptsächlich eine Funktion der Diffusionsgeschwindigkeit; nach intrazisternaler Injektion verteilt sich der Radioindikator vorwiegend über eine rostral und gegen die Hemisphären gerichteten Liquorströmung. Daneben dringt das Radioisotop über den 4. Ventrikel und den Aquädukt in das Ventrikelsystem ein. Die rückkehrende Liquorströmung bedingt eine Ausbreitung des Radioindikators nach okzipito-kaudal und in den spinalen Subarachnoidalraum. (Di Chiro, Dietz, Zeitler u. Wolf). Im Sub-

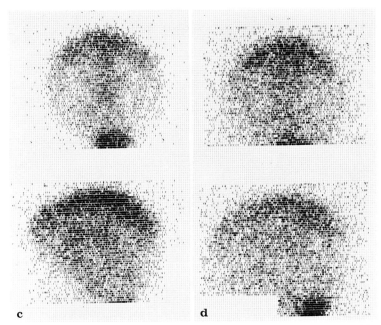

Abb. 1. *c* Zisternogramm desselben Patienten nach 24 Std: haubenförmige Aktivitätsansammlung über der Großhirnkonvexität. *d* Nach 48 Std nahezu gleichförmiges Verteilungsmuster des Radionuklids: deutliche Liquorresorptionsstörung

arachnoidalraum befindliches Radioisotop reichert sich normalerweise nach 24 Stunden über der Großhirn-Konvexität an und wird dort im wesentlichen innerhalb von 48 Stunden vollständig resorbiert.

Liquorresorptionsstörungen äußern sich in verzögertem Aufsteigen des Radioisotopes, in asymmetrischer Verteilung, in ausgeprägtem Ventrikelreflux sowie in haubenförmiger Aktivitätsvermehrung über der Großhirnkonvexität, auch noch nach 48 Stunden und mehr.

Folgende 3 kennzeichnende Bilder der Zisternographie mit Radiojodserumalbumin werden hauptsächlich beobachtet:

1. Das *Normalbild* mit charakteristischer haubenförmiger Verteilung des Radioindikators nach 24 Stunden an der Großhirnkonvexität, ohne wesentlichen Ventrikelreflux und mit nahezu vollständiger Resorption des Isotopes nach 48 Stunden.

2. Eine *gemischte Form*, mit Anreicherung des Radionuklids im Ventrikelsystem und im Subarachnoidalraum[1] (Abb. 1a—d).

3. Ein *ventrikuläres Verteilungsmuster* des Radioindikators mit zusätzlich angedeuteter subarachnoidaler Verteilung.

---

[1] Die szintigraphischen Untersuchungen wurden in Zusammenarbeit mit der Neuroradiologischen Abteilung (Vorstand: Prim. Dr. H. Mösl) der Landesnervenklinik Salzburg durchgeführt.

Selten findet sich nach 48 Stunden ein ,,basales Verteilungsmuster" durch Absacken des Radioisotopes in die basalen Zisternen.

Zusammenfassung: Der chronische posttraumatische Hydrocephalus internus communicans auf Grund einer posttraumatischen Liquorresorptionsstörung wird sicher zu selten diagnostiziert. Nur die Kombination von Pneumenzephalographie *und* Liquorresorptionsstudien mittels RIHSA-Zisternographie ermöglicht eine Differentialdiagnose gegenüber den ausschließlich atrophischen Hydrozephalusformen. Hierdurch kann dann eine sichere und frühzeitige Operationsindikation für Patienten mit posttraumatischer Hydrozephalie gestellt werden: eine Ventrikulo-Atriostomie nach Pudenz bringt in den meisten Fällen Beschwerdefreiheit.

I. Matijasic, O. Kosak und B. Nemeth, Pula (Jugoslawien):

Unsere Erfahrungen in der Diagnostik und Therapie schwerer Schädel-Hirnverletzungen. (Mit 2 Abb.)

Die wachsende Anzahl der schweren kraniozerebralen Verletzungen hat uns Anlaß gegeben, dieses Problem zu bearbeiten, sowie unsere Erfahrungen und Ergebnisse in der Diagnostik und Therapie eindringlicher zu analysieren. Unsere Krankenanstalt in Pula zählt zu den sogenannten mittleren Krankenhäusern. Die chirurgische Abteilung mit 130 Betten versorgt die Stadt Pula und ein Einzugsgebiet von ungefähr 200000 Einwohnern. Die nächste spezialisierte neurochirurgische Klinik ist 105 km, also 2 Std Autofahrt entfernt.

Wir werden einige Tabellen kommentieren. Ohne die allgemein bekannten chirurgischen Prinzipien auszulegen, möchten wir nur bestimmte, für uns spezifische Momente betonen.

In den letzten 10 Jahren behandelten wir insgesamt 138 schwere kraniozerebrale Verletzungen, davon 120 Männer und 18 Frauen. Das Überwiegen des männlichen Geschlechtes stimmt mit allen Statistiken überein. Es handelt sich um Verunglückte mit schwerem traumatischen Schock, tiefen zerebralem Koma, mit schweren neurovegetativen Störungen, Dezerebrations-Syndrom, intrakranialer Hypertension, intrakranialen und subarachnoidalen Blutungen, Rhinoliquorrhoe, Otoliquorrhoe und verschiedenen Reiz- oder Ausfallserscheinungen der Gehirn- und Spinalnerven.

Die Verletzungsursachen sind mit den Weltstatistiken übereinstimmend, da sich 60% auf Verkehrsunfälle beziehen. Obwohl die Zahl der verletzten Frauen klein ist, möchten wir jedoch betonen, daß kein einziger Verkehrsunfall von einer Frau als Fahrer verursacht wurde. Zu dieser Angabe ist kein ausführlicher Kommentar nötig.

Die Kurve (Abb. 1) zeigt uns die am meisten betroffenen Altersgruppen und das ist leider das produktivste Lebensalter. Kinder sind relativ seltener vertreten und die kleinste Anzahl bezieht sich auf das hohe Lebensalter. Der Höhepunkt des Diagramms betrifft Verletzte vom 20.—50. Lebensjahr.

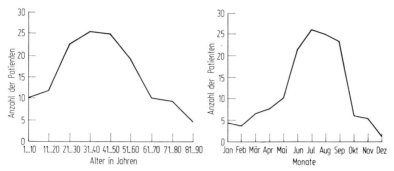

Abb. 1 (links). Verteilung nach dem Alter
Abb. 2 (rechts). Verteilung nach den Monaten (von 1961—1971)

Aus der Kurve des Diagramms (Abb. 2), die uns die Zahl der schweren kraniozerebralen Verletzungen in den einzelnen Monaten darstellt, sehen wir in den Sommermonaten einen steilen Anstieg mit dem Höhepunkt im Monat Juli. Im September sinkt die Kurve ab, um bis zum nächsten April niedrig zu bleiben. Bei unseren Verhältnissen können wir diese Erscheinung mit der großen Anzahl von Touristen erklären, durch deren Anwesenheit die Zahl der Bewohner auf das Doppelte vergrößert wird, sowie mit gleichzeitiger Überforderung des Straßenverkehrs durch fremde Wagen. Die heitere Ferienstimmung einheimischer und fremder Touristen, sowie der nicht seltene alkoholisierte Zustand mit verminderter Aufmerksamkeit erklären uns ebenfalls die Angaben auf der Tabelle.

Unsere konservative *Behandlung* unterscheidet sich nicht von den üblichen modernen Behandlungsmethoden. Alle Verletzte wurden tracheotomiert. In äußersten Notständen wurde zuerst endrotracheal intubiert und nachher eine Tracheotomie lege artis durchgeführt. Das Tracheostoma diente zur Reinigung und Anfeuchtung der Luftwege und bei atembehinderten Patienten auch zur assistierten oder kontrollierten Beatmung. Von den insgesamt 138 Verletzten wurden 26 operiert, mit der präoperativ vermuteten oder festgestellten Diagnose eines subduralen bzw. epiduralen Hämatoms. In der Mehrzahl dieser Fälle wurde die Diagnose auf Grund der klinischen Symptome und angiographisch festgestellt. In diagnostischen Zweifelsfällen entschieden wir uns, nach klinischen und Laboratorium-Untersuchungen zu einer explorativen Trepanation.

Bei einem Verstorbenen fand man bei der Obduktion ein großes subdurales Hämatom, welches klinisch nicht diagnostiziert wurde. Die Obduktion der gestorbenen Verletzten enthüllte — in den meisten Fällen — ausgedehnte Kontusionsherde, die mit dem Leben nicht vereinbar waren.

Von unserem gesamten Krankengut verloren wir 95 Verletzte, d. h. 68,8 %; doch müssen wir gleichzeitig betonen, daß vom Jahre 1961—1966 die Mortalität 78,3 % betrug und vom Jahre 1967—1971 auf 59 % sank. Das erklären wir durch die Anwendung moderner Behandlungsmethoden, durch die Modernisierung der Ausrüstung, sowie durch das eingeübte

Arbeitsteam. Eine große Anzahl schwerster kraniozerebraler Verletzungen bezog sich in den früheren Jahren auf die Motorradfahrer, die heute eine Seltenheit sind. Es sind hier bestimmt positive Auswirkungen des Gesetzes, nach welchem Fahrer und Mitfahrer verpflichtet sind, Schutzhelme zu tragen. Nach unserer Meinung würde ein ähnliches Gesetz über Sicherheitsgurten bei Automobilisten die Anzahl der Toten bei Verkehrsunfällen vermindern.

Aus dem Verhältnis der Altersgruppen zur Mortalität geht hervor, daß Kinder und junge Leute gegen das Trauma widerstandsfähiger sind als alte. Bei Kindern betrug die Mortalität 30%, um bei Greisen 100% zu erreichen.

Wir möchten nur den Fall eines 10jährigen Knaben erwähnen, der nach einem schweren Hirnstammtrauma 4 Monate bewußtlos war und der sich doch psychisch und somatisch vollkommen erholt hat.

Wenn wir alle Faktoren, die für eine erfolgreiche Therapie nötig sind, in Betracht ziehen, erscheinen unsere Resultate trotz hoher Mortalität verständlich und reell. Das Absinken der Mortalität in den letzten Jahren trotz anwachsender Zahl der kraniozerebralen Verletzungen erklären wir als Folge der allgemeinen Fortschritte in der Behandlung und der Teamarbeit bei Versorgung der Verletzungen dieser Art. Aus den Obduktionsbefunden der verstorbenen Verletzten geht hervor, daß es sich — nach der Meinung der Pathologen — um solche Verletzungen handelte, die mit dem Leben *nicht* vereinbar waren und die Verletzten auch eine Behandlung in spezialisierten neurochirurgischen Abteilungen nicht überlebt hätten. Auf Grund dieser Resultate vertreten wir die Meinung, daß alle chirurgischen Abteilungen mittlerer Krankenhäuser über die Möglichkeiten einer erfolgreichen Behandlung schwerer kraniozerebralen Verletzungen verfügen sollten.

E. Amann und F. Gerstenbrand, Wien (Österreich):

Zur Problematik der traumatischen Karotisthrombose (trK).
(Mit 1 Tabelle.)

Die Kenntnis eines traumatisch bedingten, thrombotischen Verschlusses der Halsschlagader ist trotz des seltenen Vorkommens für alle Chirurgen, die Unfallverletzte behandeln, von Bedeutung.

Das klinische und pathologisch-morphologische Krankheitsbild wurde in letzter Zeit wiederholt beschrieben (Isfort, Födisch u. Kloss). Die Mitteilung weiterer Einzelfälle scheint nur dadurch berechtigt, daß sie Sonderheiten bieten oder Anlaß zu einer kritischen Betrachtung geben.

Da die operativen Behandlungsverfahren an den Arterien in den vergangenen Jahren eine große Ausweitung erfahren haben und die gefäßchirurgische Therapie dieser Verletzungsfolge daher an Bedeutung gewinnt, möchten wir an Hand von 4 überlebenden Patienten die komplexe Problematik diskutieren.

Fall 1: Ein 22jähriger Patient (K. H.) erlitt im Februar 70 als PKW-Beifahrer bei einem Verkehrsunfall eine Oberschenkelfraktur rechts sowie ein stumpfes

Thoraxtrauma. Nach einem freien Intervall von 24 Std trat plötzlich eine Hemiparese links auf. Die Karotisangiographie zeigte einen kompletten Verschluß der A. carotis interna rechts. Bei der Operation fand sich eine Intimaläsion mit einer Pseudoklappenbildung, d. h. die Intima war in der ganzen Zirkumferenz abgerissen und verlegte mit ihren flottierenden Rändern das Arterienlumen. Thrombektomie. Wegen pulmonaler Komplikationen konnte die Oberschenkelfraktur erst 3 Wochen nach dem Unfall mit einem Marknagel stabilisiert werden.

Dieser Patient stand anschließend insgesamt 4 Monate in stationärer Behandlung der Rehabilitationsstation der Neurolog. Univ. Klinik. Im Laufe der Behandlung kam es zu einer Aufhellung des ausgeprägten organischen Psychosyndroms. Neurologisch bestand eine zentrale Fazialisparese links, eine bulbäre Sprache, eine Hypoglossusparese links mit Atrophie, sowie eine pseudoschlaffe Parese links mit Hemihypästhesie für alle Qualitäten. Die Hemiparese ist gebessert, die mnestischen und intellektuellen Fähigkeiten des Patienten sind 20 Monate nach dem Unfall noch deutlich gestört. Trotz rascher Diagnose und operativer Versorgung der Karotisthrombose bei diesem jungen mehrfachverletzten Patienten verblieb ein schwerer Defektzustand. Eine Kontrollangiographie wurde nicht vorgenommen.

Fall 2: Ein 22jähriger Automechaniker (Ch. E.) fuhr mit einem Motorrad gegen einen Baum. 30 Minuten später tief bewußtlos, mit röchelnder Atmung eingeliefert. Ausgedehnte, tiefe Hautabschürfungen an der rechten Stirne und an der rechten Gesichts- und Halsseite. Oberschenkelschaftbruch rechts. Intubation tracheal, Absaugung von 100 ccm aspirierten Blutes. Aus der Magensonde Entleerung reichlicher Mengen kaffeesatzartiger, nach Alkohol riechender Flüssigkeit. Eine halbe Stunde nach der Einlieferung spontane Massenbewegungen der rechten oberen Extremität. Die linke Körperhälfte ohne spontane motorische Aktion. Schwimmende Bulbusbewegungen. Rechts periphere Okulomotoriuslähmung, links Abduzens- und Fazialisparese. An Größe zunehmendes Monokelhämatom rechts, aus dem linken Gehörgang tropfte blutiger Liquor. Eine Stunde nach der Einlieferung wegen Zunahme der linksseitigen Halbseitenzeichen und Verdacht einer raumfordernden intrakraniellen Blutung Karotisangiographie rechts: kompletter Verschluß der A. carotis int. 1½ cm oberhalb der Karotisgabel. Bei der anschließenden Angiographie der linken Karotis Spontanfüllung auch der rechten Mediagruppe über die A. comm. ant. Wegen der tiefen Bewußtlosigkeit, der schweren, gleichzeitig bestehenden anderen Verletzungen (offene Schädelbasisfraktur, Oberschenkelschaftfraktur) und in Anbetracht des angiographisch nachgewiesenen Kollateralgefäßkreislaufes bis ins Versorgungsgebiet der Art. cerebri med. rechts, sahen wir *keine* dringende Indikation zur Freilegung des Gefäßes und Thrombektomie. Eine suffiziente Schockbekämpfung und die Aufrechterhaltung einer ungestörten Atmung scheinen uns bei solchen Fällen von besonderer Bedeutung.

Der Patient war 6 Tage bewußtlos, am 7. Tage wurde er ansprechbar, fiel aber wieder in eine Bewußtseinstrübung mit langen Somnolenzphasen. Während kurzer Wachphasen, Verwirrtheit, völlige Desorientierung und starke motorische Unruhe. Die übliche dehydrierende Therapie brachte *keine* Änderung des Zustandsbildes. Wegen zunehmender motorischer Unruhe haben wir 9 Tage nach dem Unfall eine geschlossene Oberschenkelmarknagelung durchgeführt. Bei diesem Patienten bestätigte sich unsere Erfahrung, daß zunehmende motorische Unruhe Hirnverletzter mit nicht stabilisierten Schaftbrüchen des Unter- oder Oberschenkels, z. B. während einer Streckverbandbehandlung nach der operativen Stabilisierung der Fraktur *schlagartig* sistiert. Am 12. posttraumatischen Tag, also 3 Tage nach der Oberschenkelmarknagelung konnte neurologisch bereits eine deutliche Rückbildung der anfangs kompletten linksseitigen Hemiparese festgestellt werden. EEG 1 Monat nach der Verletzung: rechts parietotemporal umschrieben eingestreute Theta und Delta. Rechts parieto-okzipital Grundrhythmusstörung (Dr. Feldner). Nach 14 Tagen parentaler und Sondenernährung Umstellung auf orale Ernährung. Der Patient bot durch etwa 3 Wochen hindurch ein klassisches Korsakowsches Syndrom (basale Kontusionen) und war besonders in der Nacht stark motorisch unruhig. Die Hirnnervenläsionen III rechts, VI und VII links, besserten sich langsam und der Patient war 4 Monate nach dem Unfall subjektiv beschwerdefrei. Objektiv bestand eine Stimmungslabilität, Ängstlichkeit und auffällige vegetative Labilität. Auch ophthalmo-dynamographisch war die Karotisthrombose einwandfrei nachweisbar (Dr. Klein). Der Patient ist heute 6 Jahre nach dem Unfall beschwerdefrei. Dieser junge Patient hat die schwere Mehrfachverletzung dank seines suffizienten Kollateralkreislaufes *ohne* Thrombektomie überlebt. Es kam zu einer völligen Restitution der anfänglich beträchtlichen, neurologischen Ausfälle.

Fall 3: Ein 24jähriger Mopedlenker (S. J.) erlitt im März 70 bei einem Verkehrsunfall eine Schädelhirnverletzung und wurde bewußtlos mit links weiter Pupille, Streckkrämpfen an den unteren Extremitäten aufgenommen. Wegen der Symptomatik einer Mittelhirneinklemmung und des dringenden Hämatomverdachtes erfolgte die Karotisangiographie, bei welcher eine Stenose der linksseitigen Carotis int. festgestellt wurde. Patient war zweieinhalb Wochen soporös, anschließend bot er das Bild eines apallischen Syndroms. 5 Wochen nach dem Unfall wurde der Patient neben seinem Bett liegend, somnolent aufgefunden, es war plötzlich eine Hemiparese rechts aufgetreten. Die Angiographiekontrolle zeigte nun einen kompletten Verschluß der A. carotis int. in Höhe des 3. Halswirbelkörpers. Keine nachweisbare Kollateralisation. Bei der *Operation*, 3 Tage später, fand sich eine auffallend dünne Carotis interna, 3 mm im Durchmesser. Intraoperativ konnte kein Reflux zur Peripherie erzielt werden, da die Thrombose offenbar bereits intrakraniell hineinreichte. Einen Monat nach der Operation konnte der Patient ohne Hilfe gehen, jedoch bestand eine motorische Aphasie. Während des Aufenthaltes an der Rehabilitationsstation der Neurolog. Univ. Klinik besserte sich die neurologische Symptomatik weitgehend, die Hemiparese rechts verschwand fast vollständig. Derzeit besteht eine hochgradige motorische Sprachstörung, das Sprachverständnis ist eingeschränkt, die psychischen Leistungen sind deutlich beeinträchtigt.

Fall 4: Ein 42jähriger Mopedlenker (F. E.) erlitt im Mai 67 bei einem Verkehrsunfall eine Schädelbasisfraktur mit 4 Tage dauernder, primärer Bewußtlosigkeit, Rippenserienbrüche links, Schulterblatt- und Schlüsselbeinfraktur links. Bei der auswärts durchgeführten Karotisangiographie wegen Hämatomverdachtes bestanden die Zeichen eines linkstemporalen größeren Kontusionsherdes.

Dieser Patient schlug mit der linken Gesichtshälfte gegen einen Widerstand, der Kopf wurde mit großer Gewalt nach rechts verdreht. Im Anschluß an die Bewußtlosigkeit war der Patient völlig desorientiert, motorisch unruhig und zeigte eine Schwäche der rechten Körperhälfte. 3 Wochen nach diesem Unfall trat allgemein eine deutliche Verschlechterung und neurologisch eine Sprachstörung auf, Transferierung an die Neurologische Univ. Klinik. Die Karotisangiographie zeigte nun links eine Stenose, knapp nach der Karotisgabel mit einer weitgehenden Kalibereinengung. 1½ Jahre später trat neuerlich eine Verschlechterung auf, mit Gefühlsstörung der rechten Körperhälfte, Schreib-, Lese- und Rechenstörung. Eine jetzt durchgeführte Karotisangiographie ergab einen kompletten Verschluß der linken Carotis interna. Bei einer Karotisangiographie rechts, 10 Tage später kam es zu einem schweren Zwischenfall mit Blutdruckabfall und Kollaps und anschließender Parese auch der linken Körperhälfte.

Bei diesem Patienten besteht heute ein schwerer Defektzustand mit einem beträchtlichen organischen Psychosyndrom, eine Hemianopsie, Akalkulie, Rechts-Links-Orientierungsstörung, Fingeragnosie, Alexie, sensorische Apraxie und geringe frontale Zeichen.

Diskussion

Diagnose. Bei der Diagnosestellung im akuten Stadium einer Verletzung des Kopfes oder Halses sind wir zunächst auf die Anamnese und den klinisch-neurologischen Befund angewiesen.

Bei ausgedehnten, am Hals lokalisierten, traumatischen Veränderungen oder anamnestisch erhebbaren, typischen Unfallmechanismen sollte man an die Möglichkeit des Vorliegens einer trK denken.

Beim Karotisverschluß sind folgende *typische Symptome* nachweisbar:

1. Mehr oder weniger langes, freies Intervall (6—24 Stunden bis mehrere Tage) bis zum Auftreten neurologischer Symptome.
2. Rasch sich ausbreitende Halbseitenlähmung, wobei der Arm und die mimische Muskulatur stärker betroffen sind als das Bein.
3. Keine Krampfanfälle und keine Hirndrucksteigerung.
4. Hemihypästhesie der gelähmten Körperhälfte.
5. Sprachstörung bis zur kompletten Aphasie, wenn die Thrombose beim Rechtshänder linksseitig lokalisiert ist.

In der Traumatologie haben wir immer häufiger mit Mehrfachverletzungen zu rechnen, so daß das typische Syndrom der Karotisthrombose leicht von anderen Verletzungsfolgen überdeckt werden kann, z. B. wenn gleichzeitig ein Schädelhirntrauma mit primärer Bewußtlosigkeit vorliegt (Fall 2, 3, 4).

Die neurologische Symptomatik der trK mit Halbseitenzeichen und Bewußtseinsstörungen ist der einer intrakraniellen Blutung weitgehend ähnlich. Es werden, wie aus Literaturberichten hervorgeht, leider immer noch Trepanationen, meistens notfallsmäßig durchgeführt, weil zu selten angiographiert wird. Hilbe, Flora u. Margreiter wiesen erst kürzlich wieder auf diese Tatsache hin.

Die *wichtigste Untersuchungsmethode* zur Abklärung und Differentialdiagnose von Schädeltrauma bei Verdacht einer raumfordernden Blutung und bei intra- und extrazerebralen Gefäßverletzungen, sei es nun eine Ruptur oder Thrombose ist die *Karotisangiographie*. Sie ermöglicht nicht nur die Lokalisation der Läsion, sondern gibt auch Aufschluß über den Kollateralkreislauf.

Differentialdiagnostische Schwierigkeiten können manchmal auch dadurch entstehen, daß durch technisch nicht einwandfreie Punktionen der Karotis artefiziell Bilder erzeugt werden, die eine Thrombose vortäuschen (Artefakte, funktionelle Zirkulationsstillstände und Kontrastmittelschichtungseffekte).

Kollateralkreislauf. Tritt eine trK auf, so hängt die Prognose zunächst von der Leistungsfähigkeit des Kollateralkreislaufes ab.

Im Circulus arteriosus Wilisii bestehen schon physiologischerweise verschiedene anatomische Varianten. Nur in 52% der Fälle kommt ein normaler Circulus arteriosus Wilisii im Angiogramm zur Darstellung (Huber).

Ist der Kollateralkreislauf aber infolge einer anatomischen Variante, einer Hypoplasie oder sklerotischer Gefäßwandveränderungen insuffizient und entsteht ein Parenchymschaden mit bleibenden neurologischen Ausfällen, so kommt jede rekonstruktive Therapie zu spät.

Besteht ein ausreichender Kollateralkreislauf, so liegt der Kernpunkt des Therapieproblems, wie Kloss betont, in der Wachstumsgeschwindigkeit des Thrombus in die Peripherie. Der wachsende Thrombus kann u. U. zu einer Blockierung von Kollateralgefäßbahnen und zum letalen Ausgang führen. Aus dieser Tatsache läßt sich die Begründung der Operationsindikation ableiten. Sie ist also bei der trK weniger kurativ als prophylaktisch.

Operationsindikation. Auf Grund unserer und der in der Literatur angeführten Beobachtungen scheint es zweckmäßig, ganz allgemein 2 verschiedene Verletzungsgruppen zu unterscheiden:
1. Eine trK isoliert, ohne Nebenverletzung und
2. eine trK kombiniert, mit Nebenverletzungen. Diese Nebenverletzungen können etwa in einer gleichzeitigen Schädelhirnverletzung oder in Knochenbrüchen oder Organverletzungen bestehen.

Ein wichtiges Kriterium der trK hinsichtlich der Operationsindikation und der Prognose ist das *Bestehen einer Bewußtlosigkeit*. Beim bewußtlosen Patienten mit einer trK besteht unseres Erachtens *keine* Indikation zur Gefäßrekonstruktion. Auch bei der kombinierten trK mit anderen schweren Nebenverletzungen ist bei einem bewußtlosen Patienten keine Operationsindikation gegeben, selbst wenn die Bewußtlosigkeit infolge einer gleichzeitigen Hirnverletzung bestünde.

Tabelle 1.

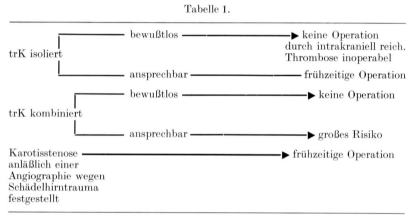

Multilokuläre Läsionen in der Karotis. Die Problematik der Behandlung der trK geht aus der Tatsache hervor, daß es eine multiokuläre Läsionsform gibt (Gerstenbrand et al., Brenner et al.). Man findet einerseits meist quere Intimarisse der Carotis int. knapp vor ihrem Eintritt in den Canalis caroticus, also am Übergang vom beweglichen in den fixierten Kanalabschnitt und gleichzeitig um Wandveränderungen knapp oberhalb der Karotisgabel. Krauland konnte in 2 Fällen mit völligem Abriß einer Carotis interna neben dem Hauptriß stromauf und stromab eine ganze Reihe querverlaufender Intimarisse feststellen. Solche histologische Intimarisse als Ursache für eine Rethrombosierung sind sicherlich mitverantwortlich für die *schlechte* Prognose dieser Gefäßverletzung.

Operation. Operativ ist sogleich zu klären, ob eine *Intimaläsion* vorliegt oder nicht.

Anscheinend gibt es Thrombosen ohne Intimaläsion. Huber hat Fälle mit einer Hypertonie beschrieben, bei denen schon ein allgemeines Körpertrauma *ohne* Schlag gegen die Kopf- oder Halsregion zu einer Karotisthrombose führte. Offensichtlich handelte es sich in diesen Fällen um sog. präexistente Stenosen (Denck).

Der Erfolg einer Gefäßrekonstruktion ist sicherlich davon abhängig, ob ansatzbedingte, thrombotische Verschlüsse der Gefäßperipherie entfernt werden können, ob also ein ausreichender Reflux zu erzielen ist oder nicht. Es hat den Anschein, als ob die Dormiaschlinge für diese Aktion besser geeignet wäre als der Fogarty-Katheter (Denck).

Liegt eine Intimaläsion vor, so muß man sie entweder niedernähen oder wenn diese Fixation nicht gelingt, das die Intimaläsion tragende Segment der Karotis entfernen oder überbrücken. Gleich nach erfolgreicher Thrombektomie sollte immer ein intraluminaler Shunt eingelegt werden, bevor man die Versorgung der Gefäßläsion vornimmt. U. U. ist dazu eine ausgedehnte Gefäßresektion und Interposition einer Vene oder Prothese erforderlich.

Abschließend kann aus unserer kleinen Kasuistik eine wesentliche *Schlußfolgerung* gezogen werden:

1. Frühzeitige Operation bei isolierter trK und ansprechbaren Patienten.

2. Frühe Operation bei einer vorliegenden Stenose. In 2 von uns geschilderten Fällen kam es nach einem kürzeren oder längerem Intervall zum kompletten Verschluß.

3. Abwartendes Verhalten beim trK mit Bewußtlosigkeit auch im Falle einer kombinierten trK.

4. Technisch einwandfreie Angiographie besonders wenn die eine A. carotis thrombosiert ist.

F. Zaunbauer: Wien (Österreich):

Frühkindliche traumatische Karotisthrombose nach stumpfem Schädeltrauma.

Ein 2½jähriger Bub wird vom Hinterrad eines langsam rückwärts fahrenden Traktors erfaßt und zu Boden gedrückt. Der Fahrer merkt den Widerstand, hält das Fahrzeug an, so daß das Kind nicht überrollt wird. Es liegt zwischen Rad und Erdboden, ist bei Bewußtsein, klagt über heftige Kopfschmerzen. Äußere Verletzungen sind keine zu sehen. Es kommt ins nächstgelegene Krankenhaus, entwickelt Stunden später eine linksseitige Hemiparese und wird anschließend bewußtlos.

Nach 11 Tagen hellt sich die Bewußtseinslage auf, nach weiteren 3 Wochen beginnt das Kind zu sprechen, nach 1 Jahr wieder zu gehen. Zurück bleibt eine beträchtliche spastische Hemiparese.

In der 1. Klasse der Volksschule kommt es zu Absencen, in der 3. Klasse bereits zu Grand-mal-Anfällen, die sich bis zu 15 Anfällen im Tag häufen. Gleichzeitig geht die schulische Leistung zurück. Nach einigen Monaten wird das Kind antiepileptisch eingestellt, worauf die Anfallsfrequenz auf etwa einen pro Woche zurückgeht. Im Alter von 17 Jahren sehen wir den Knaben zum ersten Mal. Er ist debil und zeigt eine ausgeprägte spastische Hemiparese links. Das EEG ist abnorm dysrhythmisch mit pathologischen Aktivitäten über der rechten Hemisphäre und das Karotisangiogramm zeigt einen typischen Internaverschluß am Hals unmittelbar an der Bifurkation. Die linksseitige Angiographie zeigt eine normale Darstellung der Hals- und Hirngefäße mit Füllung beider Cerebri anteriores und einen geringen Cross flow. Man sieht einzelne dünnkalibrige Hirnarterien der rechten Hirnhälfte, vor allem ein abnormes Gefäß an Stelle der A. cerebri media. Das Tc 99 m-Schädelszintigramm zeigt eine normale Aktivitätsverteilung. Auf Grund des Krankheitsverlaufes scheint eine *traumatische Karotisthrombose* gesichert. Der abrupte Eintritt der Halbseitenlähmung und die anschließende Bewußtseinsstörung Stunden nach dem Trauma, das Fehlen anderer Symptome sowie der weitere Verlauf, lassen die Diagnose gesichert erscheinen.

Wir haben diesen Fall aus bestimmten Erwägungen vorgestellt.

1. handelt es sich um eine außerordentliche Seltenheit, was das Alter des Verletzten betrifft,

2. stützt dieser unser Fall die Meinung, daß auch eine völlig gesunde Halsschlagader durch ein stumpfes Schädeltrauma thrombosieren kann und daß es dazu weder einer Disposition noch einer degenerativen Gefäßerkrankung bedarf. Der Knabe hat bis jetzt, d. s. immerhin $14\frac{1}{2}$ Jahre, keine Zeichen irgend einer Gefäßerkrankung,

3. zeigt auch dieser frühkindliche Fall den klassischen Ablauf, nämlich stundenlanges Intervall zwischen Trauma und Auftreten der Hirnsymptomatik sowie das Einsetzen mit einer progredienten Halbseitenlähmung ohne initiale Bewußtseinsstörung.

W. Heller, P. Oldenkott und Ch. Stolz, Tübingen (BRD):

Beurteilung des Enzymverhaltens und des Fettstoffwechsels beim Schädelhirntrauma. (Mit 2 Abb.)

Bei der Untersuchung von Gewebshomogenaten verschiedener Organe haben Schmidt und Schmidt nachgewiesen, daß eine enzymologische Differenzierung zwischen Rinde und Mark des Gehirns möglich ist. Ausgangspunkt und Grundlage für unsere Fragestellung waren Untersuchungen von Bornstein, der bei Tieren experimentell Hirnschädigungen gesetzt hat. Dabei trat vermehrt Azetylcholinesterase im Liquor cerebrospinalis auf. Bornstein, der in der Gewebszerstörung die Ursache für die freie Azetylcholinesterase im Liquor sieht, vermutet eine Beziehung zwischen der Konzentration der Azetylcholinesterase und der klinischen Symtomatologie. Tower und McEachern fanden bei Verletzten mit schweren Hirnschädigungen verminderte Cholinesterase und Azetylcholinesterase. Diese Mitteilungen entsprechen den eigenen Beobachtungen am 2.—4. Tag nach dem Unfall.

Bei den hier zu diskutierenden *Enzymveränderungen* handelt es sich nur um eine Auswahl des von uns untersuchten Spektrums. In diesem Zusammenhang scheint es bedeutungsvoll, das Verhalten der Azetylcholinesterase, der Cholinesterase und der MDH zu besprechen. Die Ergebnisse stützen sich auf Untersuchungen an über 100 Patienten mit einem Schädelhirntrauma in einem Zeitraum von 4 Jahren.

Da die tägliche Entnahme von Liquor bei Schwerstverletzten nicht vertretbar ist, wurden lediglich Serumuntersuchungen angestellt, die sicherlich nahezu gleiche Aussagekraft haben wie entsprechende Enzymnachweise im Liquor cerebrospinalis, was gelegentliche Kontrollen bestätigt haben. Für die Untersuchungen zur Pathobiochemie des Fettstoffwechsels kommen ohnehin nur Serumbestimmungen in Frage. Auch beim Verhalten des Fettstoffwechsels haben wir das gesamte Fettspektrum ermittelt, doch sollen in diesem Zusammenhang nur einige besonders charakteristische Parameter diskutiert werden. Das Verhalten des Neutralfetts, der veresterten und unveresterten Fettsäuren und der Betalipoproteide war auffällig.

Die Ergebnisse werden anhand einiger charakteristischer Beispiele diskutiert. Eine Besprechung von Mittelwerten ergibt *kein* klares Bild, da die einzelnen Unfallpatienten individuelle Ausgangswerte haben, welche weitgehend die Schwere des Traumas widerspiegeln. Auch der weitere Verlauf der Enzymkurven ist von der Schwere der Hirnschädigung abhängig. Anhand der Enzymwerte, die häufig dem klinisch sichtbaren Verlauf um 8 Stunden vorauseilen, ist zu erkennen, daß der 2.—4. Tag nach dem Unfall kritisch ist. Viele der Schwerverletzten starben in diesem Zeitraum. Bei den Patienten, welche überlebten, erfolgte nach dem 3.—6. Tag ein leichter Enzymanstieg, der jedoch noch lange Zeit unter oder an der Grenze der Norm verlief.

In vielen Fällen ist ein paralleler Verlauf der Azetylcholinesterase und der Cholinesterase erkennbar. Dieser parallele Verlauf zeigt sich insbesondere bei Hirnverletzungen mit letalem Ausgang. Häufig kommt es nach dem Unfall zu einem kurzfristigen Enzymanstieg, der für die Azetylcholinesterase über den Normbereich hinausgehen kann (Abb. 1). Dieses dürfte einerseits durch die Verletzung, andererseits aber auch durch den Schock bedingt sein. Die Cholinesterase erfährt gleichfalls einen Anstieg, hier jedoch nur bis in den oberen Normbereich. Dieses Maximum tritt individuell verschieden in den ersten 24 Stunden auf, jedoch am häufigsten nach 8—12 Stunden. Darauf setzt stets ein deutlicher bis massiver Abfall ein, insbesondere bei Patienten, welche innerhalb der ersten 3 Tage nach dem Unfall verstarben. Bei schweren substantiellen Hirnschädigungen, wobei die Patienten überlebt haben, fiel die Azetylcholinesterase u. U. bis zum 6. Tag ab. Hier wurden Minimalwerte bis zu 2 mÄq erreicht. Allgemein kann jedoch festgestellt werden, daß bei allen Patienten, die *nicht* überlebten, die Azetylcholinesterase stets einen permanenten Abfall bis zum Todestag aufwies, wobei das Ausmaß des Aktivitätsabfalls entscheidend ist. Diese Feststellungen lassen sich weitgehend auch auf das Verhalten der Cholinesterase übertragen.

Für die MDH (Malatdehydrogenase) findet man die höchste Aktivitätswerte gewöhnlich innerhalb der ersten 12 Stunden nach dem Unfall. Sie sind häufig über 100% erhöht, doch kommen je nach der Schwere des Traumas Werte bis zu 420 mU vor. Ähnlich dem Verlauf der Azetylcholinesterase und Cholinesterase erfolgt dann ein Abfall in den Normbereich, nicht selten an dessen untere Grenze. Patienten, welche überlebten, zeigten ein treppenförmiges Verlaufsbild, welches allmählich in

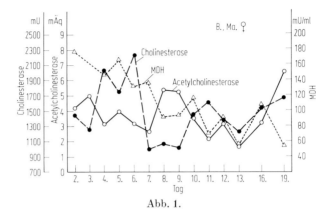

Abb. 1.

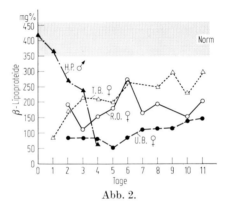

Abb. 2.

den Normbereich der MDH führte. Dieser wird je nach Ausmaß des Traumas zwischen dem 2. und 6. Tag erreicht.

In Abhängigkeit von der Schwere des Unfalls und des Schocks wird ein initialer Schwund des Neutralfetts und der veresterten Fettsäuren beobachtet. Dieser Abfall kann bis zum 3. Tag nach dem Unfall andauern. Dementsprechend gegenläufig verhalten sich die unveresterten Fettsäuren. Nur bei Patienten mit schwerem Schock zeigen auch die veresterten Fettsäuren einen initialen Schwund. Bei Patienten mit einem irreversiblen Schock ist ein Abfall der unveresterten Fettsäuren bis zum Tode erkennbar.

Der Verlauf des Neutralfetts und der veresterten Fettsäure ist nicht immer gleichsinnig. Schwer traumatisierte Patienten zeigen nach dem 3. Tag ein vermehrtes Auftreten von Triglyzeriden gegenüber von Mono- und Diglyzeriden. So kommt es, daß bei diesen Patienten die Werte für die veresterten Fettsäuren oft länger als eine Woche unter der Norm liegen.

Bei allen Patienten tritt gleichfalls ein initialer Schwund der Beta-Lipoproteide auf (Abb. 2), der noch charakteristischer ist als derjenige der veresterten Fettsäuren und des Neutralfetts. Dieser Schwund war bei Patienten, die *nicht* überlebten, stets permanent. Im allgemeinen hält der Abfall jedoch nicht länger als bis zum 3. Tag an, gelegentlich bis zum 5. Tag. Es ist zu betonen, daß die Werte für die Beta-Lipoproteide bei allen hier aufgeführten Patienten immer unter der Norm lagen. Eine Normalisierung wurde erst jenseits der 2. bzw. 3. Woche nach dem Unfall erreicht. Der spätere Verlauf der Beta-Lipoproteide spiegelt die allmählich eintretende Erholungsphase wieder, die gleichfalls dem klinischen Bild entspricht.

Zusammenfassung. Es wurden hier die Ergebnisse von Enzym- und Fettuntersuchungen bei über 100 Patienten mit einem Schädelhirntrauma vorgelegt. Bei unterschiedlichen Ausgangswerten war der Verlauf jedoch gleichsinnig. Es ist aber auf jeden Fall notwendig, den Kurvenverlauf der Enzymveränderungen und der Fettwerte individuell zu betrachten, wobei sich jedoch eine aussagefähige Tendenz herauskristallisiert hat: so kann aus dem Verhalten der Azetylcholinesterase, der Cholinesterase und der Malatdehydrogenase (MDH), dem Neutralfett, den veresterten (und den unveresterten) Fettsäuren sowie den Beta-Lipoproteiden Bedeutung zugemessen werden. Diese Parameter spiegeln weitgehend den klinischen Verlauf wieder, oft eilen sie dabei dem aktuellen klinischen Bild um 6—8 Stunden voraus. Wir sind der Ansicht, daß Veränderungen im hier besprochenen Enzymspektrum und der Fettwerte für die klinische Prognose *wichtig* sind.

Ch. Stolz, W. Heller und P. Oldenkott, Tübingen (BRD):

Zur Intensivpflege des Schädel-Hirntraumas unter Berücksichtigung biochemischer Parameter. (Mit 2 Abb.)

Die Intensivbehandlung der Patienten mit einer meist traumatisch bedingten Kontusionierung mehr oder weniger ausgedehnter Hirnareale gestaltet sich deswegen außerordentlich schwierig, weil es uns auf der einen Seite an Möglichkeiten fehlt, durch exakte und reproduzierbare diagnostische Maßnahmen das genaue Ausmaß der Läsion und den Erfolg der therapeutischen Bemühungen vor einer Besserung der Bewußtseinslage festzustellen, um damit letztlich den Zustand prognostisch *sicher* beurteilen zu können. Auf der anderen Seite stehen uns auch therapeutisch kaum Möglichkeiten zur Verfügung, neben der Sicherstellung eines optimalen Gasaustausches, der Aufrechterhaltung eines normalen Energie-, Wasser- und Elektrolythaushaltes und der Vermeidung von Komplikationen vor allem von seiten des Respirations-, des Digestions- und des Urogenitaltraktes, den Krankheitsverlauf kausal beeinflussen zu können.

In der vorangehenden Publikation (Heller, Oldenkott, Stolz: Beurteilung des Enzymverhaltens und des Fettstoffwechsels beim Schädel-

Hirntrauma) wurde über unsere Untersuchungen des Enzymverhaltens und die Veränderungen im Fettstoffwechsel bei Schädel-Hirntraumatikern berichtet. Es konnte gezeigt werden, welche diagnostischen und auch prognostischen Schlüsse wir aus der Verlaufsbeobachtung dieser Parameter glauben ziehen zu können. Über die *therapeutischen Konsequenzen* dieser Untersuchungen soll an dieser Stelle referiert werden. Unsere Überlegungen gingen dabei von der Vorstellung aus, die pathologischen Veränderungen im Enzymverhalten und des Fettstoffwechsels durch die Applikation eines Proteinaseninhibitors in Verbindung mit einer maximal vasoaktiven Therapie günstig beeinflussen zu können. Diese Therapie führen wir so durch, daß wir in schweren Fällen sofort nach dem Trauma, in anderen Fällen nach der Manifestation der Veränderungen im Enzymverhalten und Fettstoffwechsel eine hochdosierte proteinaseninhibitorische Behandlung mit Trasylol[R] (bis 4 Mio. KIE über 24 Std im Dauertropf) in Verbindung mit einer intensiven vasoaktiven Therapie mit Complamin[R] (beginnend mit 1500 mg/die bei täglicher Steigerung der Dosis bis auf 9000 mg/die, ebenfalls im Dauertropf) einleiten. Nebenwirkungen, insbesondere durch die vasoaktive Therapie, konnten wir bis auf einen gelegentlichen Flush bei zu schneller Infusion nicht beobachten; lediglich nach einer länger dauernden vasoaktiven Behandlung kam es gelegentlich, bedingt wahrscheinlich durch die vermehrte renale Durchblutung, zu einer Polyurie, die sich jedoch nach dem Absetzen dieser Therapie meist innerhalb weniger Tage normalisierte.

Wir überblicken inzwischen etwa 100 Patienten, die wir in der genannten Form behandelt haben. Der günstige Effekt dieser Therapie auf die Normalisierung der Veränderungen im Enzymverhalten und im Fettstoffwechsel, die eine deutliche Korrelation zum klinischen Verlauf erkennen lassen, sei im folgenden anhand der Verlaufskurven einiger Patienten aus diesem Kollektiv demonstriert:

Das Verhalten der Cholinesterase und der Azetylcholinesterase bei einem Kranken mit einem schweren Schädel-Hirntrauma ist auf der 1. Abbildung zu erkennen (Abb. 1). Bei normalen Ausgangswerten unmittelbar nach dem Unfall kam es am 1. Tag nach dem Trauma zu einem deutlichen Abfall der Esteraseaktivität, der am 4. Tag sein Maximum erreichte. Die daraufhin sofort eingeleitete vasoaktive und proteinaseninhibitorische Therapie führte bereits wenige Stunden nach dem Beginn der Behandlung zu einer deutlichen Steigerung der Aktivität der Cholin- und Azetylcholinesterase, ein Effekt, der unter der Steigerung der Dosierung der vasoaktiven Therapie anhielt und sogar noch verbessert werden konnte und mit einer eindrucksvollen Besserung des klinischen Befundes verbunden war. Etwa nach 2 Wochen hatten die Esteraseaktivitäten normale Werte erreicht, der Kranke konnte nach diesem Zeitraum aus der Intensivpflege entlassen werden.

Das Verhalten der Neutralfettfraktion ist auf der Abb. 2 bei 3 Patienten zu erkennen. Wir fanden bereits unmittelbar nach dem Unfall zum Zeitpunkt der Einlieferung in die Klinik einen deutlichen Abfall aller Fettfraktionen unter den Normbereich. Daher wurde die vasoaktive und proteinaseninhibitorische Therapie *sofort* nach der Einlieferung eingeleitet. Daraufhin kam es zu einer raschen Normalisierung des Neutralfettspiegels. Daß dieser Erfolg tatsächlich auf die genannte Therapie zurückzuführen ist, läßt sich an der untersten Kurve (Pat. R. M.) erkennen. Bei dieser Kranken wurde die Behandlung am 2. Tag unterbrochen, woraufhin ein sofortiger und steiler Abfall der Neutralfettreaktion zu erkennen war. Das Wiedereinsetzen der Behandlung am 3. Tag führte zu einer erneuten Normalisierung.

Zur Intensivpflege unter Berücksichtigung biochemischer Parameter 191

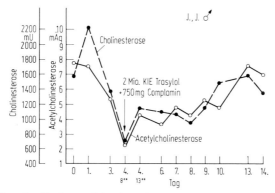

Abb. 1. Verhalten der Cholin- und der Azetylcholinesterase beim schweren Schädel-Hirntrauma unter dem Einfluß einer vasoaktiven und proteinaseninhibitorischen Therapie

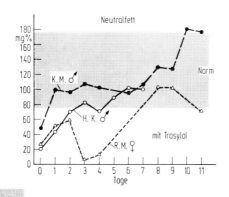

Abb. 2. Verhalten des Neutralfettspiegels bei 3 Patienten mit schwerem Schädel-Hirntrauma unter dem Einfluß einer vasoaktiven und proteinaseninhibitorischen Therapie

Bei den gleichen Patienten wurden auch die übrigen Fettfraktionen (Freie Fettsäuren, veresterte Fettsäuren und Beta-Lipoproteide) untersucht, dabei fand sich ein dem Verhalten der Neutralfette entsprechender Kurvenverlauf mit deutlichem Anstieg und Tendenz zur Normalisierung nach dem Beginn der Behandlung mit Unterbrechung dieses Erfolges, sowie die Behandlung abgesetzt wurde.

Bei der Beurteilung des Verhaltens der einzelnen Parameter des Fettstoffwechsels war jedoch zu erkennen, daß diese wesentlich langsamer und träger durch die vasoaktive und proteinaseninhibitorische Behandlung zu beeinflussen sind als diejenigen der Cholinesterase und der Azetylcholinesterase. Auch konnten wir beobachten, daß diese deutlicher in ihren Veränderungen mit denen des klinischen Verlaufes sowohl im positiven als auch im negativen Sinne korrelieren, als es bei den Veränderungen im Bereich des Fettstoffwechsels der Fall ist. Der wesentlich ruhigere Kurvenverlauf mit der stetigen Tendenz zur Normalisierung der Befunde unter unserer Behandlung im Gegensatz zu dem schwankenden Verlauf insbesondere der Veränderungen im Fettstoffwechsel ohne diese Behandlung lassen jedoch den positiven Effekt erkennen.

Wir sind uns darüber im klaren, daß diese Befunde der weiteren Nachprüfung bedürfen und nur einen kleinen Sektor in dem komplexen Geschehen des Ablaufes eines Schädel-Hirntraumas darstellen. Wir hoffen jedoch, daß wir dadurch in Verbindung mit dem klinisch-neurologischen Befund und allen anderen erfaßbaren Parametern in die Lage versetzt werden, zu einer etwas genaueren Aussage über den Schweregrad eines Hirntraumas und dessen prognostischer Beurteilung zu kommen und den Verlauf therapeutisch günstig beeinflussen zu können.

Aussprache

E. Deisenhammer, Linz (Österreich):

Ich möchte gern Herrn Bauer fragen, wie das aufzufassen ist, wenn bei der Echoenzephalographie immer wieder gesagt wird, eine Verschiebung von 2 mm oder 3 mm sei noch eine Normvariante. Wenn ich ein Echoenzephalogramm mache und dabei eine Verschiebung von 1 mm habe so sagt mir das doch, daß die Mittellinie um 1 mm verschoben ist. Was ich mit der Verschiebung von 1 mm anfange, das ist ja dann eine andere Frage. Oder ist das so aufzufassen, daß Sie meinen, daß die Verschiebung bis 3 mm die Fehlerquelle ihrer Methode darstellt? Wenn das so ist, dann wäre das doch eine ziemlich große Fehlerquelle. Zum Vortrag von Herrn Amann möchte ich zum letzten Punkt sagen: Diese Karotisstenose ist ja offensichtlich *nicht* traumatisch bedingt, sondern ein Zufallsbefund. Da scheint mir bei einem Schädeltrauma doch die frühzeitige Operationsindikation eher gefährlich zu sein. Ich meine, wenn der Patient so lange mit seiner Karotisstenose gut ausgekommen ist, dann wäre es zweckmäßiger zu warten, bis das Schädeltrauma mit allen seinen zerebralen Folgen sicher und voll abgeklungen ist.

Zum Vortrag von Herrn Kolar möchte ich sagen, daß das nur zu unterstreichen ist, wir bekommen diese Fälle viel zu selten und viel zu wenig zu szintigraphischen Untersuchungen. Es gäbe vermutlich viel mehr solcher Hydrozephalien.

W. Krösl, Wien (Österreich):

Zur ersten Auflage möchte ich nur daran erinnern, daß heute vormittag Scherzer in seinem Vortrag auch 3 mm als Normbreite angegeben hatte. Ich möchte jetzt gleich die Herren, die angesprochen worden sind, bitten, Stellung zu nehmen. Herr Bauer bitte.

J. Bauer, Kosice (ČSSR):

Vormittag haben wir auch von Scherzer gehört, daß man die Verschiebung bis zu 3 mm als Normvariante bezeichnen kann. Die Verschiebung um 3 mm kann durch verschiedene Ursachen gegeben sein. Vielleicht ist das ein Fehler der Methode, aber es kann auch ein Fehler bei der Abnahme sein. Wir haben im Europasaal gehört, daß es darauf ankommt, wie lange der Abnehmende die Echoenzephalographie schon durchgeführt hat. Ich kann hier nicht auf alles ausführlich eingehen, wir fühlen uns mit Herrn Scherzer einen Sinns, wenn wir glauben, daß eine Fehlerbreite von 3 mm durchaus noch im Bereiche der Norm liegt.

W. Krösl:

Ja, ich glaube es hängt auch zum Teil mit der physiologischen Asymmetrie zusammen.

H. Brenner, Wien (Österreich):

Ich frage, bzw. diskutiere ebenfalls zu Amann. Diese 2 Fälle mit dem wachsenden Thrombus sind außerordentlich interessant. Also — junger Mann, Trauma, festgestellte Stenose — eine glaube ich nach wenigen Wochen und eine nach mehreren Wochen. Wenn ich den Tenor richtig verstanden habe, so haben Sie bedauert, nicht im Stenosestadium operiert zu haben. Das ist an und für sich bemerkenswert, denn normalerweise müßte man doch annehmen, daß eine traumatische wandständige Anlagerung eines Gerinnsels sich wieder abbaut und nicht spontan zu einem Totalverschluß führt. Wie oft kommt das vor, sicher oft bei Operationen. Nach der Operation haben wir doch keine ideale Wand an der Nahtstelle und dennoch wird das entstandene Gerinnsel im Laufe von Tagen abgebaut. Das ist außerordentlich wichtig und ich muß ehrlich sagen, ich habe das nicht gewußt, obwohl wir experimentell sehr viel darüber gearbeitet haben. Das zweite ist die Differentialdiagnose. Ich glaube das muß noch einmal betont werden, zwischen Blutung und Gefäßverschluß ist das Kardinalunterschiedssymptom der Beginn der neurologischen Symptomatik und die Bewußtseinsstörung.

Und nun kommt etwas 3. und das ist das Allerwichtigste. Wir treffen uns hier in einer Woche in Salzburg bei den Gefäßchirurgen. Kontraindikation: Die Bewußtlosigkeit. Was bedeutet die Bewußtlosigkeit? Entweder ist es die dominante Karotis und die Stammganglien sind ergriffen, oder die entstandene Malazie ist so groß, daß sie bereits zu einer Hirndrucksteigerung und dadurch zu einer Bewußtlosigkeit geführt hat. Was entsteht, wenn man ins malazische Stadium thrombendarteriektomiert? Für gewöhnlich kommt es nach 1 Stunde zu einer massiven Rupturblutung, das ist uns allen schon passiert. Ich glaube das muß man besonders unterstreichen.

W. Kirchmair, Zell/See (Österreich):

Ich habe vor ungefähr 8 Jahren von einem Fall einer traumatischen Karotisthrombose berichtet, die als Folge eines Sturzes beim Schilaufen aufgetreten ist. Der Verletzte wurde vom Schiort ungefähr 48 Stunden nach dem Unfall in die neurologische Abteilung des Landeskrankenhauses gebracht und angiographiert. Es bestand bereits eine Hemiparese und wir haben nur thrombektomiert. Es kam zu keiner Besserung des Zustandes. 3 Tage nach dem Unfall haben wir eine Kontrollangiographie durchgeführt und einen *neuerlichen* Verschluß vorgefunden. Ich habe noch einmal revidiert und das zweite Mal thrombendarteriektomiert. Ich war mir schon im klaren darüber, daß es ein gefährliches Unterfangen ist. Aber es ist dann nach der Thrombarteriektomie, nach Entfernung der sicher vielfach traumatisierten Intima, nicht mehr zu einem Verschlußrezidiv gekommen. Im Verlaufe von Monaten kam es zu einer völligen Restitution.

E. Amann, Wien (Österreich):

Zu Herrn Deisenhammer: Ich glaube, da ist ein kleines Mißverständnis insofern aufgetreten, als sie offenbar nicht bemerkt haben, daß der letzte Patient bei der Einlieferung bewußtlos war. Wir sind uns, glaube ich einig, daß man im Stadium der Bewußtlosigkeit die Karotisthrombose *nicht* operieren soll. Es ist also nicht von der frühesten Operationsindikation oder zur frühesten Zeit unmittelbar nach dem Ereignis die Rede. Natürlich müssen die akuten Symptome bei einer vorliegenden Stenose abgeklungen sein. Herrn Brenner möchte ich für seine Diskussionsbemerkung danken. Er hat einige Fragen damit beantwortet. Zur Bewußtlosigkeit noch: Für die Differenzierung schien es wichtig, diese beiden Fälle herauszustreichen, ob eine isolierte oder kombinierte Thrombose vorliegt, da man im akuten Stadium nicht differenzieren kann, ob die Bewußtseinsstörung infolge einer intrakraniell reichenden Thrombose oder einer gleichzeitig bestehenden primären Hirnläsion resultiert. Aber jeder, der Karotisthrombosen operiert, wird wissen, daß es nach Ausräumung dieser Thrombosen sehr häufig zu schweren Hirnödemkrisen kommt, die ja manchen Patienten sogar das Leben gekostet haben. Herrn Kirchmair kann ich zu diesem Fall, der ja publiziert und bekannt ist, nur zur Vorgangsweise der Operation gratulieren. Im Detail glaube ich, soll hier nicht gesprochen werden.

W. Heller, Tübingen (BRD):

Ich möchte zuerst einmal zur Frage des Fettstoffwechsels Stellung nehmen. Der Verlauf dieser Fettkurven ist typisch für den traumatischen Schock. Ihr Verhalten postoperativ ist wesentlich anders. Wir haben das bei Frakturen untersucht. Wenn eine schwere Fraktur *ohne* Schädel-Hirnbeteiligung vorliegt, dann verlaufen im traumatischen Schock die Fettkurven so wie beim Schädel-Hirntrauma. Wird aber anschließend der Patient durch eine Plattenosteosynthese operativ versorgt, dann verlaufen postoperativ diese Fettkurven nicht in diesem Ausmaß, wie wir sie im traumatischen Schock gesehen haben. Beim traumatischen Schock ohne Schädel-Hirnbeteiligung haben sie keinen Enzymverlust, so wie es hier aufgezeigt wurde. Dieser Enzymverlauf ist weitgehend charakteristisch für das Schädel-Hirntrauma, so daß man also sagen kann: Der Fettverlauf im traumatischen Schock ist nahezu immer gleich, ob eine Schädel-Hirnbeteiligung mit besteht oder ob es sich um ein reines Frakturgeschehen handelt. Bei den Enzymen haben wir jedoch ein typisches Verhalten für das Schädel-Hirntrauma.

H. Eberle, Zürich (Schweiz):

Unsere Erfahrungen bei konservativ und operativ behandelter Rhinoliquorrhoe. (Mit 2 Abb.)

Im Zusammenhang mit den Verkehrsunfällen haben in den letzten Jahren die schweren frontobasalen Schädel-Hirn-Verletzungen und damit auch die traumatischen Rhinoliquorrhoen zugenommen. Statistische Aussagen über die Häufigkeit der Liquorrhoen sind aus verschiedenen und bekannten Gründen schwierig. Je nachdem, ob die Veröffentlichung aus einer neurochirurgischen Klinik mit ihrem ausgewählten Krankengut oder aus einer allgemein-traumatologischen Klinik stammt, variieren die Angaben bezüglich Anzahl der Liquorrhoen und hinsichtlich Komplikationen erheblich.

Im Raume Zürich werden die meisten Schädel-Hirn-Verletzten in unsere traumatologische Klinik eingewiesen. Das Spektrum der Verletzungen reicht von der einfachen Commotio cerebri bis zu den schwersten Schädel-Hirn-Verletzungen. Unter den 4220 Schädel-Hirn-Verletzungen seit 1962 finden sich 46 diagnostizierte Rhinoliquorrhoen, d. h. 1,1%. Bei den 114 frontobasalen Schädel-Hirn-Verletzungen beträgt deren Anteil rund 40%.

Maßnahmen bei direkt offenen frontobasalen Schädel-Hirn-Verletzungen: Bei den direkt offenen frontobasalen Schädel-Hirn-Verletzungen mit Eröffnung der Stirnhöhlen, der Sieb- oder Keilbeinzellen ist das therapeutische Vorgehen insofern klar, als es sich um eine *unmittelbare und absolute Operationsindikation* handelt. Eine präoperative gründliche Röntgenuntersuchung, wenn möglich auch mit halbaxialer Schädelaufnahme zur Beurteilung der pneumatischen Räume und zur Erfassung eventueller Gesichtsschädelfrakturen, ist unerläßlich. Um vor unerwarteten Überraschungen sicher zu gehen, legen wir praktisch immer den üblichen bifrontalen Galealappen an, insofern nicht traumatische Wunden eine andere Schnittführung erfordern. Man ist dann frei, je nach vorliegendem Befund, eine übersichtliche einseitige oder doppelseitige frontale Kraniotomie auszuführen. Von der eine Zeitlang geübten supraorbitalen, durch die Augenbrauen gehenden Inzision sind wir hingegen wieder völlig abgekommen, weil sie kosmetisch stört, die Mimik der

Stirne beeinträchtigt und einen späteren eventuell für eine sekundäre Plastik nötigen bi-frontalen Galealappen mit temporo-temporalem Schnitt gefährdet.

Knochentrümmer der Kalotte, insbesondere aber die kleinen, zumeist devitalisierten, dünnen Fragmente der hinteren Stirnhöhlenwand, des Siebbeins, der Siebbeinzellen oder des Orbitadaches werden sorgfältig entfernt, um eine Sequestrierung zu vermeiden, welche die Heilung durch Infektion gefährden würde. Größere Kalottenfragmente werden nur dann zurückgelegt, wenn trotzdem ein *spannungsfreier* primärer Galeaverschluß gewährleistet ist — eine Hauptbedingung für eine komplikationslose Wundheilung. Die primäre Rekonstruktion des knöchernen Schädels hat hinter einem spannungslosen Weichteilverschluß zurückzustehen. Um dieses Prinzip unter allen Umständen zu gewährleisten, legen wir oft sogar herausgesägte Knochendeckel vorerst in die Tiefkühltruhe, um sie erst sekundär, nach ungestörter Wundheilung wieder einzusetzen. Dieses Vorgehen hat ferner den Vorteil, daß sich die Galea der Dura anlegen kann, wodurch sich infektionsgefährdete Hohlräume vermeiden lassen. Zur sekundären Wiederherstellung von Knochendefekten im Stirnbereich bevorzugen wir, sofern die Kalottenstücke des Patienten nicht aufbewahrt werden konnte, die autologe Knorpelschrotplastik mit Rippenknorpel. Wir haben damit nach unseren bisherigen Erfahrungen gute kosmetische Resultate erzielt.

Die Schleimhaut der eröffneten Sinus wird sorgfältig ausgeräumt, um eine Mukozele zu vermeiden. In unserem Krankengut ist diese Komplikation nur einmal aufgetreten. Die Region des eröffneten Sinus frontalis drainieren wir mit einem Redondrain mit Sog durch den Ductus nasofrontalis. Aufsteigende Infektionen oder Sekretretention haben wir bei dieser Drainageart weder primär, noch sekundär beobachtet.

Der entscheidende Faktor bei der Behandlung der traumatischen Liquorrhoe und der Liquorfistel ist der *sichere Duraverschluß*. Eine wasserdicht verschlossene Duraläsion schützt das Gehirn vor Infektion von außen.

Ein entsprechender Fall wird demonstriert: Nach primärer Versorgung einer offenen frontobasalen Schädel-Hirn-Verletzung mit Zertrümmerung des Sinus frontalis und der Siebbeinregion und Durazerreißung entwickelte sich ein epidurales Empyem. Der Knochendeckel wurde entfernt. Die inzwischen geheilte Dura bildete eine sichere Infektbarriere gegen das Gehirn. Klinisch bestanden nie Zeichen für Durchwanderungsmeningitis oder Enzephalitis. Der nach der Knochenentfernung spannungsfreie Weichteilverschluß und die Vermeidung eines Hohlraumes zwischen Dura und aufliegender Galea brachten den epiduralen Infekt rasch zur Abheilung. Die sekundäre Rekonstruktion ist frühestens nach einem Jahr vorgesehen.

Auch wenn sich frontal gelegene Durarisse von außen durch Naht oder Plastik verschließen lassen, ist in jedem Fall der Zustand des Stirnpoles und die vordere Schädelgrube auf *intraduralem* Weg zu inspizieren. Wegen Nichtbeachtung dieses Prinzips haben wir zweimal eine zusätzliche Duraverletzung im Bereich der Siebbeinzellen übersehen und waren wegen Fortbestehen der Rhinoliquorrhoe zu einer erneuten Revision genötigt.

Zur Deckung von Duradefekten verwenden wir in der Regel freie Periostlappen aus dem Operationsgebiet oder Faszienstücke des Temporalmuskels. Während wir früher diese Lappen angenäht haben, was bekanntlich an der adhärenten und dünnen Basisdura oft schwierig sein kann und nicht immer einen wasserdichten Verschluß gewährleistet, verwenden wir heute den Gewebeklebstoff Histoacryl zur Fixation der Transplantate. Die damit gemachten Erfahrungen bei bisher 11 Fällen sind gut. Wir haben kein Liquorrhoerezidiv zu verzeichnen.

Die Operationstechnik wird durch Skizzen und Operationsaufnahmen bei einem Fall mit Liquorfistel von ca. 5 mm Durchmesser links im Bereich der mittleren Siebbeinzellen erläutert.

Bei einem Patienten, welcher 6 Wochen nach dem Dura-Verschluß verstarb, konnten wir die mit Histoacryl ausgeführte Periostplastik histologisch untersuchen. Die mikroskopischen Schnitte werden demonstriert. Sie zeigen eine eindeutige Verwachsung des Periostlappens mit der Dura im Bereich der Klebstellen. In einzelnen Spalträumen finden sich ganz geringe Mengen des noch nicht vollständig resorbierten Histoacryl. Die Gewebsreaktion auf den Gewebeklebstoff ist gering. Es finden sich in dessen Umgebung einzelne diskrete lymphozytäre Infiltrate und einige Fremdkörperriesenzellen.

Operationsindikationen bei gedeckten frontobasalen Schädel-Hirn-Verletzungen. Weniger einheitlich sind die Auffassungen hinsichtlich Operationsindikation bei gedeckten frontobasalen Schädel-Hirn-Verletzungen. Bekannt sind die Ansichten verschiedener Autoren, daß grundsätzlich nicht nur bei jeder nachgewiesenen Rhinoliquorrhoe, sondern auch bei jedem Verdacht auf traumatische Duraverletzung ohne Liquorrhoe operativ vorzugehen sei.

Auf Grund unserer Erfahrungen empfehlen wir eine *operative* Behandlung bei folgenden Befunden:

1. Wenn eine Rhinoliquorrhoe von Anfang an sehr massiv ist oder wenn sie nicht innerhalb von 8 Tagen versiegt oder wenn sie nach kürzerem oder längerem Intervall wieder auftritt.

2. Bei intraventrikulärer (Abb. 1) oder intrazerebraler Pneumatozele oder bei subduraler Pneumatozele mit ausgesprochener Verwerfung und Dislokation der Frakturfragmente oder bei an Größe zunehmender subduraler Pneumatozele, insbesondere wenn diese mit einem Hirndrucksyndrom kombiniert ist. (Entsprechende Röntgenbilder und Operationsbefunde werden demonstriert).

3. Nach jeder meningitischen Komplikation nach einer Rhinoliquorrhoe.

Bei gedeckten frontobasalen Schädel-Hirn-Verletzungen warten wir wegen des traumatischen Hirnödems immer ca. eine Woche bis zur Operation. Kommt eine Rhinoliquorrhoe in diesem Zeitraum zum Stehen oder resorbiert sich eine subdurale Pneumatozele und zeigt die genaue röntgenologische Abklärung keine massive Fragmentverschiebung, so ist nach unserer bisherigen Erfahrung eine abwartende Haltung unter Antibiotika-Schutz — wir verwenden Chloromycetin in hoher Dosierung — zu verantworten. Die Röntgenbildserie, welche in Abb. 2 dargestellt ist, zeigt den Resorptionsverlauf einer subduralen Pneumatozele innerhalb einer Woche bei einem Fall mit gedeckter frontobasaler Schä-

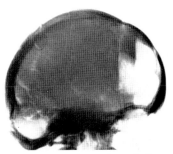

Abb. 1. Intraventrikuläre Pneumatozele nach gedeckter frontobasaler Schädel-Hirn-Verletzung mit Rhinoliquorrhoe bei einem 23jährigen Patienten mit Dysostosis cleido-cranialis (Schaltknochenschädel, Hydrocephalus internus). Spontane Luftfüllung beider massiv erweiterter Seitenventrikel durch Liquorfistel im Bereich der linken mittleren Siebbeinzellen und Kontusion der Basis des Frontallappens

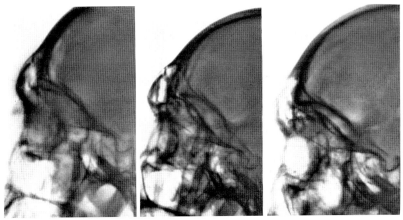

Abb. 2. Zeitlicher Resorptionsverlauf einer subduralen Pneumatozele bei gedeckter frontobasaler Schädel-Hirn-Verletzung mit Rhinoliquorrhoe. 24 Std nach dem Unfall ist die subdurale Luftansammlung fast vollständig resorbiert. 8 Tage nach Unfall keine Pneumatozele mehr nachweisbar. (Klinisch Sistierung der Rhinoliquorrhoe 4 Tage nach Unfall, bisher komplikationsloser Verlauf)

del-Hirn-Verletzung mit Liquorrhoe. Konservativ behandelte Patienten werden selbstverständlich während eines halben Jahres regelmäßig nachkontrolliert und sind angehalten bei Auftreten von Kopfschmerzen oder wässerigem Ausfluß aus der Nase sich sofort spontan zu melden.

Nach der Literatur und nach unseren eigenen Erfahrungen treten Rezidivliquorrhoen oder andere Komplikationen in über 90% während der ersten 3 Monate nach dem Unfall auf. Unter unseren 15 konservativ behandelten Patienten kam es in 2 Fällen nach 2½, resp. nach 3 Monaten zu einer Rezidiv-Rhinoliquorrhoe, welche sekundär operativ erfolgreich behandelt wurde.

Abschließend noch ein Wort zur Frage, ob eine Reposition einer Gesichtsschädelfraktur vor oder nach einer operativen Behandlung eines geschlossenen frontobasalen Schädel-Hirn-Traumas mit Liquorrhoe durchzuführen sei. In einigen Fällen haben wir nach der Oberkieferreposition eine erstmalige Rhinoliquorrhoe oder ein Liquorrhoerezidiv beobachtet. (Ein entsprechender Fall wird demonstriert.) Unsere Erfahrungen sprechen eindeutig dafür, daß *zuerst* die Gesichtsschädelfraktur reponiert und erst *nachträglich* eine Liquorfistel operativ angegangen werden soll.

Zusammenfassung. Statistische Häufigkeit der Rhinoliquorrhoe in Bezug auf die Gesamtzahl der Schädel-Hirn-Traumen und die frontobasalen Schädel-Hirn-Verletzungen, Operationsindikationen bei direkt offenen frontobasalen und bei gedeckten frontobasalen Schädel-Hirn-Verletzungen mit Rhinoliquorrhoe, sowie operativ-technische Erfahrungen werden diskutiert. Im besonderen wird auf die Vertretbarkeit einer konservativen Therapie bei bestimmten Fällen von Rhinoliquorrhoe hingewiesen.

R. R. Unger, Berlin (DDR):

Bemerkungen zur Problematik der frontobasalen Verletzung. (Mit 2 Abb.)

Die Problematik *jeder* frontobasalen Verletzung liegt in der pathologischen Kommunikation zwischen intrakraniellem Raum und den paranasalen Sinus begründet. Auf Grund dieser Kommunikation *muß* diese spezielle Verletzung als *offenes* (penetrierendes) Schädel-Hirntrauma gewertet und behandelt werden.

Folgende, zum Teil noch immer strittige Fragen, sind Gegenstand dieser knapp umrissenen Abhandlung:

1. Ist jede frontobasale Verletzung operativ zu versorgen?
2. Zu welchem Zeitpunkt sollte operiert werden?
3. In welcher Weise und von welchem Team ist diese Verletzung zu versorgen?

Abgesehen davon, daß *akut* lebensbedrohliche Verletzungsfolgen eine unmittelbare Operationsindikation darstellen, empfehlen wir auf Grund unserer Erfahrungen und unter Einbeziehung des Schrifttums der letzten Jahre eine *aktive* Einstellung gegenüber *allen* frontobasalen Verletzungen. Wir sehen die Begründung darin, daß offensichtlich das Operationsrisiko bei der Versorgung *frischer* frontobasaler Verletzungen geringer ist, als jenes bei späteren Eingriffen auf Grund eingetretener Früh- oder Spätkomplikationen.

In der akuten Phase angefertigte *informatorische* Schädelübersichtsaufnahmen geben schon gewisse Hinweise auf Ausdehnung der Verletzung und auf mögliche Komplikationen. Als *unmittelbare* Operationsindikation sehen wir frontale Weichteilwunden *mit* Liquorabfluß *und* Hirnprolaps, ausgedehnte Impressionsfrakturen und profuse Blutungen aus dem Nasen- oder Rachenraum bzw. intrakranielle Blutungen an.

Wenngleich die Operationsindikation bei *allen* frontobasalen Verletzungen gegeben ist, kann jedoch der Eingriff bei geringfügiger Liquorrhoe sowie bei der Pneumatozele *zeitlich* begrenzt aufgeschoben werden. Die Versorgung empfiehlt sich aber — nach antibiotischer Abschirmung — innerhalb der ersten 10 Tage nach dem Trauma. Zwischenzeitlich infolge eines stärkeren Liquorverlustes einsetzende Unterdruckzustände ebenso wie intrakranielle Drucksteigerungen auf der Grundlage einer intrakraniellen Blutungskomplikation oder einer Pneumatozele können zur Änderung des Zeitplanes zwingen. Floride oder chronisch rezidivierende Meningitiden bzw. Hirnabszesse nach chirurgisch *nicht* oder nur unzulänglich behandelten frontobasalen Verletzungen dürften ein mahnender Hinweis dafür sein, daß eine sistierende Liquorrhoe *nicht* als ausgeheilt gewertet werden sollte. Wir beobachteten 9 Patienten, bei denen es im Zwischenraum von einem bis maximal 20 Jahre zu mehrfachen Meningitiden bzw. zur lebensbedrohlichen Abszeßbildung gekommen war.

An der Forderung, eine *offene* Verletzung baldmöglichst in die *geschlossene* Form umzuwandeln, hat auch das Zeitalter der Antibiotika nichts geändert. Beim röntgenologischen Nachweis (Tomographie einbezogen) feiner Fissurlinien im Bereiche der Stirnhöhlenvorderwand, aber *fehlender* Liquorrhoe (Isotopenuntersuchung) und fehlenden neurologischen Ausfällen trifft unserer Auffassung nach die Bezeichnung „typische" frontobasale Verletzung nicht zu. Hier besteht, ebenso wie bei erkennbaren Fissuren im Siebbeinbereich *ohne* Liquorrhoe und *ohne* sonstige neurologische Ausfälle *keine* zwingende Operationsindikation. Bei diesen Patienten ist eine intensive Dispensairebetreuung über einen Zeitraum von mindestens 12 Monaten zu empfehlen.

Die Beantwortung der Frage, in welcher Weise und von welchem Team frontobasale Verletzungen zu versorgen sind, ergibt sich zwangsläufig schon aus dem Operationsziel, das 2 Hauptforderungen zu erfüllen hat:

1. Die übersichtliche Darstellung der frontobasalen Region zwecks sicherer, d. h. wasserdichter Versorgung der Duraläsionsstelle und

2. die möglichst radikale Enttrümmerung des Verletzungsterrains (einschließlich des verletzten Nasennebenhöhlensystems), die Entfernung *aller* Fremdkörper und des erkennbar devitalisierten Gewebes.

Von *akut* lebensbedrohlichen Zuständen abgesehen, besteht, wie gesagt, bei *allen frontobasalen Verletzungen* die Operationsindikation, aber mit *aufgeschobener* Dringlichkeit. Dieses und das Letztgesagte berücksichtigend bedeutet, daß die Versorgung dieser speziellen Verletzungen nur in solchen Einrichtungen erfolgen sollte, denen umfassende *diagnostische* Verfahren und gleichzeitig *optimale* operationstechnische Ausrüstungen zur Verfügung stehen.

Keinen Streit dürfte es heute mehr darüber geben, ob die Versorgung nur vom *nur* vom Neurochirurgen oder *nur* vom Oto-Rhino-Laryngologen durchgeführt werden sollte. Gibt man auf Grund scheinbar nur geringer Verletzungsfolgen einer *rhino-chirur-*

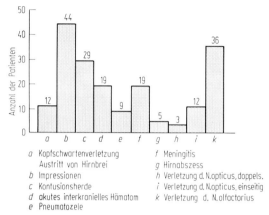

Abb. 1. Häufigkeit und Art der Unfallfolgen: Zahlenmäßig zusammengefaßt, sind die Einzelbefunde der 82 Patienten mit frontobasalen Verletzungen graphisch dargestellt. Zahlenmäßige Überschneidungen ergeben sich dadurch, daß verschiedene Unfallfolgen *gleichzeitig* bei einem Patienten bestehen können. a Kopfschwartenverletzung, Austritt v. Hirnbrei, b Impression, c Kontusionsherd, d akutes interkranielles Hämatom, e Pneumatozele, f Meningitis, g Hirnabszeß, h Verletzung d. N. opticus, doppels., i Verletzung d. N. opticus, einseitig, k Verletzung d. N. olfactorius

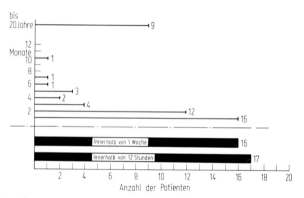

Abb. 2. Zeitpunkt der Operation nach dem Trauma: Von den 82 Verletzten wurden 17 innerhalb der ersten 12 Stunden und weitere 16 Patienten im Verlaufe der 1. Woche nach dem Trauma operiert. Alle nach Monaten bzw. nach Jahren Operierten kamen wegen entzündlicher Folgezustände (Meningitis, Hirnabszeß) oder wegen rezidivierender Rhinoliquorrhoe in neurochirurgische Behandlung

gischen Versorgung den Vorrang, sollte zuvor stets eine umfassende Diagnostik veranlaßt werden, um unerwartete intraoperative Komplikationen möglichst zu umgehen.

Im allgemeinen bemüht man sich möglichst *einzeitig* und gegebenenfalls in Kooperation mit Fachvertretern der Nachbardisziplinen zu operieren. Bei der Versorgung dürfen *kosmetische* Erwägungen jedoch nicht zu Lasten der Radikalität gehen.

Der ein- oder doppelseitige *transfrontale* Zugangsweg (intradural) zur Schädelbasis erfüllt die genannten Hauptforderungen. Er ist angezeigt zur Versorgung ausgedehnter Duraverletzungen im Bereiche der vorderen Schädelbasis, großer Hirntrümmerherde, intrakranieller Hämatome und zur Versorgung des Hirnabszesses. Allerdings läßt sich gelegentlich die Ausschaltung unterhalb der basalen Dura gelegener Infektionsherde nicht ausreichend ermöglichen. In einer derartigen Situation übernimmt bei uns der Rhinochirurg unmittelbar an den neurochirurgischen Operationsakt anschließend, die Versorgung dieser Infektionsquellen.

Für sich allein sind die *rhinochirurgischen*, extraduralen Eingriffe gut, falls *nur* die Stirnhöhlenhinterwand und die anliegende Dura verletzt sind. Die Eingriffe werden um so unsicherer, je mehr sich die Verletzungsfolgen den mittleren Abschnitten der frontobasalen Region nähern bzw. diese einbeziehen. Die Forderungen nach einer guten Übersicht über das Operationsterrain sowie der wasserdichte Duraverschluß dürften sich mit diesem Vorgehen nur schwer, teilweise überhaupt *nicht* erfüllen lassen.

Grundlage für diese Ausführungen stellt die Auswertung von 82 Patienten mit frontobasalen Verletzungen (1962–1971) dar, die der Spezialabteilung unmittelbar oder verspätet zur Operation bzw. zur Abklärung eingewiesen wurden. Die Abbildungen 1 und 2 mögen das Gesagte veranschaulichen.

A. Dippold, Leipzig (DDR):

Schädelhirnbeteiligung bei Patienten mit Querschnittslähmung.

In den letzten 10 Jahren wurden in der Orthopädischen Klinik der Karl-Marx-Universität Leipzig 361 Patienten mit Querschnittslähmungen behandelt. Davon hatten 253 Patienten eine frische Querschnittslähmung. Nach den Untersuchungen von Arnold, Nenning und Matzen jr. lag bei 20% der Querschnittsgelähmten *gleichzeitig* ein Schädelhirntrauma vor.

Art und Schwere der Schädelhirnbeteiligung sind dabei nicht nur vom Unfallmechanismus abhängig. Wesentlich ist, daß ein Teil der Halsmarkgeschädigten mehr oder weniger ausgeprägte Symptome einer Schädelhirnbeteiligung zeigt, ohne daß in jedem Falle primär eine intrakranielle Schädigung vorliegen muß.

Von den 253 frischen traumatischen Querschnittslähmungen wiesen 57 Patienten — das entspricht 23% — eine Schädigung oberhalb von C7 auf.

Interessant ist, daß sich die Zahl der eingewiesenen Halsmarkverletzten in den letzten 3 Jahren gegenüber den ersten 3 Jahren des Untersuchungszeitraumes verzehnfacht hat. Die Anzahl aller Querschnittslähmungen hat sich jedoch nur verdoppelt. Kamen 1960–62 nur 3 Patienten mit Lähmung im Halsmarkbereich zur Aufnahme, so waren es in dem Zeitraum 1968—70 31.

Im Folgenden sollen an Hand einiger ausgewählter Fälle differentialdiagnostische und therapeutische Probleme bei Patienten mit Querschnittslähmung und Schädelhirnbeteiligung dargestellt werden.

Exakte wissenschaftliche Vergleiche lassen sich selbst bei der relativ großen Zahl unserer Halsmarkgeschädigten in diesem Zusammenhang *nicht* erbringen, da vorhandene Begleitverletzungen, Art und Schwere der Schädigung und das Alter der Patienten den Krankheitsverlauf unterschiedlich beeinflussen.

Welche echten Schwierigkeiten schon allein bei der Diagnose Querschnittslähmung im LWS-Bereich bei gleichzeitig vorliegenden schwerem Schädelhirntrauma auftreten können, zeigt der folgende Fal:

Ein 27jähriger Mann war von einer Zugmaschine und dem nachfolgenden Anhänger überrollt worden. Unter der Diagnose Hirnkontusion, Schädelbasisfraktur, Unterschenkel- und Rippenserienfraktur, multiple Schnittwunden erfolgte die Aufnahme in eine Chirurgische Klinik. Hier wurde zusätzlich noch eine Querschnittslähmung bei Luxationsfraktur L2 festgestellt. 24 Std nach dem Unfall erfolgte die Aufnahme zur operativen Reposition der Fraktur in unsere Klinik.

Bei bewußtlosen Patienten ist die Diagnose Querschnittslähmung nur zu stellen, wenn der Patient noch auf Schmerzreize reagiert. Liegen jedoch wie in diesem Fall neben der Schädelverletzung noch multiple andere Verletzungen vor, dann wird verständlich, daß die Erhaltung der vitalen Funktionen an erste Stelle gerückt war.

Nach den tierexperimentellen Untersuchungen von Tarlow ist jedoch eine durch geringen Druck hervorgerufene Paraplegie dann reversibel, wenn die Druckentlastung innerhalb von 2 Std erfolgt.

Daß ein Plexusausriß mit Schädelhirntrauma eine Querschnittslähmung vortäuschen kann, sahen wir bei einem 17jährigen Mopedfahrer.

Dieser Patient wurde bewußtlos in ein auswärtiges Krankenhaus eingeliefert. Es erfolgte Schockbehandlung und Gabe von hochprozentigem Sorbit sowie Versorgung einer Stirnplatzwunde. Am folgenden Tag klagte der jetzt nur noch somnolente Patient über Schmerzen im rechten Arm, der schlaff gelähmt war. Nach Verlegung in unsere Klinik trat erneut Bewußtlosigkeit und nun auch eine Pupillendifferenz auf.

Echoenzephalographisch und dann auch bei der Trepanation fand sich ein epidurales Hämatom rechts. Außerdem bestand eine frontobasale Schädelfraktur. Der weitere Verlauf war komplikationslos. Die spätere Pantopaque-Myelographie bestätigte die klinische Verdachtsdiagnose Plexusausriß rechts.

Wie bereits eingangs erwähnt, ergeben sich bei Halsmarkverletzungen mit Schädelbeteiligung besondere diagnostische und therapeutische Konsequenzen. Durch die fraktur- bzw. luxationsbedingte Einengung des Wirbelkanals und Ödembildung kann es zur Behinderung des Liquorabflusses kommen.

In 3 Fällen fanden wir einen zentralen Diabetes insipidus, wobei zumindest bei 2 Patienten nach dem Unfallvorgang eine primäre intrazerebrale Schädigung sehr unwahrscheinlich war.

Liegt gleichzeitig eine unfallbedingte intrakranielle Schädigung vor, wird deren Rückbildung durch die stauungsbedingte Drucksteigerung beeinträchtigt. Geht man von den Untersuchungen von Tönnis und Bischoff über die Blutversorgung bei raumfordernden Prozessen des Rückenmarkes aus, dann ergibt sich, daß eine Rückbildung des Ödems im

Verletzungsbereich durch dehydrierende Maßnahmen *kaum* zu erwarten ist.

Nur die besonders von Böhler, Matzen und erst in letzter Zeit wieder von Höhndorf geforderte *sofortige* Reposition der Fraktur bzw. Luxation, gegebenenfalls die Laminektomie, beseitigt die Hindernisse und schafft damit wieder freien Abfluß für den Liquor. Die gleichzeitige Ruhigstellung im Gips oder ventrale Fusion bzw. dorsale Fixierung erleichtert dazu noch die weitere Rehabilitation. Außerdem bietet sie unter bestimmten Voraussetzungen dem Mark die einzige Chance für etwaige Remissionen.

Die Rückbildung von ausgeprägten Sinusbradykardien oder entsprechend dem kardiologischen Ausgangsbefund von AV-Blöcken 1. Grades im EKG nach der Reposition — wie wir sie erst jetzt wieder bei einem Patienten beobachteten — kann auf die Druckentlastung zurückgeführt werden.

Nach unseren Erfahrungen ist bei Querschnittslähmungen oberhalb von C5/6 die Tracheotomie erforderlich, da die noch verbliebene Atemmuskulatur dem Patienten anfangs nicht gestattet, ausreichend abzuhusten bzw. zu ventilieren. Im weiteren Verlauf macht sich meist eine temporäre — am besten assistierte — Beatmung notwendig. Besteht dazu noch eine Schädel-Hirnverletzung — selbst geringeren Grades — zwingen die PO_2- bzw. Astrup-Werte fast ausnahmslos zur Beatmung. Ein längeres Zuwarten verschlechtert nur die Situation und die Ödemneigung besonders intrakraniell wird verstärkt.

Ausgezeichnet hat sich uns bei diesen Patienten der Univent 100 — ein neu entwickeltes Beatmungsgerät vom VEB Medizintechnik Leipzig — bewährt. Dieses Gerät erlaubt u. a. durch seine optische Kontrolle bei der assistierten Beatmung, etwaige Änderungen schnell zu erkennen. Damit ist besonders in den ersten Stunden nach dem Unfall bzw. nach der Operation ein zusätzlicher, wertvoller diagnostischer Parameter für eventuelle intrakranielle Veränderungen vorhanden.

Abschließend sei mir erlaubt, noch einen Fall darzustellen, der etwas Licht in das sonst so dunkle Kapitel der Halsmarkverletzungen bringt, zumal er auch noch einmal die Probleme bei der Differentialdiagnose zervikale Querschnittslähmung — intrakranielle Schädigung verdeutlicht.

Die 59jährige Patientin wurde nach einem Verkehrsunfall wegen Commotio cerebri in einem auswärtigen Krankenhaus stationär aufgenommen. Bei der Entlassung nach 2 Wochen stürzte die Patientin auf der Treppe und bekam anschließend eine aszendierende Lähmung. Unter der Verdachtsdiagnose Hämatomyelie nach Schleudertrauma der HWS erfolgte unter Beatmung die Verlegung in unsere Klinik. Durch Pantopaque-Myelographie konnten wir in Zusammenhang mit der Anamnese eine intramedulläre Schädigung ausschließen. Im Bezirkskrankenhaus St. Georg, Leipzig, wurde die Patientin 20 Tage beatmet und uns nach insgesamt 27 Tagen mit bereits wieder aktiv beweglichen oberen Extremitäten zurückverlegt. Im weiteren Verlauf bildete sich die Lähmung bis auf eine geringe Schwäche beider Beine zurück, so daß die Patientin zu Fuß das Haus verlassen konnte. Nach Anamnese und Verlauf hatte es sich offensichtlich um einen zerebralen Erweichungsherd gehandelt.

G. Mandl, Steyr (Österreich):

Frontobasale Fraktur bei Schlachtschußverletzung.

Eine Verletzung des Gehirnschädels durch Schlachtschußapparate erfolgt wohl fast ausnahmslos in suizidaler Absicht. Bei fest auf das Schädeldach aufgesetztem Schußapparat kommt es in der Regel zur Zertrümmerung lebenswichtiger Hirnstammzentren. Gewisse Überlebenschancen bestehen in diesem Falle nur bei frontalen paramedianen Schußverletzungen. Die Mortalität ist trotz sorgfältiger neurochirurgischer Versorgung sehr hoch und beträgt in der Regel über 90%. Wegen der relativen Seltenheit dieser Verletzungen möchten wir über eine Patientin mit Schlachtschußverletzung und frontobasaler Fraktur berichten, die geheilt entlassen werden konnte.

Eine 37 Jahre alte Landwirtin hatte sich bei einem Suizidversuch im Rahmen einer akuten depressiven Verstimmung mit dem Schlachtschußapparat eine Schußwunde an der Stirne zugefügt. Bei Einlieferung war die Patientin somnolent, reagierte jedoch auf lautes Anrufen und Schmerzreize. Schon während der Erstuntersuchung kam es aber zu fortschreitender Eintrübung des Bewußtseins.

Aus der oberhalb der Glabella rechts paramedian der Mittellinie liegenden kreisrunden Einschußöffnung quoll Hirnbrei und blutiger Liquor. Im seitlichen Übersichtsbild ist die Länge des Schußkanals durch einen über der Sella liegenden großen Knochensplitter, das sogenannte Sekundärgeschoß, markiert. Weitere Knochensplitter finden sich im Stirnhirn verstreut.

Nach Schockbehandlung wurden die Schußwunde in Intubationsnarkose exzidiert und die stark gesplitterten Anteile des Stirnbeines entfernt. Nach Stillen der Blutung aus dem verletzten Sinus sagittalis und Absaugen des Hirnbreies und der Knochensplitter aus dem Schußkanal konnte unter Verwendung von Klips, Elektrokoagulation und blutstillender Oxyzellulosegaze eine absolute Hämostase erzielt werden. Zur Deckung des Duradefektes wurde ein gestielter Galeaperiostlappen verwendet. Wegen des schlechten Allgemeinzustandes und der schweren Verletzung hatte man von einer sofortigen Versorgung der in die Schädelbasis reichenden Frakturen Abstand genommen. Der postoperative Verlauf war komplikationslos und die Patientin erholte sich rasch.

Wegen der fortbestehenden Rhinorrhoe wurde in einer 2. Sitzung der Duradefekt im Bereiche der Lamina cribrosa von der Schädelbasis her mit Muskelstückchen tamponiert. Die eröffnete Dura wurde schließlich dicht vernäht und eine subgaleale Drainage angelegt. Auch diesmal war der postoperative Verlauf komplikationslos und die Patientin konnte nach erfolgter Wundheilung beschwerdefrei entlassen werden. Der Stirnbeindefekt wurde nach etwa einem Jahr mit einer dünnen Kunstharzschale plastisch versorgt.

Außer einer Anosmie lassen sich nun 3 Jahre nach dem Unfall *keine* neurologischen Ausfallserscheinungen nachweisen. Lediglich das Ruhe- und Hyperventilations-EEG zeigen auch heute noch pathologische Hirntätigkeit rechts frontal.

In psychischer Hinsicht sind nur eine mäßige Störung der Merkfähigkeit und eine leichte Affektlabilität festzustellen. Ob die starke Zunahme des Körpergewichtes von 35 kg mit Veränderungen des Habitus im Sinne eines Cushing-Typs und die deutlich vermehrte Flüssigkeitsaufnahme als posttraumatische hormonelle Störungen aufzufassen sind, läßt sich noch nicht mit Sicherheit feststellen. Jedenfalls ist die Patientin nicht nur mit dem kosmetischen Ergebnis zufrieden, vielmehr ist sie auch als Landwirtin und Mutter von 3 Kindern wiederum voll arbeitsfähig.

Z. Bystrický, Brünn (Tschechoslowakei):

Grundmaßnahmen der Behandlung Hirnverletzter mit langdauernder Bewußtlosigkeit. (Mit 2 Tabellen.)

Den Behandlungsvorgang von Schädel-Hirnverletzungen mit langdauernder Bewußtlosigkeit kann man der Übersicht halber in 2 unterschiedliche Phasen einteilen. In der akuten Phase überwiegt die Bemühung zur Erhaltung der grundlegenden vitalen Funktionen und Beherrschung des nach dem Unfall entstehenden Hirnödems, das Ziel der 2. Phase, die mit der vegetativen Stabilisierung beginnt und mit der Rückkehr des Bewußtseins endet, ist eine so gut wie mögliche Ausgangsposition vor nachfolgender Rehabilitation zu erhalten.

Die Behandlungstechnik in der akuten Nach-Unfallszeit beruht in ununterbrochener Zustandsbeobachtung des Verletzten und in einer Reihe von Heilmaßnahmen, die auf unserer Reuszitationsstation im Verlaufe der Zeit einen gewissen Schemacharakter erhalten haben.

Zur permanenten Beobachtung der vitalen Funktionen verwenden wir das Kardioskop und die laufende Registration des arteriellen und zentral venösen Druckes, des Pulses, der Atmungsfrequenz und der Temperatur. Wir sind allerdings der Meinung, daß auch die vollendetsten Geräte *nicht* in der Lage sind, die klinische Beobachtung zu ersetzen und daß eine größere Anhäufung von Monitoren sogar die Aufmerksamkeit des Untersuchungspersonals vom Kranken ablenkt.

Die genauere klinische Untersuchung vervollkommnet noch in den ersten Stunden ein erfahrener Neurologe, auch EEG, Echo- und eventuell Rheoenzephalogramm fertigen wir so schnell wie möglich an. Bei allen Patienten mit einer Schädel-Hirnverletzung messen wir stündlich die Diurese und das spezifische Gewicht des Harns, was wir als eines der *wichtigsten* Hinweise bei der Beurteilung der Wirksamkeit der Osmotherapie betrachten.

Die Gesamtbeobachtungen vervollkommen wir immer durch Feststellung des azidobasischen Gleichgewichtes und des Spiegels der Blutgase nach Astrup und durch eine komplette Laboruntersuchung.

Von den eigentlichen Therapiemaßnahmen halten wir für die wichtigste die Sicherung einer ordentlichen Ventilation, im gegebenen Falle mit Hilfe von Respiratoren. In jedem Falle einer mangelhaften Atmung oder Aspirationsgefahr intubieren wir den Verletzten. Eine Tracheostomie machen wir nur dann, wenn eine mechanische Sicherung der Atemwege für mehr als 72 Stunden notwendig ist. Nach der Sicherung einer optimalen Atem- und Kreislauffunktion eröffnen wir die Therapie gegen das Hirnödem mit hypertonischen Lösungen, Diuretika, Kortikoiden und vor allem durch die Wiederherstellung des azidobasischen Gleichgewichtes. Zur Osmotherapie verwenden wir meistens 20% Mannitol und eine Lösung von 40% Sorbit, weniger oft eine konzentrierte Plasmalösung.

Antibiotika verabreichen wir immer bei penetrierenden Verletzungen, bei Schädelbasisbrüchen, bei gedeckten Hirnverletzungen nur zur gezielten Prevention von Komplikationen. Grundsätzlich wenden wir Breitspektrumantibiotika an, vor allem der Tetrazyklinreihe, die wir nur bei entzündlichen Komplikationen je nach Empfindlichkeit eventuell der Infektionsart ändern.

Kardiotonika verabreichen wir allen Verletzten, die älter als 50 Jahre sind, bei jüngeren mit langdauernder Tachykardie, bei künstlicher Atmung, bei Atelektasen, Bronchopneumonien usw. Als geeigneter betrachten wir Präparate der Digitalisreihe als Strophantin.

Neuroplegische Gemische (am häufigsten Pethidin — Chlorpromazin — Promethazin) geben wir nur unruhigen Patienten und bei Hyperthermie. Bei Hyperthermie ergänzen wir die Neuroplegie noch durch physikalische Abkühlung, deren Ziel die Erhaltung der Normothermie ist — wir bemühen uns nicht unter 36 °C abzukühlen.

Zur Dämpfung der Unruhe verwendeten wir in letzter Zeit mit Erfolg Dehydrobenzperidol Janssen und Valium Roche, in Hinsicht auf unser bisher kleines Materialgut kann man allerdings noch keine seriöse Beurteilung gegenüber der Wirkung des klassischen neuroplegischen Gemisches anstellen.

Das Ziel der Therapie in der 2. Phase — das heißt von der Stabilisierung der vegetativen Funktionen bis zur Bewußtseinsrückkehr — ist der Entstehung sekundärer Infektionen, Kachexie, Dekubitus, Kontrakturen und Nachunfallsepilepsie entgegen zu wirken.

Die sekundäre Infektion kann man nicht nur durch das präventive Verabreichen von Antibiotika verhüten, sondern durch aktives Entgegenwirken ihres Entstehens in typischen Stellen. Der Lungenentzündung beugen wir durch regelmäßiges Absaugen der Atemwege vor, durch Inhalationstherapie, Lagerung des Patienten und Hervorrufen aktiven Hustens.

Die Harnweginfektion verhüten wir durch Sicherung ausreichender Diurese, pünktlicher Entleerung und Spülung der Harnblase. Die Augen des Kranken spülen wir mehrmals täglich mit Borwasser, die Lidspalten füllen wir mit antiseptischer Salbe aus und bedecken sie mit einem binokulären Verband.

Eine grundlegende Voraussetzung ist allerdings eine Sterilität der Umwelt, kontrolliert mit Hilfe regelmäßiger bakteriologischer Untersuchungen, besonders endotrachealer Abstriche und Harnuntersuchungen.

Der Dekubitusentstehung wirken wir vor allem durch häufiges Umlagern des Patienten entgegen, durch Unterlegen von Kissen und Schienen aus porösem Material, was sich besser bewährt hat als die pauschale Anwendung von Antidekubitoren. Die Beweglichkeit der Gelenke erhalten wir bei bewußtlosen Patienten durch tägliches passives Bewegen. Zur Vorbeugung der Nachunfallepilepsie verabreichen wir bei allen langzeitlich bewußtlosen Patienten Antiepileptika, die kontinuierlich auf das vorhergegangene Verabreichen neuroplegischer Gemische folgt.

Eins der schwierigsten Probleme bei Behandlung Verletzter mit langdauernder Bewußtlosigkeit ist die Sicherung einer ausreichenden *Ernährung*. Die Tabelle 1 zeigt den durchschnittlichen Verbrauch an Wasser,

Elektrolyten und Kalorien von Erwachsenen. Der kalorische Verbrauch Bewußtloser ist allerdings höher und erreicht gemäß einiger Autoren sogar Werte von 3000—4000 Kalorien in 24 Std.

Tabelle 1. *Tagesbedarf bei parenteraler Ernährung der Erwachsenen*

Wasser		20 — 40	ml/kg
Elektrolyte	Na$^+$	0,5 — 1,5	mval/kg
	K$^+$	0,3 — 1,0	mval/kg
	Cl$^-$	0,5 — 1,5	mval/kg
Eiweiß		0,5 — 1,5	g/kg
Kalorien		20 — 30	kcal/kg

In den ersten Tagen nach der Verletzung geben wir uns mit parenteraler Nahrungszufuhr zufrieden mit Hilfe einer Polyvinylkanüle, eingeführt in die V. cava cranialis oder caudalis. Die Tabelle 2 gibt den Durchschnitt der bei uns täglich verabreichten Lösungen an. Aus dem Angeführten folgt, daß es unmöglich ist, den kalorischen Bedarf dauernd nur auf parenteralem Wege zu ersetzen, daher gehen wir während der ersten Woche auf die kombinierte parenterale und perorale Ernährung mit Hilfe einer Magensonde oder Babyflasche über.

Tabelle 2. *Tägliche Parenteralzufuhr*

Lösung	Menge (ml)	Kalorienanzahl (kcal)	Elektrolyteinhalt (mval)		
			Na$^+$	K$^+$	Cl$^-$
20% Glukose	1000	820	—	—	—
Aminofusin	1000	900	30,0	20,0	62,5
20% Intralipid	500	1000	—	—	—
Ringer Lactat	500	—	64,0	2,7	55,0
Insgesamt	3000	2720	94,0	22,7	117,5

Abschließend möchte ich betonen, daß zur erfolgreichen Therapie schwerer Schädel-Hirnverletzungen nicht nur eine komplexe Teamarbeit des Chirurgen, Anästhesisten, Neurologen und Rehabilitanten notwendig ist, sondern vor allem die permanente Pflege des erudierten Gesundheitspersonals der Abteilung für Intensivtherapie.

W. Klug, Bochum-Langendreer (BRD):

Möglichkeiten und Grenzen der Behandlung typisch perforierender Schädel-Hirn-Verletzungen unserer Industriegesellschaft. (Mit 1 Tabelle.)

Vor der Behandlung offener und perforierender Schädel-Hirn-Verletzungen sollten stets 2 Voraussetzungen erfüllt sein:

1. Der Operateur müßte nicht nur theoretische Kenntnisse, sondern vor allem auch praktische Erfahrung in der Versorgung dieser Verletzungsart haben.
2. Das für solche Zwecke notwendige Instrumentarium muß zur Verfügung stehen.

Sind diese Bedingungen erfüllt, kann der Verletzte auch entsprechend, d. h. lege artis, versorgt werden.

1.	Erst: Schockbekämpfung und Röntgenaufnahmen	Dann:	Wundbehandlung Ausnahme: wachsende intrakranielle Blutung
2.	Exzision der Kopfschwarte Sparsam, jedoch exakt	Eventuell:	Bildung eines gestielten Verschiebelappens bei größeren Weichteildefekten
3.	Übersichtliche Freilegung der Dura Eventuell: Herausnahme einer Knochenplatte von 4 Bohrlöchern aus		Fortnahme aller epidural gelegener Knochensplitter Große Knochenstücke in 3% H$_2$O$_2$ aufbewahren und später wieder einlegen
4.	Dura-Perforationsstelle erweitern wenn Übersicht es erfordert	Blutende	Gefäße durch Silberklips stillen
5.	„Geschoß"-Kanal sorgfältig säubern mittels Sauger und 3% H$_2$O$_2$		Knochensplitter, Hirndetritus und Blut entfernen Fremdkörper exstirpieren, wenn von hier aus erreichbar
6.	Dura-Öffnung spannungsfrei schließen Daher stets plastisch decken!		Freies Galea-Periost-Transplantat in entsprechender Größe der Wundumgebung entnehmen und wasserdicht aufsteppen
7.	Primäre Kopfschwartennaht! Auch nach 2 oder 3×24 Std Stets spannungsfrei; eventuell Verschiebelappen		Dann Einlegen eines epidural gelegenen ableitenden Drain Naht der Kopfschwarte mit Catgut! Drain nach 3 Tagen entfernen
8.	Kontralateral gelegener Fremdkörper		Von nächstgelegener Trepanationsöffnung aus entfernen
9.	Duraverletzung wird nicht versorgt:		Wenn kleine Fremdkörper große Weichteilschichten durchschlagen haben: Temporal- und Nackenmuskulatur, Orbita

Das *Behandlungsschema* ist die Quintessenz eigener ausgewerteter Erfahrungen an einer Vielzahl versorgter offener und perforierender Schädel-Hirn-Verletzungen und deren nachgehende Behandlung bis zur Invalidität oder Arbeitsfähigkeit. Es geht in seinen Ursprüngen zurück bis in die Zeit des 2. Weltkrieges, in der die Tönnis unterstehende neurochirurgische Ärztegruppe an einer sehr großen Zahl Schädel-Hirn-Verletzter Behandlungserfolge oder -mißerfolge von der Front bis in die Heimat hinein beobachten und auswerten konnte.

Das Primäre muß in jedem Falle die Schockbekämpfung sein. Während dieser Zeit können ohne weiteres röntgenologische Abklärungen erfolgen, vor allem bei Mehrfachverletzten. Einzige Ausnahme von dieser Regel bildet die wachsende intrakranielle Blutung. Hier muß *sofort* gehandelt werden, wenn man den Patienten nicht verlieren will. In allen anderen Fällen wird zunächst der Schock bekämpft. Erst dann folgt die Wundbehandlung.

Die Exzision der Kopfschwarte sollte ebenso sparsam wie exakt durchgeführt werden. Sind die Defektstellen sehr groß oder die Ränder der Kopfhaut zu stark gequetscht, muß evtl. ein gestielter Verschiebelappen gebildet werden, um größere Weichteillücken decken zu können.

Die Freilegung der Dura muß stets so übersichtlich erfolgen, daß man den Defekt genau übersehen kann. Oft genügt hierfür das Entfernen geringer Teile des normalen Knochens mit dem Luer. Anderenfalls kann eine gesunde Knochenplatte von 4 Bohrlöchern aus so herausgeschnitten werden, daß nunmehr der Duradefekt gut zu überblicken ist. Dieses Knochenstück wird steril aufbewahrt und später wieder eingefügt.

Die epidural gelegenen Knochensplitter müssen entfernt werden. Nur große Knochenteile werden nach Glättung in 3%iger Wasserstoffsuperoxydlösung aufbewahrt und später wieder zur Deckung benutzt. Selbstverständlich müssen alle Fremdkörper wie Haare, Stoffteile, Schmutz usw. eleminiert werden.

Die Duraperforationsstelle muß stets erweitert werden, wenn die Übersicht es erfordert. Dabei sollten blutende Gefäße, insbesondere solche, die duranahe liegen, wie die Brückenvenen, nur mit Silberklips und nicht durch Koagulation zum Stehen gebracht werden. Überhaupt sollte alles vermieden werden, was der bereits vorgeschädigten Dura noch weiteren Schaden zufügt.

Dann wird der „Geschoßkanal" sorgfältig gesäubert. Das geschieht am besten mit Hilfe des Saugers und durch Aufschäumen mit einer 3%igen Wasserstoffsuperoxydlösung. Blutkoagel, Hirndetritus und Knochensplitter werden aus dem „Schußkanal" entfernt. Nur so können wir eine spätere grobe Narbenbildung und damit evtl. verbundene Anfälle verhindern. Liegt der Fremdkörper am Ende dieses Kanals, sollte er ebenfalls sofort entfernt werden, aber auch nur dann. Hat das Corpus alienum allerdings unter Abprallen an der Lamina interna des Schädels seine Richtung geändert, sollte es stets von dem knöchernen Schädelteil aus entfernt werden, dem es am nächsten liegt, d. h., durch Schaffung einer neuen Trepanationslücke. Nach Säuberung des „Schußkanals" muß die Dura *spannungsfrei* geschlossen werden. Aus diesem Grunde bedienen wir uns stets eines freien Galeaperiosttransplantats, das wir der unmittelbaren Wundumgebung entnehmen und in entsprechender Größe zuschneiden. Es wird wasserdicht der Dura aufgesteppt.

Die ausgezeichnete Durchblutung der Kopfschwarte gestattet es, daß wir beim Schluß derselben anders vorgehen können als an allen anderen Körperstellen. Wir können eine *primäre* Kopfschwartennaht auch dann noch durchführen, wenn seit der Verletzung 1, 2 oder 3 × 24 Std vergangen sind. Allerdings müssen in diesem Falle bestimmte Regeln beachtet werden: Wir legen epidural ein gerolltes Fingerhandschuhdrain zur Sekretableitung ein. Über diesem wird die Kopfschwarte *spannungsfrei* mit Catgut und keinem anderen Material geschlossen. Während der nächsten 2, 3 oder 4 Tage wird das Drain immer wieder etwas gelockert, so daß sich kein Sekretstau bilden kann.

Sollte es wider Erwarten zu einer Wundinfektion kommen, so werden die Catgutnähte sehr schnell gesprengt. Der Duradefekt ist dann gewöhnlich schon vollständig geschlossen. Die sekundäre Heilung der Weichteile können wir in Ruhe abwarten, evtl. mit Raffnähten beschleunigen.

Bei großen Hautdefekten hat sich uns der *gestielte* Verschiebelappen sehr bewährt. Er wird über die Stelle gezogen, unter der sich der Knochen-Duradefekt befindet. Die durch die Verschiebung frei gewordene Galeaperioststelle über dem normalen Knochen wird mit blanden Salbenverbänden bedeckt.

Kleine Fremdkörper, die unter erbsgroß sind, und die große Weichteilschichten durchdrungen haben, wie die Temporal- oder Nackenmuskulatur oder auch die Orbita, bleiben meist unberücksichtigt, wenn sie nicht kalottennahe liegen. Die Duraperforationsstelle wird gewöhnlich durch die Weichteile so abgedeckt, daß wir sie nicht freizulegen und zu versorgen brauchen. Bei stark verschmutzten Wunden behandeln wir mehrere Tage lang mit Antibiotika.

Nach diesem Schema wurde stets sowohl bei unseren offenen, als auch perforierenden Schädel-Hirn-Verletzungen verfahren.

Und nun darf ich Ihnen über einige typische Beispiele berichten, wie sie in unserer Industriegesellschaft in ähnlicher Form leider immer wieder vorkommen. Bewußt wurden die vielen Geschoß- und Pfählungsverletzungen fortgelassen, ebenso diejenigen, die mit dem Schlachtviehbetäubungsgerät erfolgten. Letztere sind nur selten Unfälle, sondern fast immer Suizidversuche. Bolzensetzwerkzeugverletzungen stellen demgegenüber fast *immer* reine Unfälle dar.

Sie kommen dadurch zustande, daß die Bolzen durch schräges Aufsetzen des Gerätes (Hilti, Tornado u. a.) an den Wänden oder der Decke abspringen, sich krumm schlagen, ggf. auch abbrechen oder aufsplittern und nun in den Schädel des Betreffenden eindringen. Der krumm geschlagene Bolzen aber ist in der Lage, wesentlich schwerere Hirnverletzungen zu setzen, als der gerade.

Der Numerierung der Tabelle folgend darf ich Ihnen kurz über die 9 Bolzensetzwerkzeugverletzungen, die wir bisher behandelt haben, berichten.

Der 16jährige He. benutzte das Bolzensetzwerkzeug in Abwesenheit seines Meisters. Der von der Wand abprallende krumm geschlagene Nagel durchdrang die rechte Augenhöhle, dann das rechte Frontalhirn, die Falx durchdringend auch das linke Frontalhirn und blieb lateral im Fronto-Parietalbereich auf der kontralateralen Seite liegen. Die Behandlung erfolgte wie vorher angegeben. Er ist heute, wenn auch nach einer Umschulung vom Mechaniker zum Buchdrucker, voll arbeitsfähig.

Dem 29jährigen Str. drang der Nagel, ebenfalls krumm geschlagen, in ganzer Größe links postzentral nahe der Mittellinie in den Schädel ein. Er durchschlug die linke Parietal- und Temporalregion. Hier blieb er in Höhe der Basis liegen. Nach zunächst anhaltender Besserung trat nach Ablauf von 3 Monaten ganz plötzlich der Exitus letalis ein.

Dem 61jährigen W. schlug fast an gleicher Stelle, wie dem vorigen Patienten, der Nagel hoch parietal ein, durchschlug allerdings auch die Falx und verletzte ebenfalls die kontralaterale Seite. Er starb, ohne das Bewußtsein wieder gewonnen zu haben, am 3. Tag nach dem Unfall.

Eine sehr seltene und ebenso interessante Verletzung weist der 36jährige Z. auf. Ihm drang ein Teil des abgesplitterten Bolzens unter dem linken Jochbogen in die Schädelbasis ein, durchquerte das linke Frontalhirn und blieb in ganzer Größe im Sinus sagittalis superior am Übergang vom frontalen zum parietalen Teil liegen. In

Tabelle 1

Nr.	Name	Alter	Tag der Verletzung	Befund bei Klinik-Aufnahme	Dauer der Behandlung	Besonderheiten	Arbeitseinsatz
1.	He. Kl.-Dieter	16	31.8.64	Benommen, Erbrechen Unfall-Amnesie	4 Wo	Re Auge Prothese Umschulung v. Mechaniker zum Buchdrucker	af
2.	Str. Friedhelm	29	20.6.66	Tief bewußtlos Parese re Arm u. Bein Reaktion auf Schmerzreize	3 Mo	3 Monate nach kontinuierlicher Besserung plötzlicher Exitus letalis	†
3.	W. Rudolf	61	24.8.66	Tief bewußtlos Plegie re Arm, Parese re Bein Reaktion auf Schmerzreize	3 Tage		†
4.	Z. Friedrich	36	8.12.66	Tief bewußtlos li. Pupille max. weit, lichtstarr Reaktion auf Schmerzreize	6 Wo	Lage des Bolzenstückes im Sinus sagittalis superior	af
5.	G. Clemens	38	18.1.67	Bewußtseinsklar Protrusio bulbi Re Pup. keine Reakt. auf Licht	2½ Wo	Normales Sehvermögen Keine Augenmuskelstörungen Als Polier tätig	af
6.	J. Ivan	47	28.9.67	Benommen, Erbrechen Ansprechbar Unfall-Amnesie	4 Wo		af
7.	Ho. Karl-Heinz	34	10.11.67	Normal ansprechbar Amaurose li + Protrusio bulbi	3 Wo	Prothese li Auge	af
8.	Sp. Klaus	26	3.5.69	Tief bewußtlos Plegie re Seite	2 Mo	Verletzung in suizd. Absicht Merkfähigkeit zufriedenst. Geht mit Unterstützung	auf
9.	Sch. Willi	29	26.8.71	Normal ansprechbar Fazialisparese re Angedeutete Hemiparese re Sei.	3 Wo	Nur noch angedeutete Schwäche des re Armes	af

Nr.	Name	Alter	Tag der Verletzung	Befund bei Klinik-Aufnahme	Dauer der Behandlung	Besonderheiten	Arbeitseinsatz
1.	Oz. Martin	13	23.5.69	Normal ansprechbar Keine neurologischen Ausfälle	3 Wo		Normaler Schulbesuch
2.	Pö. Hans-Günth.	25	3.10.69	Tief bewußtlos, Schock Hemiparese re Reaktion auf Schmerzreize	5 Tage	Nach 4 Tagen ansprechbar Dann plötzl. Verschlechterung Autopsie: Herzbeutelerguß 120ml, subendocard. Blutg. li V.	†
3.	Ca. Sasio	37	12.10.67	Ansprechbar, Erbrechen Protusio bulbi; Ptose re Oberlid Beweg. d. Bulb. stark eingeschr.	3½ Wo	Spät. Kontrolluntersuchungen: Fast norm. Sehvermögen, fast norm. Augenbeweg., keine Ptose	af
4.	Ru. Manfred	34	31.5.55	Benommen, jedoch ansprechb. Li Pupille maximal weit Keine Licht-Reaktion	5 Wo	Das li Auge ist völlig normal bis auf die restierende Erweiterung der Pupille	af
5.	Mü. Rolf	18	24.1.67	Tief bewußtlos Reaktion auf Schmerzreize mit Streckkrämpfen	3 Tage	Ausgedehnte off. Schädel-Hirn-Verl. li frontal/frontobasal; durch abgespr. Schleifst.	†

desolatem Zustand kam er zur Aufnahme. Nach entsprechender Vorbereitung zu einer Sinusplastik haben wir den Fremdkörper extrahiert und sofort den Sinus wieder gedeckt. Nach 6wöchiger Behandlung konnte er entlassen werden. Heute ist er *ohne* neurologische Ausfälle wieder voll arbeitsfähig.

Dem 38jährigen G. sprang ein krumm geschlagener Nagel durch den lateralen Teil des rechten Oberlids und blieb tief in der Orbita liegen. Er verletzte dort das

Augenhöhlendach und die darüber liegende Dura. Mit Hilfe des Fernsehgerätes wurde er unter größter Vorsicht entfernt. Es bestehen heute weder Seh- noch Augenmuskelstörungen. G. ist voll arbeitsfähig.

Bei dem 47jährigen J. stanzte der abprallende Bolzen ein 5-pfennigstückgroßes frontales Knochenstück aus dem Schädeldach und verlagerte es 4½ cm tief in das linke Frontalhirn. Nach der üblichen Versorgung und 4wöchigem Krankenhausaufenthalt konnte J. entlassen werden. Er ist voll arbeitsfähig. Es bestehen *keine* neurologischen Ausfälle.

Bei dem 34jährigen Ho. spaltete sich ein Teil des Nagels. Während das eine Stück die linke Augenbraue durchschlug und den Bulbus so schwer schädigte, daß er entfernt werden mußte, drang das andere in der Mittellinie hoch frontal in den Sinus sagittalis superior ein und verletzte außerdem die linksseitige Dura und das Frontalhirn. Der Krankenhausaufenthalt betrug 3 Wochen. Er ist nunmehr wieder, jedoch mit linksseitiger Prothese, voll arbeitsfähig.

Der 26jährige Sp. weist als einziger einen völlig geraden Bolzen auf. Er hat in *suizidaler* Absicht gehandelt und das Gerät links frontal angesetzt. Der Nagel hat die ganze linke Hemisphäre einschließlich des Ventrikelsystems durchschlagen, das Tentorium durchbohrt und ist im Kleinhirn steckengeblieben. Die Krankenhausbehandlung dauerte 2 Monate. Der Patient ist rechtsseitig paretisch, es besteht keine Inkontinenz von Harn und Stuhl, er kann mit Unterstützung gehen und sich gut ausdrücken. Es besteht volle Arbeitsunfähigkeit.

Dem 29jährigen Sch. drang der krumm geschlagene Bolzen links parietal ein. Die zunächst angedeutete Hemiparese der ganzen rechten Seite hat sich so zurückgebildet, daß nach 3wöchiger Behandlung nur noch Mikro-Symptome vorhanden waren. Auch er wird mit Sicherheit voll arbeitsfähig werden.

5 weitere Verletzungen sollen noch kurz besprochen werden. Unter ihnen befinden sich 2 ungewöhnliche Straßenverletzungen und 3, die sich am Arbeitsplatz ereigneten.

Der 13jährige Dz. stürzte so unglücklich mit seinem Fahrrad, daß ihm ein Teil der abgebrochenen Flügelschraube links parieto-okzipital in das Hirn eindrang. Der Heilverlauf gestaltete sich komplikationslos. Nach 3 Wochen wurde der Junge entlassen. Der neurologische Befund war einwandfrei. Er besucht wieder die Schule.

Der 25jährige Kraftfahrer Pö. fuhr mit seinem Lkw gegen einen Baum. Dabei schlug er mit dem Schädel so unglücklich auf den Schaltknüppel, daß ihm dieser durch die Orbita tief in das linke Fronto-Parietalhirn eindrang. Der Versuch der Polizei, ihn vom Knüppel zu lösen, mißlang. So wurde das Rohr abgekniffen. In diesem Zustand kam der junge Mann in unsere Klinik. Er war im Schock und tief bewußtlos. Handgriff und oberer Schaltknüppelanteil, die tief in das Gehirn hineinragten, wurden vorsichtig entfernt und die Wunde in der üblichen Form versorgt. Der linke Bulbus mußte entfernt werden. Wider Erwarten besserte sich das Allgemeinbefinden so, daß man 4 Tage nach dem Unfall der Patient fast normal ansprechbar war. Einen Tag später trat plötzlich der Exitus letalis ein.

Die Autopsie ergab, daß wir einen großen Herzbeutelerguß übersehen hatten und daß sich massive Blutungen im Bereiche der Muskulatur des linken Herzventrikels fanden.

Der 37jährige Ca. arbeitete in einem Walzwerk, als ihm plötzlich ein Stahlstück durch den rechten inneren Lidwinkel tief in das Hirn eindrang. Das 7½ cm lange, 3kantige, scharfe rechenzahnähnliche Stück blieb in ganzer Länge im rechten Temporalhirn liegen. Bei der Entfernung solcher Fremdkörper ist es wichtig, daß man bei der Exstirpation in diesem Falle von einer transfrontalen, fronto-basalen Freilegung aus, *keine Hebelwirkung* ausübt, um an dem bereits geschädigten Hirn nicht noch weitere Verletzungen zu setzen. Nach 3½wöchentlicher Krankenhausdauer konnte der Patient entlassen werden. Er ist wieder voll arbeitsfähig, hat jedoch noch rechtsseitig eine angedeutete Ptose und eine leichte Augenmuskelparese beim Blick nach oben.

Der 27jährige Ru. spürte beim Anlassen eines defekten Motors plötzlich einen Schlag gegen das linke Auge. Er arbeitete jedoch noch 1½ Stunden weiter. Ein dauerndes Fremdkörpergefühl bewog ihn später, in Bochum einen Augenarzt aufzusuchen. Da er als Letzter in den bereits vollen Warteraum kam, mußte er mehrere Stunden dort verbringen. Bei der Untersuchung durch den Augenarzt konnte lediglich eine konjunktivale Injektion festgestellt werden. Zur Vorsicht jedoch wurden Röntgenaufnahmen angefertigt. Sie zeigten einen über 11 cm langen, bleistiftähnlichen Fremdkörper, eine sogenannte Düsenfeder, die mit der Spitze die Falx durchbohrt hatte und mit dieser auf die Gegenseite eingedrungen war. Das Ende ragte in die hintere linke Orbita hinein. Um keine Hebelwirkung auszuüben, wurde von einem links transfrontalen Zugang aus der Fremdkörper vorsichtig wieder aus dem Kanal herausgeführt, durch den er eingedrungen war. Dann wurde die Dura-Hirnverletzung in typischer Weise versorgt. Dabei zeigte sich, daß die Düsenfeder mit ihrer lateralen Kante 2 mm neben dem linken Optikus lag. Die stationäre Behandlung dauerte 5 Wochen. Der Unfall liegt nunmehr über 16 Jahre zurück. Der Patient ist *voll* arbeitsfähig und hat auch eine zwischenzeitliche Bandscheibenoperation gut überstanden. Das Sehvermögen ist völlig normal. Es besteht jedoch nach wie vor eine Erweiterung der linken Pupille.

Der 18jährige Mü. wurde uns in tief bewußtlosem Zustand eingeliefert. Auf Schmerzreize reagierte er mit Streckkrämpfen. Ihm war bei der Arbeit mit einem Schleifstein ein Stück desselben abgesprungen und hatte ihm eine schwere rechts frontale, fronto-basale, bis in die Parietalregion hineinreichende offene Schädel-Hirn-Verletzung verursacht. Orbitaldach, Stirnhöhle, Siebbeinzellen usw. waren weitgehend zerstört. Trotz aller Bemühungen gelang es uns nicht, das Leben dieses jungen Menschen zu erhalten. Er starb nach 3 Tagen.

An Hand von 14 Beispielen, unter ihnen 9 Bolzensetzwerkzeugverletzungen, die unbehandelt größtenteils zum Tode geführt hätten, sollen Möglichkeiten und Grenzen neurochirurgischen Vorgehens aufgezeigt werden. Es soll aber auch darauf hingewiesen werden, daß man bei *sachgemäßer Versorgung* dieser schweren Verletzungen nicht nur das Leben des Betreffenden erhalten, sondern auch sehr häufig die volle Arbeitsfähigkeit wieder herstellen kann.

G. Bauchhenss, Wasserburg/Inn (BRD):

Vorschläge zur dringlichen Diagnostik und operativen Behandlung intrakranieller Blutungen an unfallchirurgisch orientierten Krankenhäusern.
(Mit 1 Abb.)

Die Zahl der Verkehrstoten in der Deutschen Bundesrepublik und West-Berlin beträgt jährlich etwa 17000. Rund 12500 sterben an Schädel-Hirn-Traumen. Insgesamt 150000 Verunglückte erleiden eine schwere Schädel-Hirn-Verletzung und werden vielfach in das nächstgelegene Kreiskrankenhaus eingeliefert.

Diese erschreckende und weiterhin wachsende Zahl fordert heute vom Chirurgen am peripheren Krankenhaus eine aktive und rasche Hilfeleistung. Kombinierte bzw. Mehrfachverletzungen im Bereich der Extremitäten und großen Körperhöhlen verbieten allzuoft eine Verlegung in eine entfernte neurochirurgische Spezialabteilung. Verhandlungen über eine Verlegung sind — wie der Alltag lehrt — zeitraubend und scheitern oft an dem leidigen Bettenproblem. Die seit Jahren geforderte Schaffung neurochirurgischer Abteilungen ist bis heute dem ständig wachsenden

Bedarf keinesfalls nachgekommen. Nur 10—15% aller schweren Schädel-Hirn-Traumen können gegenwärtig von Neurochirurgen behandelt werden, die überwiegende Mehrzahl dieser Verletzungen muß von den Chirurgen am Stadt- und Kreiskrankenhaus versorgt werden. Daran wird sich vermutlich auch in den nächsten Jahren kaum etwas ändern.

Arterielle epidurale Hämatome überstehen den Transport meist nicht. Die unaufhaltsam fortschreitende Blutung führt innerhalb einer Stunde zur tödlichen Mittelhirneinklemmung. Dies sollte sich jeder Unfallchirurg vergegenwärtigen, der solche Verletzte in seine Obhut bekommt. Ist die Gefahr der akuten intrakraniellen Blutung ausgeschlossen, so ist bei anhaltender Bewußtseinsstörung, auch wenn ein neurologischer Seitenhinweis fehlt, an ein subdurales Hämatom aus einer rupturierten Brückenvene zu denken. Neben einer sorgfältigen Verlaufsbeobachtung wird hier vom Chirurgen rasch entschlossenes Handeln gefordert. Das trifft häufig zu, wenn wegen gleichzeitiger Mehrfachfrakturen an den Extremitäten, Thorax- und Bauchverletzungen ein Transport in eine andere Fachabteilung nicht möglich ist.

Was liegt näher, als unter der gegebenen Situation nach einer praktikablen Lösung zu suchen? Neben einer raschen und zuverlässigen Diagnostik muß eine dringliche *Sofortbehandlung* lebensbedrohlicher intrakranieller Blutungen sowie anderer begleitender Schädel-Hirn-Verletzungen bei Mehrfachverletzten an jedem unfallchirurgisch orientierten Krankenhaus sichergestellt werden. Handelt es sich doch gerade hier um Allgemein- und Unfallkrankenhäuser, die zum berufsgenossenschaftlichen Heilverfahren und zur Behandlung Schwerverletzter zugelassen und entsprechend eingerichtet sind.

Folgende Voraussetzungen müssen gegeben sein, um eine Behandlung schwerer Schädel-Hirn-Verletzungen, insbesondere intrakranieller Blutungen durchführen zu können:

1. Gründliche Kenntnisse der neurotraumatologischen Diagnostik.
2. Vorhandensein eines Echoenzephalographen und Bestecks für die Karotisangiographie.
3. Erfahrung in der operativen Versorgung dringlicher intrakranieller Blutungen und anderer Schädel-Hirn-Verletzungen.
4. Vorhandensein eines Instrumentariums zur operativen Versorgung solcher Verletzungen.
5. Personelle Voraussetzung für Operation und Nachsorge durch ein eingearbeitetes Team von Ärzten und Schwestern.

Ohne Zweifel verlangt die Behandlung einer intrakraniellen Blutung vom Unfallchirurgen eines Kreiskrankenhauses einen ganz persönlichen Einsatz und stellt im Rahmen eines solchen Hauses auch für das Personal eine gewisse Belastung dar.

Bei guter Zusammenarbeit gelingt es jedoch, daß herangebildete Mitarbeiter die laufende Überwachung der Verletzten erfolgreich durchführen können. Hierbei werden die Befunde der Längsschnittbeobachtung auf entsprechenden ,,Kopfbögen'' festgehalten.

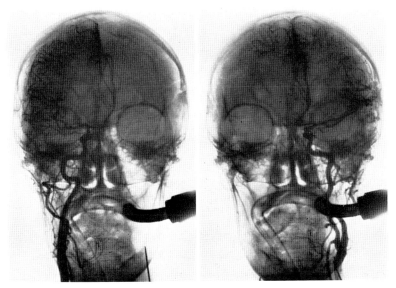

Abb. 1

Alarmierend sind Änderungen des Pupillenbefundes und der Bewußtseinslage. Schädelübersichtsaufnahmen können einen verwertbaren Seitenhinweis liefern. Nicht selten besteht jedoch eine Diskrepanz zwischen Röntgenbefund und neurologischem Status. Das Echoenzephalogramm, das sicherheitshalber *wiederholt* abgeleitet werden sollte, ist für uns eine Routineuntersuchung geworden. Die absolut sicherste diagnostische Methode ist auch heute noch die Karotisangiographie. Ohne großen apparativen Aufwand fertigen wir in Intubationsnarkose nach beidseitiger Karotispunktion seitengetrennte Angiogramme in antero-posteriorer Projektion an. Es genügt bds. meist eine Aufnahme, auf der arterielle, venöse und Parenchymphase gleichzeitig dargestellt sind. Im Bedarfsfall werden zusätzliche Schrägaufnahmen zum Ausschluß eines frontalen oder okzipitalen Hämatoms angefertigt. Diese Untersuchung nimmt kaum länger als 20 min in Anspruch.

Aus einer Anzahl Schädel-Hirn-Verletzter sei eine 46jährige Patientin erwähnt, die 12 Tage vor der Einweisung ein gedecktes Schädel-Hirn-Trauma mit vorübergehender Bewußtseinsstörung erlitt. Die Patientin war bei der Aufnahme ansprechbar, jedoch leicht delirant. Neurologische Herdzeichen fehlten. Die Röntgenaufnahme zeigte eine Fraktur der linken Temporalschuppe. 24 Std nach Einlieferung traten eine Pupillenerweiterung rechts und Bewußtseinsverlust mit zerebraler Schnappatmung hinzu. Die Ultraschalluntersuchung ergab eine Verschiebung des Mittelechos von rechts nach links um 10 mm! Die Karotisangiographie bestätigte den Verdacht einer intrakraniellen raumfordernden Blutung über der rechten Hemisphäre durch Contre-coup-Wirkung (Abb. 1). Sie erkennen deutlich die zeltförmige Abdrängung der Hirnrinde und die auffallende parallele Verlagerung der beiden vorderen Hirnarterien nach links. Nach Trepanation wurde ein handtellergroßes, weit nach okzipital reichendes subdurales Hämatom ausgeräumt. Der Patientin geht es gut.

Sicher wird mancher von Ihnen ähnliche Fälle aufzuweisen haben. Doch die Mehrzahl der an den peripheren Krankenhäusern tätigen Chirurgen ohne spezielle neurotraumatologische Erfahrung wird in naher Zukunft durch den lawinenartigen Anstieg schwerer Straßenunfälle mit Schädel-Hirn-Verletzten zunehmend konfrontiert werden.

Was ist zu tun, um die geforderten Behandlungsvoraussetzungen für besonders dringliche Schädel-Hirn-Verletzungen an unfallchirurgisch orientierten Krankenhäusern zu verwirklichen?

1. Weiterbildung jedes chirurgischen Facharztanwärters mindestens 1 Jahr auf dem Gebiet der Neurochirurgie, speziell der Neurotraumatologie.

2. Jeder interessierte, in der Unfallchirurgie tätige Kollege sollte durch Vermittlung der ärztlichen Standesorganisation die Möglichkeit zum Hospitieren an einer neurochirurgischen Abteilung haben! Hierbei sollte eine echte kollegiale Unterweisung und Information durch den neurochirurgischen Kollegen gegeben sein. Eine aktive Mitarbeit des Chirurgen auf der Spezialabteilung wäre für beide Teile das gegebene. Die Krankenhausträger müssen diese Fortbildung ihrer angestellten Ärzte unterstützen.

3. Austausch von Operationsschwestern zur Erlernung der speziellen Instrumentiertechnik.

4. Anschaffung eines Echoenzephalographen, eines Angiographiebestecks und des nötigen Operationsinstrumentariums.

5. Regelmäßiges Studium neurotraumatologischer Publikationen und geeigneter Monographien.

Abschließend bleibt noch zu erwähnen, daß durch den modernen Rettungseinsatz mit Hubschraubern jedes Unfallkrankenhaus über einen Landeplatz verfügen sollte. Nur so wird sich der Notstand in der Versorgung Schädel-Hirn-Verletzter, insbesondere der mit lebensbedrohlichen intrakraniellen Blutungen, lindern lassen.

Die Zahl möglicher Verletzungskombinationen mit vitaler Gefährdung auf den Straßen ist heute unübersehbar. Die lebensbedrohliche intrakranielle Blutung ist eine der häufigsten Möglichkeiten. Darum ist Unfallchirurgie in ihrer Vielfältigkeit nicht Sache eines Spezialisten, sondern die eines versierten Allgemeinchirurgen mit besonderen Erfahrungen.

J. Rettenbacher, Salzburg (Österreich):

Ein subdurales und intrazerebrales Hämatom bei einem mehrfach Schwerverletzten.

Ich berichte Ihnen über ein subdurales und intrazerebrales Hämatom bei einem mehrfach Schwerverletzten und ich will mich bemühen, an Hand dieses Falles, auf einige, wie ich glaube wichtige Punkte für Unfallchirurgen hinzuweisen.

Am 4. November 1970 wurde ein 16jähriger Maurerlehrling nach einem Mopedunfall im Raume Braunau 1½ Std später mit der Rettung schwerverletzt, schockiert und bewußtlos in das Unfallkrankenhaus Salzburg eingeliefert. Die Untersuchung ergab einen hinteren Scheitelbeinbruch rechts mit einer Hirnprellung, einen Unterschenkelbruch und offenen medialen Knöchelbruch links und einen Schlüsselbeinbruch links.

Nach Schockbekämpfung wurde in oberflächlicher Narkose, da der Patient bereits auf Schmerzreize reagierte, die Wunde exzidiert, der Innenknöchelbruch mit 2 Stiften fixiert, der Schienbeinbruch blutig reponiert, mit einem unstabilen Marknagel und 2 Drahtschlingen versorgt und dann das Bein mit einem Oberschenkel-Spaltgips ruhiggestellt. In den Morgenstunden des nächsten Tages wurde der Patient komatös mit schnarchender, zeitweise periodischer Atmung. Die Pulsfrequenz stieg von 65 auf 120/min, der Blutdruck stieg von 120 auf 140, die linke Pupille war weit und lichtstarr, auch die rechte Pupille war weiter mit träger Lichtreaktion. Der Verletzte zeigte rasch sich wiederholende Streckkrämpfe mit Spontanbabinski beiderseits.

Was ist geschehen? Hätten wir dieser kritischen Situation, die jetzt zweifelsohne besteht, vorgreifen können?

Mit der Diagnose „Contusio cerebri" haben wir uns zu früh eingeengt. Wir brauchen hier einen weiteren Rahmen und zwar „schwere geschlossene Schädel-Hirnverletzung". Auf diese Weise bleibt uns entschieden mehr offen. Es kommt mit diesem Begriffsgebrauch die Dynamik, der Fluß des Geschehens zum Ausdruck. Es versteht sich somit von selbst, daß es noch gar keine *fixe* Diagnose ist und wir gezwungen sind, intensiv zu überwachen und laufend weiter zu diagnostizieren. Unser Patient befindet sich in den besagten Morgenstunden im fortschreitend raumfordernden Prozeß mit gerichteter und allgemeiner intrakranieller Drucksteigerung. Symptome der Einklemmung im Tentoriumschlitz durch den gerichteten Druck und der Dezerebration durch den Allgemeindruck überlagern sich in rascher Folge. Die intrakranielle Drucksteigerung wirkt durch die begleitende Durchblutungsstörung pathogenetisch. Jetzt werden dadurch die vegetativen Regulationszentren betroffen und in der Folge muß sich die gesamte Kreislauf-Atemsituation verschlechtern; dies wirkt sich wieder im Bereich des Gehirns aus. Das Gehirn leidet als peripheres Organ unter den selbst verursachten vegetativen Störungen. Ein tödlicher Kreislauf. Unter dem Druck werden zunächst die Hirngefäßabschnitte mit den niedrigsten Drucken, also das Kapillargebiet und die Venen gefährdet.

Von den Sinus der Sinus sigmoideus, denn hier fehlt die geschützte Lage in einer Duraduplikatur. Bei der Serien-Angiographie, sie ist aber in diesem Zustand kontraindiziert, kommen nicht selten diese Gefäßabschnitte nicht mehr zur Darstellung. Die gesamte Hirnzirkulationszeit ist extrem verlängert. Die Folge davon ist eine Verminderung der Sauerstoffversorgung, eine Gefäßwandschädigung und es kommt zum Hirnödem.

Durch die gerichtete Massenverschiebung mit Zysternenherniation und Verquellung wird der orale Hirnstamm verdrängt und im Tentoriumschlitz geschnürt. Die Folgen sind wieder Ödem bis hin zu kleinen oder ausgedehnten Stauungsblutungen. Entsprechend wird dann der kaudale Hirnstamm, vor allem die Medulla oblongata durch die vordringenden Kleinhirntonsillen komprimiert und geschädigt.

Je akuter die Schädigung abläuft, desto ausgedehnter ist die intrakranielle Drucksteigerung mit ihren verhängnisvollen Auswirkungen.

Bei der Versorgung von Extremitätenverletzungen kann ich mehrere Stunden in Blutleere operieren und es kommt zu keiner ischämischen Schädigung. Der starre Gipsverband muß allerdings dann bis auf den letzten Faden gespalten werden um der folgenden Schwellung Raum zu schaffen.

Machen wir jetzt einen Blick in das Schädelinnere (Demonstration). Das Hirn ist von der starren knöchernen Schädelkapsel und der harten Hirnhaut umschlossen. Sie sehen die Falx und das Tentorium, der Tentoriumschlitz bildet einen Ring um den Hirnstamm, an der Basis liegt der Klivus mit den seitlichen Kanten, die der Okulomotorius kreuzt

Jeder Unfallchirurg kennt die Peroneus-Druckschädigung bei schlechter Lagerung des Beines auf der Braunschen Schiene. Hier ist es der Okulomotorius, der auf der Klivuskante gedrückt und geschädigt wird und es kommt zu den Pupillenstörungen. Sie sehen die Druckfurche am N. oculomotorius, den verlagerten und gequollenen Hirnstamm mit blutiger Infarzierung und die Zysternenhernie.

Wir wissen, daß das Gehirn auf Sauerstoffmangel viel empfindlicher ist. Es dauert nicht Stunden bis ein ischämischer Schaden eintritt, sondern nur Minuten. Drastisch ausgedrückt kommt es auf dasselbe hinaus ob der Strick um den Hals oder der Tentoriumschlitz zum Würgegriff wird. Es bedeutet den Tod in kurzer Zeit.

Wieder zurück zu unserem Patienten. Die Symptomatik spricht für eine fortschreitende Raumforderung mit gerichteter Massenverschiebung vermutlich durch eine Blutung auf der linken Seite. Es muß so rasch wie möglich entlastet werden. Der Grundsatz präoperativ kreislaufmäßig zu ordnen was zu ordnen ist, hat hier seine Gültigkeit verloren. Wir sind in arger Zeitnot durch die Gefahr der irreparablen zentralen Schädigung.

Die Schädelinstrumente sind ständig steril vorbereitet zu halten, um dadurch keine Zeit zu verlieren. Die Rasur und Lagerung des Patienten hat äußerst vorsichtig vorgenommen zu werden, um den geschnürten, gestauten Hirnstamm durch brüske Kopfdrehungen nicht zu zerren und so zusätzlich zu schädigen.

Das erste Bohrloch links-parietal angelegt zeigte, daß es tatsächlich auf der Contrecoupseite subdural blutet. Nach geringer Erweiterung des Bohrloches wurde die Dura kreuzförmig eröffnet. Unter starkem Druck quollen Blutkoagula und dunkles Blut hervor. Leider verschloß nachdrängendes Gehirn vorzeitig die Lücke, aber eine gewisse Entlastung war vorerst erreicht.

Jetzt wurde breit temporo-parietal osteoplastisch trepaniert. Das großflächige Hämatom zeigte mehr zur Basis hin eine Dicke von 1 cm. Temporal vorne war ein 6 cm großer tiefgreifender Hirnquetschungsherd wo Hirndetritus wegfloß, darunter war einwalnußgroßes, intrazerebrales Blutkoagulum, das abgesaugt wurde. Daraufhin folgte die sorgfältige Blutstillung. Die Hirnwindungen waren verstrichen und es bildete sich ein Prolaps aus, der eine Duraplastik von 8 × 10 cm zum Verschluß notwendig machte. Um die Kopfschwarte darüber schließen zu können und zur weiteren Entlastung wurde die Temporalschuppe unter dem Muskel entfernt. Es wurde sofort die Tracheotomie angeschlossen. Postoperativ bestand eine allgemeine Tonussteigerung mit Muskelzittern, eine unregelmäßige, ataktische Preßatmung, die Pulsfrequenz ist auf 180/min gestiegen bei einer Temperatur von 39,5. Der Venendruck betrug 11 cm.

Grundsätzlich müssen wir uns klar machen, daß das Gehirn zur Aufrechterhaltung von Struktur und Funktion 20% der Gesamtsauerstoffaufnahme des Körpers benötigt. Bei minimaler Funktion, z. B. in tiefer Narkose, ist der Sauerstoffbedarf halb so groß, im Krampfanfall doppelt so hoch als normal. Der Sauerstoff- und damit der Blutbedarf des Gehirns geht mit der Temperatur proportional. Ein Grad Temperatursteigerung bedeutet 30% Stoffwechselsteigerung. Für den Strukturstoffwechsel, also zur Aufrechterhaltung der Lebensvorgänge der Zelle, dabei hat sie die Funktion längst eingestellt, etwa bei 50%, benötigt sie nur $1/7$ bis $1/10$ des normalen Sauerstoffverbrauches.

Das ist wohl eine der wichtigsten Erkenntnisse für das Verständnis der Wiederbelebung. Je weiter der Funktionsstoffwechsel unterschritten wird, unter Gewährleistung des minimalen Struktur-Stoffwechsels, und je länger dieser Zustand anhält, desto länger dauert die Wiederbelebung bis zur Erlangung der vollen Funktion.

Ob in einem lebenswichtigen Zentrum der Strukturstoffwechsel unterschritten wurde und somit die Zellen für immer ausfallen, ist vorerst nicht entscheidbar. *Irreparable Schäden* bei totaler Ischämie treten in der Rinde nach 3, am Stamm nach 6 und im Rückenmark nach 15 min auf.

Unsere Aufgabe ist es, für die vegetativen Funktionsstörungen einzuspringen, beste Atem-Kreislaufverhältnisse zu schaffen, den Stoffwechsel und damit den Sauerstoffverbrauch zu reduzieren und so den deletären Circulus vitiosus zu unterbrechen.

Unter dem lytischen Cocktail mit Temperatursenkung auf 36,5, sauerstoffreicher Atemluft, Auffüllen und Stützen des Kreislaufes und weiterer Hirnödembekämpfung mit hypertonen Lösungen, Dexamethason und Aldaktone, Substitution der Elektrolyte, des PH und des Bluteiweißes konnte der Patient wieder unter Kontrolle gebracht werden. Er erhielt reichlich Flüssigkeitszufuhr und kalorienreiche Sondenfütterung. Sorgen machte dann besonders die Nieren-Leberfunktion, aber am Ende ist alles noch gut gegangen. In der 4. Woche erlangte der Patient das Bewußtsein.

Zum Schluß möchte ich den wichtigen Satz von Herrn Professor H. W. Pia ganz an den Anfang gestellt wissen. Er schreibt: „Machen wir uns frei von der Vorstellung, daß der Hirnverletzte schicksalsmäßig an seinen Kontusionen stirbt und seien es auch noch so ausgedehnte Zerstörungen. Sehr viel häufiger geht er an den sekundären Folgen zugrunde."

Wenn wir auf die neurologischen Ausfälle warten, ist die wichtigste Zeit zum Handeln verstrichen. Man muß durch ständige Beobachtung, wiederholte Echokontrollen und gegebenenfalls durch die Angiographie abklären und rechtzeitig eingreifen.

F. Böck, H. Brenner und G. Wöber, Wien (Österreich):

Zur Verbesserung der Ergebnisse bei epiduralen Hämatomen.
(Mit 1 Tabelle u. 1 Abb.)

Es wäre völlig irreführend, Ergebnisse bei epiduralen Hämatomen vorzulegen, ohne jene Patienten mitzuzählen, die unoperiert am Hämatom zugrunde gegangen sind.

Wir haben daher die gerichtsmedizinischen Obduktionsprotokolle und ein klinisches Krankengut der letzten 17 Jahre (1954—1971) dahingehend untersucht. Dabei fanden wir 45 Fälle, die ausschließlich an einem raumfordernden unbeseitigten Epiduralhämatom zugrunde gegangen waren. Wir haben bewußt alle Fälle ausgeschieden, bei denen entweder nur ein Frakturhämatom vorlag — auch wenn es bis zu 1 cm dick war und leicht raumfordernd wirkte — und wir haben auch alle Fälle ausgeschieden, bei denen zusätzliche schwere Hirnverletzungen bestanden.

Wie kam es dazu, daß jene 45 Patienten ohne primär schwere Hirnverletzung an einem unbeseitigten Epiduralhämatom zugrunde gegangen sind (Tabelle 1). Welche Schlüsse lassen sich aus Tab. 1 ziehen?

Tabelle 1. Unoperierte Epiduralhämatome (1954—1971)

Perakute Hämatome	
bei Einlieferung bereits tot	1
Nach beschwerdefreiem Intervall oder nach amb. Versorgung	
daheim innerhalb 48 Std verstorben	8
Stationär aufgenommen 36	
davon Hämatom nicht erkannt	25
Hämatom vermutet, aber trotz Bohrlöchern nicht gefunden	11
	45

1. Es gibt offensichtlich sehr wenig wirkliche perakute Fälle, d. h. fast jeder Patient hat eine gewisse Chance, *rechtzeitig* operiert zu werden.

2. Probebohrlöcher sind diagnostisch *insuffizient*. Sie wurden insgesamt 15mal diagnostisch angewandt, haben 11mal versagt und nur 4mal das Hämatom getroffen (darunter 2 Kinder und 2 äußerst dringliche Patienten mit klassischem klinischem Verlauf).

Die Tabelle 1 zeigt die Altersverteilung jener 45 Verstorbenen und läßt erkennen, daß Epiduralhämatome ohne besondere Bevorzugung in jedem Lebensalter vorkommen.

Diese hohe Zahl unoperierter Epiduralhämatome verlangt eindringlich, daß Wege gefunden werden müssen, das Schicksal dieser Patienten zu verbessern. Die Neurochirurgische Klinik in Wien hat in Zusammenarbeit mit den beiden Unfallkliniken in den letzten Jahren diesbezügliche Bemühungen unternommen. Das Ergebnis ist erfreulich und sei vorgestellt: Ein vergleichbares Krankengut zeigt, daß sich die Letalität des Epiduralhämatoms, die in den Jahren 1954 bis 1971 78% betragen hatte, 10 Jahre später (1964—1971) auf 20% *senken* ließ.

Erlauben Sie, daß wir dieses Krankengut der letzten 7 Jahre nach wichtigen Fragestellungen und maßgebenden Faktoren näher erörtern: Es handelt sich um 64 Patienten, welche an epiduralen Hämatomen an der Neurochirurgischen Klinik operiert wurden. Wir dürfen vorausschicken, daß wir beim Epiduralhämatom *immer* operieren und nur eine einzige Kontraindikation gelten lassen — den Kompressionsstillstand der

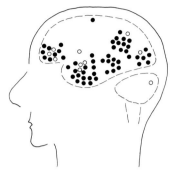

Abb. 1. Epidurale Hämatome (1964—1971 = 64 operierte Fälle)

Hirnzirkulation. Atmungs- und Kreislaufstillstand sind u. E. kein sicheres Todesurteil.

Sie sehen in Abb. 1 die *Lokalisation* der Hämatome (bei dem Vortrag wurden anhand eines Farbdias die Blutungsquellen — arteriell, venös — gekennzeichnet). Es ist bemerkenswert, daß an typischer Stelle, nämlich temporal, nur ein Drittel der Hämatome lokalisiert war.

Die *Symptomatik* der 64 Patienten war folgende:
1. Über 90% der Patienten waren bewußtlos, die meisten nach einem luziden Intervall.
2. 60% der Patienten hatten normale Pupillen, nur weniger als $1/3$ zeigte die typische einseitige Pupillenstarre.
3. 57%, also doch mehr als die Hälfte der Patienten, hatten Herdsymptome, in der überwiegenden Zahl Paresen.

Von der „klassischen" Symptomatik des Epiduralhämatoms — eingerahmt — kann man daher nur der sekundären Bewußtseinsstörung wesentliche Bedeutung beimessen. Somit darf das Fehlen der klassischen Symptome nicht davon abhalten ein Epiduralhämatom zu suchen.

Von den 64 operierten Patienten sind 12 Patienten an den Folgen des Epiduralhämatoms gestorben, alle übrigen Patienten wurden in mehr oder minder gutem Zustand entlassen und konnten zum größten Teil nachuntersucht werden (ausgenommen einige Alkoholiker).

Hinsichtlich der einzelnen *Lebensalter* lassen sich keine schlüssigen Unterschiede in der Letalität finden. Die meisten Todesfälle (relativ und absolut) sind zwischen dem 20. und 40. Lebensjahr. Die beste Prognose war bei Kindern (9 Fälle unter 10 Jahre alt), insbesondere bei Säuglingen zu finden. Bei diesen ist nämlich die Diagnose, wegen des klinisch markanten Syndroms des inneren Blutverlustes neben der zerebralen Symptomatik relativ leicht zu stellen.

Hinsichtlich des *Zeitintervalls* zwischen Trauma und Operation ließ sich an unseren Patienten folgendes feststellen: Mehr als die Hälfte (37) der Patienten wurde innerhalb der ersten 24 Stunden operiert. Davon starben 8. Interessanterweise sind innerhalb des ersten 12 Stundenintervalls nur 2, innerhalb der zweiten 12 Stunden 6 tödliche Ausgänge zu verzeichnen, obgleich die Gesamtzahl mit 18:19 annähernd gleich ist.

Dies hängt u. E. damit zusammen, daß die Operation des akuten Hämatoms nach 12 Stunden vielfach schon zu spät war, und die Mittelhirneinklemmung schon zu lange bestanden hatte. Dafür spricht auch, daß unter jenen 6 Verstorbenen 2 mit einer ausgeprägten Kompressionsbehinderung der Hirnzirkulation waren, von der wir wissen, daß sie eine äußerst schlechte Prognose anzeigt.

Man hat eingewandt, daß eine neurochirurgische Klinik, die die Verletzten erst nach ca. 12 Stunden in die Hand bekommt, durch Wegfall der perakuten Fälle eine spontane Selektion und deshalb günstigere Ergebnisse hätte. Wie wir zeigen konnten, ist aber die Sterblichkeit der zwischen 12—14 Stunden nach dem Trauma Operierten am höchsten und nicht jener der ersten 6 Stunden.

Noch deutlicher als das Zeitintervall zwischen Trauma und Operation läßt die präoperative *Bewußtseinslage* auf das spätere Ergebnis schließen. Indes von den 23 somnolent gewesenen Patienten nur einer verstarb, sind von den 21 komatösen 9 zugrunde gegangen.

Will man aus der übrigen präoperativen Symptomatik prognostische Hinweise ableiten, so läßt sich aus unserem Krankengut folgendes festhalten:

1. Komatöse, mit beidseits weiten und starren Pupillen gingen alle (4 Fälle),

2. Verletzte mit ausgeprägter Mittelhirneinklemmung zu zwei Drittel zugrunde.

3. Das Vorhandensein von Herdsymptomen ist nicht für die Lebenserwartung, sondern nur für die neurologische Restitution bedeutend.

Worin bestanden nun die Bemühungen, die die Überlebensrate der eingelieferten Epiduralhämatome von 22% und 80% angehoben haben?

1. Die sofortige Serienangiographie in jedem Verdachtsfall zu jeder Tages- und Nachtzeit und gegebenenfalls ein 2. und 3. Mal (62 von 64).

2. Die weitestgehende Vermeidung von diagnostischen Bohrlöchern (2 von 64).

3. Eine große osteoplastische Trepanation, genau über dem Hämatom.

4. Die Beachtung äußerster Dringlichkeit bei allen Maßnahmen und

5. last not least das enge Zusammenarbeiten von Unfallchirurgen und Neurochirurgen.

U. Nolte, Osnabrück (BRD):

Die Versorgung des Schädel-Hirntraumas im mittleren Krankenhaus.
(Mit 2 Tabellen.)

Die Steigerung der Unfallzahlen und die Zunahme der Häufigkeit von Schädel-Hirn-Verletzungen ist durch umfassende Dokumentationen belegt. Überschaubarer und damit greifbarer sind oft Angaben aus einem regional begrenzten Bereich, in diesem Fall das Gebiet der Industriestadt

Osnabrück mit seiner engsten, vorwiegend landwirtschaftlich strukturierten Umgebung mit zusammen etwa 180000 Einwohnern.

Die klinisch-statistische Auswertung der jährlichen Notfälle der Städtischen Krankenanstalten Osnabrück mit 650 Betten zeigt innerhalb der letzten 6 Jahre eine Zunahme der Schädel-Hirntraumen um mehr als das Doppelte. Diese Tatsache ist um so markanter, als die eigentliche Zahl der Notfälle nur eine Steigerung um 21,5% erfahren hat (Tabelle 1).

Tabelle 1

Jahr	Notfälle	Schädeltraumen	♂	♀
1965	9307	619	443	176
1966	9658	557	414	143
1967	8883	771	555	216
1968	7250	709	512	197
1969	10733	1355	1001	354
1970	11235	1540	968	572
	57166	5551	3893	1658

Die folgenden Diapositive sollen in tabellarischer Form einen besseren Überblick bieten.

Die erste Zusammenstellung zeigt neben dem Anwachsen der erfaßten stationären und ambulanten allgemeinen Notfälle die besonders starke anteilmäßige Steigerung der Schädel-Hirnverletzungen von 6,6% im Jahre 1965 auf bereits 13,7% 1970. Von den insgesamt 5551 Schädelverletzten wurden 1979 Patienten, entsprechend 35,8%, stationär behandelt.

Diese Tabelle soll das Verhältnis der isolierten Schädeltraumen zu denen mit Begleitverletzungen verschiedenster Art demonstrieren. Letztere Gruppe mit 3142 Patienten überwiegt, d. h. in 56,6% der Fälle fanden sich Begleitverletzungen in Form von Frakturen der Extremitäten, der Wirbelsäule, des Thorax und Beckens sowie Wunden aller Art.

Tabelle 2. Altersverteilung (1965—1970)

Alter	Zahl der Schädelverl.
0—14	1529
15—20	712
21—30	1156
31—40	669
41—50	468
51—60	473
61—70	313
über 70	194

Das Verhältnis der stationär und ambulant behandelten Patienten entspricht im Beobachtungszeitraum 1 : 1,7. Die Aufschlüsselung der Schädelverletzungen nach dem *Alter* der jeweiligen Patienten zeigt ein deutliches Überwiegen der ersten 3 Lebensjahrzehnte. Besonders Kinder im Alter bis zu 14 Jahren sind betroffen, während die Altersgruppe von 15—20 Jahren im Verhältnis am höchsten liegt (Tabelle 2). Die graphische Darstellung der 1540 Kopfverletzten allein aus dem Jahre 1970 beweist wiederum ein Überwiegen der ersten 3 Gruppen bis zum 30. Lebensjahr.

Rein optisch steht die 1. Gruppe an der Spitze, da sie einen Abschnitt von 15 Jahren umfaßt. Im richtigen Verhältnis gesehen, führt aber das Alter zwischen 15—20 Jahren, so daß wir eine besondere Gefährdung dieser Altersklasse feststellen können. Die Häufigkeit von Schädelverletzungen in diesem Alter ist um $1/4$ höher als zwischen dem 21. und 30. Lebensjahr und um über $1/3$ höher als im Kindesalter bis 14 Jahre.

Die Aufschlüsselung der Schädelverletzungen des Jahres 1970 nach den verschiedenen *Unfallkategorien* ergibt folgendes Bild: Wie zu erwarten, dominieren mit einem Anteil von 42% die Verkehrsunfälle, gefolgt von häuslichen und Arbeitsunfällen zu gleichen Teilen von 20%. Schul- und Sportunfälle waren ursächlich mit nur 8,4% beteiligt. Der gleiche Anteil entfällt auf Gewaltdelikte verschiedenster Art.

Der Anteil schwerer Schädel-Hirntraumen, wie Frakturen, Kontusionen und intrakranielle Blutungen, betrug 5,2%.

Bei der dargelegten, sehr deutlichen Zunahme von Schädel-Hirntraumen erhebt sich vor allem die Frage nach ihrer sachgerechten Behandlung. Die sicherlich optimale Lösung wäre die Untersuchung Schädeltraumatisierter in einer neurochirurgischen Klinik. Aber abgesehen von der nach wie vor mangelhaften Dichte neurochirurgischer Kliniken oder Abteilungen, wären die jeweiligen Kapazitäten bei der Häufigkeit von Schädeltraumen nicht in der Lage, sich aller Kopfverletzten anzunehmen.

Die chirurgischen Abteilungen unserer Krankenhäuser werden also weiterhin mit Schädel- bzw. Hirnverletzungen konfrontiert, die Probleme vielfältiger Art aufwerfen. Im Vordergrund steht dabei das rasche Erkennen des Hirndrucksyndroms auf Grund einer intrakraniellen Blutung oder eines sich entwickelnden Hirnödems mit allen Folgen der örtlichen kapillären Zirkulationsstörung, Hypoxämie und Azidose. Die Entwicklung der Symptomenlehre und modernen Diagnostik sowie die Verfeinerung neurochirurgischer Operationsverfahren haben bezüglich der Prognose besondere Maßstäbe geschaffen, die ihre sehr sorgsame Beachtung im Sinne einer kritischen Einstellung gegenüber Schädel-Hirnverletzungen verlangen.

Die Mannigfaltigkeit und Häufigkeit der Schädelverletzungen erfordern daher zunächst im Krankenhaus eine Organisation, die den Ablauf von Diagnostik und Behandlung bestimmt und durch eine Schematisierung besonders dem weniger Erfahrenen Richtschnur und Sicherheit, dem medizinischen Hilfspersonal Arbeitserleichterung verschafft. Neben der Gewährleistung ständigen ärztlichen Einsatzes tritt damit die Anwendungsmöglichkeit einer ausreichenden apparativen Ausrüstung und die Bereitstellung geeigneter Räumlichkeiten. Diese Forderungen schaffen von vornherein eine gewisse Selektion, denn überwiegend können nur Krankenhäuser von einer bestimmten Größenordnung an die personellen und apparativen Bedingungen erfüllen.

Zur stationären Behandlung stehen 160 Betten der Chirurgischen Klinik und 50 Betten der Neurologischen Klinik zur Verfügung. Die bei uns eintreffenden Notfälle werden *ausschließlich* durch die Rettungsstelle aufgenommen, die durchgehend mit einem Arzt und Hilfspersonal besetzt sind. Der klinischen Untersuchung und ggf. Sofortbehandlung bei Ausfall vitaler Funktionen durch den aufnehmenden Arzt folgt das neurologische Konsil, das jederzeit möglich ist und sich als Routinemaßnahme eingespielt hat. In den Rahmen dieser Untersuchung gehört auch die Echoenzephalographie. Frühzeitig erfolgen gleichfalls die Befunderhebungen von ophthalmologischer und HNO-ärztlicher Seite.

Bei offensichtlicher Hirndrucksymptomatik folgt ohne Verzögerung als Erweiterung der diagnostischen Maßnahmen die Karotisserienangiographie. Sie hat lt. Tönnis und Mitarbeitern in nahezu 99% eine generelle Aussagekraft und stellt in 85% der Fälle neben der Angabe der Art und Lokalisation eine wertvolle Hilfe zur Operationsindikation dar oder kann in anderen Fällen eine intrakranielle Blutung größerer Ausdehnung ausschließen.

In den Jahren 1968 und 1969 fanden zusammen 11 Trepanationen in unserer Klinik statt. 6 Patienten wurden in eine neurochirurgische Klinik wegen Verdachts auf Bestehen einer intrazerebralen Blutung verlegt. Das entspricht 2,8%, bezogen auf die 1968/69 stationär behandelten 662 Patienten. 1970 wurde bei 15 Patienten eine Trepanation durchgeführt, elfmal wegen eines sub- oder epiduralen Hämatoms, viermal bei offenen Frakturen. Das entspricht, bezogen auf die 431 stationär behandelten Schädelverletzten, 3,5%. Es zeigt sich also auch hier in Übereinstimmung mit dem zuvor gezeigten Material eine steigende Tendenz.

Als besonders wertvoll und als unabdingbar hat sich in der Behandlung Schädel-Hirntraumatisierter die 1967 eingerichtete chirurgische Wachstation in der sog. offenen Form mit 7 Plätzen erwiesen.

Die Rehabilitation der Schwerverletzten schließt sich baldmöglichst an die Erstbehandlung an. Allgemein müssen wir ein gewisses Stadium der geistigen Leistungsfähigkeit und des körperlichen Allgemeinzustandes abwarten, um den jeweiligen Patienten in eine weitere spezifizierte Rehabilitation übergeben zu können. Die frühere Abgabe der Patienten wäre aber unbedingt erstrebenswert und würde für eine chirurgische Klinik eine bedeutende Entlastung darstellen.

Wie das gezeigte Material unterstreicht, stellen die Zunahme der Schädel-Hirnverletzungen und das Wissen um die günstigere Prognose bei sofort einsetzender qualifizierter Diagnostik und Therapie unsere chirurgischen Abteilungen vor stetig anwachsende Aufgaben, die alternativ gelöst werden müssen. Die notwendige Zusammenarbeit des Chirurgen mit einem Neurologen und dem Anästhesisten, entsprechende apparative Ausrüstungen zur Diagnostik und Therapie, die Einrichtung von Wachstationen und ein reibungsloser organisatorischer Ablauf im Rahmen des Krankenhausbetriebes sind Bedingungen, die heute *Schwerpunktkrankenhäuser* erfüllen müssen, um ihrer Bezeichnung gerecht zu werden. Auf diese Weise kann eine Verbesserung in der Prognose der Schädel-Hirnverletzungen erreicht werden.

W. A. F. Kollar, Salzburg (Österreich):

Ein neuer vasokonstriktorischer Zusatz für die Lokalanästhesie (POR-8). (Mit 2 Tabellen.)

Vasokonstriktorische Zusätze zur Lokalanästhesie verringern deren Toxizität, verlängern die Schmerzfreiheit und mindern intraoperative

Blutungen. Besonders vorteilhaft wirken sich geeignete vasokonstriktorische Zusätze in der Neurochirurgie aus: Bei Operationen in Allgemeinnarkose und bei Eingriffen in örtlicher Betäubung erzielt man durch gefäßverengende Zusätze zur Lokalanästhesie durch den geringen Blutverlust eine wesentlich verminderte Kreislaufbelastung des Patienten. Daneben erbringt übersichtliches Operieren in ,,medikamentöser örtlicher Blutleere" eine wertvolle Verkürzung der Operations- und Narkosezeiten. Klinische Forderungen an Vasokonstringentien sind neben der Erleichterung der Blutstillung vor allem das Fehlen der nachteiligen Wirkung auf Kreislauf und Blutdruck. Eine weitere Bedingung ist eine ungestörte Wundheilung.

In dem synthetischen vasoaktiven Oktapeptid POR-8 (Ornithin-8-Vasopressin) steht uns ein solcher geeigneter vasokonstriktorischer Zusatz zur Lokalanästhesie zur Verfügung; er besitzt sämtliche lokalen vasoaktiven Vorteile des Adrenalins, nicht jedoch dessen unerwünschte Nebenwirkungen.

Dieser vasokonstriktorische Zusatz ist an sich nicht so neu, wie es manchmal erscheinen mag. Aus unserer Klinik, wie aus der Neurochir. Univ. Klin. Graz, erwiesen eingehende Tierexperimente und klinische Untersuchungen und Berichte von Diemath aus den Jahren 1967, 1968 und 1971 die hervorragende Verwendbarkeit dieses gefäßaktiven Polypeptids auf neurochirurgischem Gebiet. Danach erfolgten vereinzelte Arbeiten, die ausnahmslos die hervorragende Eignung dieses Stoffes für die Lokalanästhesie unterstrichen haben. Es nimmt daher Wunder, daß trotz dieser hervorragenden Eigenschaften es so lange brauchte, bis dieser Zusatz allgemeinen Eingang in die Lokalanästhesie und Neurochirurgie gefunden hat. Das ist mit ein Grund, warum wir auch auf diesem Kongreß über unsere Erfahrungen berichten wollen.

Klinische Verwendung: Seit 17. 6. 1966 verwenden wir routinemäßig POR-8 als Zusatz zum Lokalanästhetikum bei neurochirurgischen Eingriffen in Allgemeinnarkose und Lokalanästhesie. Die ersten klinischen Untersuchungen erfolgten an der Neurochir. Univ. Klin. Graz[1] und wurden ab 7. 1. 1970 mit Eröffnung der Neurochirurgischen Abteilung Salzburg fortgeführt.

Bis zum 30. 9. 1971 wurde von uns POR-8 bei insgesamt 1867 Patienten verwendet (Tabelle 1).

Die von Diemath 1968 hinsichtlich intraoperativer Blutdruck- und Pulsveränderungen veröffentlichten Untersuchungen wurden auch in Salzburg nachgeprüft und bestätigt: In Allgemeinanästhesie blieben bei rund $^3/_4$ der Patienten die Blutdruckwerte stabil, 19% zeigten eine systolische Drucksteigerung um 10 mm Hg und je 3% eine Steigerung zwischen 20 und 30 mm Hg.

Operationen in Lokalanästhesie erbrachten bei $^2/_3$ der Patienten unveränderte Blutdruckkurven; in 20% der Operierten kam es zu einer systolischen Drucksteigerung um 10 mm Hg und in je 7% zu einem Anstieg um 20 bzw. 30 mm Hg.

---

[1] Herrn Univ.-Prof. Dr. F. Heppner, Vorstand der Neurochirurgischen Universitätsklinik Graz, sind wir für die Überlassung der Krankengeschichten zu großem Dank verpflichtet

Tabelle 1

Diagnosen	Patientenzahl
Hirntumoren	
supratentoriell	338
infratentoriell	53
Aneurysmen	16
Hydrocephalus communicans	93
Aquäduktgliose	12
Kraniostenose	5
Sub- und Epiduralhämatome	114
Schädellücken (Polyacryl-Kranioplastik)	41
Schädelschuß	18
Parkinsonsyndrom u. Bewegungsstörung	150
Epilepsie	15
Tumor spinalis	66
Diskushernie	482
Rückenmarkstrauma	5
Periphere Nervenschädigung	26
Peripherer Nerventumor	33
Schmerz	66
Ektopie des Sinus transversus	1
Sonstiges (Wundversorgung, Exzisionen)	333
Zusammen	1 867

Anwendungsmethoden. Als *günstigste* Konzentration hat sich uns 0,1 IE POR-8/pro ml (0,5 bis 1 bis 2%iges Novokain) erwiesen; dies entspricht einer Ampulle POR-8 auf 50 ml Lokalanästhetikum. Die erwünschte lokale Vasokonstriktion tritt bereits nach wenigen Minuten ein, verstärkt sich nach rund 10 Minuten und genügt auch für Operationszeiten von mehreren Stunden. Zweckmäßigerweise erfolgt eine sorgfältige Infiltration des Operationsgebietes vor dem Abdecken und Waschen und gewährleistet so zu Beginn des Eingriffes optimale Bedingungen. Unsere Durchschnittsdosis POR-8 beträgt pro Operation die zuvor angegebene Menge von 1 Ampulle POR-8 auf 5 ml Lokalanästhesie. Bei ausgedehnten Laminektomien (spinale Tumoren, Metastasen, Wirbelfrakturen, Rezidivoperationen) und bei Reoperationen nach Röntgenbestrahlung empfiehlt sich eine Verdoppelung der Dosierung. Die höchste von uns bisher verwendete Konzentration betrug 15 IE auf 15 ml und wurde *ohne* Nebenwirkungen vertragen.

Bei einem Patienten, Friedrich Z., 54 Jahre, KG 811 18 74, Zustand nach Laminotomie wegen Bandscheibenvorfalles mußte wegen einer subkutanen Abszedierung im Operationsgebiet im Rahmen einer postoperativ aufgetretenen Furunkulose das Operationsgebiet revidiert und sekundär genäht werden. Von einer präoperativen Infiltration zur erleichterten Blutstillung wurde verständlicherweise Abstand genommen. Nach Exzision der frischen Hautnarbe — die Erstoperation erfolgte 4 Wochen zuvor — wurde matschiges, infiziertes (Staphylokokkus aureus) Granulationsgewebe entfernt. Die Stillung der massiven flächenhaften Blutung aus dem reichvaskularisierten frischen Granulationsgewebe erfolgte mittels eingelegter Wattefleckchen, getränkt mit 10 IE POR-8 auf 5 ml physiologische Kochsalzlösung und war nach insgesamt 10 min vollkommen. In Abständen von 2 min durchgeführte Blutdruck- und Pulskontrollen, sowie laufende EKG-Schreibung konnten auch hier Nebenwirkungen auf das kardiovaskuläre System *nicht* aufzeigen. Unter gezielter antibiotischer Behandlung blieb der postoperative Verlauf unauffällig, die Operationswunde verheilte primär. Der vasokonstriktorische Effekt von POR-8 ist aus Tabelle 2 ersichtlich; von 1867 Patienten war bei 98,7% eine sehr gute bis gute, bei 0,8% eine geringe und bei 0,5% eine fehlende Vasokonstriktion zu beobachten.

Tabelle 2. POR-8-Wirkung, 1867 = 100%

Sehr gut—gut	1841 Pat.	= 98,7%
gering	15 Pat.	= 0,8%
keine	11 Pat.	= 0,5%

Postoperative Komplikationen. Postoperative Infekte im Operationsgebiet sahen wir 11mal; darunter waren 2 infizierte Schädelschüsse, 4 Rekraniotomien und 5 Laminektomien (2 spinale Epiduralabszesse, 2 Bandscheibenoperationen, eine große spinale Epidermoidzyste). Bei weiteren 5 Patienten mit Rezidivoperationen kam es trotz fachgerechter Narbenexzision zu Störungen der Wundheilung, die eine Wundrevision erforderlich machten. Nachblutungen infolge einer postoperativen reaktiven Hyperämie sind auch bei unseren Patienten niemals aufgetreten.

Zusammenfassung. Seit 1966 verwenden wir das vasoaktive Polypeptid POR-8 routinemäßig als Zusatz zur Lokalanästhesie bei neurochirurgischen Eingriffen in örtlicher Betäubung und in Allgemeinanästhesie. Auf Grund seiner hervorragenden Vasokonstriktion bei Fehlen nennenswerter Nebenwirkungen, insbesondere auf das kardio-vaskuläre System, ist POR-8 auf dem gesamten neurochirurgischen Indikationsgebiet vorteilhaft verwendbar.

Aussprache

E. Wondrák, Olmütz (ČSSR):

Die urgente Behandlung von kraniozerebralen und kraniovertebralen Traumen stellt uns nicht nur vor pathophysiologische und operativ technische Probleme, aber auch oft vor nicht leichte Entscheidungen taktischer und organisatorischer Art. Dort, wo der Verletzte sofort in ein großes Unfallkrankenhaus, eine Universitätsklinik oder eine neurochirurgische Fachabteilung gebracht wird, kann wohl die fachlich bestmögliche Behandlung als gesichert angenommen werden. Anders liegen aber die Verhältnisse bei der absoluten Mehrzahl der zu behandelnden Schädelhirnverletzungen, denn die meisten Verletzten, z. B. nach Verkehrsunfällen werden oft in das dem Unfallort am nähesten gelegene kleine Krankenhaus gebracht, wo der Allgemeinchirurg wohl imstande ist bei einer komprimierenden intrakraniellen Blutung eine Trepanation durchzuführen, eventuell einen anderen unkomplizierten Eingriff vorzunehmen, wo aber schwer Voraussetzungen für eine größere und spezialisiertere neurochirurgische Operation, z. B. bei größeren Kontusionsherden, Schußverletzungen, Sinusverletzungen und dergleichen sind. Wir wissen, daß der Transport der Verletzten mit kraniozerebralen und kraniovertebralen Traumen *vor* der Operation nicht ohne Risiko, auch mit Hinsicht auf Begleitverletzungen oft umständlich ist, *nach* der Operation sogar schwer vertragen wird und zu einer rapiden Verschlechterung des Allgemeinzustandes führt. Oft genug geschieht es, daß ein Verletzter mit einem Schädelhirntrauma nur deshalb in ein neurochirurgisches bzw. unfallchirurgisches Zentrum transportiert wird, damit der Chirurg im kleinen Krankenhaus die Verantwortung los ist, ohne Rücksicht auf die damit verbundene Gefährdung des Verletzten. Unter diesem Aspekt gestaltet sich die Organisation der Behandlung von Schädel-Hirntraumen am Lande fast ähnlich wie unter kriegschirurgischen Bedingungen. Wir sehen unter den heutigen Voraussetzungen die Möglichkeit einer Lösung dieses Problems darin, daß an unserer und evtl. an jeder neurochirurgischen Abteilung ein bewegliches, sozusagen „fliegendes" neurochirurgisches Team systematisiert und zur Verfügung gestellt wird, das mindestens aus einem Neurochirurgen und einer neurochirurgischen Operationsschwester mit dem nötigen Spezialinstrumentarium besteht und vorbereitet ist auf telephonischen Anruf in das betreffende kleinere Krankenhaus zu fahren und hier den notwendigen Spezialeingriff durchzuführen. Je nach Bedarf kann — allerdings vom personellen Standpunkt schon mit mehr Schwierigkeiten — ein Anästhesist, eventuell ein Assistent mitfahren. Meist stellt aber diese Hilfe schon das anfordernde Krankenhaus. Wenn es notwendig ist, fährt der Neurochirurg auch zu postoperativen Kontrollen. Vorläufig ist ein Einsatz von Hubschraubern — aus technischen Gründen — noch nicht überall möglich (Landeplätze, Anfahrtswege, Anforderung des Hubschraubers usw.). Aber auf die Entfernung von etwa 30—40 km kann ein solches Team sogar schon bei geöffnetem Schädel angefordert werden und rechtzeitig einsatzbereit sein. Es sind zwar noch allerlei organisatorische Schwierigkeiten, wenn nicht gar bürokratischer Art, ungelöst, z. B. das Honorieren einer solchen „unplanmäßigen" Fahrt. Aber das sind sicher nachträglich zu lösende und zu erledigende Probleme. Auf jeden Fall ist der Einsatz des Neurochirurgen, seine Fahrt *zum* Verletzten in ein kleines Krankenhaus, zweckmäßiger, als der oft umständliche und riskante Transport des Verletzten an eine entfernte neurochirurgische Abteilung.

H. Brenner, Wien (Österreich):

Ich finde, daß die Vorschläge, die Herr Bauchhenns gemacht hat, zu den besten und konstruktivsten gehören, die ich in der letzten Zeit überhaupt gehört habe. Meinen persönlichen herzlichen Glückwunsch. Es spricht uns Neurochirurgen aus dem Herzen und ich glaube, sie würden vielleicht mißverstanden, wie ich jetzt in der Diskussion gehört habe, denn sie forderten ja Ausbildungsänderungen, Einrichtungsänderung und Fortbildungserweiterung. Das war der Sinn. Und das kann die Neurochirurgie gerne bieten und bietet sie gerne. Wir haben viele Unfallchirurgen schon bei uns gehabt, für $1/4$ oder $1/2$ Jahr und können in einem $1/2$ Jahr, sagen wir, wenigstens 1000 Angiogramme und 500 Schädeloperationen bieten. Das ist viel, und so viel wird er wahrscheinlich in seinem ganzen Leben nicht mehr tun müssen. Das ist das eine und ich möchte es wärmstens unterstützen. Zum zweiten, es wird alles auf Tonband aufgezeichnet und ich bitte den Herrn Kollegen mir nicht persönlich böse zu sein, aber ich muß Ihnen energisch widersprechen. Ich erwartete von 15 min eines Fallberichtes etwas Hochinteressantes. Es war ein Subduralhämatom, wie wir es oft erleben. Es ist vielleicht nicht der Platz Wissensgut zu erinnern, das wir seit 15 Jahren in den Vorlesungen berichten. Aber in einem muß ich ganz energisch widersprechen. Ich kenne *keine* Kontraindikation zur Angiographie. Es gibt nur eine einzige, Herzstillstand und Atemstillstand. Ich habe 2 solche Patienten operiert, einer ist bei den Überlebenden hier dabei in weiß (Dia), eine Frau ist nach 6 Wochen gestorben. Die einzige Indikation, da habe ich aber auch nicht den Patienten gewaschen, nicht einmal meine Hände, nicht den Bohrer sterilisiert, sondern unsteril aus dem Kasten herausgenommen und durch die Haare trepaniert. Aber eine andere Kontraindikation gibt es nicht. Dafür stehe ich auch die nächsten 40 Jahre.

J. Rettenbacher, Salzburg (Österreich):

Herr Brenner, ich habe das auch von vornherein gewußt, daß ich nicht zu Neurochirurgen sprechen kann, wenn sie sagen, daß sie seit 15 Jahren, das was ich jetzt gebracht habe, schon lehren. Aber für uns Unfallchirurgen in den kleineren Häusern ist das sicher sehr wichtig, was ich heute gebracht habe. Es war für mich — ich bin 3 Monate nach Gießen gefahren — das eben alles neu; das wollte ich hier an diesem Platz vermitteln. Ich wollte natürlich niemals einem Neurochirurgen vorgreifen.

Und wenn ich gesagt habe, es ist bei der Einklemmung und bei der Dezerebration die Angiographie kontraindiziert, dann bringe ich das auch nur von der neurochirurgischen Universitätsklinik. Das hat so Herr Prof. Seger auch schriftlich niedergehalten. Leider habe ich diese Schrift nicht mit. Und er hat es mir so erklärt: Durch die extreme Zirkulationsverlangsamung bei der Dezerebration kann man durch das Kontrastmittel die Zirkulation *komplett* unterbrechen und es könnten so Zwischenfälle auftreten. Also, ich möchte noch einmal betonen, mein Vortrag war an Unfallchirurgen gerichtet und ich wollte nichts anderes herausstreichen, als daß bei der Dezerebration und bei der Einklemmung, und das war so ein Fall, eben rasch vorgegangen werden soll.

9. Oktober 1971 (Makart-Saal)

F. Loth und J. Wocjan, Warschau (Polen):

Chirurgische Eingriffe bei kindlichen Schädel-Hirnverletzungen.
(Mit 2 Tabellen.)

Die große Mehrzahl der Schädel-Hirnverletzten wird heute vom Allgemeinchirurgen versorgt. Daran wird vorläufig keine Änderung eintreten, obwohl in den letzten 2 Jahrzehnten Diagnose und Therapie der Schädel-Hirnverletzungen durch neurochirurgische Methoden wesentlich bereichert worden sind.

Die zunehmende Zahl dieser Verletzungen bei Kindern, die mit der heutigen Motorisierung in Verbindung steht, das abweichende klinische Bild und die Schwierigkeiten der richtigen Diagnose hat uns veranlaßt, unsere Kinderbeobachtungen vorzustellen.

Bei Erwachsenen sind die meisten neurologischen Komplikationen unmittelbar nach der Schädel-Hirnverletzung oder in den nächsten Tagen zu beobachten. Beim Kind hingegen verlaufen die intrakraniellen Drucksymptome sehr oft *nicht* typisch und können zu verschiedenen Zeiten nach der Verletzung auftreten. Die richtige und in der richtigen Zeit vorgenommene Behandlung kann auf das ganze zukünftige Leben des Kindes Einfluß haben.

Die kindlichen Hirnverletzungen unterscheiden sich weiter noch durch andere Ausgangsbedingungen in morphologischer und psychischer Hinsicht, sowie durch anatomische Besonderheiten. Die Galea des Kindes ist weicher und auf dem Periost stark verschieblich. In dieser Zwischenschicht kommt es leicht zu Gefäßzerreißungen und zur Bildung riesiger subgalearer Hämatome von schwabbeliger Konsistenz. Die Ränder sind meistens derb und erhaben und lassen eine Impressionsfraktur irrtümlicherweise vermuten. Die Knochen der Schädel sind elastisch, die Nähte noch nicht geschlossen und die einzelnen Knochen liegen getrennt, so daß auch leichte Kontusionen zur Druckschädigung des Hirngewebes führen können. Es ist auch zu betonen, daß die kindliche Dura fest am Knochen haftet und daher eine Sicherung gegen Frakturen bilden kann. Es entstehen aber oft für kleine Kinder spezifische Ping-Pongball-Kontusionen. Infolge flach wirkender Kraft entsteht eine Knochenimpression, die sofort zurückspringt. Es kommt zu Hirnläsionen oder Hirnblutungen *ohne* Knochenveränderungen oder nur zu sehr schwer feststellbaren Brüchen des Schädels. Wegen der Elastizität und

Kompensationsmöglichkeiten des kindlichen Gehirns sind die intrakraniellen Drucksymptome bei Hämatomen und subduralen Ergüssen oft lange Zeit nicht zu bemerken. Endlich können sie unerwartet, plötzlich und gewaltig entstehen. Auch die spezifisch kindliche Reaktion des Gefäßsystems kann in sehr kurzer Zeit zum Hirnödem, wie auch zu Blutungen oder hypotonischen Syndromen führen, die sich wieder ganz plötzlich in eine entgegengesetzte Phase umbilden können.

Bei einer Gesamtzahl von 5000 Schädel-Hirnverletzungen, die in der Orthopädisch-Traumatologischen Abteilung und in der Neurochirurgischen Abteilung des Kinderunfallkrankenhauses in Warschau behandelt wurden, haben wir bei 1250 Fällen von Kindern eine klinische und katamnestische Analyse durchgeführt. Der jüngste operierte Patient war 1 Tag alt und der älteste 14 Jahre. Bei 113 Kindern hat man eine operative Behandlung durchgeführt, davon 61 Impressionsfrakturen, 10 offene Verletzungen, 10 subdurale Hämatome, 4 epidurale Hämatome, 3 subdurale Ergüsse, 20 Bohrlöcher, 2 plastische Operationen bei Liquorfisteln, 2 Operationen bei Arachnitis optochiasmatica und cerebello-medullaris und 1 posttraumatische Kleinhirnzyste (Tabelle 1).

Tabelle 1. Chirurgische Eingriffe

	Anzahl
Impressionsfrakturen	61
Offene Hirnverletzungen	10
Subdurale Hämatome (osteoplastische Kraniotomie)	10
Epidurale Hämatome (osteoplastische Kraniotomie)	4
Subdurale Ergüsse (osteoplastische Kraniotomie)	3
Probetrepanationen (Inspektionen, Hämatomen usw.)	20
Liquorfisteln (Schädelbasisplastik)	2
Posttraumatische Arachnitis (optochiasmatica, cerebellomedullaris)	2
Posttraumatische Kleinhirnzyste	1
Gesamt	113

Die Notwendigkeit des operativen Eingreifens ist in den meisten Fällen allgemein bekannt; es gibt aber auch manche Schädel-Hirnverletzungen, in denen die Operationsindikation sehr schwierig zu stellen ist.

Die direkten Läsionen des Hirngewebes, besonders bei offenen Verletzungen und Impressionen, insbesondere in der Frontal- und Temporalgegend sollten stets operativ behandelt werden; bei Kindern bis zum 1. Lebensjahr können solche Läsionen, wie schon früher gesagt wurde, bei linearen Frakturen und kleineren Impressionen auch vorkommen.

Die Hämatome und subduralen Ergüsse sollten unbedingt operiert werden. In Fällen, in denen das klinische Bild nicht so typisch scheint, ist die zerebrale Angiographie erforderlich. Das EEG sowie die Echoenzephalographie stellen diagnostische Hilfsmethoden dar, von denen schon im akuten Stadium der Hirnverletzung Gebrauch gemacht werden kann und die im typisch klinischen Verlauf die Indikation zum operativen Vorgehen erleichtern können. Bei Neugeborenen und Säuglingen kann die Diagnose eines Hämatoms mit Hilfe der Subdurographie oder einer subduralen Punktion erfolgen.

Der stationäre klinische Verlauf oder eine Besserungstendenz ermöglichen eine längere Beobachtung des Kranken sowie eine konservative Behandlung. Hingegen ist bei den Fällen, bei denen eine *plötzliche* Verschlimmerung des neurologischen oder Allgemeinzustandes eintritt, die zerebrale Kontrastdiagnostik oder operative Behandlung durchzuführen. Bei offenen oder geschlossenen Hirnwunden soll man sorgfältig zerstörtes Hirngewebe sowie Fremdkörper entfernen und nachher die Dura wasserdicht verschließen.

Die Operationserfolge sind in den meisten Fällen gut (Tabelle 2). In unseren Beobachtungen fanden wir nur 3 Unfallneurosen, 2 Enzephalitiden, 1 posttraumatische Epilepsie und 1 dauernde Tetraparese. In unserer Serie hatten wir 2 Todesfälle bei Kindern mit schweren Hirnschädigungen und zentralen Regulationsstörungen. Bei den übrigen 104 Fällen können die Erfolge als sehr gut bezeichnet werden.

Tabelle 2. Ergebnisse

	Anzahl
Unfallneurosen	3
Posttraumatische Enzephalitiden	2
Posttraumatische Epilepsie	1
Tetraparese	1
Todesfälle	2
Ohne Komplikationen	104
Gesamt	113

E. Amann, F. Gerstenbrand, C. H. Lücking und A. Musiol, Wien (Österreich):

Symptomatologie der akuten, sekundär traumatischen Hirnstammschäden.

Primär-traumatische Schäden des Hirnstammes sind relativ selten und führen mit wenigen Ausnahmen zum *raschen* Tod des Verletzten, meistens noch am Unfallort. Eine ärztliche Intervention ist in diesen Fällen kaum möglich. Entwickelt sich eine Hirnstammsymptomatik einige Zeit nach der Schädel-Hirnverletzung, so handelt es sich um eine sekundär-traumatische Schädigung des Hirnstammes als Folge einer Komplikation in Form eines intrakraniellen Hämatoms oder Hirnödems. Solche Verletzte benötigen eine sorgfältige Beobachtung und den Einsatz aller modernen Untersuchungsmethoden, um Art und Lokalisation der Komplikation rasch aufzudecken und alle Behandlungsmöglichkeiten auszuschöpfen.

Nach einer bestimmten Größenentwicklung bewirkt eine epidurale, subdurale oder intrazerebrale supratentorielle Blutung ebenso wie ein perifokales oder diffuses Hirnödem eine Massenverschiebung zunächst zur Gegenseite (zinguläre Herniation), später in kranio-kaudaler Richtung (transtentorielle Herniation). Bei der transtentoriellen Herniation kann es zur Verlagerung von medio-basalen Anteilen eines oder beider Temporallappen durch den Tentoriumschlitz kommen (uncale Herniation nach Plum u. Posner, 1966). Durch diesen Vorgang kommt es zu mechanischem Druck auf den Hirnstamm sowie gleichzeitig zur Kompression der zu- und abführenden Gefäße und der Hirnnerven dieses Bereiches.

Bei einer einseitigen uncalen Herniation werden Hirnstamm und Gefäße an den kontralateralen Tentoriumrand gepreßt. Durch den kraniokaudalen Druck ist aber auch eine Verlagerung des gesamten Hirnstammes in kranio-kaudaler Richtung möglich (zentrale Herniation nach Plum u. Posner, 1966). Dadurch entsteht eine Kompression mesodienzephaler Strukturen bei gleichzeitiger Elongation und Einschnürung von Hirnnerven u. Gefäßen.

Bei weiter zunehmender Volumsvermehrung und Massenverschiebung kommt es schließlich zur Verlagerung von Strukturen der hinteren Schädelgrube in das Foramen occipitale magnum und zum Druck auf die Medulla oblongata sowie deren Gefäße.

Sekundär traumatische Hirnstammschäden entstehen einerseits durch Ischämie in den Versorgungsgebieten der komprimierten Arterien, andererseits durch Rückstauungsblutungen. Diese breiten sich vor allem im sog. Venensumpf, den medialen Abschnitten von Mittelhirn und Brücke aus und können beträchtliche Ausmaße erreichen.

Durch die geschilderten Mechanismen der Einklemmung ist zu erwarten, daß die klinische Symptomatik der akuten Mittelhirn- und Bulbärhirnschädigung erst nach einem zeitlichen Intervall einsetzt und einen dynamischen Verlauf zeigt.

Die im Folgenden wiedergegebene klinische Symptomatik beruht auf einer Analyse von über 500 Patienten, die in den letzten 14 Jahren an verschiedenen Unfallabteilungen in Wien und München mit vornehmlich sekundären Hirnstammschäden zur Aufnahme kamen. Das Ergebnis dieser Analyse führte zur Erkenntnis, daß zumindest ein gewisser Prozentsatz z. T. jugendlicher Verletzter bei rechtzeitiger Diagnose und Behandlung der Mittelhirneinklemmung gerettet, bzw. vor Dauerschäden bewahrt worden wäre.

Diese Tatsache scheint uns ein gerechtfertigter Anlaß, die Einklemmungssymptomatik wenigstens schlagwortartig darzulegen.

Symptomenkategorien für die Abgrenzung der einzelnen Phasen der Mittelhirneinklemmung:

Bewußtseinslage
Reaktion auf Schmerzreize

Optomotorik
Körperhaltung
Tonus und Reflexe
Pyramidenbahnzeichen

{ Pupillen, Lichtreaktion
  Bulbusbewegung
  Bulbusstellung
  okulo-zephaler Reflex
  vestibulo-okulärer Reflex
  zilio-spinaler Reflex

Vitalfunktionen u.
Vegetativum

{ Atmung
  Kreislauf

Die beginnende mediale Mittelhirneinklemmung kennzeichnet sich durch folgende klinische Symptomatik:

Akutes, traumatisches Mittelhirnsyndrom durch beidseitige uncale oder durch zentrale Herniation.

1. Phase:
Benommenheit
Auf äußere Reize verzögerte Reaktion
Pupillen mittelweit, Isokor, mit normaler Lichtreaktion
Bulbusbewegungen schwimmend
Spontane Massen- und Wälzbewegungen
Auf Schmerzreize gerichtete Abwehrbewegungen
Atmung ⎫
Kreislauf ⎬ Unauffällig
Vegetativum ⎭

Als besonders auffälliges Symptom für die erste Phase der Mittelhirneinklemmung ist das Auftreten von Massen- und Wälzbewegungen hervorzuheben. Dieses Verhalten eines Patienten nach einer Schädel-Hirnverletzung wird häufig als psychomotorische Unruhe oder postkommotionelle Verwirrtheit verkannt und diagnostisch falsch eingeordnet.

2. Phase:
Somnolenz
Auf äußere Reize verminderte Reaktion
Pupillen verengt, mit verzögerter Lichtreaktion
Bulbusbewegungen dyskonjugiert
Spontane Massenbewegungen der Arme, Beine in Streckstellung
Auf Schmerzreize ungerichtete Abwehrbewegungen der Arme u. vermehrte Streckstellung der Beine
Sehnenreflexe gesteigert
Pyramidenbahnzeichen beidseits gering ausgeprägt
Atmung beschleunigt
Temperatur ↑
Puls ↑

3. Phase:
Bewußtlosigkeit
Pupillen eng, mit träger Lichtreaktion
Bulbusbewegungen spontan fehlend
Bulbi in Divergenzstellung
Beugestellung der Arme, Streckstellung der Beine
Auf Schmerzreize Verstärkung der Beuge-Streckstellung
Sehnenreflexe stark gesteigert
Pyramidenbahnzeichen beidseits deutlich ausgeprägt
Atmung beschleunigt, zunehmend rhythmisch
Temperatur ↑
Blutdruck ↑
Puls ↑

In der 3. Phase des akuten traumatischen MHS zeigt der Patient eine typische Körperhaltung: decorticate rigidity. Bei weiterer Zunahme der Volumsvermehrung stellt sich das Vollbild der MHS ein.

4. Phase (Vollbild):
Bewußtlosigkeit
Pupillen mittelweit bis erweitert, deutlich herabgesetzte Lichtreaktion
Bulbusbewegungen spontan fehlend
Bulbi in ausgeprägter Divergenzstellung
Streckstellung aller Extremitäten und des Rumpfes
Strecksynergismen spontan und auf Schmerzreize verstärkt
Hyperreflexie
Muskeltonus deutlich erhöht
Pyramidenbahnzeichen beidseits ausgeprägt
Atmung beschleunigt, maschinenartig
Temperatur ↑↑
Blutdruck ↑↑
Puls ↑↑
Schweißsekretion ↑↑

Bei Fortbestehen der supratentoriellen Volumsvermehrung und Eintreten einer subokzipitalen Herniation kommt der Patient in ein Übergangsstadium.

Übergangsstadium zum akuten traumatischen Bulbärhirnsyndrom:
Bewußtlosigkeit
Pupillen erweitert, Lichtreaktion nur angedeutet
Bulbusbewegungen fehlend
Bulbi in ausgeprägter Divergenzstellung
Streckstellung besonders an den Armen vermindert
Strecksynergismen auch durch Schmerzreize nicht oder nur angedeutet auslösbar
Sehnenreflexe abgeschwächt
Pyramidenbahnzeichen beidseits
Atmung beschleunigt, oberflächlich, Übergang zur Schnappatmung
Temperatur ↑
Puls ↑
Blutdruck ↑
Schweißsekretion ↑

Das Abklingen der Streckkrämpfe in dieser Übergangsphase zum akuten Bulbärhirnsyndrom wird manchmal als eine Besserung der Symptomatik aufgefaßt und ist natürlich eine tragische Verkennung der wirklichen Situation!

Vollbild des akuten traumatischen Bulbärhirnsyndroms:
Bewußtlosigkeit
Pupillen maximal weit, Reaktionslos
Bulbusbewegung spontan fehlend
Bulbi in ausgeprägter Divergenzstellung
Körperhaltung atonisch, keine spontane Motorik
Sehnenreflexe fehlend
Muskeltonus schlaff
Atemstillstand
Puls ↓
Blutdruck ↓

Das Vollbild des Bulbärhirnsyndroms ist schließlich durch den Zusammenbruch der motorischen und vegetativen Funktionssysteme des Hirnstammes gekennzeichnet.

Akutes, traumatisches Mittelhirnsyndrom mit Lateralisation durch einseitig akzentuierte Einklemmung:

1. Phase:

Benommenheit bis Somnolenz
Auf äußere Reize verminderte Reaktion
Pupille einseitig weiter, Kontralateral zur Beuge-Streckstellung
Geringe Deviation der leicht divergenten Bulbi zur Gegenseite der Extremitaten mit Beuge-Streckstellung
Einseitige Beuge-Streckstellung der Extremitäten mit erhöhtem Muskeltonus, gesteigerten Sehnenreflexen und Pyramidenbahnzeichen
Auf Schmerzreize gerichtete Abwehrbewegung der gegenseitigen Extremitäten, mitunter schon Strecktendenz des Beines
Atmung beschleunigt, leicht rhythmisch
Puls ↑

2. Phase:

Somnolenz bis Bewußtlosigkeit
Pupille einseitig deutlich erweitert, kontralateral zur Streckstellung der Extremitäten, Lichtreaktion träge
Deviation der leicht divergenten Bulbi zur Seite der gestreckten Extremitäten
Einseitige Streckstellung der Extremitäten mit stark erhöhtem Muskeltonus, gesteigerten Sehnenreflexen und Pyramidenbahnzeichen
Auf Schmerzreize ungerichtete Abwehrbewegungen der gegenseitigen oberen Extremitäten, Streckstellung des Beines mitunter Beuge-Streckstellung mit erhöhtem Muskeltonus und Pyramidenbahnzeichen
Atmung beschleunigt, rhythmisch
Temperatur ↑
Blutdruck ↑
Puls ↑

Nach der 2. Lateralisationsphase stellt sich die Symptomatik der 3. Phase, mitunter auch das Vollbild des akuten Mittelhirnsyndroms ein. In der Mehrzahl der Fälle sind nur einzelne Lateralisationssymptome für kurze Zeit feststellbar. Dies ist dadurch erklärlich, daß der einseitige Schaden des oberen Hirnstammes wenig akzentuiert ist oder nur passager bestehen bleibt.

Am Beginn der Einklemmung kann die Hirnstammsymptomatik durch Symptome einer primär oder auch sekundär-traumatischen Großhirnläsion überdeckt sein wie z. B. durch eine noch bestehende Bewußtlosigkeit im Rahmen eines Kommotionssyndroms oder durch Herdausfälle, Halbseitenzeichen, epileptische Anfälle als Folge eines Rindenprellungsherdes oder einer lokalen Drucksymptomatik durch ein subdurales Hämatom.

Diese interferierenden Symptome wurden bei der systematischen Darstellung der Entwicklungsphasen absichtlich *nicht* berücksichtigt.

Diese *Einteilung* der akuten traumatischen Hirnstammsymptomatik in verschiedenen Phasen und der beschriebene Entwicklungsablauf ermöglicht nicht nur die richtige diagnostische Einschätzung, sondern erlaubt dem Erfahrenen auch eine Beurteilung des Schädigungsgrades in der Mittelhirn- bzw. Bulbärhirnebene, sowie die Einschätzung auf die Progredienz der intrakraniellen Volumsvermehrung.

Eine Rückbildung ist prinzipiell in jeder Phase möglich, beim akuten Bulbärhirnsyndrom allerdings nur innerhalb der ersten 20 Minuten.

E. Lorenzoni, Hannover (BRD):

Das EEG im Koma nach akuten Schädel-Hirntraumen. (Mit 2 Abb.)

Das Koma ist das Kardinalsymptom des akuten Schädel-Hirntraumas, insbesondere des gedeckten, bei dem andere sichtbare Verletzungen oft fehlen. Es wird durch eine traumatische Schädigung der für die Aufrechterhaltung der Bewußtseinslage verantwortlichen Stammhirnstrukturen, des Thalamus und der Formatio reticularis mit ihren Verbindungsbahnen zur Hirnrinde, des *retikulo-thalamokortikalen Systems* ausgelöst. Diese Schädigung kann reversibel oder irreversibel sein. Der gestörte Hirnfunktionszustand kann durch das EEG auch dann erfaßt werden, wenn keine morphologischen Veränderungen nachweisbar sind. Die EEG-Veränderungen werden einerseits durch die Komatiefe und andererseits durch die Schwere und Art der Hirnschädigung, die dem Koma zugrunde liegt, bestimmt. Eigene Komastadien im EEG, wie wir sie bei den Schlafstadien kennen, gibt es nicht.

Unsere Untersuchungen stützen sich auf 72 Patienten des Arbeitsunfallkrankenhauses Graz mit 160 EEG-Ableitungen im Koma nach dem frischen Trauma, mit und ohne Schädeldachbrüchen, meist mit überlangem Koma und Verdacht auf Komplikationen wie subduralen und epiduralen Hämatomen, Fettembolien oder offenenen Schädel-Hirntraumen mit penetrierenden Duraverletzungen, die jedoch hier außer Betracht bleiben. 43 Patienten überlebten und 29 verstarben.

Eine Übersicht über die EEG-Veränderungen im posttraumatischen Koma gibt Abb. 1. Im Vordergrund stehen die *Allgemeinveränderungen*, die praktisch immer nachweisbar waren, zum Teil schwer, zum Teil nur mittelgradig und zum Teil auch nur leicht ausgeprägt. Normale EEG jedoch fehlten. Der Schweregrad der allgemeinen Veränderungen im EEG zeigte zur Komatiefe wohl eine gewisse, aber keine absolute Relation. So finden sich die schweren Allgemeinveränderungen vorwiegend im tiefen und die leichten nur im Subkoma bzw. Präkoma.

Es können aber auch, vor allem kurz nach dem Unfall, trotz Bewußtlosigkeit nur geringe EEG-Veränderungen nachweisbar sein. Die traumatische Einwirkung hat infolge Unterbrechung der retikulo-thalamokortikalen Bahnen wohl zu einer Beeinträchtigung des Bewußtseins, jedoch nicht zu jenen Stoffwechselstörungen geführt, die das Hirnstrombild verändern. Die Abb. 2 zeigt am Unfallstag trotz Koma ein nur gering allgemein verändertes EEG; am 1. Tag nach dem Schädel-Hirntrauma bei unverändert tiefem Koma bereits schwere Allgemeinveränderungen; am 2. Tag erfolgte der Exitus. Das EEG muß sich nicht mit der Komatiefe parallel verändern; es kann sowohl Besserungen als auch — wie im obigen Fall — Verschlechterungen anzeigen, die dem klinischen Bild auch vorangehen können. Das EEG kann auch auf Komplikationen hinweisen, die gerade im Koma dem klinischen Nachweis leicht entgehen können. Es wird damit richtungweisend für weitere diagnostische Maßnahmen, auch wenn es selbst keine Diagnose zu stellen vermag.

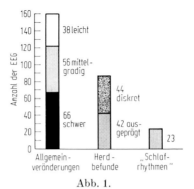

Abb. 1.

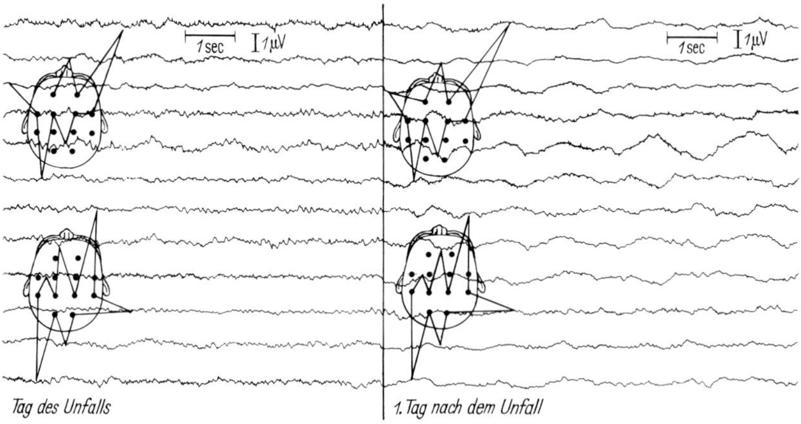

Abb. 2.

Herdbefunde, besonders ausgeprägte, finden sich im Koma seltener als Allgemeinveränderungen (Abb. 1) und sind meist Ausdruck lokaler Hirnschädigungen, etwa durch eine Kontusion oder ein subdurales oder epidurales Hämatom oder auch nur durch ein lokales Ödem. Zuerst sind die Herdbefunde häufig von den Allgemeinveränderungen überdeckt und treten erst dann zutage, wenn sich die Allgemeinveränderungen zurückbilden. Solche Herde sind also lediglich später nachweisbar geworden und nicht erst neu aufgetreten und daher auch nicht als Ausdruck einer Komplikation zu werten. Da sich Herdbefunde im Koma dennoch häufiger bei später Verstorbenen finden, geben sie eher eine schlechte Überlebensprognose.

Schlafrhythmen im EEG, wie sie sonst nur beim physiologischen Schlaf gefunden werden, sind im Koma selten, aber immerhin konnten sie bei 23 von 160 EEG-Ableitungen nachgewiesen werden (Abb. 1). Sie waren vorwiegend bei später Überlebenden zu sehen und geben somit keine schlechte Überlebensprognose. Ein Beispiel solcher Schlafpotentiale des

C—D-Stadiums, also mitteltiefen bis tiefen Schlafes am 2. Tag im Koma nach bitemporaler Entlastungstrepanation wird an Hand eines Dias gezeigt. Nur bestand kein Normalschlaf, sondern tiefe Bewußtlosigkeit; eine Weckreaktion fehlte sowohl klinisch als auch im EEG, in dem kein K-Komplex nachweisbar war. Die Entstehung dieser Schlafrhythmen im Koma ist nicht geklärt. Auffallend ist allerdings, daß sich auch im Spätstadium nach Schädel-Hirntraumen im Wachzustand häufiger Schlafrhythmen, meist Einschlafreaktionen des A- und B-Stadiums, besonders nach schweren Hirnkontusionen nachweisen lassen. Es läßt dies an eine traumatische Beeinträchtigung der den Schlafwachzustand regulierenden Stammhirnstrukturen denken. Inwieweit schließlich ein Zusammenhang mit posttraumatisch auftretenden Schlafstörungen oder auch erhöhtem Schlafbedürfnis gegeben ist, läßt sich derzeit noch nicht sagen.

Bei Feststellung des *Hirntodes* durch das EEG findet man infolge erloschener, elektrischer Hirnaktivität eine isoelektrische Kurve. In der Literatur werden immer wieder Fälle beschrieben, bei denen trotz erloschener Hirnaktivität es noch zu einer Reanimation gekommen sei. Nach unseren Erfahrungen haben wir dies jedoch *nie* feststellen können. Allerdings muß dabei bedacht werden, daß in solchen Fällen nur schwerste apallische Syndrome resultieren. Wenn man innerhalb 12 Stunden bei mehreren EEG-Ableitungen immer isoelektrische Kurven erhält, kann man mit keiner, wie auch gearteten Reanimation mehr rechnen.

Zusammenfassend gibt das EEG im Koma nicht nur neurophysiologische Aufschlüsse über die Bewußtseinsregulierung, sondern ist auch von klinischem Wert, vorausgesetzt, daß die Verlaufskontrollen vorliegen. Es gibt zusätzliche Kriterien für den Grad, das Ausmaß und die Lokalisation der Hirnschädigung, Hinweise auf Komplikationen, die im bewußtlosen Zustand sonst nur schwer erkannt werden, sowie auch prognostische Hinweise für die Überlebenschancen; schließlich ist es eine entscheidende Methode zur Feststellung des Hirntodes.

F. Musil, Brünn (CSSR):

Einige experimentelle Ergebnisse des Verlaufs und der Behandlung des posttraumatischen Hirnödems. (Mit 2 Abb.)

Zur Klärung der komplizierten Mechanismen des Entstehens und des Verlaufs des posttraumatischen Hirnödems genügt das klinische Verfolgen nicht. So ist z. B. die klinische Diagnostik des Stadiums des Hirnödems sehr schwierig bis unmöglich. Ebenso genügt das nur klinische Verfolgen und Ableiten von Schlüssen aus Erfolgen oder Mißerfolgen verschiedener, oft nur empirisch ausgearbeiteter Heilverfahren nicht. Unsere Versuchsarbeiten mit ihren gut reproduzierbaren Ergebnissen sind von dem Bestreben geleitet, einige Lücken in der Analyse der mit dem Hirnödem verbundenen pathologischen Prozesse zu schließen.

240   F. Musil:

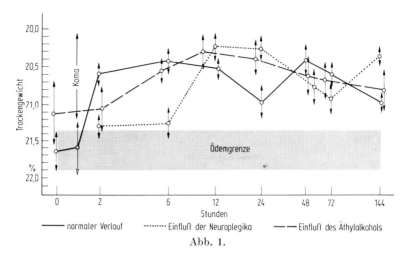

Abb. 1.

Den Versuchstieren (447 Meerschweinchen) wurden unter Standardbedingungen kraniozerebrale Verletzungen beigebracht. Die Tiere wurden in bestimmten Zeitabständen vom Moment des Hirntraumas weg, in flüssigem Sauerstoff getötet. Der prozentuelle Wassergehalt im Hirngewebe wurde durch eine Methode des Abwiegens der Trockensubstanz ermittelt. Die gewonnenen Ergebnisse wurden dann statistisch ausgewertet.

Bei der 1. Versuchsreihe wurde der Verlauf des posttraumatischen Hirnödems *ohne* Beeinflussung gelassen. Bei der 2. Versuchsreihe wurde den Versuchstieren vor dem Hirntrauma intraperitoneal Äthylalkohol appliziert. Bei der 3. Versuchsreihe wurde 2 Std nach der Hirnverletzung eine 30%ige Ureainfusion durchgeführt. Bei der 4. Versuchsreihe wurde den Tieren in Zeitintervallen eine neuroplegische Ml-Mischung intramuskulär appliziert und dann wurden die Tiere physikalisch auf 34—36 °C Körpertemperatur abgekühlt. Bei der 5. Versuchsreihe wurde den Tieren nach dem Hirntrauma intraperitoneal normales destilliertes Wasser und bei der 6. Versuchsreihe ein strukturell verändertes destilliertes Wasser appliziert.

In dieser Mitteilung kann nicht in die methodischen Einzelheiten eingegangen werden, mit deren Ausarbeitung wir uns mehrere Jahre befaßten, denn unsere Versuchsarbeiten dauern praktisch schon 15 Jahre. Die Ergebnisse der statistischen Auswertung führen wir kurz in Zusammenfassungen an und ergänzen sie zur Anschaulichkeit der Diagramme.

Auf Abb. 1 ist mit vollen Linien der normale, *unbeeinflußte* Verlauf des posttraumatischen Hirnödems bezeichnet. Aus dem ganzen Verlauf ist das ungestüme Entstehen des Hirnödems auffällig, das bereits 2 Std nach der Hirnverletzung festgestellt wurde. Nach einem vorübergehenden Absinken des Hirnödems nach 24 Std kam es nach 48 Std zu dessen Wiederentstehen und im weiteren Verlauf bis zu 7 Tagen zu dessen allmählichen Verschwinden. Unsere histologischen Untersuchungen, die EEG-Befunde und die weiteren Versuchsarbeiten zeigen, daß sich in der

Verlauf und Behandlung des posttraumatischen Hirnödems 241

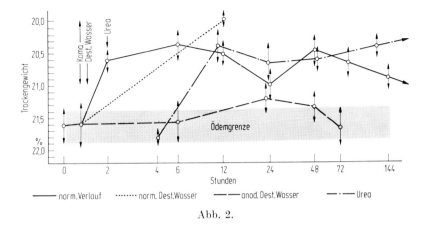

Abb. 2.

1. Phase des Entstehens des Hirnödems nach der Hirnverletzung Störungen des Nervenreflexcharakters geltend machen.

Mit der unterbrochenen Linie auf dem Diagramm ist der Einfluß des *Äthylalkohols* veranschaulicht. Äthylalkohol bewirkte eine gewisse Verlangsamung beim Entstehen des Hirnödems in der 1. Phase. Im weiteren Verlauf hatte Äthylalkohol eher eine Verschlechterung des Hirnödems zur Folge und eine Verlängerung der Zeit seines Bestehens. Ergänzende EEG- und histologische Untersuchungen unterstützten unsere Annahme, daß der Äthylalkohol in der ersten Phase eine Hemmung der pathologischen Reflexe verursacht, besonders der Spasmen der Hirnblutgefäße. Die ungünstige Wirkung des Äthylalkohols im späteren Verlauf des Hirnödems erklären wir uns durch das Summieren des mechanischen Einflusses des eigentlichen Traumas mit dem toxischen Wirken des Äthylalkohols, hauptsächlich auf das Gehirngrau, wie unsere histologische Untersuchungen bestätigen.

Die Versuche mit der *neuroplegischen Mischung* und dem *physikalischen Abkühlen* sind auf dem Diagramm mit der punktierten Linie dargestellt. Beim Verfolgen des Verlaufes des posttraumatischen Hirnödems haben wir bei diesen Versuchstieren festgestellt, daß das Entstehen des Hirnödems beträchtlich verspätet ist und in der 1. Phase fehlt. Doch haben wir selbst bei wiederholten Versuchen im weiteren Verlauf des posttraumatischen Hirnödems eine eindeutige günstige Wirkung *nicht* nachgewiesen. Unsere weiteren histologischen und andere Beobachtungen zeigten, daß in der 1. Phase des Hirnödems die Wirkung der Neuroplegika eine günstige ist, bedingt durch die Hemmung der pathologischen Reflexe, so z. B. der Reflexspasmen der Gehirnblutgefäße.

Auf Abb. 2 ist neben dem Normalverlauf des posttraumatischen Hirnödems, veranschaulicht durch die volle Linie, der *Urea*-Einfluß mit der strichpunktierten Linie angeführt. Unsere Versuche zeigten, daß Urea den Wassergehalt im Hirngewebe — besonders in der grauen Substanz —

senken konnte, sogar unter die Normalwerte. Doch war die Ureawirkung auf den Verlauf des posttraumatischen Hirnödems eine kurzfristige, dauerte nur einige Stunden und schließlich kam es zur Verschlechterung und zu einer verlängerten Dauer. Die Ergebnisse unserer Versuche unterstützen die Theorie der osmotischen Urea-Wirkung und die früheren Erkenntnisse über die verschiedenen Geschwindigkeiten, dessen Durchdringens in die graue und weiße Gehirnsubstanz. Diese experimentellen Ergebnisse erklären auch unsere klinischen Erfahrungen. Mit der punktierten Linie ist auf dem Diagramm die Wirkung von normalem destilliertem Wasser und mit der unterbrochenen Linie die Wirkung des strukturell veränderten destillierten Wassers veranschaulicht.

Die ungünstige Wirkung normalen *destillierten* Wassers auf das Entstehen des Hirnödems ist bekannt. Eine absolut gegenteilige Wirkung hatte jedoch das strukturell veränderte destillierte Wasser, das während der Zeit seiner Applikation das Entstehen des posttraumatischen Hirnödems gänzlich verhinderte. Aus diesen zuletzt angeführten Versuchen geht hervor, daß Stoffe mit osmotischer Wirkung auch einen ganz gegenteiligen Einfluß haben können, als deren osmotischem Gradienten zugehört, falls diese Stoffe weitere biologische Wirkungen haben. In unserem Fall die angenommene Erhöhung des Sauerstoffgehaltes im strukturell veränderten Wasser, der den Komplex der das Entstehen des Hirnödems bedingenden Faktoren und Mechanismen pathogenetisch beeinflußt.

Wir nehmen an, daß die einzelnen Komponenten der Mechanismen, die sich beim Entstehen des Hirnödems geltend machen, vom Anfang an zwar unabhängig voneinander wirken und durch die mechanische Wirkung des Traumas hervorgerufen werden. Diese sich in der 1. Phase des Hirnödems geltend machenden Komponenten sind zeitweilig beherrschbar, doch summieren sich diese gegenseitig und machen sich in dem späteren Verlauf des posttraumatischen Hirnödems verschiedenartig geltend. Es ist deshalb nicht richtig, einige der Ursachen und Mechanismen des Hirnödems zu überschätzen oder zu unterschätzen. Notwendig ist es, deren *gegenseitigen Zusammenhang* mit den pathologischen Prozessen nicht nur im Gehirn, sondern mit dem pathologischen Zustand des ganzen Organismus zu sehen. Aus dem Aspekt des pathogenetischen Entstehens und der dynamischen Entwicklung des posttraumatischen Hirnödems ist es demnach notwendig unsere Diagnose- und Heilmöglichkeiten zu verstehen.

G. Kramer, Dortmund (BRD):

Probleme der Entwässerungstherapie bei schweren Schädel-Hirntraumen.

Von der Beherrschung des Hirnödems hängen Leben und Umfang des irreversiblen Schadens ab. Eine Kausaltherapie des Hirnödems gibt es *nicht*. Wir können lediglich die Sekundärfolgen beeinflussen. Da das Hirnödem erkennbares Symptom eines gestörten lokalen osmotischen Gleichgewichtes ist, wurden seit langem osmotisch wirksame Substanzen zur Therapie angewandt. All diesen Substanzen ist die rasche Wirksamkeit nicht abzusprechen. Aber allen ist auch der sogenannte Reboundeffekt zuzuschreiben, d. h. da die Osmoregulation des Gesamtkreislaufes nicht gestört ist, kommt es sehr schnell wieder zum physiologischen Gleichgewicht und im geschädigten Bezirk wird, da ja nicht kausal behandelt wurde, ebenfalls der alte Vorzustand wiederhergestellt. Ist der Wasserentzug größer als die Zufuhr, hat der damit entstehende negative Kreislaufeffekt einen verstärkten Einfluß auf das Hirnödem. Diese klinischen Beobachtungen hatten therapeutische Konsequenzen. Wenn wir feststellen, daß das Hirnödem Ausdruck einer komplexen Regelkreisstörung ist, wobei mit den Stichworten Blutdruck, Atmung, Sauerstoffaufnahme, Sauerstoffsättigung, Hämoglobin, onkotischer Druck, Elektrolytverteilung und Säurebasenhaushalt einige dieser Regelkreise angedeutet sind, so ergibt sich daraus, daß das Hirnödem *kein* stationäres Zustandsbild ist, sondern phasenhafte Verläufe erkennen läßt, die von der Stabilität bzw. Labilität dieser Regelkreise abhängen.

Die *Entquellung* bzw. Entwässerung ist eine vordringliche initiale Maßnahme zur Bekämpfung des primär auftretenden Hirnödems. Die erwünschte Drucksenkung wird mit Saludiuretika vom Typ des Furesemids ebenfalls schnell erreicht, bei gleichzeitiger Vermeidung der Nachteile, die bei der Anwendung von Osmotika beobachtet wurden. So konnten wir bei der früher üblichen Harnstoffinfusion nachweisen, daß die negative Kreislaufbeeinflussung deutlich ist, daß gesetzmäßig hohe zentral bedingte Temperaturen auftreten und daß der so wichtige Natriumspiegel nicht gesenkt, sondern teilweise noch erhöht wurde. Dieser letztere Nachweis ist besonders bedeutsam, denn es ließ sich zeigen, daß die Natriumkonzentration im Liquor immer signifikant höher ist als im Serum. Mit Sicherheit wird man daher keine Natriumverminderung im Liquor erwarten können, wenn im Serum eine ausgeprägte Hypernatriämie besteht.

Mit der Entwässerung muß, so paradox das klingen mag, auch die Bewässerung einsetzen, d. h. durch Infusionstherapie muß der Kreislauf stabilisiert, die Zentralisation beseitigt, die Anämie korrigiert und der Eiweißverlust, insbesondere der Albuminverlust, ergänzt werden. Parameter dieser Therapie sind das Einsetzen der Diurese, das Hämatokritverhalten und Menge sowie Konzentration des ausgeschiedenen Urins. Sinkt das spezifische Gewicht auf unter 1010, so ist jede weitere Entwässerungstherapie sinnlos, da keine Natriumausschwemmung m hr stattfindet, durch weiteren Entzug freien Wassers aber die Hämodynamik empfindlich gestört wird, so daß ein hypoxisch bedingtes Hirnödem entsteht. Der Vorteil der diuretischen Therapie wird zum unter Umständen tödlichen Nachteil. Dazu ein klinisches Beispiel.

Abb. 1 zeigt die Verlaufskurve eines 41jährigen Mannes. Die initiale Entwässerung wurde mit einer umfassenden Infusionstherapie kombiniert. Der primär lebensbedrohliche Zustand mit Atemstörung nach 3 Std schien diese Maßnahme zu rechtfertigen. Spätestens nach 8—10 Std hätte man auf eine ausgewogene Substitutionstherapie übergehen müssen, denn der Kreislauf war nunmehr stabilisiert und das spezifische Gewicht des ausgeschiedenen Urins sank auf unter 1015. Stattdessen wurde die Durchspülung mit freiem Wasser, d. h. 5%iger Glukoselösung und

Elektrolytlösungen fortgesetzt und die Diurese durch fortlaufende Gaben von Lasix unterstützt. Auf diese Weise sind in den ersten 24 Std 9500 ml ein- und 6000 ml abgeflossen. Die Stundenurinmenge war mit durchschnittlich 250 ml fünfmal höher als die Norm. Die Diurese wurde im gleichen Zeitraum mit 7 Ampullen Lasix forciert. Als wir den Patienten am Nachmittag des 3. Tages übernahmen, zeigte er das hochgradige Bild einer Überwässerung. Der Hämatokrit betrug 27 Volumen Prozent. Hämoglobin 8,7 g Prozent. Das Gesamteiweiß 4,6 g Prozent, Natrium war mit 180 mval erheblich erhöht und Kalium mit 2,1 mval extrem erniedrigt. Zwar konnte der Hämoglobingehalt auf 11,5 g Prozent und Gesamteiweiß auf 5,7 g Prozent angehoben werden, die Elektrolytverschiebungen waren dagegen nicht mehr reparabel. Bei 40 g Natrium und 11,1 g Kaliumausscheidung innerhalb 12 Std stieg trotzdem das Serumnatrium noch auf 195 mval und Kalium sank auf 1,7 mval. Auch durch Aldaktone konnte der Kaliumverlust nicht verhindert werden. Der Patient starb durch Herzversagen.

Die Konsequenzen aus den Erfahrungen bei der Behandlung von 4763 Schädelhirntraumen, davon 1620 schwerste Schädel-Hirntraumen seit dem Jahre 1960, sind folgende:

Initiale Entwässerung und Kreislaufstabilisierung müssen synchron verlaufen. Durch Zufuhr von Albuminlösungen wird infolge des hohen physiologischen Wasserbindungsvermögens die innere Wasserverteilungsstörung korrigiert. Haben wir ein Gleichgewicht erreicht, pendeln sich Ein- und Ausfuhr ein. Durch sorgfältige Beobachtung der zitierten Parameter können wir frühzeitige Entgleisungen erkennen und korrigieren, bevor wieder ein Hirnödem manifest wird. Gelingt dies nicht oder nur unvollkommen und signalisieren der klinische Befund sowie die Ein- und Ausfuhrbilanz eine erneute Wasserretention, ist eine entsprechende Entwässerungstherapie wiederum angezeigt. Es ergibt sich somit, daß nur intermittierend entwässert werden darf und jede Dauertherapie nicht nur sinnlos, sondern auch *gefährlich* ist. Die erforderliche genaue Verlaufsbeobachtung von Puls, Blutdruck, Hämatokrit, Atmung, Ein- und Ausfuhr und Konzentration des spezifischen Uringewichtes läßt sich überall durchführen. Die aufwendigen Meßtechniken großer Kliniken geben im Prinzip nur Zusatzinformationen und stellen, wenn Sie so wollen, eine doppelte Sicherung dar, die der klinischen Beobachtung aber *keineswegs* überlegen ist.

Wir sind uns bewußt, daß die hier aufgezeigte Therapie des Hirnödems nur symptomatisch ist. Gleichwohl haben sich die Ergebnisse gegenüber früher deutlich verbessert, so daß an der Berechtigung dieser Therapie so lange kein Zweifel besteht, bis neue pathophysiologische Erkenntnisse uns andere Wege weisen.

H. Alter, Worms (BRD):

Verhinderung und Behandlung des Hirnödems mit Mannit, Sorbit und anderen Diuretika.

Ein Hirnödem besteht aus 2 Komponenten: 1. Wasseransammlung in den Gewebsspalten. 2. Vermehrung der intrazellulären Flüssigkeit. Beides geht ineinander über.

Das Hirnödem ist eine Antwort auf jegliche Art der akuten Hypoxie oder Anoxie durch Schädigung der Kapillarmembran. Durch so eingetretene Zunahme des Gehirnvolumens kommt es zu einer Steigerung des intrakraniellen Druckes mit weiterer Verschlechterung der Sauerstoffversorgung. Es treten ein Bewußtseinstrübung, Bewußtlosigkeit, Krämpfe. Ausmaß und Zeitdauer der Hypoxie bestimmen, ob der Schaden rückbildungsfähig ist oder nicht.

Es muß also schnell eingegriffen werden und das gelingt nur mit 2 Methoden: *medikamentös* unter Zuhilfenahme einer künstlichen Durchbrechung der Isotonie des Blutes oder der Gewebe, um die bei der Rückregulation zwangsläufig einsetzende Wasserbewegung therapeutisch auszunutzen; *mechanisch* durch Liquorentlastung mittels Lumbalpunktion oder durch Entlastungstrepanation.

Die medikamentöse Therapie steht bei weitem im Vordergrund, die Nachteile des mechanischen Eingreifens sind bekannt: bei forcierter LP besteht die Gefahr der Einklemmung der Kleinhirntonsillen in das Hinterhauptloch mit Kompression der Medulla, die Trepanation ist dem Geübten vorbehalten.

Die *medikamentöse* Therapie können wir in 2 Hauptgruppen einteilen:
1. Infusionstherapie mit hypertonen kristalloiden Lösungen,
2. die saluretische Therapie.

Die Infusionstherapie mit hypertonen kristalloiden Lösungen, also die Osmotherapie führt man gewöhnlich mit Mannit und Sorbit durch.

Der Zuckeralkohol *Mannit* wird zur Osmotherapie in 10 und 20%iger Konzentration angeboten. Mannit wird beim Filtrationsvorgang in der Niere nicht zurückresorbiert. Die Wirkung tritt beim Nierengesunden schon nach wenigen Minuten ein. Beim akuten Geschehen erscheint das 20%ige Mannit am wirkungsvollsten, wir empfehlen die 2malige Gabe einer 250 ml Flasche innerhalb von 24 Std mit Abständen von 10 Std zwischen den beiden Flaschen. Einlaufdauer: 30—60 min pro 250 ml. *Sorbit* ist ein Polyalkohol, der gewöhnlich in 40%iger Konzentration angeboten wird. Die Verstoffwechslungsrate müßte bei 80% zu suchen sein, also doppelter Gewinn: starke Wasserentleerung und Energiezuwachs. Der osmotische Druck bleibt über lange Zeit intravasal erhalten. Sorbit 40% sollte in der 250 ml-Flasche einmal innerhalb von 24 Std gegeben werden. Infusionsgeschwindigkeit beim normalen Erwachsenen ca. 7 ml pro min, also Einlaufgesamtdauer 35 min.

Den außerordentlich guten Erfolgen in der Bekämpfung des eintretenden oder schon ausgebildeten Hirnödem stehen aber eine Reihe von *Nachteilen* entgegen, die erwähnt werden müssen: neben sehr großen Mengen an Wasser werden auch unverhältnismäßig viel Elektrolyte mit ausgeschieden, es sind Na, K und auch Cl. Wir müssen also unverzüglich diese Verluste ausgleichen, da wir sonst eine massive Dehydrierung einerseits mit evtl. schweren Folgen für den Kreislauf feststellen müssen, zum anderen mit schweren Störungen im Elektrolythaushalt rechnen müssen. Beide Folgen sind nicht ernst genug zu nehmen. Es ergibt sich daraus die Folgerung, daß bei Einleitung einer Osmotherapie sofort ein Blasenkatheter anzulegen ist, einmal um genau bilanzieren zu können, zum anderen, um evtl. mechanische Blasenschäden zu vermeiden, das ist besonders bei Kindern wichtig.

Es ist weiterhin darauf zu achten, daß die Infusionskanülen streng intravasal liegen, da bei paravenöser Anwendung Ödeme an der betr. Extremität auftreten. Die sog. osmotische Nephrose bei längerer Anwendung von Mannitlösung scheint sich nicht bewahrheitet zu haben.

Eine große Anzahl von Schädel-Hirntraumen betreffen Kinder bis zum 10. Lebensjahr. Die Probleme sind die gleichen wie beim Erwachsenen, aber es soll nicht verschwiegen werden, daß Dehydrierungseffekte schneller auftreten und gravierender sind als beim Erwachsenen. Man sollte daher Mannit- und Sorbitlösungen nicht im Schuß geben, sondern in Dosen zu 50 ml (bis zu 3 Jahren) aufteilen und dazwischen stets kochsalzhaltige und energiereiche Lösungen wie Lävulose einschalten, also eine Art Schaukeltherapie treiben. Bis zum 3. Lebensjahr empfiehlt es sich nur ca. 150 ml Sorbit 40%ig in 24 Std zu geben, es sei denn, der Fall ist so schwer (Krämpfe), daß man sich zur Vergabe der gesamten 250 ml entschließen muß. Bei Mannit kann man bis zum 3. Lebensjahr 250—350 ml geben, aber auch wieder in kleine Dosen (100 ml) verteilt, dazwischen die obenerwähnten Infusionsgemische.

Die saluretische Therapie, vor allem mit dem Furosemid *Lasix* beruht auf einer Hemmung der Natriumrückresorption im proximalen und distalen Tubulus sowie im Bereich des aufsteigenden Schenkels der Henleschen Schleife. Bei der i. v. Anwendung beginnt die Ausscheidung innerhalb weniger min und hält bis zu 3 Std maximal an. Die Natriumverluste sind sehr hoch, ebenfalls beachtet werden muß K. Zum Kaliummangel disponieren Leberzirrhose, Mißbrauch von Abführmitteln. Wird gleichzeitig mit Furosemid eine Digitalistherapie durchgeführt, kann infolge Kaliummangel eine toxische Glykosidsymptomatologie auftreten.

Saluretika können einige Arzneimittel in ihrer Wirksamkeit herabmindern, andere wie d-Tubocurarin verstärken. Man sollte es nicht in der Frühschwangerschaft geben.

Dosierung von Lasix: Bewußtlosigkeit von mindestens 24 Std: 2mal 20—40 mg Lasix i. v., das sind 1—2 Ampullen pro Tag. War die Bewußtlosigkeit kürzer, also bis zu 12 Std: 1mal 20 mg Lasix i. v., das ist eine Ampulle pro Tag. Kindern sollte man die genannte Menge halbieren, also 1 bzw. ½ Ampulle.

K. Franke, Berlin-Pankow (DDR):

Experimentelle Untersuchungen zum Hirnödem als Frühkomplikation nach Schädel-Hirntrauma (SHT). (Mit 1 Abb.)

Unter den Folgen der Gewalteinwirkung auf den Kopf kommt dem Hirnödem eine erhebliche Bedeutung für die Prognose quoad vitam et functionem zu. Da sich die klinischen Symptome der ödembedingten intrakraniellen Drucksteigerung oft *nicht* vom Hirndruck infolge einer

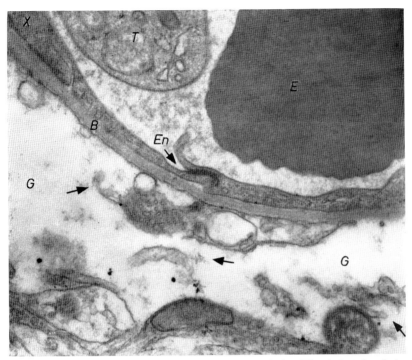

Abb. 1. (Nach David — Franke — Marx): Posttraumatisches Hirnrindenödem beim Hund, 3 min nach Gewalteinwirkung (Unterdruck für $1/4$ sec), Vergrößerung 30000:1. Massiver Hydrops der perikapillären Gliazellen (G), deren Zellgrenzen stellenweise zerrissen sind (Pfeile). Ein extrazellularer Raum ist nicht vorhanden. B = Kapillar-Basalmembran mit 2 Blättern, En = sich überlappendes Endothel, E = Erythrozyt, T = Thrombozyt, X = Perizyt

Blutung abgrenzen lassen, ist eine Fehlerquote von 40% beim Versuch des klinisch-diagnostischen Unterscheidens beider Ursachen der Compressio cerebri erklärlich.

Uns interessierte das Problem der Frühreaktion des Gehirns auf das Trauma, weil namhafte Autoren betonen, daß ein Hirnödem erst 6—72 Std nach der Schädelverletzung deren Verlauf kompliziert. Daß neben einer primären posttraumatischen Genese das Hirnödem auch sekundär durch eine allgemeine Hypoxie — z. B. infolge extrakranieller Komplikationen — oder durch eine zerebrale Hypoxie infolge zunehmender intrakranieller Drucksteigerung entstehen kann, soll der Vollständigkeit halber erwähnt werden.

Methodik. In Intubationsnarkose wurden Hunde osteoklastisch trepaniert. Durch Aufsetzen von Saugköpfen auf die intakte Dura erfolgte ein lokales Einwirken von Unterdruck, und zwar — 500 torr für maximal 0,25 sec. Unmittelbar nach dem Versuch wurden die Tiere durch Formalin-Injektion in beide Karotiden getötet. Hirngewebe zur elektronenmikroskopischen Untersuchung wurde vorher entnommen.

Als *Ergebnis* der Experimente an 32 Hunden ist zu nennen:
1. Das Unterdrucktrauma ruft überwiegend in der Großhirnrinde makroskopische und mikroskopische Veränderungen hervor, die den Rindenprellungsherden der Humanpathologie zum Verwechseln ähnlich sind.
2. In der Umgebung der Kontusionsherde entsteht innerhalb einer Minutenfrist ein deutliches Hirnödem.
3. Da im Hirnrindengebiet praktisch kein extrazellulärer Raum besteht, liegt das Ödem hier nur in der Zelle. Der zelluläre Hydrops verlängert die Diffusionsstrecken und beeinträchtigt somit die Transportaufgabe der Glia. In schweren Fällen zerreißen die Zellgrenzen, womit die Funktionsstörung auch morphologisch endgültig gekennzeichnet ist (Abb. 1).

Schlußfolgerung für die Praxis. Da ein posttraumatisches Hirnödem innerhalb von Minuten entstehen lann, muß eine optimale Therapie des Hirnödems bereits Bestandteil der Maßnahmen am Unfallort sein. Damit wird nicht nur dem Hirndruck vorgebeugt. Diese Maßnahmen dienen auch der Prophylaxe sekundärer Zellschäden und dem dadurch möglichen posttraumatischen Dauersyndrom.

J. Andrašina, J. Bauer und A. Szitásová, Kosice (CSSR):

Oedema cerebri nach Schädeltraumen und metabolische Befunde. Ursachen oder Folgen des Ödems? (Mit 1 Abb.)

Das Gehirnödem als Folge von kraniozerebralen Verletzungen wird von verschiedenen Autoren in variabler Frequenz angegeben. Vom klinischen Standpunkt aus ist es maßgebend, ob das Ödem unmittelbar oder in einer gewissen Zeitspanne, etwa einige Tage nach dem Unfall, einsetzt. Das unmittelbar einsetzende Ödem wird meistens als Folge lokaler Beschädigung der Gehirnsubstanz, durch Freisetzen von vasodilatatorisch wirkender Faktoren aus beschädigten Zellen vielleicht am besten erklärt. Durch die beschädigte Kapillarwand fließen Eiweiße in den Interstitialraum, das hier, dank seines kolloid-osmotischen Druckes, Wasser bindet. Das Endresultat ist dann das Anschwellen des Gehirns.

Viel weniger befaßte man sich jedoch mit Gehirnödemen, die später, ein bis mehrere Tage post traumam eintreten. Bei beiden Formen verfolgten wir aus verschiedensten Blickwinkeln die Dynamik einer Reihe von Faktoren, die den Metabolismus nach Schädeltraumen erläutern. Es ist hier nicht möglich über alle Befunde zu berichten. Wir möchten nur die Dynamik der Transferasen GOT und GPT, der LDH, der Substrate Milchsäure und Pyruvat und von Hormonen des Adiuretins bei unmittelbar eintretendem Zerebralödem und bei jenem, das am 1.—3. Tag entstand, interpretieren.

Unser Krankengut betrifft zwar nur 28 erwachsene Probanden mit stumpfen Schädel-Hirn-Traumen (9 Frauen, 19 Männer), da wir alle Patienten mit intrakranialen Blutungen bei der Auswertung unserer Er-

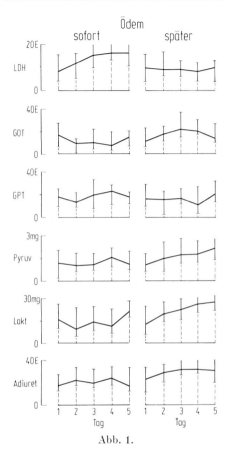

Abb. 1.

gebnisse aus dieser Gruppe ausschieden. Bei 9 Patienten handelte es sich um ein Ödem unmittelbar post traumam, bei 19 trat es am 1.—3. Tag auf. Als objektives Zeichen des Ödems wählten wir den typischen Befund am Augenhintergrund.

Die Abb. 1 zeigt kurzgefaßt die erwähnten Befunde in einem Zeitabschnitt von 5 Tagen.

Es ist ersichtlich, daß die einzelnen Befunde beim Oedema cerebri unmittelbar nach dem Unfall einerseits und nach einer gewissen Zeitspanne andererseits grundsätzlich differieren, wenngleich eine verhältnismäßig große Streuung verzeichnet werden konnte.

Man kann daraus jedoch nicht die Schlußfolgerung ziehen, daß etwa der eine oder andere Typ des Ödems für den Patienten verhängnisvoller wäre. Es ist den Befunden zu entnehmen, daß in der Dynamik der kraniozerebralen Verletzungen unter Umständen gewisse Abweichungen oder Umwege im Stoffwechsel verzeichnet werden konnte, die z. B. in der präsentierten Konzeption hauptsächlich den Glyzidstoffwechsel betreffen (Pyruvat, Laktak). Der erhöhte Adiuretin- bzw. Vasopressinspiegel in beiden, besonders in der zweiten Gruppe könnte unter Umständen als Reaktion oder Antwort des Kranken auf hypertonische, dehydrierend wirkende Therapeutica (Mannit, Albumin u. a.) erläutert werden.

Das spiegelbildähnliche Verhalten von GOT und GPT, das sich jedoch in beiden Gruppen unterschiedlich präsentiert, kann man im weiteren Sinne als hepatal bedingte Variationen des abgeänderten Metabolismus deuten, etwa als ein durch das ZNS geprägten Dyskomfort, wobei man jedoch das Einwirken von verabreichten Medikamenten nicht gut abrechnen kann.

Die erhöhte Konzentration von LDH im Blute ist höchstwahrscheinlich auf Gewebsschädigung des ZNS zurückzuführen. Es beschrieben auch andere bei Gewebsschädigung des ZNS wesentlich erhöhte Konzentrationen der LDH im Blute, die gewissermaßen proportionell zur Beschädigung standen.

Man kann jedoch auch auf umgekehrtem Wege die erhöhte Konzentration von Pyruvat und Laktat, dessen Stoffwechsel auch in enger Beziehung zum ZNS steht als ungenügende Ausbeutung von Glyziden deuten. Und da sie bei der Vertiefung des vorhandenen Ödems und bei der Entwicklung des Spätödems eindeutig in den Vordergrund treten, könne sie mit jenen in ätiopathogenetischen Zusammenhang gebracht werden. Anderseits ist der depressorische Einfluß der Milchsäure und Brenztraubensäure auf das ZNS, sowie ihre kapillartoxische Einwirkung bekannt. In diesen Fällen kann im geschädigten Terrain (Commotio-contusio cerebri) eine erhöhte Blutkonzentration der beiden Metaboliten die Extravasation von Wasser und Eiweiß beschleunigen und für das Vertiefen des Ödems oder sein verspätetes Entstehen als einer der maßgebenden Faktoren verantwortlich gemacht werden.

Daher sind bei resistenten Ödemen oder bei drohendem Zerebralödem Kortikoide angezeigt, da sie auch eine protektive Einwirkung auf die beschädigte Kapillarwand des ZNS aufweisen.

Man muß daher bei kraniozerebralen Verletzungen eine gewisse Rücksicht auf den potentiell veränderten Glyzidstoffwechsel (auch in hypertonischer Lösung!) erwägen. Daher ist die Glyzidtherapie nicht schablonenmäßig anzuwenden.

Aussprache:

B. Knecht, Linz (Österreich):

Auch bei der Frontobasalverletzung im Kindesalter haben wir unsere Besonderheiten im Vorgehen. Ich bin Rhinologe und meine Fachkollegen plädieren natürlich für die Opferung vom Stirnbeinknochen, was vielfach *nicht* notwendig ist. Ich bin für die transfrontale Kraniotomie. Ich überblicke 9 Fälle, 3 vom Landeskinderkrankenhaus und 6 vom AUKH Linz. In 5 Fällen konnten wir primär die Kraniotomie machen, weil die vordere Stirnbeinwand unverletzt war. Wir müssen beim Kind darauf achten, daß die Schädeldecke möglichst bald wieder intakt ist, weil das Kind traumaanfällig ist.

Demonstration: In diesem 1. Fall hat es sich um eine sogenannte wachsende Fraktur gehandelt. Gerade hier sind wir interessiert, möglichst knochensparend zu operieren. Hier ist die Primärfraktur, 4 Monate und 2 Jahre nach der Kraniotomie. Ich habe kein Knochenstück weggenommen.

In diesem Fall war der Zugang indiziert, weil außerdem noch eine große temporale Fraktur bestand, die nur von diesem Stück aus versorgt werden konnte. Die Dura war auch verletzt und wurde außerdem noch gedoppelt. Leider hat der Vater nicht die Einwilligung gegeben, diesen Defekt zu decken. Hier sieht man im Seitenbild noch die Delle, die das Kind durch die Frisur gut decken kann. In den folgenden Fällen war das natürlich nicht mehr möglich. Wir konnten nur noch sekundär etwas unternehmen. In dem einen Fall, eine Synthese mit Bohrlochdrähten — nicht mit gewöhnlichen Drähten —, denn Strehli hat darauf hingewiesen, daß nach Drähten bei einem Hirnödem öfters eine Atrophie entsteht, wobei die Schädeldecke einsinkt. Bohrlochdrähte fixieren die Schädeldecke ausgesprochen fest. Wo das nicht mehr möglich ist, ist natürlich nur die Homeoplastik angezeigt. Eine Alloplastik kann beim Kind nicht verwendet werden, da die Fremdkörper beim Wachstum *nicht* mitmachen und abgestoßen werden, wie wir das ja leider auch beim Kinderknochenspan gesehen haben. Hier ursprünglich Einsatz einer Leichenkalotte, nach 5 Jahren kaum mehr sichtbar. Und im letzten Fall ein autologer Rippenknorpel, vor 6 Jahren eingesetzt, und jetzt vor 10 Tagen diese Aufnahme zeigt einen festen Knochen. Im nächsten Bild sehen Sie das nur interessehalber, wie die beiden Rippen sich wieder nachgebildet haben.

H. Alter, Worms (BRD):

Die Intensivbehandlung bei schweren Schädel-Hirnverletzungen ohne künstliche Beatmung, Behandlung, Behandlungsdauer, Prognose.

Die Anzahl der schweren Schädel-Hirnverletzungen aus den verschiedensten Ursachen wird heute allein in Westdeutschland mit 15—30000 pro Jahr beziffert. Es besteht die traurige Aussicht auf Steigerung.

Um den so Verunfallten eine Überlebenschance zu geben und darüberhinaus sie vor weitgehendem Siechtum zu bewahren, besitzen wir nur 2 Abwehrwaffen:

1. Sehr gut ausgebildete Sanitäter zur Bergung und Erste Hilfe oder — leider nur in wenigen Städten — Notarztfahrzeuge.

2. Verbringung des Patienten in die Klinik, wo *rasch* entschieden werden kann, welche Hilfe notwendig ist und wo eine Intensivbehandlung eingeleitet werden kann.

Die *Intensivbehandlung* beinhaltet Diagnostik und Therapie, ihr muß sich die Rehabilitation anschließen. Der Begriff der Intensivbehandlung stellt nichts Einheitliches dar, vielmehr handelt es sich um gesonderte Abteilungen, die räumlich und personell günstiger ausgestattet sind als Abteilungen der Normal- oder Nachsorgepflege.

Die Ersteinteilung schwerer Schädel-Hirntraumen kann erfolgen in solche die operativ versorgt werden müssen und solche, die konservativ behandelt werden können. Wir unterscheiden diese Fälle des weiteren in in eine Gruppe, die künstlich beatmet werden muß (assistiert oder kontrolliert) und diejenigen, die selbst spontan atmen können. Die klassische Einteilung in Kommotio, Kontusio sowie in gedeckte oder offene Schädelverletzung erscheint für die eigentliche Intensiv-Pflege von untergeordneter Bedeutung, wenn nicht Sondermaßnahmen erforderlich sind (Wundpflege usw.).

Diejenigen Fälle, die spontan atmen können, lassen damit keine Aussage zu, ob sie besonders schwer oder leicht verlaufen. Es gibt zahlreiche *Apalliker*, die spontan ausreichend atmen: Die Funktion des Hirnstammes ist erhalten, Atmung, Kreislauf, Ausscheidung usw. sind vollauf vorhanden.

Die Entscheidung, ob ein Patient spontan atmen kann oder an einen Respirator angeschlossen werden muß, gibt einmal das äußerliche Verhalten des Patienten, zum anderen der Blut-pH-Wert, die Sauerstoff-Kohlensäurespannung und andere Parameter.

Sowohl postoperativ als auch posttraumatisch überwiegt die Anzahl der spontan atmenden Patienten beim Schädel-Hirntrauma. Es darf allerdings nicht verkannt werden, daß eine plötzliche Änderung eintreten kann, d. h. es muß jederzeit die Möglichkeit vorhanden sein, eine unverzüglich einsetzende Respiratorbehandlung einzuleiten.

Beim Patienten, der *ohne* künstliche Beatmung auskommt, unterscheiden wir 3 Gruppen: Spontanatmung ohne Tubus oder Tracheotomie, intubierte Patienten und tracheotomierte Patienten.

Spontanatmung ohne Tubus ist zunächst angezeigt bei Patienten mit kurzfristiger Bewußtlosigkeit (bis 12 Std), die nicht sehr tief ist. Voraussetzung ist aber stets der sofort eingesetzte Magenschlauch (großlumig) zur Vermeidung von Aspiration. Es muß dauernd abgesaugt werden! Die freie Atmung verbietet sich bei Blutungen im Nasen-Rachenraum und schon stattgehabter Aspiration. Wer frei atmen läßt (evtl. nur Einlegen eines Tubus nach Güdel) ist *verpflichtet*, das Intubationsbesteck in Reichweite des Bettes zu haben.

Ist der Patient tief bewußtlos, blutet er im Nasenrachenraum, hat er aspiriert, so ist die unverzügliche Intubation angezeigt, orotracheal oder nasotracheal. Trotz der besseren Lage im 2. Fall, muß man hier daran denken, daß die Tubusgröße oft kleiner gewählt werden muß als beim orotrachealen Vorgehen. Ob es richtig ist, in Abständen von einer Stunde für 5 min den Pilotballon zu öffnen, wird neuerlich bestritten. Aber es ist nachgewiesen, daß schon nach relativ *kurzer* Liegezeit des Tubus Ulzera an der Trachealwand entstehen können. Gewöhnlich beläßt man den Tubus 2 Tage, allerdings gibt es Autoren, die 5, ja 7 Tage empfehlen, letzteres besonders beim Kinde. Der Wunsch, über längere Zeit zu intubieren und nicht zu tracheotomieren liegt einfach daran, daß die Tracheotomie doch sehr viel Nachschäden und Nachsorge bereitet.

Hält die *Bewußtlosigkeit* aber an, muß — je nach Ansicht — die Tracheotomie durchgeführt werden. Die *Vorteile*: Kanülenwechsel leicht möglich, optimale Pflege der Kanüle und gute Absaugmöglichkeit. *Nachteile*: Schädigung des Flimmerepithel durch die Austrocknung, und Infektionsgefahr, Blutung, Stenose nach Dekanülierung.

Gemeinsam allen 3 Gruppen ist die Anfeuchtung der Atemluft, günstig heute mit Ultraschallvernebler, dazu kommt beim Intubierten und vor allem beim frei atmenden Patienten die Mundpflege zur Vermeidung zusätzlicher Infekte. Intubierte und tracheotomierte Patienten müssen in 20minütigen Abständen *steril* abgesaugt werden, die Kanülen sollten täglich gewechselt werden. Atelektasebehandlung alle halbe Stunde, am besten mit Rubenbeutel.

Fragen der Atmung sind nur ein Teilgebiet der Behandlung von Schädel-Hirnverletzten, dazu kommen die Probleme der weiteren Komplikationen im Schädel-Hirnbereich wie z. B. Sekundärkrisen im Sinne des Reillyschen Irritationssyndroms, die Behandlung von Zweitverletzungen, die ganz entschieden das Schicksal des Patienten mitbestimmen, aber auch die Schockbehandlung, die Vermeidung vom Hirnödem, die Mund- und Augenpflege. Gleichrangig mit dieser Versorgung müssen genau bilanziert werden: Ernährung, Säure-Basenhaushalt, Flüssigkeitsein- und Ausfuhr. Die richtige Lagerung (Spitzfuß) ist zu beachten, Vermeidung von Dekubitalulzera, Stuhlgangregulierung. Es muß gelingen, eine gewisse Keimarmut im Raum zu erreichen, um zusätzliche Infekte zu vermeiden, dauernd Frischluftzufuhr und dem Kranken angepaßte T-Regulierung. Kurz: eine umfangreiche Arbeit, die keinerlei Unterbrechung gestattet.

Die Dauer der Behandlung richtet sich nach der Länge der Bewußtlosigkeit, neurologischen Ausfällen, Eigenantrieb. Zusätzliche Vorbelastungen wie Zerebralsklerose, Alkoholismus u. a. wirken auf die Genesung oft verzögernd. Der Alterspatient muß bald auf die Beine gebracht werden! Rehabilitation beim Arbeitenden ist bald anzuraten, aber oftmals wegen Fehlen der Plätze nicht durchführbar.

Die *Prognose* ist abhängig von Alter, Dauer der Bewußtlosigkeit und der Art der Gewalteinwirkung.

Die Überlebenschance schwankt zwischen 45 und 70%, ist aber nur mit Vorsicht verwertbar. Rapid sinkt der Prozentsatz der Überlebenden jenseits einer Bewußtlosigkeit von 10 Tagen ab. Die hier überlebenden Patienten zeigen fast in jedem Fall Defekte: Schwindel, Kopfschmerzen, aber auch Wesensveränderungen, Konzentrations- und Antriebsschwäche, Verlangsamung der Denkabläufe. Neurologische Defekte wie Fazialisparesen, abgeschwächte Reflexe bilden sich dagegen schnell zurück, Sprachstörungen sind dagegen wieder häufiger.

H. Eisterer, P. Fasol und H. Zacherl, Wien (Österreich):

Chirurgische und anästhesiologische Probleme der Intensivpflege des schweren Schädelhirntraumas.

Die schwere Schädel-Hirnverletzung ist eines der brennendsten Probleme der Traumatologie. Durch Einrichtung von Intensivbehandlungsstationen haben sich zwar die Behandlungsergebnisse gebessert, was wohl den *enormen* Einsatz von Personal und Material rechtfertigt. Zugleich wurden wir aber dadurch mit einer Zahl von früher unbekannten Problemen und Komplikationen konfrontiert, mit denen es fertigzuwerden gilt. Darauf wollen wir an Hand des Patientengutes der Intensivbehandlungsstation der II. Chir. Univ. Klin. und des Institutes für Anästhesiologie der Univ. Wien eingehen. Im Zeitraum vom Dezember 1967 bis

Ende des Jahres 1970 wurden 91 Patienten mit schwerem Schädel-Hirntrauma (SHT) behandelt.

Die Aufnahmeindikation erfolgte großzügig, wobei nicht nur Patienten zur Aufnahme kamen, deren Vitalfunktionen akut gefährdet waren, sondern auch solche, wo auf Grund der Art der Verletzung oder der neurologischen Ausfälle mit plötzlich auftretenden Komplikationen gerechnet werden mußte. Insgesamt waren jedoch nur 6 von unseren 91 Patienten bei der Aufnahme auf die Intensivstation ansprechbar. Patienten, bei denen die infauste Prognose von vornherein ersichtlich war, wurden *nicht* aufgenommen, es sei denn, daß sie als Organspender herangezogen werden sollten.

Die Intensivtherapie des schweren SHT läßt in der Regel eine akute und eine chronische Phase der Behandlung unterscheiden. In der Akutphase stehen Maßnahmen zur Sicherstellung von Atmung, Kreislauf und Stoffwechsel im Vordergrund, sowie die Prophylaxe bzw. Therapie des Hirndrucks; in der chronischen Phase Probleme der Ernährung und der Pflege.

Die Patienten kamen erst nach Primärversorgung an der Unfallstation zur Aufnahme, wobei unter Primärversorgung nicht nur die Behandlung von Begleitverletzungen verstanden werden soll, sondern auch die möglichst umfangreiche diagnostische Abklärung und eventuelle operative Versorgung des SHT. Die angiographische Untersuchung bzw. operative Versorgung erfolgte in der Mehrzahl der Fälle in Zusammenarbeit mit der Neurochir. Univ. Klin. (Prof. Dr. H. Kraus).

Die *Therapie* an der Intensivstation in der akuten Phase des SHT stellt eine Fortsetzung der bereits an der Unfallstation begonnenen Therapie dar und gliedert sich etwa folgendermaßen:

1. Als erste Maßnahme zur Sicherstellung der Atmung ist zur Freihaltung der Atemwege beim Bewußtlosen die Intubation erforderlich. Diese kann als Langzeitintubation bis zu etwa 8 Tagen beibehalten werden. Die Indikation zur frühzeitigen Tracheotomie stellen wir bei Fällen, bei denen wir auf Grund des neurologischen Verlaufs der ersten Tage nicht mit einer Wiederkehr des Bewußtseins innerhalb von 8 Tagen rechnen können, oder wenn schwere pulmonale Komplikationen (Aspirationspneumonie etc). auftreten. Wir bedienen uns dabei der Methode der eingenähten Tracheotomie, wie sie von Berger angegeben wurde. Die Beatmungsindikation beim schweren SHT ist bei jeder Art von respiratorischer Insuffizienz absolut gegeben, da ein Anstieg der CO_2-Spannung im Blut zu einer schädlichen Hirndrucksteigerung führt, gleichgültig ob die respiratorische Insuffizienz auf einer zentralen Depression infolge des SHT beruht oder aus anderen Ursachen gegeben ist, wie zum Beispiel Begleitverletzungen des Thorax oder Aspiration.

Andere Indikationen zur Dauerbeatmung sind umstritten, wie etwa ein stark erniedrigtes pO_2, die artifizielle Hyperventilation zur Hirndrucksenkung oder der Ausgleich einer Spontanhyperventilation durch kontrollierte Beatmung unter Vollrelaxation. Die artifizielle Hyperventilation zur Hirndrucksenkung erachten wir jedoch bei neurotraumatologischen Eingriffen für notwendig, weil dadurch in vielen Fällen die

Operation erst ermöglicht wird. Ebenso scheint sie von Vorteil beim perakuten Hirndruckanstieg. Sie soll jedoch keinesfalls auf längere Zeiträume ausgedehnt werden, da die starke Drosselung der Hirnzirkulation die Gefahr einer zusätzlichen anoxischen Schädigung mit sich bringt. Auf die Problematik dieses Vorgehens kann in diesem Zusammenhang nicht näher eingegangen werden.

2. Eine suffiziente Volumensubstitution zur Bekämpfung eines bestehenden Schockzustandes und die damit verbundene Stabilisierung des Kreislaufes stellen eine *Voraussetzung* zur Stabilisierung der Hirnzirkulation dar.

3. Das Prinzip der Osmotherapie zur *Senkung* des Hirndrucks beruht auf einer Steigerung der Osmolarität des Plasmas. Die dabei auftretende Wasserverschiebung vom Intrazellulär — in den Extrazellulärraum kann durch intrazelluläre Dehydrierung zur Hirndrucksenkung führen. Die dabei gleichzeitig auftretende osmotische Diurese führt zu einer Eindickung des Plasmas, welche die Osmolarität des Plasmas weiter steigert. „Die Entwässerung" darf jedoch *nicht* übertrieben werden, da eine höhergradige Hypovolämie durch ihre Auswirkung auf den Kreislauf zu einer Verschlechterung der Situation führen würde. Neben Humanalbumin verwenden wir vorwiegend Sorbit und Mannit. Die Anwendung von Saluretika wie Lasix, halten wir nur dann für indiziert, wenn sich durch Osmotherapeutika keine adäquate Diurese erzielen läßt.

4. Bei Stoffwechselentgleisungen steht die Bekämpfung einer eventuell auftretenden Hyperthermie im Vordergrund, wobei wir eine Temperatursenkung auf Normothermie bzw. geringgradige Hypothermie mit pharmakologischen und physikalischen Mitteln anstreben. Entgleisungen des Glukosestoffwechsels, der Elektrolyte, sowie des Säurebasenhaushalts werden den Laborbefunden entsprechend, ausgeglichen.

5. Bei Krampf- oder schweren Unruhezuständen ziehen wir die Sedierung der Relaxation vor, wobei wir epileptische Konvulsionen mit antiepileptischen Substanzen oder Valium, Hirnstammkrämpfe mit Phenothiazinen oder lytischer Mischung beherrschen.

6. Mit pflegerischen und physikotherapeutischen Maßnahmen muß frühzeitig begonnen werden, da Versäumnisse auf diesem Gebiet zu *ernsten* Komplikationen führen: Dekubitus, Infektionen der Luftwege und des Harntraktes, Gelenkskontrakturen.

7. Wegen der hohen Infektionsanfälligkeit des Krankengutes erachten wir eine hochdosierte antibiotische Therapie für angebracht. Wir bevorzugen Penicillin in hoher Dosierung, eventuell in Kombination mit einem Aminoglukosid. Bei Auftreten von manifesten Infektionen wird nach bakteriellen Befunden von Trachea, Blase, Venenkatheter oder Wunde eine gezielte Antibiotikatherapie nach Antibiogramm durchgeführt.

Eine zielführende Therapie ist jedoch nur bei *sorgfältiger* Überwachung des Patienten möglich. Im Vordergrund steht naturgemäß die neurologische Kontrolle, um bei Auftreten einer akuten Hirndrucksteigerung mit Verschlechterung der Bewußtseinslage oder Änderung der neurologischen Symptomatik gezielt eingreifen zu können. Nur so läßt sich der richtige Zeitpunkt zur angiographischen Diagnose finden.

Die Intensivbehandlungsstation gibt uns die Möglichkeit laufend Atmung, Kreislauf, sowie Elektrolyt- und Wasserbilanz zu kontrollieren. Selbstverständlich dürfen auch sich erst später manifestierende Begleitverletzungen nicht übersehen werden, da diese durch Rückwirkungen auf den Allgemeinzustand des Patienten zu einer Verschlechterung der zerebralen Situation führen. Aus diesem Grunde ist auch beim SHT eine radikalere, vorwiegend osteosynthetische Versorgung von Frakturen anzustreben, weil durch die möglichst frühzeitige Stabilisierung auch nach unseren Erfahrungen die Restitution des SHT begünstigt wird. Außerdem wird durch die frühe Frakturstabilisierung die Schockbekämpfung vervollständigt und in den meisten Fällen erst eine ordnungsgemäße Pflege des Patienten ermöglicht.

Nach Abklingen der akuten Phase beginnt die Restitutionsphase, was sich in Stabilisierung des Kreislaufs, des Metabolismus etc. äußert. Die Stabilität der Restitutionsphase ist jedoch trügerisch, da jede interkurrente Erkrankung oder Infektion das akute Geschehen neuerlich zum Aufflackern bringen kann. Die Behandlungsschwerpunkte sind in dieser Phase mehr auf dem Gebiet der Pfelge und der Ernährung zu suchen.

Eine ausreichende Pflege, eine optimale Ernährung, sowie eine intensive physikalische und orthopädische Behandlung sind nicht nur ausschlaggebend für zu erwartende Spätschäden, sondern auch die wirkungsvollste Prophylaxe des sogenannten Sekundärsyndroms d. h. rezidivierender, vegetativer und neurologischer Komplikationen. Die Ernährung gestaltet sich meist infolge des hohen Kalorienverbrauchs, sowie der neurogen bedingten Neigung zu Atrophien der Muskulatur äußerst schwierig. Wir halten eine kombinierte parenterale und Sondenernährung für die optimale Möglichkeit, den Patienten hochkalorisch und eiweißreich zu ernähren, ohne den Kreislauf mit Infusionen zu überlasten.

Erst bei Fähigkeit zur oralen Nahrungsaufnahme und Verschluß des Tracheostomas nach Ausschluß trachealer Komplikationen ist der Patient in ein Rehabilitationszentrum transferabel. Die Prognose des SHT ist leider weder in der akuten Phase, noch im chronischen Stadium mit Sicherheit zu stellen.

Der *Apalliker* mit geringer Restitutionstendenz stellt ein ernstes Problem aller Intensivbehandlungsstationen dar. Obwohl es an Versuchen nicht mangelt, im Rahmen sogenannter Längsschnittprogramme prognostische Schlüsse zu ziehen, haben diese nach klinischer Erfahrung nur Wahrscheinlichkeitswert, da weder angiographische Untersuchungen, noch Luftfüllung oder Messungen der Hirndurchblutung bzw. Sauerstoffausnützung mit der klinischen Symptomatik absolut korrelieren. Wir glauben daher, daß wir heute nicht berechtigt sind, die Therapie abzubrechen oder zu reduzieren, solange nicht sämtliche Kriterien inklusive klinischer Symptomatik einen vollkommen stationären Verlauf *ohne* jegliche Remissionstendenz anzeigen, sofern der Patient nicht ohnedies an interkurrenten Komplikationen verstirbt.

Tabelle 1. 91 Patienten der Intensivpflegestation mit schwerem SHT

	Zahl	kons.	op.	überl.	gest.
I. Gedeckte Verletzungen des Gehirns:					
Commotio cerebri gravis	2	2	—	2	—
Contusio cerebri	50	50	—	18	32
Compressio cerebri					
epidurales Hämatom	5	—	5	3	2
akutes Subduralhämatom	17	1	16	1	16
subakutes Subduralhämatom	2	—	2	1	1
intrazerebrales Hämatom	—	—	—	—	—
kombiniertes Hämatom	4	—	4	2	2
Summe	80	53	27	27	53
II. Offene Verletzungen des Gehirns:					
Offene Impressionsfraktur					
mit Hämatom	1	—	1	1	—
ohne Hämatom	5	—	5	2	3
Kopfschuß	1	—	1	—	1
Summe	7	—	7	3	4
II. Gefäßverletzungen:					
Karotisthrombosen	4	1	3	2	2
Summe	91	54	37	32	59

Trotz der Intensivtherapie liegt die Mortalität des schweren SHT auch heute noch sehr hoch. Unser eigenes Krankengut haben wir in Anlehnung an Kessel aufgeschlüsselt (Tabelle 1). Demnach haben von 91 Patienten nur 32 ihre schwere Verletzung überlebt. Die hohe Mortalität läßt sich teilweise damit erklären, daß trotz der äußerst schlechten Prognose jenseits des 60. Lebensjahres auch diese Altersgruppe aufgenommen wurde (Tabelle 2). Dazu kommt noch, daß für eine Reihe von Patienten durch lange Transportwege in frischverletztem Zustand die Ausgangssituation entscheidend verschlechtert wurde.

Tabelle 2. Verteilung von 91 SHT auf Altersgruppen

Alter	Zahl	Überl.	gest.
0—10 Jahre	12	9	3
11—20 Jahre	24	10	14
21—40 Jahre	26	9	17
41—60 Jahre	13	2	11
61—80 Jahre	16	2	14
	91	32	59

Zusammenfassung. In groben Umrissen wurde auf die Probleme der „intensiven Versorgung" des schweren SHT eingegangen, wobei die Bedeutung der Anwendung von diagnostischen, operativen und medikamentösen Maßnahmen in sinnvoller Integration zur Unterhaltung der gestörten Vitalfunktionen unterstrichen wird. Abschließend wird auf die Prognose des schweren SHT an Hand des eigenen Krankengutes eingegangen.

H. Alter, Worms (BRD):

Wertung der dem Patienten zugeführten Infusionen besonders im Hinblick auf Fett- und Eiweißzufuhr.

Beim schweren Schädel-Hirntrauma spielt die parenterale Ernährung über intravenöse Zufuhr eine gewichtige Rolle. Es ist aber bei der großen Vielfalt angebotener Lösungen sehr schwierig, einen genauen Fahrplan festzulegen, ist es doch eine Tatsache, daß kaum eine Klinik in der gleichen Weise infundiert wie die benachbarte.

Je nach Schwere des Schädel-Hirntraumas und der Zeitdauer der Bewußtlosigkeit unterscheiden wir die *komplette* parenterale Ernährung über i. v.-Infusion von der *partiellen*. Letztere unterteilt sich wieder in die Sondenernährung einerseits, andererseits in die teilweise Ernährung durch aktives Mitessen oder -trinken. Damit sind auch die Probleme umrissen: Die komplette parenterale Ernährung setzt voraus, daß der gesamte Energiehaushalt, Wasserhaushalt usw. durch Infusionen gedeckt wird, während beim partiellen Versorgen manche Probleme dadurch gemindert werden, daß dem Körper Stoffe zugeführt werden können, die in gewohnter Weise durch den Magen-Darmtrakt aufgenommen und verarbeitet werden können.

Aufgaben der Infusionstherapie

1. Normalisierung des zirkulierenden Plasmavolumens mit Aufrechterhaltung der Nierenarbeit und Herabsetzung des erhöhten intrakraniellen Druckes. 2. Beseitigung von Störungen im Säure-Basenhaushalt. 3. Deckung des Energiebedarfes.

Voraussetzung. Es müssen genügend Erys zum O_2-Transport verfügbar sein. Also normaler Hämatokrit, normales Hb. Bluttransfusion somit das erste Anliegen. Infusionsmenge bei kompletter parenteraler Ernährung: 2000—2500 ccm. Cave vorgeschädigtes Herz und zu große Flüssigkeitsmenge! Andererseits soll die Urinausscheidung wenigstens 40 ml/h betragen, gemessen mit einem liegenden Blasenkatheter, den wir — trotz zu diskutierender Infektionsgefahr — für einen Bewußtlosen weiter dringend empfehlen. Hier eine Reihe von Werten, die wir mit parenteraler Ernährung decken müssen: 30—45 ml/kg Wasser, 25 Cal/kg, 1 gr/kg Eiweiß, 90—180 mval Na, 60—90 mval K, 250 mgr Vitamin C, 1,5 mg Folsäure, 5 mg Riboflavin u. a.

Zu berücksichtigen ist die katabole Stoffwechsellage als Stressfolge. Weiter: Erhöht sich die Körpertemperatur nur um 1 Grad Celsius, brauchen wir weitere 200 Kal. Wir müssen also zunächst den energetischen Stoffwechsel betrachten, der eine dominierende Rolle deshalb trägt, um eine weitere Schwächung des Körpers zu verhindern und um die Abwehr zu mobilisieren. Dabei ist nur zu unterscheiden zwischen Gewebearten, die nur einen bestimmten Betriebsstoff verwerten können und solchen, die — je nach Funktionszustand — verschiedene Brennstoffe verwerten können. So braucht das Gehirn fast nur Glukose (110 bis 130 gr. pro die), Leber, Niere, Skelet- und Herzmuskel können sowohl Glukose als auch Fettsäure verwenden. Im Großen gesehen wird der Energiebedarf gedeckt durch Infusionen von Zucker, Zuckeralkohol, Äthanol und Fett. Die alleinige Infusion von Glukose ist in der posttraumatischen Phase wenig wirkungsvoll, da es u. a. zu einer Störung der Glukoseverwertung kommt. Die intravenöse Verabreichung von Lävulose dagegen führt zu einer ausreichenden Produktion von Adenosintriphosphorsäure, infolge schneller Metabolisierung der Lävulose, damit tritt eine schnelle Phosphorylierung der Glukose ein. Damit wird die zunächst gestörte Glukoseverwertung aufgehoben und eine Hyperglykämie abgebaut. Lävulose bildet ebenfalls rasch Glykosen. Weiterhin verbessert die Lävulose die aufgetretene negative Stickstoffbilanz, dadurch daß sie vermehrt Brenztraubensäure bildet. Somit wird der Wasserstoff der freien Sulfhydrilgruppe, die zur Aktivierung der Proteasen erforderlich ist vom Organismus für die Umsetzung von Brenztraubensäure in Milchsäure vermehrt verbraucht. Eine Verminderung der Aktivität der endozellulären Proteasen wäre hierdurch zu erklären (Bässler). Noch weitere Vorzüge der Lävulose sind die antiketogene Wirkung sowie die Herabsetzung der K-Verluste.

Diese guten Eigenschaften werden ebenfalls durch die Polyalkohole *Xylit* und *Sorbit* erreicht. Auch hier keine posttraumatischen Verwertungsstörung wie bei der Glukose. Allerdings scheint der Blutzucker — entgegen ursprünglichen Annahmen — sich bei Xylit doch zu erhöhen, so daß die Substanz sozusagen als insulinunabhängige Substanz nicht verwertbar ist. Die Zucker- und Polyalkohole haben relativ geringe Umsatzgeschwindigkeiten für sich allein, sie können somit allein nicht als Energieträger für genügend Brennstoff sorgen, somit kombiniert man sie: Xylit-Glukose, Xylit-Fruktose und Sorbit Glukose.

Ein größerer Energiespender ist das 5%ige *Äthanol*. Mit 1 g Zuckeralkohol erzielen wir 4,1 Kal, 1 g Äthanol 7,4 Kal. Die infundierte Menge sollte pro Tag 75 g nicht überschreiten. Stündlich höchstens 6 g. Kinder und Säuglinge sind von dieser Form der Energiezufuhr ausgenommen. Wegen der immer noch unklaren Genese der Fettembolie (trotz Schockverantwortlichkeit) ist die parenterale Zufuhr von Fett nicht sehr beliebt, zumal Tierversuche gezeigt haben, daß fettfreie Ernährung über lange Zeiträume vertragen wird. Man steht heute auf folgendem Standpunkt: Fett ist parenteral notwendig bei langfristiger, monatelanger parenteraler Versorgung. Verboten ist es im Streß, mittelfristig sollte man es nur in Abständen geben oder ganz verzichten. Bei der i. v. Zufuhr sollte das Verhältnis Fett : Zucker wie 1 : 3 betragen. Ausschließliche Fettverbrennung hat hohen O_2-Bedarf zur Folge mit Konsequenzen für die Atmung. Maximale Tagesdosis 1,5 g/kg, bei langwährender Infusion 1 g. Dauernde Plasmakontrolle auf Hyperlipämie. Kontraindikationen neben Streßgeschehen, Koma, Sepsis, Gravidität, Koagulopathien.

Zur *Eiweißinfusion*: Freie Aminosäuren erzielen rasche Eiweißneubildung. Zugeführtes Blut dagegen braucht lange Zeit zum Eiweißumbau, also ungeeignet zur raschen Eiweißregeneration. 8 essentielle Aminosäuren notwendig: Isoleuzin-Leuzin-Lysin-Methionin-Phenylalanin-Threonin-Tyrosin-Valin. Dazu die semiessentiellen Aminosäuren Histidin und Arginin. Als unspezifische N-Quelle sind nichtessentielle Aminosäuren zu fordern. Ungeeignet sind wegen evtl. Unverträglichkeit Peptide. In nicht zu hoher Konzentration gegeben machen die handelsüblichen Eiweißinfusionen keine Azidose. Kontraindikation zur Anwendung von Aminosäuren: Niereninsuffizienz mit Rest-N-Anstieg.

Trotz Zufuhr genügend kalorienreicher Infusionen und Ausgleich des Eiweißverlustes muß dem Serumkalium eine besondere Bedeutung beigemessen werden: Eine drohende Hypokalämie kann unsere ganzen Bemühungen zunichte machen: es kommt zu einer Verminderung der negativen Stickstoffbilanz, da 1 g Stickstoff 2,38 mval Kalium bindet, es kommt zu einer Verminderung des Glykogenabbaues in der Leber, da 1 g Glykogen 0,36 mval K bindet und schließlich wird K in der Zelle zurückgehalten.

H. Schiestel, Graz (Österreich):

Verhalten bei Begleitverletzungen nach Schädel-Hirntrauma.

Bei Mehrfachverletzungen ist der Behandlung des schweren Schädel-Hirntraumas im Allgemeinen der Vorrang einzuräumen. Eine Ausnahme bilden lebensbedrohliche Verletzungen in anderen Körperregionen: Prima vita est! Bei primär nicht lebensbedrohlichen Begleitverletzungen tritt für den Unfallchirurgen das Problem des Zeitpunktes und der Art der Versorgung in den Vordergrund. Es ist verständlich, daß die ihm zur Seite stehenden Konsiliarärzte über weitere operative Maßnahmen oft nicht erbaut sind und eine vitale Indikation oder entsprechende Dringlichkeit fordern.

In der Literatur der letzten Jahre jedoch treten verschiedene Fachrichtungen für eine *rasche* Stabilisierung der Knochenbrüche ein, da beim akuten Mittelhirnsyndrom eine Enthemmung der Regulationszentren bestehe. Schmerzimpulse aus der Peripherie könnten zu überschießenden Reaktionen und einer gesteigerten Krampfbereitschaft führen, die sich ihrerseits wieder nachteilig auf das Mittelhirn auswirke. Ich verweise auf die Arbeiten von Wellmer, Euler, Gerstenbrand, Krenn und Lehfuß.

Wir haben im Arbeitsunfallkrankenhaus Graz schon unter Ehalt den Standpunkt vertreten, daß die Behandlung von Knochenbrüchen auch bei Bewußtlosen nicht vernachlässigt oder unnötig aufgeschoben werden darf, da nach eventueller Wiederherstellung des zentralen Nervensystems gerade solche Nachlässigkeiten als bleibende Unfallfolge ins Auge springen und dem Unfallchirurgen anzulasten sind.

Unter Berücksichtigung der Dringlichkeit und des einzugehenden Risikos sind wir zu folgender unfallchirurgischer Praxis gekommen: Bei Bewußtlosen pflegen wir in jedem Falle eine Röntgenaufnahme der *HWS* anzufertigen. Bei einer Verletzung derselben richtet sich die Behandlung sowohl nach der Verletzungsart als auch nach dem Zustand des knöchernen Schädels und variiert von der weichen Schanzkrawatte bis zur Operation.

Bei Brüchen im Bereiche der *Brust- und Lendenwirbelsäule* genügt das Einhalten der ohnedies notwendigen Bettruhe.

Nach *Schlüsselbeinbrüchen* kann beim liegenden Patienten auf Reposition und Ruhigstellung verzichtet werden.

Bei *subkapitalen Oberarmbrüchen* genügt eine Mitella.

*Oberarmschaft*brüche sind am einfachsten im Gipsverband ruhigzustellen.

Bei Trümmerbrüchen am *körperfernen Oberarmende* ist ohne Zweifel eine operative Versorgung vorzuziehen.

*Unterarm*brüche können am schonendsten mit Kirschnerdrähten aufgefädelt und im Spaltgipsverband ruhiggestellt werden. Wenn es der Allgemeinzustand des Patienten erlaubt, ist natürlich die Verplattung nach AO zu erwägen.

Der Bruch der *Speiche* an typischer Stelle, sowie Brüche der *Handwurzel* und *Fingerglieder* stellen im Allgemeinen kein Problem dar. Der Bennettsche Verrenkungsbruch läßt sich am besten nach der Reposition mit 2 Bohrdrahtstiften und Gipslongette nach Moberg versorgen.

Brüche des *Beckens* ohne Beteiligung innerer Organe und ohne Gelenksbeteiligung haben wir bisher immer konservativ behandelt. Bei Verschiebungen unter Umständen im Streckverband.

Auch bei *Verrenkungen* und *Verrenkungsbrüchen* der *Hüfte* sind wir bisher mit konservativen Maßnahmen ausgekommen. Eine eventuell notwendige operative Versorgung bei gleichzeitigem schwerem Schädel-Hirntrauma dürfte ohne Zweifel an der Risikogrenze liegen.

Wegen des relativ großen Eingriffes haben wir bisher auch die *pertrochanteren Oberschenkel*brüche vorerst im Streckverband behandelt und erst später operiert.

*Schenkelhals*brüche hingegen können gleich reponiert und mit dem Dreilamellennagel stabilisiert werden. Dadurch wird nicht nur die Pflege sehr erleichtert, sondern auch eine frühere Abgabe in ein Rehabilitationszentrum für Schädelverletzte möglich.

*Oberschenkelschaft*brüche lassen sich mit Hilfe des Bildwandlers unter Umständen leicht reponieren und mit einem Marknagel ohne Aufbohren stabilisieren. Ein derartiger Versuch ist wegen der Pflegeerleichterung durchaus gerechtfertigt.

Trümmerbrüche im Bereich des *Kniegelenkes* sind, wie alle intraartikulären Brüche, eine Domäne der operativen Primärversorgung. Anders bei einfachen Brüchen der Schienbeinkondylen, die, entweder durch eine perkutane Verschraubung oder mit Fersenbeinnagelextension und Gipsverband, zu guten Behandlungsergebnissen führten.

Geschlossene *Unterschenkel*brüche wurden fast durchwegs konservativ behandelt. Wir haben in der letzten Zeit aber mehr und mehr auch bei diesen Brüchen, ebenso wie bei den offenen Unterschenkelbrüchen, die gedeckte Markdrahtung und Ruhigstellung im Gipsverband angewandt. Auch eine Cerclage nach Götze kommt bei verschiedenen Bruchformen in Frage. Eine offene Reposition, Verschraubung oder Verplattung ist ein wesentlich größerer Eingriff.

Brüche im Bereiche des *Sprunggelenkes* mit Beteiligung der Gelenksflächen wurden meist operativ versorgt.

Hingegen stand bei Brüchen im Bereiche der *Fußwurzel*, des *Fersenbeines* und der Mittelfußknochen die konservative Behandlung im Vordergrund.

Abschließend möchte ich mir erlauben, nochmals darauf hinzuweisen, daß die eben beschriebenen Behandlungsmethoden nach frischem, schwerem Schädel-Hirntrauma derzeit angewendet werden und sich daher zum Teil von der bei uns sonst üblichen Behandlung unterscheiden.

Damit soll aber nicht gesagt sein, daß sich nicht auch andere Behandlungsmethoden, je nach Erfahrung und lokalen Gegebenheiten bewähren können.

Aussprache:

P. Fasol, Wien (Österreich):

Ich möchte zum Vortrag von Herrn Schiestel erwähnen, daß wir an der Intensivpflegestation bei 8 Verletzten mit schwersten Schädel-Hirntraumen die Frakturen der langen Röhrenknochen stabil versorgt haben, durch Aufbohren und Marknagelung. Da haben wir an und für sich keine Bedenken und haben damit auch keine schlechten Erfahrungen gemacht. Wir glauben, daß wir vor allem durch die stabile Osteosynthese den Patienten den Gipsverband ersparen, was bei der Intensivpflege des Schwerverletzten ganz entscheidende Vorteile bringt. Ich kann nur wiederholen, daß wir auch im akuten Stadium des schweren Schädel-Hirntraumas mit dieser Behandlung *keine* negativen Erfahrungen gemacht haben.

Ch. Stolz, Tübingen (BRD):

Ich wollte zum Vortrag von Herrn Alter zur Frage der prolongierten Nasotrachealintubation sagen, was meiner Meinung nach das wichtigste Problem dabei ist: Die Ruhigstellung des Patienten. Wir machen das in Tübingen seit 3 Jahren und haben die Erfahrung, daß alle Patienten mit Schädel-Hirntraumen oder anderen Verletzungen, z. B. Rippenserienfrakturen, die eine Dauerbeatmung erforderlich machen, eine Nasotrachealdauerintubation ohne Schwierigkeiten und ohne Beeinträchtigung des Kehlkopfes über 3—4 Wochen ertragen, wenn sie ruhiggestellt sind. Wir sehen aber bei Kindern und bei Erwachsenen die die geringste motorische Unruhe zeigen, schwerste Schäden wenn wir eine nasotracheale Intubation liegen lassen. Es kommt also letztlich unserer Meinung nach darauf an, daß der Patient ruhig ist und daß jedes Hin- und Herbewegen des Tubus — vor allem wenn der Patient am Respirator hängt — wo dies ja durch die starren Verbindungen noch gefördert wird, daß dieses Hin- und Herbewegen vermieden wird. Zu Herrn Schiestel wollte ich sagen, daß wir grundsätzlich seit einiger Zeit die einzelnen Enzymfaktoren und das Fettspektrum bei den schweren Schädel-Hirntraumen bestimmen und daß wir unsere operative Primärversorgung von dem Verhalten dieser Parameter abhängig machen. Seitdem wir so vorgehen, sehen wir nicht mehr Spätkomplikationen in Form einer späten Fettembolie oder auch einer Zunahme der neurologischen Symptomatik. Wir verlassen uns also völlig auf das Verhalten des Fettstoffwechsels und machen von dessen Erholung den Zeitpunkt der operativen Intervention abhängig.

W. Heller, Tübingen (BRD):

Zum Vortrag von Herrn Alter: Sie sagten, Sie geben die Lävulose als Infusion, um den Pyrovatspiegel zu steigern. Nun müssen Sie aber vorher den Pyrovatlaktatspiegel bestimmen, denn sonst können Sie ja sehr leicht in eine Azidose hineingeraten. Meine Frage: Tun Sie das, bevor Sie mit Lävulose anfangen?

R. Klose, Mannheim (BRD):

Zum Vortrag von Herrn Alter: Wir glauben, daß die Alkoholinfusion eigentlich gar keinen so großen Wert hat. Einmal ist der Kaloriengewinn nicht so groß wie man ihn immer in Anschlag bringt. Zum anderen ist, unserer Meinung nach, beim frischen Schädel-Hirntraumatiker, wenn man ihn mit irgendwelchen Medikamenten sediert hat, eine Alkoholinfusion kontraindiziert. Im späteren Verlauf, wenn eine Konsolidierung des neurologischen Verlaufs eingetreten ist, dann kann man ohne Gefahr Fettinfusionen geben. Ich meine, die Fettinfusionen haben gerade beim Schädel-Hirntraumatiker ihre Berechtigung. Nicht in den ersten Tagen, aber sicherlich nach einer Woche. Auf jeden Fall, wenn nicht sogar schon früher.

H. Schiestel, Graz (Österreich):

Es freut uns, daß eine Osteosynthese den Patienten nicht so belastet, daß man diese auch beim schweren Schädel-Hirntrauma durchführen kann. Wir danken Ihnen, daß Sie uns diese Versuche abgenommen haben. Ich bin überzeugt, daß wir Ihnen folgen werden.

H. Alter, Worms (BRD):

Den Pyrovatlaktatspiegel bestimmen wir nicht, sondern wir gehen davon aus, wie der normale Blut-pH ist. Zu der Alkoholinfusion muß ich sagen, daß auch wir sehr spät dazu übergehen und ebenfalls zur Fettinfusion. Da sind wir vorsichtig und geben diese nicht zum Anfang. Es ist unterschiedlich: Wenn wir einen sehr heruntergekommenen Patienten haben, dann geben wir diese eher, als bei einem, der weniger Kalorien benötigt, der sozusagen noch eine Substanz hat.

H. Thom, Heidelberg (BRD):

Zur operativen Therapie von Spätfolgen schwerer Schädel-Hirnverletzungen (aus orthopädischer Sicht). (Mit 1 Abb.)

Bei den in unserer Klinik wegen der Folgen schwerer Schädel-Hirntraumen behandelten Patienten ließen sich die folgenden *Grundformen* unterscheiden:

1. Folgen einer Contusio cerebri, welche wegen der bestehenden relativ geringgradigen Lähmungen und Koordinationsstörungen ausschließlich krankengymnastisch und beschäftigungstherapeutisch behandelt werden konnten.

2. Eine zweite Gruppe von Patienten bedurfte neben der krankengymnastischen und beschäftigungstherapeutischen Behandlung zusätzlich noch der Versorgung mit verschiedenen orthopädischen Hilfsmitteln. Hierzu gehörten u. a. Gipsliegeschalen oder Lagerungsschienen zur Korrektur von leichteren Fehlstellungen, die Versorgung mit orthopädischem Schuhwerk und Peroneusfedern bei paralytischen Fußfehlstellungen, Lähmungsspitz-Klumpfüßen u. ä. Einzelne Patienten mußten darüberhinaus mit orthopädischen Apparaten, Gehhilfen, Gehwagen, Spezialfahrrädern oder Zimmerfahrstühlen versorgt werden.

3. Eine weitere Gruppe von Patienten mit einem Schädel-Hirntrauma erlitt zumeist eine größere Anzahl zusätzlicher Frakturen, Luxationen, Amputationen, Plexuspåresen, jedoch *keine* zerebral bedingten Paresen.

4. Eine spezielle Gruppe von Patienten erlitt zusätzlich eine inkomplette oder komplette Querschnittslähmung, wobei insbesondere bei den Halsmarklähmungen vom tetraplegischen Typ eine Aufschlüsselung der

jeweiligen Traumafolgen bzw. deren gegenseitige Abgrenzung zwischen spinaler und zerebraler Genese im einzelnen kaum möglich war. Im Vordergrund unserer therapeutischen Bemühungen stand hierbei eindeutig das klinische Bild einer gelegentlich schlaffen (spinalen) Para- bzw. Tetraplegie.

5. Bei dem letzten Kollektiv kam es zur Entwicklung von so erheblichen tetra- oder hemiplegischen Lähmungen und damit verbundenen späteren Gelenkfehlstellungen, daß operative Maßnahmen erforderlich wurden. Hierauf soll näher eingegangen werden.

Je nach der Art des Schädel-Hirntraumas handelt es sich meist um *spastische, spastisch-ataktische, spastisch-athetotische*, aber auch *spastisch-ataktisch-athetotische Tetraparesen*. Bemerkenswerterweise entwickelte sich bei unseren Fällen von Schädel-Hirntrauma, insbesondere bei den Kindern, erheblich häufiger eine ataktische Komponente, als dies sonst bei prä-, peri- oder postnatalen Hirnschädigungen der Fall ist. Dies galt nicht nur für Tetraparesen, sondern auch für diejenigen Schädeltraumen, welche vorzugsweise eine Hirnhälfte trafen (Impressionsfrakturen) und im wesentlichen das klinische Bild einer Hemiparese boten.

Die von uns operativ behandelten Patienten mit sekundären Folgen einer Hirnkontusion stellten ebenfalls eine relativ vielfältige Gruppe von sehr unterschiedlich lokalisierten Kontrakturen dar, welche jedoch insgesamt durchaus den gewohnten Bildern anderer bzw. perinataler Zerebralparesen entsprachen, wenn man von einigen extrem schweren Fällen absieht.

Trotz aller Mannigfaltigkeit der klinischen Erscheinungsformen kommt es bei diesen Patienten mit relativ großer Konstanz zur *Entwicklung charakteristischer Kontrakturen*. Die Indikationen zu einer operativen Behandlung spastischer Paresen sind ausgesprochen komplexer Natur und es bedarf deshalb auch eines individuellen, differenzierten Vorgehens.

Die *Ziele der operativen Behandlung* spastischer Kontrakturen bestehen nicht nur in der Beseitigung strukturell bedingter Deformitäten, sondern darüber hinaus auch im Ausgleich des zugleich bestehenden starken muskulären Ungleichgewichtes zwischen den antagonistisch wirkenden Muskelgruppen, vorzugsweise den Flexoren und Extensoren. Darüberhinaus gilt es die spastisch hypertone Muskulatur lokal und supralokal zu detonisieren, die Grob- und Feinmotorik sowie die Koordination zu verbessern, um damit eine optimale Restitution der statischen und dynamischen Leistungsfähigkeit des Patienten zu erzielen.

Insgesamt lassen sich für die operative Therapie spastischer Kontrakturen sehr *verschiedenartige Grundprinzipien* unterscheiden:

Verlängerung verkürzter Sehnen durch Tenotomie;

Transposition von Sehnen zum Ausgleich einer funktionellen Imbalance;

Rückversetzung von Sehnen im Sinne der Operationen nach Silfversskjöld und Eggers;

(partielle) Neurektomie der zugehörigen Nerven spastisch-hypertoner und spastisch-kontrakter Muskeln;

Verstärkung der paretischen Antagonisten durch Raffung und Versetzung von Sehnen (Chandler, Baker)

und schließlich kombinierte bzw. modifizierte Methoden (Bertrand, Pollock, Sharrard, Thom).

Im Bereich der *Hüftgelenke* kam es in der Regel durch vermehrten Adduktorenspasmus zu einer Coxa valga antetorta und in schweren Fällen im Laufe weniger Monate zu einer sekundären paralytischen Hüftluxation. Die Kontrakturen im Bereich der Hüftgelenke wurden zumeist durch Adduktorentenotomien und eine von uns erweiterte und modifizierte sogenannte Spinamuskelablösung behandelt.

Hinsichtlich der operativen Behandlung *spastischer Kniebeugekontrakturen* haben wir das früher typische Vorgehen in Form einer suprakondylären Femurosteotomie auf die wenigen, arthrogen bedingten Fälle, beschränkt. Das bloße Z-förmige Verlängern der Kniebeugesehnen vermag zwar die vorliegende Deformität zu beheben, aber *nicht* das gestörte Gleichgewicht zwischen Kniebeugern und Kniestreckern zu beseitigen. Erst die von Eggers angegebene Methode der Rückversetzung der gesamten (!) Kniebeugemuskulatur und damit ihrer vollständigen funktionellen Ausschaltung für das Kniegelenk brachte erstmals eine entscheidende neue Konzeption, die jedoch durch verschiedene Komplikationen belastet war. Aus diesem Grunde haben wir 1960 begonnen, verschiedene Modifikationen zu entwickeln, so daß wir nunmehr (bis 1970) insgesamt 349 operativ behandelte spastische Kniebeugekontrakturen überblicken. Seit 1968 führen wir ausschließlich die dritte Modifikation durch (Tripeltenotomie-Technik nach Thom). Die bisherigen Resultate ergaben, vor allem auch im Vergleich zu den früheren Verfahren, eine eindeutige Überlegenheit dieser Technik. Das entscheidende Prinzip des Vorgehens liegt einmal in der Umfunktionierung überwertiger Kniebeuger in ausschließliche Hüftstrecker, zum anderen in der Vermeidung nahezu sämtlicher bislang aufgetretener Nachteile und Komplikationen früherer Operationsverfahren in Gestalt von Rezidiven, (temporären) Reizknien, sowie einem Genu recurvatum (s. Abb. 1).

Die häufig gleichzeitig bestehenden Spitz-Knick- bzw. Spitz-Klumpfüße wurden im allgemeinen in einer Sitzung sogleich mitbehandelt. Hierbei wurde ebenfalls sehr differenziert vorgegangen, je nachdem, ob mehr der Gastroknemius, der Soleus oder beide Muskeln betroffen waren (Achillotenotomie, OP. nach Silfverskjöld oder Operation nach Strayer in der Modifikation nach Thom).

Im Bereich der *oberen Extremität* entwickelten sich ebenfalls in der Regel charakteristische Kontrakturen, welche häufig einer operativen Behandlung bedurften. Ellenbogenbeugekontrakturen wurden mit einer Myo- und Tenotomie der verkürzten Flexoren angegangen, die Pronationskontraktur des Unterarmes durch eine Myotomie oder Transposition des Pronator teres und ggf. auch eine Durchtrennung des M. quadratus. Die Flexionskontraktur des Handgelenkes gingen wir mit einer Versetzung des Flexor carpi ulnaris (Green-Francillon) und ggf. auch des Flex. carp. rad. auf die Streckseite an. Die fast stets bestehenden Fingerbeugekontrakturen wurden durch eine Ablösung *sämtlicher* am

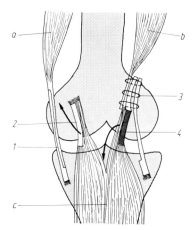

Abb. 1. Grobschematische Darstellung des operativen Vorgehens bei der Tripeltenotomie nach Thom (Modifikation III). *a* M. semitendinosus, *b* M. biceps femoris, *c* M. gastrocnemius.
1 Z-förmige Tenotomie des Bizeps bzw. Semitendinosus.
2 Ablösung eines hinreichend großen Sehnen- bzw. Faszienstreifens aus dem Ursprung eines bzw. beider Gastrokmeniusköpfe.
3 Vereinigung der auf diese Weise erhaltenen 3 Sehnenstümpfe aus der proximalen Bizeps- bzw. Semitendinosussehne, dem nach oben umgeschlagenen Gastroknemiusursprung, sowie der an seinem Ansatz belassenen distalen Bizeps- bzw. Semitendinosussehnenhälfte.
4 Myotomie der muskulären Anteile des Gastroknemiusursprungs und „rutschenlassen" nach distal (modifiziert nach Silfverskjöld).
(*1* u. *2* zeigen die erste Hälfte, *3* u. *4* die zweite Hälfte des Vorgehens.)

Epicondylus ulnaris humeri entspringenden Muskeln (Erlacher-Scaglietti) sowie eine ergänzende Tenotomie der oberflächlichen und ggf. auch der tiefen Fingerbeugesehnen angegangen. Eine funktionell störende Instabilität einzelner Gelenke wurde durch eine Arthrodese, vorzugsweise im Bereich des Handgelenks und des Daumensattelgelenkes beseitigt.

Die Daumenadduktionskontraktur erfordert eine Myotomie des Adductor pollicis und eine Transposition des Flexor carpi rad. auf den Extensor pollicis longus. Neurektomien haben sich im Bereich der oberen Extremität nicht bewährt.

Wichtig ist in jedem Fall, daß zunächst fixierte Deformtiäten beseitigt bzw. korrigiert werden müssen, bevor Sehnentranspositionen vorgenommen werden können. Wenn irgend möglich, sollte eine möglichst längsgerichtete Zugrichtung der versetzten Sehne angestrebt werden, um ihre Kraftleistung zu erhalten. Die richtige *Dosierung der Spannung* stellt ein ebenso wichtiges wie schwieriges Problem dar. Eine zu starke Spannung der Sehne bzw. des zugehörigen Muskels kann unter Umständen die Entwicklung einer entgegengesetzten Deformität begünstigen. Ebenso kann sich eine zu geringe Spannung später als mehr oder minder wirkungslos erweisen.

Es genügt darum keinesfalls, lediglich den Grad der in der Narkose ohne weiteres festzustellenden, rein strukturell bedingten Muskelkontraktur hierfür ins Kalkül zu ziehen. Voranzugehen hat vielmehr eine sehr subtile *präoperative Funktionskontrolle* unter vielfältigen praktischen Bedingungen. Hierbei muß auch das Ausmaß einer eventuell bestehenden intermittierenden Intentionsspastik sehr sorgfältig geprüft werden.

Die Schwierigkeiten der Operationsindikation liegen vor allem in der sicheren Beurteilung des jeweiligen strukturellen und funktionellen Defektzustandes und in der Entscheidung ob operiert werden sollte oder nicht, wie im einzelnen vorgegangen werden sollte und zu welchem Zeitpunkt. Hierzu sind zweifelsohne große spezielle Erfahrungen erforderlich. Es besteht unseres Erachtens nach jedoch kein Zweifel daran, daß sorgfältig ausgewählte, korrekt indizierte Operationen, die technisch einwandfrei durchgeführt werden und die auch laufend postoperativ überwacht werden, sowie eine hinreichende krankengymnastische und beschäftigungstherapeutische Behandlung erhalten, zu einer Verbesserung der statischen und dynamischen Leistungsfähigkeit führen, die sich mit konservativen Methoden allein *keinesfalls* erreichen läßt.

Ein spezielles Problem stellt das Auftreten der sogenannten *Paraosteoarthropathie* dar, ein Krankheitsbild, das vorzugsweise bei Patienten mit einer Querschnittslähmung aufzutreten pflegt, jedoch auch in fast gleicher Form als Folge eines schweren Schädel-Hirntraumas entsteht. Am stärksten und häufigsten sind hierbei die Hüft- und Ellenbogengelenke betroffen. Zur Verbesserung der Funktionsfähigkeit bzw. zur Beseitigung erheblicher Deformitäten müssen diese Ossifikationen häufig operativ entfernt werden, was jedoch frühestens ein Jahr nach ihrer Entstehung erfolgen sollte, um die ohnehin große *Rezidivneigung* zu beschränken. Die parossalen Ossifikationen im Bereich der Schulter- und Kniegelenke sind in der Regel geringer ausgeprägt und bedürfen nur selten einer operativen Intervention.

Aus dem oben Gesagten ergibt sich, daß sich selbst bei den Folgen ausgesprochen schwerer Schädel-Hirnverletzungen sehr vielfältige und zumindest Teilerfolge erzielende konservative und operative Therapiemöglichkeiten aus orthopädischer Sicht ergeben, welche durch eine intensive krankengymnastische, beschäftigungstherapeutische und physikalische Behandlung ergänzt werden müssen. Jedoch nur ein ausgewogener, sorgfältig abgestufter gleichzeitiger Einsatz aller uns zur Verfügung stehender Methoden unter Einschluß entsprechender ergänzender beruflicher und sozialer Rehabilitation vermag dabei ein optimales Gesamtresultat zu gewährleisten.

L. J. Lugger und K. Twerdy, Innsbruck (Österreich):

Der posttraumatische Hydrozephalus. (Mit 1 Abb. u. 1 Tabelle.)

1936 haben Schaltenbrand und Tönnis die ,,posttraumatische hydrozephalische Störung" in einer akuten, meist tödlich verlaufenden und in einer chronisch rezidivierenden Form beschrieben. Die Autoren verstehen unter dieser Krankheitsbezeichnung eine anfallsartige Hirndrucksymptomatik mit Stauungspapillen, Kopfschmerzen, Brechreiz, Erbrechen, Nackensteifheit, in schweren Fällen Bewußtseinstrübung bis zur Bewußtlosigkeit. Diesen Hirndruckkrisen liegt ein passagerer Liquorblock zugrunde.

Von diesem Formenkreis abgegrenzt sollen jene akuten Kommotions- und Kontusionspsychosen werden, die nach 6 Wochen abgeklungen sind, mit Hirndruckzeichen einhergehen können, und bei denen Wanke einige Tage nach dem Trauma eine symmetrische Abrundung und Erweiterung des Ventrikelsystems gefunden hat, das im weiteren Verlauf in einen ausgeprägten Hydrozephalus übergehen kann.

Zum Entstehungsmechanismus. Produktion, Zirkulation und Resorption der Gehirnflüssigkeit sind für die Formerhaltung des inneren und äußeren Liquorraumes verantwortlich. Ist das Gleichgewicht gestört, kommt es in seltenen Fällen zur Hypotension (durch verminderte Produktion, meist jedoch durch eine Liquorfistel), oder zum Hydrozephalus, dessen Entstehungsmöglichkeiten vielseitig sind und hier nur kurz erläutert werden sollen:

1. Vermehrte Produktion (aktiver Hydrozephalus, Hydrocephalus hypersecretorius);
2. verminderte Resorption (Hydrocephalus aresorptivus);
3. Hirnschwund (Hydrocephalus e vacuo).

Beim Trauma sind alle 3 Entstehungsmechanismen möglich. Kontusioniertes Hirngewebe und Blutgerinnsel regen die Liquorproduktion an. Setzt sich dieser Reizzustand des Plexus chorioideus perivaskulär in Form einer aseptischen Entzündung in den Subarachnoidalraum — in dem der Großteil der Liquorresorption stattfindet — fort, wird diese gestört. Zusätzlich kann es durch entzündliche Exsudation zur weiteren Vermehrung der Gehirnflüssigkeit kommen.

Eine Verlegung der Liquorwege durch Koagula, posttraumatische Verquellung, später durch arachnoidale Verquellungen verhindert die Strömung in die Resorptionsstätten und bewirkt somit eine Aufstauung der vorliegenden Liquorräume (Hydrocephalus occlusivus). Der Gewebsuntergang in Kontusionsherden und in Gehirnbezirken, die infolge des Liquorüberdruckes schwinden oder infolge von Durchblutungsstörungen zugrunde gehen, ist eine weitere Ursache einer posttraumatischen Erweiterung des Ventrikelsystems.

Das *Pneumenzephalogramm* gibt ein ungefähres Bild posttraumatischer zerebraler Veränderungen: Abrundung der Konturen, allgemeine oder umschriebene Erweiterung und Verziehungen eines Ventrikels durch Narbenschrumpfung. Einem inneren Hydrozephalus folgt bei zunehmender Atrophie die Erweiterung der äußeren Liquorräume.

Lageverschiebungen im Luftfüllungsbild durch raumfordernde Prozesse werden in der Unfallpraxis nur selten, und dann am ehesten beim chronischen subduralen Hämatom gesehen. Denn in der Diagnostik des frischen Schädel-Hirntraumas hat die Angiographie die Pneumenzepahlographie seit langem verdrängt.

Nach schwerem Schädel-Hirntrauma kann es zu einer akuten totalen Blockade des Liquorabflusses kommen, die *immer* tödlich ist. Ein lang-

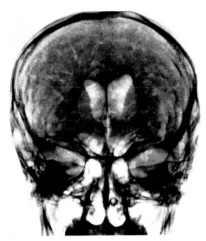

Abb. 1. Luftfüllungsbild 6 Monate nach schwerer Contusio cerebri. Das innere Ventrikelsystem deutlich erweitert, ausgerundet, der linke Seitenventrikel zum Traumapol hin verzogen

sam einsetzender Verschluß dagegen kann vermutlich durch Produktionseinschränkung kompensiert werden. Die stark verdünnte Hirnrinde kann unter dem erhöhten Liquordruck perforieren, so daß der Liquor in die Subarachnoidalräume abfließen kann. Solche Perforationen kommen auch im 3. Ventrikel vor: zwischen den Hirnschenkeln, im Bereich der Tela chorioidea und des Recessus suprapinealis (in die Zisterne der Vierhügelplatte oder in die Cisterna ambiens).

Kleinste Infekte, körperliche Überanstrengung oder nur vermehrte Flüssigkeitsaufnahme können das labile Gleichgewicht zwischen Produktion und Resorption so weit stören, daß es zu hydrozephalischen Krisen kommt. Anfallsartige heftige Kopfschmerzen mit Erbrechen Monate oder Jahre nach einem Unfall lenken den Verdacht auf die Diagnose „posttraumatischer Hydrozephalus". Sie muß durch Enzephalographie oder Ventrikulographie bestätigt werden. Für Verletzungen im Bereich der hinteren Schädelgrube seien Anfallsattacken dieser Art nach Schaltenbrand geradezu charakteristisch.

Eigene Untersuchungen. Wir haben in unserem Krankengut nach pathologischen Veränderungen des Ventrikelsystems bei Kopfverletzten gesucht, bei denen das Trauma zu bleibenden Beschwerden geführt hatte. Dazu wurden 60 Patienten enzephalographiert. Der Grund für die Untersuchung waren: Kopfschmerzen, Schwindel, Ohrensausen, Augenflimmern, Brechreiz, körperliche oder geistige Leistungsverminderung, gesteigerte Erregbarkeit, Ermüdbarkeit, Konzentrationsschwäche und vasomotorische Störungen (sogenanntes Foerster'sches Allgemeinsyndrom), in 24% ein Anfallsleiden. Das Trauma lag zwischen 6 Wochen und 24 Jahren zurück. Das Durchschnittsalter betrug 35 Jahre.

Die Luftfüllung erfolgte unter Bildschirmkontrolle (Abb. 1). Die Luftmenge wurde individuell dosiert. Abgesehen von Brechreiz und leichten Kollapserscheinungen haben wir *keine* Komplikationen beobachtet.

89% der Kranken mit Contusio cerebri und alle mit epi- und subduralen Hämatomen zeigten eine Abrundung und eine symmetrische Erweiterung vorwiegend der Vorderhörner und der Cella media. Häufig sah man eine Verziehung des Ventrikelsystems zum Traumapol hin (Tabelle 1).

Tabelle 1. 60 Enzephalographiebefunde 6 Wochen bis 24 Jahre nach Schädelhirntrauma

Diagnose	Zahl	Enzephalogramm	
		normal	verändert
Kommotio	19	10	9
Kontusio	35	4	31
Kompressio	6	—	6

Bei 20% der als Commotio erstbeurteilten Fälle fanden wir eine asymmetrische Erweiterung, die als Traumafolge anzusprechen ist; in weiteren 30% war das Ventrikelsystem mäßig symmetrisch abgerundet und ausgeweitet. Die Beurteilung in diesen Fällen hinsichtlich der traumatischen Ätiologie ist schwierig, da Vergleichsbilder, also Füllungen vor dem Unfall fehlen. Manche Autoren sind sehr geneigt, Ventrikelveränderungen als Unfallfolge anzusehen. So ist Klingler der Meinung, daß bei anamnestisch gesichertem Schädel-Hirntrauma nach Ausschluß eines Tumors aus einem veränderten Enzephalogramm auf die traumatische Ätiologie einer Epilepsie zu schließen sei.

Andererseits muß nicht jede Contusio cerebri zu einer Ventrikelveränderung führen. Dies zeigen 11% unseres Untersuchungsgutes.

Verformungen des Ventrikelsystems sind oft der *einzige objektive Befund* in der Abklärung eines posttraumatischen Beschwerdebildes. Diese schon in der Frühphase sichtbaren, manchmal progressiven, niemals regressiven, im besten Fall stationär bleibenden Veränderungen können so schon in der Frühbegutachtung brauchbare Hinweise geben.

H. E. Diemath und W. A. F. Kollar, Salzburg (Österreich):

Der posttraumatische, aresorptive Hydrozephalus. Diagnose und Therapie.
(Mit 2 Abb.)

Die ständige Zunahme der SHT erhöht auch die Bedeutung der posttraumatischen Folge- und Komplikationszustände. Damit gewinnt ein Krankheitsbild wieder an Bedeutung, das bereits seit über 20 Jahren bekannt ist: Der Hydrocephalus internus communicans als Folge einer posttraumatischen Liquorresorptionsstörung. Die Ausweitung des Ventrikelsystems wird meist durch eine Pneumoenzephalographie aufgedeckt, die wegen anhaltender posttraumatischer Beschwerden oft Wochen, Monate, mitunter erst Jahre nach dem Unfall durchgeführt wird. Früher wurde ein solcher Hydrozephalusbefund zusammen mit der posttraumatischen Demenz als Hirnatrophie abgetan.

Pathogenese. Die Pathogenese dieser Erkrankung wurde bereits 1948 von Krayenbühl und Lüti beschrieben. Tierexperimentell läßt sich nachweisen, daß Blut im Subarachnoidalraum zu Verlötung der Liquorresorptionsstätten führt und damit zu einem Hydrozephalus führen kann. Für klinische Belange scheint dabei von Bedeutung, daß es durchaus nicht immer schwerste SHT zu sein brauchen, sondern daß dieses Krankheitsbild auch nach geringeren Schädel-Hirnverletzungen aufzutreten vermag.

Die Schwierigkeit lag nun vor allem darin, von diesen Hydrozephalusformen die primären Atrophien zu trennen, da die Druckmessung allein nicht immer ausschlaggebend ist. Liquorresorptionsstörungen können wellenförmig verlaufen, so daß es auch Zeiträume normalen Liquordruckes gibt. Bedeutungsvoll ist auch, daß bei einem hochgradigen Hydrozephalus der Liquordruck *normal* sein kann.

Warum es dennoch zu einer vermehrten Druckwirkung kommt, wurde bereits von Hakim und Adams (1965) durch Anwendung des Pascalschen Flüssigkeitsgesetzes auf die Liquordynamik erklärt. Dabei sind vor allem drei Größen, die *Ventrikeloberfläche*, die vorliegende *Liquormenge* und der *Liquordruck* von Bedeutung. Nimmt die nicht absorbierte Liquormenge zu, so steigt der Druck; als Folge erweitern sich die Ventrikel, dies führt zu einer vergrößerten Ventrikeloberfläche. Bei gleichbleibender Vermehrung der Liquormenge bleibt so der Liquordruck vorerst unverändert.

Dennoch ist der auf das Gehirn wirkende Liquordruck entsprechend der vergrößerten Ventrikelfläche höher als normal.

Diagnose

a) klinisch. Die Symptomatologie der chronischen posttraumatischen Hydrozephalie ist mannigfaltig und reicht von dem Syndrom der posttraumatischen Hirnleistungsschwäche bis zur Demenz.

Gelegentlich kann ein unmittelbar posttraumatisches Korsakow-Syndrom in örtliche und zeitliche Desorientiertheit, infolge des sich bereits ausbildenden Hydrocephalus internus, übergehen. Daneben kommen auch Kopfschmerzen frontal oder okzipital, Gang- und Koordinationsstörungen, sowie Spastizität, vorwiegend der unteren Extremitäten zur Beobachtung. In schwersten Fällen kann es auch zum akinetischen Mutismus kommen.

b) Untersuchungen.

1. *EEG:* Oft ist es schwierig, die posttraumatische Komplikation — in diesem Fall den Hydrozephalus — abzugrenzen von der unmittelbaren traumatischen Schädigung des Gehirns. Bei ausgeprägtem Hydrocephalus internus communicans treten im Hirnstrombild gelegentlich frontal symmetrische Deltagruppen auf.

2. *Echoenzephalogramm.* Das Echoenzephalogramm kann nach Abklingen der akuten Symptome eine Erweiterung des 3. Ventrikels mit Mittelständigkeit zeigen.

c) Röntgenbefunde. Pneumoenzephalographisch zeigt sich meist das typische Bild des kommunizierenden Hydrocephalus internus mit asymmetrischer Ventrikelausweitung, ausgeweiteten Vorderhörnern und ein erweiterter Subarachnoidalraum (Abb. 1 a u. b). Aus dem Luftbild allein läßt sich jedoch nicht sicher entscheiden, ob es sich um eine primär-

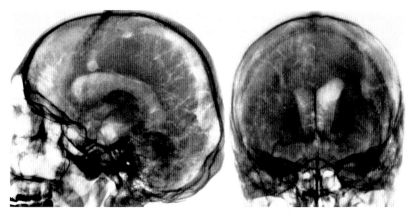

Abb. 1. Pneumoenzephalographie a. p. u. lateral; Zustand nach schwerem Schädel-Hirntrauma mit auswärts durchgeführter osteoplastischer links parietaler Kraniotomie vor Jahren. Asymmetrische Ventrikelausweitung

vasculäre, eine nicht vasculär bedingte Hirnatrophie, oder um einen Hydrozephalus infolge Liquorresorptionsstörung handelt. Von Bedeutung ist auch der „Corpus callosum-Winkel"; dieser beträgt normalerweise 130—140°.

Beim Hydrocephalus communicans obstructivus ist dieser Winkel kleiner als 130°, bei atrophischen Hydrozephalusformen vergrößert.

d) Isotopenzisternographie. Erst seit Einführung der Zisternographie mit 131 J-Radiojodserumalbumin (Rihsa) ist es möglich, differentialdiagnostisch zwischen Hydrocephalus male resorptivus und Hydrocephalus e vacuo zu entscheiden (Abb. 2 a u. b).

Therapie. Die Behandlung des chronischen posttraumatischen Hydrocephalus male resorptivus besteht in Ableitung des Liquors in den Herzvorhof nach Art der typischen Hydrozephalusoperationen.

Wir bevorzugen seit Jahren das Verfahren nach Pudenz. Richtig indiziert ist dieser Eingriff außerordentlich erfolgreich, und es ist oft erstaunlich, wie selbst jahrelang bestehende Beschwerden, ja sogar hoffnungslos anmutende, progressive Demenzen, rückgängig gemacht werden können.

Eigenes Krankengut und Ergebnisse. Wir haben bisher 7 Patienten aus dieser Indikation nach Pudenz operiert. Die Operationsanzeige stellten wir nur bei *therapieresistenten* Beschwerden, die von der allgemeinen Hirnleistungsschwäche bis zu Paraparesen reichten. Von den 7 operierten Patienten zeigten 6 ein sehr gutes und einer ein gutes Operationsergebnis im Sinne einer wesentlichen Besserung der Kontaktfreudigkeit, Rückbildung der Wesensveränderungen, deutlich gebessertes Denkvermögen (objektiviert durch prä- und postoperative psychologische Tests), sowie Abnahme der Gangunsicherheit und Spastizität. EEG-Verlaufskontrollen zeigten bei guter Funktion des Drainagesystems eine auffällige Normalisierungstendenz.

Ein Patient, Epileptiker, mit chronischem posttraumatischen Hydrozephalus, verstarb nach einer Revisionsoperation, bei der das verstopfte Drainagesystem ausgetauscht worden war, an einem akuten Rechtsherzversagen.

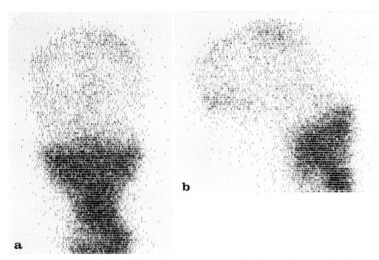

Abb. 2. *a* p. a. u. *b* links seitliches Zisternogramm, 48 Std nach lumbaler Injektion von 100 Mikro-Curie Risha. Basales Verteilungsmuster des Radionuklids als Ausdruck der Liquorresorptionsstörung

Zusammenfassung. In gewissenhaften Verlaufskontrollen von Patienten mit schweren Schädelhirntraumen sollte die Komplikationsmöglichkeit eines chronischen posttraumatischen Hydrocephalus communicans male resorptivus mehr beachtet werden. Durch Einsatz aller modernen Untersuchungsmethoden kann eine *genaue* Diagnose dieses Krankheitsbildes gestellt werden. Die erfolgversprechende chirurgische Behandlung besteht in der Anlage einer Hirnkammer-Herzvorhofverbindung nach Pudenz.

V. Kotorac und D. Antauer, Varazdin (Jugoslawien):

Diabetes Insipidus nach kraniozerebralen Verletzungen.

In einem Zeitraum von 5 Jahren haben wir an unserer Abteilung 768 kraniozerebrale Verletzungen behandelt. Von dieser Anzahl wurden bei 94 ein Schädelbasisbruch diagnostiziert. Bei diesem Material konnten wir 2 Fälle bearbeiten, bei denen nach der erlittenen kraniozerebralen Verletzung Symptome von Diabetes insipidus auftraten.

Die Häufigkeit des Auftretens von Diabetes insipidus mit *traumatischer* Ätiologie variiert bei verschiedenen Autoren zwischen 5—10% und seiner Häufigkeit nach steht er an 3. Stelle hinter dem Diabetes insipidus, der durch Neoplasmen und Entzündungsprozesse hervorgerufen wird. Da in der Fachliteratur selten Fälle von Diabetes insipidus beschrieben werden, die nach einem Trauma auftreten, sind wir der Ansicht, daß es interessant ist, wenn wir unsere beiden Fälle darstellen.

Der *1. Fall* bezieht sich auf die Patientin K. R., 25 Jahre alt, die eine Kopfverletzung bei einem Sturz von der Leiter erlitt. Sie war nicht bewußtlos und erinnert sich an das Ereignis. In der linken temporoparietalen Region sieht man eine 4 cm lange Rißquetschwunde, die bis zum Knochen reicht. Die Patientin blutet aus der Nase und dem linken Ohr, der linke N.abducens ist gelähmt. Bei der Einlieferung ist der Blutdruck 100/60, der Puls 60 pro min. Auf dem Röntgenbild ist eine Fraktur, die vom Os temporale links zur Schädelbasis reicht. Auf dem Röntgenbild der Pyramide der gleichen Seite ist eine längliche Fraktur zu sehen. Auf den gezielten Aufnahmen der Sella turcica sieht man keine Anzeichen einer Knochenverletzung. Bei einer otologischen Untersuchung wird ein Riß des Trommelfells sowie ein Hämatotympanon an der linken Seite festgestellt. Die Laborbefunde: E 4 200 000, Hb 90%, L 8 000, Blutzucker 98 mg, Urin: spez. Gew. 1 022. Nach der Versorgung der Wunde bekommt die Patientin die übliche Infusion von Glukosaline mit Vitaminen, hypertonische Glukose, Akineton sowie Antibiotika. Eine Lumbalpunktion ergibt einen blutigen Liquor unter erhöhtem Druck. In den folgenden 4 Tagen erholt sich die Patientin, ist fieberfrei, ißt und trinkt normale Mengen. Die Diurese bewegt sich von 1200—1 800 ccm und das spezifische Gewicht des Urins von 1018 bis 1 026. Am 7. Tag ihres stationären Aufenthalts klagt die Patientin über starke Kopfschmerzen und unerträglichen Durst. Im Verlauf des Nachmittags uriniert die Patientin 3 400 ccm Harn, dessen spez. Gew. 1.018 beträgt. Am selben Tag hatte die Patientin etwa 4 l Wasser getrunken. Am folgenden Tag beträgt die Diurese 5 800 ccm und das spez. Gew. beträgt 1 005. In den nächsten beiden Tagen erreicht die Diurese 9 500 ccm mit einem spez. Gew. von 1 003. Am 11. Tag versuchten wir bei der Patientin eine Beschränkung der Flüssigkeitszufuhr durchzuführen. Schon nach 4 Std dieser Beschränkung der Flüssigkeitsaufnahme zeigen sich bei der Patientin deutliche Zeichen von Dehydrierung, starke Unruhe und unerträglicher Durst. Die Diurese ist auch weiterhin stark, das spez. Gew. bleibt bei 1 004 ohne Tendenz zu steigen. Ein solcher Verlauf ist *typisch* nach der Wasserbeschränkung und *charakteristisch* für Diabetes insipidus und hilft sehr in der Differentialdiagnose anderer Polyurien, besonders der primären psychogenen Polydipsie. Nach sechsstündiger Wasserbeschränkung mußte diese wegen ausgesprochen deutlicher Dehydrierung abgebrochen werden und die Patientin trinkt erneut große Flüssigkeitsmengen. Nach 24 Std, seitdem die Symptome eines Diabetes insipidus aufgetreten sind, verordneten wir der Patientin 6 E. Hypophysenhinterlappenextrakt intramuskulär und ein Dauerkatheter wird eingeführt, um die Diurese und das spez. Gew. des Urins genau zu krontrollieren. Schon nach 2 Std kommt es zu einer Erhöhung des spez. Gew. auf 1 012. Die Substitutionstherapie wird mit einer wäßrigen Lösung von Hypophysenhinterlappenextrakt alle 6 Std fortgesetzt und am nächsten Tag beträgt die Diurese 3 500 ccm und das spez. Gew. 1 017. Während des weiteren Aufenthaltes an der Abteilung konnten wir mit einer solchen Behandlung die Diurese zwischen 2 800—3 200 ccm mit einem spez. Gew. von 1 014—1 020 halten.

Am 20. Tag ihres Aufenthaltes in unserer Abteilung klagt die Patientin über Kopfschmerzen, Krämpfe im Bauch und im Becken und ist sehr blaß. Die Substitutionsbehandlung wird eingestellt und schon im Verlauf der Nacht erreicht die Urinausscheidung neuerlich 6 000 ccm mit einem spez. Gew. von 1 008. Dieser Zeitabschnitt von 12 Std *ohne* Substitutionstherapie, lieferte uns den Beweis der Gültigkeit dieser Behandlung. Im weiteren Verlauf wurde die Behandlung mit einer Öllösung von Pitresintanat jeden 3. Tag mit 4 E. intramuskulär fortgesetzt. Nach 45 Tagen wurde die Patientin entlassen. Im weiteren Monat wurde die Dosis des Hypophysenhinterlappenextraktes verringert, so daß die Patientin bei der Kontrolluntersuchung nach 2 Monaten ohne Behandlung entlassen wurde. Die Diurese bewegt sich zwischen 2 000—3 000 ccm, das spez. Gew. von 1 010—1 022. Sie fühlt sich wohl und erledigt ihre tägliche Arbeit.

Der *2. Patient* P. J. ist 13 Jahre alt. Beim Schifahren fuhr er mit dem Kopf an einen Baum und blieb bewußtlos liegen. Nach seiner Aufnahme im Spital dauert seine Bewußtlosigkeit noch 2 Std an. Vor dieser Verletzung war er immer gesund. Bei der Untersuchung fanden wir in der parieto-okzipitalen Region des Kopfes an der rechten Seite ein Hämatom in Eigröße. Der Kranke blutete aus der Nase und dem rechten Ohr. Bei der otologischen Untersuchung wird ein Hämatotympanon an der rechten Seite festgestellt. Im Röntgenbild sieht man eine Fraktur am Okzipitale die bis zur Schädelbasis reicht. Eine Lumbalpunktion ergibt einen blutigen Liquor unter erhöhtem Druck. Dem Patienten wird die gewohnte Behandlung verschrieben. Der Patient erholt sich rasch, ist fieberfrei und erhält nach 6 Tagen nur noch Antibiotika. Pro Tag trinkt er etwa 1 l Flüssigkeit, die Diurese liegt um 800 ccm. Am 11. Tag seines Aufenthaltes beginnt der Junge über Kopfschmerzen und Durst zu klagen. Die Diurese beträgt 6000 ccm, das spez. Gew. 1006. In den nächsten 3 Tagen erreicht die Diurese 10 l mit einem spez. Gew. von 1003. Der Junge trinkt große Mengen von Flüssigkeit.

Der Versuch einen Test durch Flüssigkeitsbeschränkung durchzuführen schlägt fehl, da der Junge schon nach 2 Std Zeichen starker Dehydrierung zeigt, wobei der ausgeschiedene Urin ein spez. Gew. von 1003 hat und die Menge immer noch groß ist.

Am folgenden Tag machten wir den Hickey-Hare-Test mit 2,5% NaCl in einer Menge von 0,25 ml/kg Körpergewicht in der Minute; die Dauer des Tests 45 min. Nach der Anwendung von 2,5% NaCl wird auch weiter eine große Menge von Urin ausgeschieden und das spez. Gew. beträgt um 1004, was für die Diagnose Diabetes insipidus spricht. Diese Diagnose erhärtet das prompte reagieren der Diurese und des spez. Gew. auf Gaben von wäßriger Lösung von Hypophysenhinterlappenextrakt. Die Dosis muß individuell, je nach dem Verhalten der Diurese und dem spez. Gew. angewendet werden. Bei diesem unseren Patienten hatten wir ein gutes Resultat mit 3 I. E. alle 6 Std i. m. Nach 3 Tagen dieser Behandlung stabilisierte sich die Diurese auf 2500 ccm und das spez. Gew. auf 1016.

Am 38. Tag wird der Patient entlassen. Nach einer Kontrolle 6 Monate später mußte der Patient immer noch Hypophysenhinterlappenextrakt bekommen.

Das Trauma greift das hypothalamo-hypophysäre System mit einer hormonalen Insuffizienz des Hinterlappens der Hypophyse und einem ADH-Mangel an.

Das Trauma kann auf die Neurohypophyse, auf das Infundibulum der Hypophyse oder die supraoptischen paraventrikulären Kerne des Hypothalamus lokalisiert sein. Die Verletzung des Hypothalamus bewirkt die schwersten Formen von Diabetes insipidus, während eine Verletzung des Infundibulums der Hypophyse und Neurohypophyse manchmal einen charakteristischen Verlauf des klinischen Bildes zeigen. Unmittelbar nach dem Trauma zeigen sich Symptome von Diabetes insipidus und dann nach ein paar Tagen hat der Patient wieder eine normale Diurese und im weiteren Verlauf entwickelte sich erneut das vollständige Krankheitsbild.

Die Ätiologie des traumatischen Diabetes insipidus hat ihre Bestätigung 1913 erfahren, als Farini und Van den Velden die Substitution mit dem Extrakt des Hinterlappens der Hypophyse erfolgreich durchführten. Spätere experimentelle und klinische Untersuchungen und Forschungen bestätigten die vorherrschende Rolle des Hypothalamus bzw. der supraoptischen und paraventrikulären Kerne.

Trotz der präzise ausgearbeiteten Tests ist die *Differentialdiagnose* oft schwer. Die psychogene Polydipsie ist sowohl klinisch als auch laboratoriumsmäßig dem Diabetes insipidus sehr ähnlich, besonders in der leichteren Form. Der Versuch mit der Wasserbeschränkung verringert die Diurese und vergrößert das spez. Gewicht des Urins und führt bei psychogener Polydipsie nicht zu Zeichen einer Dehydrierung. Der Hichey-Hare (Carter Robinson)-Test mit 2,5 % NaCl, wie auch der Nikotin-Test, und besonders der Test mit Pituitrin verdeutlichen die Differentialdiagnose.

Andere Polyurien wegen Nierenerkrankungen, Glomerulonephritis chronica, Pyelonephritis chronica oder Zystenniere können trotz ähnlicher klinischer und Laborbefunde durch spezielle Tests vom Diabetes insipidus differenziert werden. In die Differentialdiagnose müssen weiters metabolische Polyurien, ererbter nephrogener Diabetes insipidus, hyperkalzämische Polyurie und einige andere seltene Zustände aufgenommen werden.

Zu einer völligen Klärung der Diagnose genügen in der Regel die beschriebenen Tests. Der *Wasserbeschränkungs*-Test läßt sich oft wegen unerträglichen Dursts nicht durchführen und es ist außerdem eine strenge Kontrolle des Patienten wegen der Gefahr einer starken Dehydrierung bei Diabetes insipidus notwendig. Die *Hichey-Hare*-Test ist bei Herzleiden und Nierenkranken wegen der großen Menge des eingeführten NaCl kontraindiziert. Bei gesunden Personen und Personen mit psychogener Polydispie verringert sich während des Einführens von 2,5% NaCl die Menge des ausgeschiedenen Urins um etwa 30% und es folgt eine starke Zunahme des spez. Gewichts des Urins. Bei Diabetes insipidus bleiben die beschriebenen Effekte aus.

Der *Nikotin*-Test mit intravenöser Anwendung von Tartrat 1—3 mg stimuliert das Ausscheiden von ADH über den Hypotalamus und nach 3 Std ruft er einen antidiuretischen Effekt bei gesunden Personen und psychogener Polydipsie hervor, während derselbe Effekt bei Diabetes insipidus ausbleibt. Der Test ist bei Personen mit fortgeschrittener Arteriosklerose und bei alten Leuten kontraindiziert.

Der *Pituitrin*-Test wird als der sicherste für die Diagnose von Diabetes insipidus angesehen. Bei psychogener Polydipsie verringert sich nach der Anwendung von Pituitrin die Urinmenge, das spez. Gewicht steigt etwas an, aber der Patient trinkt auch weiter große Mengen von Flüssigkeit. Pituitrin hat bei Polyurie wegen Nierenkrankheit keinen Effekt. Bei Diabetes insipidus reguliert Pituitrin die Diurese und das spez. Gewicht des Urins rasch.

Es wird eine Kombination aller 3 beschriebenen Tests empfohlen. So erreicht man eine bestmögliche diagnostische Sicherheit. In letzter Zeit wird auch eine biologische Bestimmung des ADH vorgenommen.

Die Hauptrolle in der *Behandlung* ist die Substitution durch Gaben von Hypophysenhinterlappenextrakt. Die Öllösung ist wegen ihrer länger andauernden Wirkung und seltener Nebenerscheinungen günstiger. Der Patient muß individuell für die zu verabreichende Dosis getestet werden, gewöhnlich aber genügen 3—5 IE dieser Öllösung alle 36 Std.

Mit einer nichtspezifischen Therapie wurden in den letzten Jahren Erfolge beschrieben durch die Verwendung von Thiazide (Crawford u. Kenedy). Es wurden auch Besserungen nach Verabreichung großer Dosen von B-Vitamin nach Röntgenbestrahlungen der Hypophyse, Lumbalpunktionen und der Zufuhr von hypertonischen $MgSO_4$-Lösungen verzeichnet.

In einzelnen Fällen wurden Erfolge durch chirurgische Behandlung eines traumatischen Aneurysmas der A. Carotis int., des Infundibulums der Hypophyse sowie einer posttraumatischen arachnoidalen Zyste, die eine Kompression auf die Hypophyse ausübte, beschrieben.

Über die *Prognose* dieser Kranken kann kein allgemeines Urteil abgegeben werden. In der Literatur werden Fälle beschrieben, die lebenslänglich in der Substitutionsbehandlung standen.

Bei unseren beiden Patienten dauerte die Substitutionsbehandlung unterschiedlich lange. Bei der 25jährigen Kranken konnte man mit der Substitutionstherapie schon nach 2 Monaten aufhören, während wir beim Jungen dazu gezwungen waren, sie ganze 12 Monate hindurch anzuwenden. Nach einer fünfjährigen Kontrolle befinden sich beide der beschriebenen Patienten in voller Gesundheit und gehen ihrer Arbeit ordentlich nach; die Labor-Tests und die Harnuntersuchungen bewegten sich in physiologischen Grenzen.

E. Nöh und O. Oest, Gießen (BRD):

Myositis ossificans nach Schädel-Hirntrauma. (Mit 1 Abb. u. 1 Tabelle.)

Die Myositis ossificans nach Schädel-Hirntrauma gehört zu den neuropathischen Weichteilverknöcherungen. Parostale Knochenbildungen in Muskeln, Sehnen, Kapselgeweben, Bändern und im Periost werden beschrieben. Der Rumpf bleibt merkwürdigerweise frei. Bei vielen anderen organischen Nervenkrankheiten sind gleiche Veränderungen festgestellt worden, besonders häufig sind sie bei traumatischen Querschnittsläsionen. Am häufigsten kann man diese *parostalen Ossifikationen* bei Erkrankungen des Rückenmarks feststellen. Es liegen viele Beobachtungen bei Tabes und Syringomyelie vor, ferner vereinzelt bei Poliomyelitis und myelitischen Prozessen. Zahlreiche Mitteilungen betreffen organische Hirnaffektionen wie Dementia paralytica, enzephalitische Prozesse und Hemiplegien. Vereinzelt findet sich dieses Leiden auch bei Erkrankungen der Nervenwurzeln und der peripheren Nerven. Diese Knochenneubildungen sind, wie bei der Myositis ossificans progressiva, *metaplastische Neubildungen des Bindegewebes*. Sie unterscheiden sich morphologisch nicht vom traumatischen Muskelknochen.

Über die *Ätiologie* gibt es verschiedene Theorien, genaue Untersuchungen über die Ursachen liegen noch nicht vor. Die Knochen-Neubildung beginnt etwa 3—4 Wochen nach dem Schädel-Hirntrauma und sie erreicht innerhalb eines Jahres ihre definitive Größe. Schulter-, Ellenbogen-, Hüft- und Kniegelenke werden bevorzugt befallen (Abb. 1). Sie können durch die Verknöcherung der umgebenden Weichteile vollständig immobilisiert werden.

Von neurologischer Seite wird nach 14 Tagen bis 3 Wochen eine *Coma-Polyneuritis* (Tabelle), auch *Coma-Myositis* genannt, beobachtet (Kunze). Diese äußert sich in einer muskulären Atrophie im Bereich der Extremitäten mit veränderten Potentialen. Bei der veränderten Elektrophysiologie mit muskulärer Atrophie liegt meist eine erhebliche Tetra-

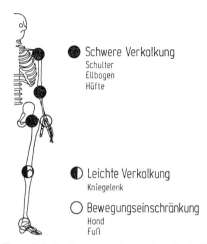

Abb. 1. Hauptlokalisation der gelenknahen Verkalkungen

Tabelle 1. Verkalkungsursachen

1. Innervationsstörungen
2. Coma Polyneuritis (Tetraspastik)
3. Elektrophysiologie
4. Muskeldurchblutung
5. Säure-Basen-Gleichgewicht
6. Enzyme
7. Passive Durchbewegung

spastik vor. Gelenknah besteht ein starker Hypertonus, die lokale Muskeldurchblutung ist erniedrigt.

Die Innervation ist in den ersten Wochen meist erheblich gestört oder weitgehend ausgeschaltet. Bei der *traumatischen Myositis*, die ganz ähnlich para- und periartikuläre Verkalkungen hervorruft, ist eine Verschiebung des Säurebasengleichgewichtes zu beobachten (Eichler). Fleisch und Nemann haben in vitro nachgewiesen, daß eine Ausfällung des Calciumphosphates nur dann stattfindet, wenn das Ionprodukt von 35 mg% überschritten wird. Diese Konzentration wird im normalen Serum nicht erreicht. Bei der traumatischen Myositis geschieht die Aktivierung der Phosphatasen durch die bekannten Verschiebungen des Säurebasengleichgewichtes nekrotischer Gewebe. Bei den trophischen Störungen kann durch die nachgewiesene Minderdurchblutung ein ähnlicher Mechanismus in Kraft treten. Die aktivierten Phosphatasen bewirken eine Zerstörung der Polyphosphate, dies ermöglicht wiederum bei Anwesenheit von genügend Kollagen oder Fibrin eine Kristallisation des Calciumphosphates. Weitere Enzyme sind wahrscheinlich mitverantwortlich.

Häufig werden gerade in den ersten Wochen von seiten der Krankengymnastik auf Anweisung passive Durchbewegungen der spastischen oder teilkontrakten Gelenke vorgenommen. Dieses Durchbewegen mit Kraft gegen den zentralbedingten Widerstand hat sicher Traumatisierungen an den Gelenken, ähnlich wie bei einer Mobilisation in Narkose, zur Folge. Die dabei möglichen lokalen Blutungen und Nekrosen können nach der eben aufgestellten Hypothese die gelenknahen Verkalkungen fördern.

Wir beobachteten die stärksten Verkalkungen mit völliger Immobilisation großer Gelenke nach Schädel-Hirntrauma bei 2 männlichen Patienten im Alter zwischen 30 und 35 Jahren.

Als Beispiel sei eine Krankengeschichte kurz referiert:

Keine wesentlichen Vorerkrankungen. Am 16. 5. 1970 schwerster Autounfall. Erstbehandlung in der Neurochir. Univ. Klin. Gießen. Nach einem halben Jahr wurde der Patient in die Neurolog. Klin. weitergeleitet. Bereits während der neurochirurgischen Behandlungszeit wurden zunehmende Versteifungen in den Schulter-, Ellenbogen-, Hüft- und Kniegelenken festgestellt. Wegen der starken Hirnschädigungen konnte jedoch eine lokale Therapie nicht erfolgen. Im September 1971 wurde der Patient mit ausgereiften Verknöcherungen an den genannten Gelenken in der Orthopädischen Klinik aufgenommen.

Die Untersuchung kann nur im Liegen stattfinden, der Patient ist nicht in der Lage zu stehen. Geistig ist der Patient noch deutlich verlangsamt, er hat sehr große Erinnerungslücken. Die Halswirbelsäule ist aktiv und passiv frei beweglich. Am linken Schultergelenk finden sich Bewegungseinschränkungen von etwa zur Hälfte, das rechte Schultergelenk ist deutlich fixiert. Beide Ellbogengelenke sind in 50° Beugung immobilisiert, am rechten Unterarm ist die Supination nicht möglich. An der rechten Hand ist die Muskulatur verschmächtigt. Die Finger können in den Grundgelenken nur bis 150° gestreckt werden. Die Beugung ist vollständig möglich, die Opposition des Daumens ist behindert. Das linke Handgelenk ist frei beweglich, die grobe Kraft an dieser Hand ist besser als rechts.

Das linke Hüftgelenk ist aktiv und passiv frei beweglich. Am rechten Hüftgelenk besteht eine Beugekontraktur von 45°, eine Außenrotationskontraktur von ebenfalls 45°, das Hüftgelenk ist vollständig ankylosiert. Das rechte Kniegelenk kann nicht vollständig gestreckt werden, die Beugung ist frei. Am linken Kniegelenk liegen keine wesentlichen Bewegungsstörungen vor.

Röntgenologisch findet sich am *Schultergelenk* eine deutliche Verkalkungszone im Bereich des unteren medialen Kapselanteiles. Das seitliche Bild des *Ellenbogens* ergibt eine deutliche birnenförmige Verkalkung der gesamten Gelenkkapsel und der paraartikulären Anteile mit Spangenbildung. Die Verkalkungen sind auf der Beugeseite stärker als auf der Streckseite. Die *Becken*übersichtsaufnahme zeigt links ein normal konfiguriertes Hüftgelenk. Das rechte Hüftgelenk ist in einer Außenrotationsbeugestellung fixiert, es findet sich eine vollständige knöcherne Brücke im Bereich des rechten Pfannenerkers zum Oberschenkelschaft hin. Die mediale Kapsel ist ebenfalls breit verknöchert. Der Gelenkspalt ist erhalten, der Hüftkopf gut gerundet. Dieser Befund ist typisch. Die knöchernen Gelenkkörper weisen *nichts* Abnormes auf. Darin besteht ein wesentlicher Unterschied gegenüber der Arthropathie bei Tabes- und Syringomyelie. Die seitliche Aufnahme des *Kniegelenkes* zeigt eine leichte Beugestellung des Kniegelenkes. Auch hier sind die Gelenkkonturen normal. Vom Tibiakopf ausgehend findet sich dorsal eine hakenförmige nach distal verlaufende 3 cm lange Exostose.

An den *Händen* und *Füßen* sind röntgenologisch keine Kalkschatten erkennbar. Bewegungseinschränkungen liegen jedoch vor. Diese sind weitgehend durch Kapselschrumpfungen zu erklären. Bei dem aufgeführten Patienten bestehen die gelenknahen Verkalkungen rechtsseitig verstärkt. Die Seitenbetonung ist durch die vorwiegende Schädigung der linken Gehirnhälfte zu erklären. Die einzigen Gelenke, die symmetrisch befallen sind, sind die Ellenbogengelenke. Eine Erklärung dafür ist nicht zu geben.

Auf der *Becken*übersichtsaufnahme des anderen Patienten mit Schädel-Hirntrauma sind stärkste Verkalkungen an beiden Hüftgelenken mit totaler Immobilisation in Beugestellung zu erkennen. Bei diesem Patienten lag eine mehr diffuse Hirnschädigung vor, bei ihm sind Schulter-, Ellenbogen-, Hüft- und Kniegelenke symmetrisch befallen.

Sind die Verkalkungen bereits im Röntgenbild deutlich sichtbar, ist eine wesentliche medikamentöse Behandlung *nicht* mehr möglich. Im Entzündungs- und Schwellungsstadium wurden ausschwemmende Medikamente angeraten. Röntgenbestrahlungen sind ebenfalls mit Teilerfolg angewendet worden.

In die Behandlung des Orthopäden gelangt der Patient meist im Endzustand der Erkrankung. Entscheidend für den vorzunehmenden Eingriff ist die Behinderung des Patienten. Versteifungen großer Gelenke in extremen Fehlstellungen müssen immer korrigiert werden.

Nach dem Röntgenbefund wird meist zunächst an eine Ausschälung der Knochenspangen zur Gelenkmobilisation gedacht. Es hat sich jedoch gezeigt, daß die Verkalkungen gegenüber dem Normalknochen und den Gelenken in der Regel nicht abgrenzbar sind.

Bei der subtrochanteren Korrektur-Osteotomie wurde flächenhaft angelegtes knöchernes Gewebe gefunden. Die Konturen des proximalen Femurendes waren nicht auszumachen, nach dem Entfernen eines Knochenstückchens ergab sich klinisch regulär spongiosierter Knochen, aus der Spongiosa traten relativ starke Blutungen auf. Die Knochenbildung war so ausgedehnt, daß eine radikale Entfernung ohne größeres Risiko praktisch unmöglich war. Die Korrektur-Osteotomie wurde dreidimensional durchgeführt, d. h. es muß gestreckt, innengedreht und etwas adduziert werden.

Zusammenfassung: Wir beobachteten an unserer Klinik schwerste par- und periartikuläre Verkalkungen an den großen Gelenken nach Schädel-Hirntrauma. Die operative Entfernung der parartikulären Osteome bringt oft nicht den gewünschten Erfolg. Eine Korrektur-Osteotomie erscheint in diesen Fällen der einzige Weg zur Beseitigung der Gelenkfehlstellungen. Danach ist eine gezielte krankengymnastische und beschäftigungstherapeutische Nachbehandlung für lange Zeit zur weitgehenden Wiedereingliederung der Patienten und zur Erhaltung der Restfunktionen erforderlich.

W. Arct und M. Marxen-Ladzinska, Opole (Polen):

Die Ergebnisse der intrakraniellen Hämatome.

In der Literatur der intrakraniellen Hämatome sind Meinungsverschiedenheiten bezüglich annehmbarer Mortalitätsquoten vorhanden. Hooper ist der Auffassung, daß eine 10% Mortalität nicht überschritten werden dürfte. Dies scheint das Ideal zu sein, da dazu eine exzellente Organisation mit ausreichender Zahl neurochirurgischer Stationen und gut organisiertem Schnelltransport die Bedingungen sind.

In unserem durch Krieg zerrüttetem Staate haben wir unter Schwierigkeiten in diesen Jahren den Transport und die Organisation des Gesundheitswesens aufgebaut. Deswegen sind auch unsere Zahlen unterschiedlich den Statistiken verschiedener Autoren. Unsere Anfänge waren schwer und dies ist der Grund für die anfänglichen, ungünstigen Ergebnisse, die aber mit der Verbesserung der Organisation erfolgreicher waren. Gewiß sind wir noch vom Ideal entfernt, doch unsere Ergebnisse haben sich soweit gebessert, daß wir jedem Auditorium standhalten können.

In unserer Station wurden 337 intrakranielle Hämatome behandelt. Davon waren 163 subdural, 134 epidural und 40 sub- und epidurale Hämatome. Im ganzen sind 161 Behandelte gestorben. Wenn wir in Betracht ziehen, daß bei einem Großteil der Verstorbenen subdurale Hämatome mit diffusen Hirnschäden gepaart waren, ist diese Sterbeziffer nicht hoch. Unser Krankengut wurde, wie typisch, in subdurale, epidurale und gemischte Hämatome eingeteilt. Bei der Analyse dieses Materials wurde in Erwägung genommen, die Zeitspanne, in der der Verletzte eingeliefert wurde, Begleitschädigungen des Gehirns und des peripheren ZNS, Atmungsorganpassage zur Zeit des Transportes und der Einlieferung, Ursachen des verspäteten bzw. nicht ausgeführten Eingriffes.

Subdurale Hämatome. Wie der Aufstellung zu entnehmen ist, waren es 137, davon 84 mit tödlichem Verlauf. Der Rest waren Hygrome und gemischte Fälle, Hygrome und Hämatome zugleich. Die Frühmortalität betrug 61% durch diffuse Hirnschädigungen in 76 Fällen. Es ist dazu zu bemerken, daß 26 der Eingelieferten Anzeichen einer Hypoxie hatten und bei 37 Verletzten zusätzliche Verletzungen peripher des ZNS vorhanden waren, was die Prognose natürlich verschlechterte. In der Überlebensquote waren keine primären Hirnstammschäden diagnostizierbar, in einem einzigen Fall wurden sekundäre festgestellt. Unter den Verstorbenen waren dagegen entsprechend 15 primäre und 13 sekundäre.

Zur Zeit der Entlassung waren von 53 Verletzten 42 selbständig, nur 11 hatten eine Überwachung und Hilfe nötig, wobei diese im Großteil der Fälle nur temporär war. Wenn wir die Todesquote der subduralen Hämatome die der epiduralen gegenüberstellen, ist die hohe Mortalität bemerkenswert. Dieser Unterschied ist dadurch entstanden, da die subduralen Hämatome in der Regel nur eine Komponente schwerer Schäden des Gehirns sind und Diagnosestellung, Trepanation und Ausräumung des Blutgerinnsels nicht allein für das Überleben entscheidend sind, sondern auch das Ausmaß der Begleitschädigung des Gehirnes. Entscheidend sind weiters frühe Einlieferung und ein früher operativer Eingriff, der Allgemeinzustand des Verletzten, Gehirndurchblutung und das Gehirnödem.

Epidurale Hämatome. In unserer Station kamen 134 Verletzte zur Behandlung, davon hatten 41 einen tödlichen Verlauf. In 12 Fällen wurde nicht operiert, und zwar wegen der Agonie zur Zeit der Krankenhausaufnahme, wegen einer Fehldiagnose oder wegen gleichzeitig bestehenden Brust- bzw. Bauchverletzungen, deren Krankheitsbild intrakranielle Schäden überdeckten und die Diagnose epidurales Hämatom unmöglich machten. In 3 Fällen konnte keine Operationserlaubnis von

Seiten der Angehörigen erreicht werden. In 3 weiteren Fällen war wegen schwerer Alkoholintoxikation ein rasches und frühzeitiges Einschreiten unmöglich. Von diesen 12 nicht operierten Fällen wurde die richtige Diagnose nur in 2 Fällen nicht gestellt und dies am Anfang unserer Tätigkeit. Die Sterbeziffer der operierten Fälle beträgt 20,4%.

Direkt von der Unfallstelle wurden 49 Verletzte eingeliefert, davon verliefen 15 Fälle (35,7%) tödlich. Aus der Wohnung oder anderen Krankenhäusern kamen 85 zur Aufnahme, davon sind 26 (30,5%) verstorben. Da die Verletzten, die direkt von der Unfallstelle zur Aufnahme kamen, unsere Station in verhältnismäßig kurzer Zeit — im Durchschnitt 1 1/2 Std nach der Verletzung — erreichten und der Großteil unmittelbar operiert wurde, war die Mortalität von Begleitschäden des Gehirns abhängig. Doch zu dieser Gruppe kamen Fälle mit falscher Hilfeleistung an der Unfallstelle, wie z. B. Verlegung der Atemwege, dazu.

Ein anderes Bild zeigten die aus Heimen oder Krankenhäusern eingelieferten Fälle. Späteinlieferungen kamen bedeutend öfters vor — 52mal bei 85 Fällen — viele davon mit Erstickungssymptomen und oft mit entwickeltem Gehirnödem und Stamminkarzeration. Die Ursache waren verlängerte Beobachtung in anderen Krankenhäusern, Überführung aus der Privatwohnung, oder schwere Alkoholintoxikation, die eine exakte Diagnose unmöglich machten.

In der überlebenden Gruppe ist die verhältnismäßig hohe Zahl chronischer epiduraler Hämatome bemerkenswert, die 5—12 Tage nach dem Unfall operiert wurden, kurz nachdem typische Symptome eines epiduralen Hämatoms aufgetreten sind.

Epi- und subdurale Hämatome. Wir haben 40 Fälle behandelt. Es waren 29,8% aller intrakraniellen Hämatome. Das Auftreten eines epi- und subduralen Hämatoms besagt, daß die Schäden enorm sind und in der Tat haben wir diese in jedem Fall gefunden. Diese waren nicht so schwer in den Fällen, die überlebten. 8 der Geheilten waren zur Zeit der Krankenhausentlassung selbständig. In der Analyse wird behauptet, daß epidurale Hämatome im allgemeinen eine verhältnismäßig gute Prognose haben, wenn sie entsprechend früh eingeliefert und richtig operiert werden. Unsicher sind der Verlauf und die Prognose bei diffusen Begleitschäden, wie auch bei Späteinlieferung.

In der Traumatologie von heute dürfte kein Platz für nicht diagnostizierte epidurale Hämatome sein. Subdurale Hämatome sind ein anderes Problem. Viele sind von weiteren schweren Hirnschäden begleitet und die Ausräumung des Hämatoms ändert die Situation nur wenig, auch wenn das Hämatom festgestellt und rechtzeitig operiert wird. Ähnlich wie beim epiduralen Hämatom ist in der heutigen Traumatologie eine späte Einlieferung dazu noch in Asphyxie wegen verlegter Atemwege nicht entschuldbar.

Die Möglichkeiten, die die heutige Traumatologie und Neurotraumatologie haben, erlauben es die Mortalität in beiden Arten von intrakranieller Hämatomen zu senken. Die Bedingungen sind eine richtige Organisation des Transportes und der ersten Hilfe an der Unfallstelle und die Grundbedingung: Einlieferung der Verletzten in *Spezialzentren.*

J. Bauer, J. Andrašina, J. Leško u. J. Fagula, Kosice (ČSSR):
Vergleich klinischer Resultate nach Behandlung von Subduralhämatomen mittels Kraniotomie und Trepanopunktion.

In den letzten 10 Jahren versorgten wir auf unserer Abteilung 2350 Patienten mit Schädel-Hirntraumen. Davon erlitten 1529 Propanden schwere kraniozerebrale Verletzungen. 151mal verzeichneten wir dabei ein *subdurales* Hämatom. Aus der erwähnten Zahl konnten 53 Patienten nachuntersucht werden, wobei wir zugleich bemerken möchten, daß 53 der Behandelten verstarben.

Ursprünglich, das heißt vor ungefähr 8 Jahren versorgten wir alle Verletzten mit einem Subduralhämatom mittels Kraniotomie, da wir der Ansicht waren, daß man bei einer Kraniotomie einen besseren Überblick im Operationsfeld bekommt und dadurch auch die Verletzung besser versorgt werden kann. Später fanden wir diesen Eingriff für zu groß und begnügten uns mit der *Trepanopunktion*, durch die man unter Umständen die Verletzten vollkommen versorgen kann.

Das nächste Diapositiv zeigt, auf welche Art und Weise unsere Patienten versorgt wurden. Man ersieht, daß wir in akuten Fällen mit der Trepanopunktion größtenteils gut auskamen. Nur in einem kleinem Teil sahen wir uns gezwungen, durch eine Kraniotomie die Verletzung definitiv zu versorgen.

Bei chronischen Subduralhämatomen behandelten wir Erwachsene mittels einer Trepanopunktion, hingegen versorgten wir alle Kinder mittels einer Kraniotomie und entfernten in jedem Fall auch die Kapsel des Hämatoms. Dagegen fanden wir bei Erwachsenen keinen Nachteil, wenn wir die Kapsel in situ beließen.

Das nächste Diapositiv zeigt das Endergebnis der Versorgung unserer Patienten. Von 83 der Probanden, die wir mittels Trepanopunktion behandelten, klagten 9 über Beschwerden, von 32 Kranken nach Kraniotomie jedoch 8.

Es ist hier zu erwägen, daß alle Patienten, die wir mittels einer Kraniotomie versorgten, hauptsächlich darüber klagten, daß sie nach einer schweren Schadeloperation waren und deswegen selbstverständlich Beschwerden hätten. Wir müssen dabei gestehen, daß der kosmetische Effekt nach einer Kraniotomie nie so gut sein kann, wie nach einer einfachen Trepanopunktion.

Die Auswertung der objektiven Befunde zeigt der 2. Teil der Tabelle. Von 74 Patienten, die wir mit einer Trepanopunktion versorgten, war das Endergebnis in 52 Fällen gut. Bei 13 Patienten sind Residua verschiedenen Grades zurückgeblieben. Bei 24 Patienten nach Kraniotomie war das Endergebnis in 10 Fällen gut, bei 6 Probanden blieben verschiedene Beschwerden zurück. Der Vergleich spricht auch bei den Patienten dieser Gruppe für die Trepanopunktion.

Schlußfolgerung: Wir sind der Ansicht, daß man Subduralhämatome immer je nach Befund behandeln soll. Bei *Kindern* ist immer eine Kraniotomie angezeigt. Man kann hier in akuten Fällen eine bessere Übersicht erlangen und bei chronischen das Hämatom samt Kapsel entfernen. Die letzte Forderung ist sehr dringend, da die persistierende Kapsel das

Weiterentwickeln des Gehirns negativ beeinflußt. Bei *Erwachsenen* gestaltet sich unsere operative Taktik so, daß wir wie in akuten, so auch in chronischen Fällen mit einer Trepanopunktion gut auskommen können, ausgenommen jener Fälle, wo wir mit diesem einfachen Eingriff die Blutungsstelle *nicht* versorgen können. In diesen Ausnahmefällen ist, selbstverständlich, eine unmittelbar nachkommende Kraniotomie urgent angezeigt. Bei chronischen Zuständen ist die Entfernung der Kpasel nach ihrer Ausspülung nicht wesentlich.

F. Musil, Brünn (ČSSR):

Die zehnjährigen therapeutischen Ergebnisse bei Hirnverletzten im Forschungsinstitut für Traumatologie in Brünn. (Mit 1 Tabelle.)

Noch bevor uns die Ergebnisse unserer Versuchsarbeiten bekannt waren, zeigte die klinische Auswertung der Todesfälle bei Hirnverletzten, daß der größte Teil jener Verletzten, die die ersten 24 Stunden überlebten, durch Neurologie und Hypothermie behandelt wurden; dagegen war kein einziger Patient, der in den ersten 24 Stunden starb, neuroplegisch behandelt worden. Diese erste Auswertung und weitere klinische Erfahrungen, welche zeigten, daß es nicht nötig ist, die Verletzten bis zu tiefer Hypothermie zu unterkühlen, bewogen uns, die *Neuroplegie mit regulierter Unterkühlung* weit häufiger bei schweren Hirnverletzungen anzuwenden. Seit dem Jahre 1960 wurden fast alle schweren Hirnverletzungen auf diese Weise behandelt.

Um zu den therapeutischen Ergebnissen im Hinblick auf die neue Behandlungsmethode Stellung nehmen zu können, werteten wir die therapeutischen Resultate aller Hirnverletzten, die bei uns in 10 Jahren hospitalisiert waren, aus. Es wurden bei uns in den Jahren 1955—1964 insgesamt 3242 Hirnverletzte hospitalisiert. Bei 15,3% handelte es sich um eine Contusio cerebri. In dieser Zeitspanne verdreifachte sich die Zahl aller Hirnverletzten und die Zahl der Contusiones cerebri verzehnfachte sich sogar. Auch die Zahl der Schädelbrüche nahm stetig zu. Es wurden im Jahre 1964 um 84% mehr isolierter Schädeldeckenbrüche, um 120% mehr isolierter Schädelbasisbrüche und um über 300% mehr kombinierter Schädelbasis- und Schädeldeckenbrüche als im Jahre 1955 festgestellt. Bei isolierten Schädeldeckenbrüchen kam es nur in 15,8%, bei isolierten Schädelbasisbrüchen in 40,5% und bei den kombinierten Schädelbrüchen in 70% der Fälle zu einer gleichzeitigen schweren Hirnverletzung. Gemäß unserer Auswertung ist auch die durchschnittliche Mortalität bei kombinierten Schädelbrüchen am größten. Sie betrug bei diesen Fällen volle 50%, bei isolierten Schädelbasisbrüchen 20,4% und bei isolierten Schädeldeckenbrüchen nur 9,6%.

Analog läßt sich als erwiesen annehmen, daß mit zunehmender Zahl schwerer Schädelbrüche auch die Zahl gerade der schweren Formen von Hirnverletzungen zunimmt. Entgegen dieser ungünstigen qualitativen Entwicklung gelang es uns, die Zahl der Todesfälle um mehr als 50% zu verringern, wie aus der Sterblichkeitskurve hervorgeht. Da seit dem Jahre 1960 die weitaus größte Zahl der Verletzten mit Neuroplegie und Hypothermie behandelt wurde, teilten wir die beobachtete zehnjährige Zeitspanne in 2 fünfjährige Abschnitte 1955—1959 und 1960—1964 ein. Die durchschnittliche Sterblichkeit in den ersten 5 Jahren betrug 62,6%, in den zweiten 5 Jahren 44,3%.

Auch die genauere Analyse der 202 an Hirnverletzungen Verstorbenen, bot nach der statistischen Auswertung manche bedeutsame Informationen. Die durchschnittliche Überlebensdauer war im ersten Zeitabschnitt 2,8 Tage, im zweiten 4,2 Tage. Das Durchschnittsalter der Verstorbenen war in den Jahren 1955—1959 41,8 Jahre und in den folgenden 5 Jahren 60,6 Jahre, trotzdem sich das Durchschnittsalter der Hirnverletzten während der ganzen 10 Jahre *nicht* veränderte.

Tabelle 1. Zeitanalyse der 202 an kraniozerebralen Verletzungen Verstorbenen

Eintritt des Todes	1955—1959		1960—1964	
	Fälle	%	Fälle	%
bis 24 Std	39	54	46	36
bis 3 Tage	18	25	34	26
bis 10 Tage	8	11	38	29
mehr als 10 Tage	7	10	12	9
Insgesamt	72	100%	130	100%

Wie Tabelle 1 zeigt, war der Unterschied in der Zahl der Todesfälle in den ersten 24 Stunden beider Zeitspannen statistisch signifikant. Die Differenz in der Zahl der Todesfälle binnen der ersten 3 Tage ist dagegen statistisch unbedeutend. Die Differenz in der Zahl der Todesfälle nach mehr als 10 Tagen ist ebenso unbedeutend. Statistisch bedeutend sind dagegen die Unterschiede in der Zahl der Todesfälle zwischen dem 3. bis 10. Tag nach der Verletzung. In den ersten 5 Jahren starben 11%, in der zweiten fünfjährigen Zeitspanne 29% der Verletzten.

Zusammenfassend zeigen diese Erkenntnisse, daß in den Jahren 1960 bis 1964, als die Mehrzahl der Hirnverletzten neuroplegisch behandelt wurde, sich die Zahl der Todesfälle binnen der ersten 24 Stunden bedeutend verringerte, die Zahl der Todesfälle zwischen dem 3.—10. Tag nach der Verletzung sich *erhöhte*. Wenn wir weiter in Betracht ziehen, daß in den zweiten 5 Jahren Menschen weit höheren Alters an Hirnverletzungen starben, so geht aus dieser Analyse eindeutig hervor, daß es uns besser gelingt, junge Menschen zu retten und bei älteren Verletzten die Überlebensdauer bedeutend zu verlängern. Wie man sieht, der Großteil starb zwischen dem 3.—10. Tag nach der Verletzung, also in eben dem kritischen Zeitpunkt, wo es bei älteren Menschen gewöhnlich zu kardio-pulmonalen Komplikationen kommt.

S. Kiene, Rostock (DDR):

Spätresultate nach Schädel-Hirntraumen verschiedener klinischer Schweregrade im Kindesalter. (Mit 2 Tabellen.)

In welchem Umfange verbleiben neurologische Defekte, psychische Störungen und posttraumatische Beschwerden nach Schädel-Hirnverletzungen verschiedener Schweregrade im Kindesalter? Zur Klärung dieser

Frage haben wir 375 Kinder 2—10 Jahre nach dem Schädeltrauma klinisch und elektroenzephalographisch nachuntersucht. Die Studien wurden gemeinsam mit dem Leiter der EEG-Abteilung der Universitäts-Kinderklinik Rostock, Herrn Külz, vorgenommen. Es handelte sich nur um Verletzte, die an der Rostocker Chir. Univ. Klin. primär behandelt wurden.

Von den 375 Kindern erlitten 97 eine Schädelprellung ohne Kommotionssyndrom, 209 ein Hirntrauma I. Grades (Einteilung nach Tönnis), 41 Hirntraumen II. Grades und 28 Hirntraumen III. Grades.

Traumatisch bedingte *neurologische Defekte* boten 5,1% dieser Kinder. Sie fehlten in der ersten Gruppe der 97 Kinder mit Schädelprellungen und traten vereinzelt auf bei Kindern nach I.—II.-gradigen Hirntraumen. Ungleich häufiger begegneten uns naturgemäß neurologische Ausfälle nach Hirntraumen III. Grades, wenn auch die beachtliche Rückbildungstendenz gegenüber dem Ausgangsbefund hervorgehoben zu werden verdient.

So bildeten sich von 21 Hemi- oder Tetraparesen 11 völlig zurück, 5 weitere wurden deutlich gebessert, bei 2 Kindern verblieb eine leichte Spastik und bei 3 Kindern resultierten lediglich Reflexdifferenzen.

Gute Rückbildungstendenzen zeigten auch die in der frühen Erholungsphase sehr beunruhigenden *Aphasien*. *Posttraumatische Amaurosen* wurden 7mal festgestellt. Bei 3 Kindern kam es zur Ausbildung ein- oder doppelseitiger Optikusatrophie.

Sicher *traumatisch bedingte psychische Störungen* ließen sich bei 9,3% der Kinder nachweisen. Dabei handelte es sich um Angstgefühle, Konzentrationsschwäche, gesteigerte Ermüdbarkeit, Wesensveränderungen mit erethisch-hyperkinetischem oder gestörtem Sozialverhalten, Verstärkung prätraumatisch schon nachweisbarer, aber damals noch nicht als pathologisch gewerteter Auffälligkeiten bis hin zur schweren Hirnleistungsschwäche nach langdauerndem Koma. Diese also sehr verschieden ausgeprägten psychischen Störungen fanden wir bei 6 der 97 Kinder nach Schädelprellung ohne Kommotionssyndrom, bei 7 der 209 Kinder nach Hirntraumen I. Grades, bei 6 der 41 Kinder nach Hirntraumen II. Grades und bei 16 der 28 Kinder nach Hirntraumen III. Grades.

Nicht alle klinisch leichten Traumen verheilen ohne, nicht jede schwere Verletzung unbedingt mit psychischen Spätschäden. Betrachten wir die Katamnesen von 29 Kindern mit posttraumatischem Koma von zweitägiger oder längerer Dauer (Tabelle 1), so können wir folgende Beziehungen zwischen *Komadauer* und Rehabilitation psychischer Leistungsfähigkeit erkennen:

1. Nach einer Komadauer bis zu 6 Tagen war Restauration der Hirnleistung bis auf relativ geringfügige Restschäden möglich.

2. Nach Bewußtlosigkeit von achttägiger oder längerer Dauer entwickelten sich bei 8 Kindern unterschiedlich lange apallische Durchgangssyndrome, wobei diese apallische Phase nur einmal persistierte.

3. Nach einer Komadauer von mindestens 14 Tagen verblieben jeweils so schwere Formen der Hirnleistungsschwäche, daß nur noch eine sehr begrenzte Bildungsfähigkeit wiedererlangt wurde.

Tabelle 1. Spätresultate bei 29 Kindern nach III. gradigen Hirnverletzungen und Komadauer ab 2 Tage

Komadauer (Tage)		Apallisches Syndrom	Restdefekt neurol.	psych.	Posttraumatische Beschwerden
1	2	—	+	+	+
2	2	—	—	—	—
3	2	—	—	—	—
4	2	—	+	+	—
5	3	—	+	—	—
6	3	—	—	+	—
7	3	—	—	—	—
8	3	—	—	—	+
9	3	—	+	—	+
10	3	—	+	+	+
11	4	—	+	—	+
12	4	—	—	—	—
13	4	—	+	+	—
14	4	—	—	—	—
15	4	—	—	+	+
16	5	—	—	—	—
17	5	—	+	+	—
18	5	—	—	—	—
19	6	—	—	+	—
20	8	+	+	+	+
21	8	—	—	+	+
22	9	—	+	+	+
23	11	+	+	(+)	+
24	14	+	+	+	+
25	14	+	+	+++	+
26	15	+	+	++	+
27	18	+	+	++	+
28	28	+	11 Monate apallisch, dann Exitus		
29	34	+	+	++	+

4. Nach einer Komadauer von 34 Tagen sahen wir nach Wiederkehr des Bewußtseins und 2jähriger Erholungsphase Rehabilitation der Hirnleistung bis zur Sonderschulfähigkeit.

Die *Dauer der Bewußtlosigkeit* allein ist jedoch zur prognostischen Beurteilung nur begrenzt geeignet. So verwunderten uns zunächst die posttraumatischen psychischen Anomalien bei den Kindern mit klinisch einfacher Schädelprellung oder Hirntrauma I. Grades. Elektroenzephalographische Untersuchungen bei 168 Kindern in der Frühphase nach Kopftraumen ergaben aber sehr bemerkenswerte Befunde, die uns die Deutung der Spätstörungen nach sogenannten Bagatelltraumen des Kopfes erleichterten. So fanden wir bei 7 von 49 Kindern mit der klinischen Diagnose Schädelprellung ohne Fraktur oder Kommotionssyndrom pathologische Störungen der Grundaktivität im EEG, zusätzlich bei 9 dieser 49 Kinder sogar Herdstörungen. Von 20 Kindern mit Schädelfrakturen ohne Kommotionssyndrom boten 3 pathologische Veränderungen der Grundaktivität. Erst das EEG ermöglichte also in diesen Fällen die Differentialdiagnose zwischen einfacher Kopfprellung bzw.

Fraktur und der klinisch intial symptomlosen, aber für Spätstörungen wesentlichen Hirnverletzung.

Häufiger als traumatisch bedingte waren *psychische Anomalien nicht traumatischer Natur* bei 17,9% der Kinder nachweisbar. Dieser hohe Anteil erklärt sich durch die vermehrte Unfallgefährdung motorisch unruhiger Kinder und solcher mit verminderter geistiger Leistungsfähigkeit.

Tabelle 2. Posttraumatischer Beschwerdenkomplex (gekürzte Tabelle)

Diagnosen	Gesamt-zahl	be-schwerde-frei	Kephalgie	Schlaf-störung	Krämpfe	korrigiert
Schädelprellung	97	77	14 = $1/7$	—	3	0
Hirntraumen I. Grades	209	137	53 ⎫ = $1/4$	7	3	1
Hirntraumen II. Grades	41	29	10 ⎭	4	—	0
Hirntraumen III. Grades	28	13	8 = ca. $1/3$	—	1	3 × potentielle Epilepsie 1 × echte
Gesamt	375	226	85, davon 39 × patholog. EEG	11	7	2
%	100%	60,3%	22,7%	2,9%	1,8%	0,5%

Als *posttraumatische Beschwerden* (Tabelle 2) dominierten die Kopfschmerzen, die von 22,7% der 375 Nachuntersuchten als anhaltende Spätbeschwerden geklagt wurden. Sie traten auf bei $1/7$ der Kinder nach Schädelprellung, $1/4$ der Kinder nach I. bis II.gradigen Hirntraumen, $1/3$ der Kinder nach III.gradigen Hirnverletzungen.

Fast die Hälfte der 85 Probanden mit Kopfschmerzen zeigte pathologische EEG-Befunde. Nur 60,3%, also 226 von 375 Kindern, fühlten sich beschwerdefrei.

Epileptische Krämpfe traten bei 7 Kindern = 1,8% der 375 Nachuntersuchten nach dem Unfall auf, jedoch erfüllten nur 2 dieser 7 bei subtiler Nachprüfung die an eine echte posttraumatische Epilepsie zu stellenden Anforderungen = 0,5%.

Bei 3 weiteren Kindern beobachteten wir nach Hirnschäden III. Grades die Entwicklung von Krampfherden im EEG, jedoch kam es bisher unter antikonvulsiver Therapie zu keinem manifesten Krampf. Mit einer manifesten Epilepsie und 3 Krampfherden im EEG unter 28 Kindern werden III.gradige Hirntraumen vom posttraumatischen Krampfleiden eindeutig bevorzugt.

Fassen wir unsere Nachuntersuchungsergebnisse zusammen, so können wir keine untere Grenze klinischer Frühsymptome inklusive Dauer der Bewußtlosigkeit angeben, unterhalb derer nicht besonders mit psychischen Spätschäden und subjektiven Beschwerden gerechnet werden muß.

Andererseits ist selbst ein mehrwöchiges Koma noch kein Anlaß zu völliger Resignation. Außer dem Trauma und seinen direkten Folgen entscheiden fraglos die prätraumatische Persönlichkeitsstruktur des verunglückten Kindes und sein soziales Milieu wesentlich über Förderung oder Hemmung der verbliebenen Fähigkeiten.

H. G. Ender, Steyr (Österreich):
Behandlungsergebnisse bei epiduralen Hämatomen in einer Unfallstation.
(Mit 1 Abb. u. 1. Tabelle.)

Die wachsende Industrialisierung und vor allem die Motorisierung bringen es mit sich, daß die Zahl der Schädelverletzten ständig steigt. Wohl hat sich in den letzten 10 Jahren das Bild der Schädelverletzungen insofern gewandelt, als z. B. die frontobasalen Impressionsfrakturen zahlenmäßig zurückgegangen sind, hingegen hat sich die Zahl der intrakraniellen Hämatome deutlich vermehrt.

Es ist immer noch üblich, daß Verletzte und hier speziell die Polytraumatisierten und die Schädelverletzten in das nächstgelegene Krankenhaus eingeliefert werden. Dies hat zweifellos den Vorteil des kürzesten Transportes. Andererseits werden aber auch dadurch manche kleineren Unfall- und allgemeinchirurgische Abteilungen mit der Problematik der Schädelverletzung konfrontiert.

Ich möchte über 27 Verletzte mit epiduralen Hämatomen berichten, die in den Jahren 1955—1970 in der Unfallabteilung Steyr behandelt wurden.

Tabelle 1

		verstorben	Lähmung	o. B.
Gesamt	27	7	5	15
akut	21	7	4	10
subakut	6	0	1	5

Tabelle 1 zeigt unsere *Ergebnisse*. Alle wurden operiert. Von 27 epiduralen Hämatomen sind 7 gestorben, das sind 26%. Der Aussagewert dieser Feststellung ist der geringen Zahl wegen klein. Der jüngste Verletzte war 10 Jahre und der älteste 77 Jahre alt. Den größten Anteil stellten jedoch die Verletzten bis zu 30 Jahren.

Lokalisation (Abb. 1). In unserem Material war kein epidurales Hämatom in der hinteren Schädelgrube. Bei 3 Verletzten mit Lambdanahtsprengung und Okzipitalfraktur haben wir jedoch unter dem Verdacht einer Blutung in der hinteren Schädelgrube Bohrlöcher mit negativem Ergebnis angelegt. Diese 3 starben. Die Obduktion ergab übereinstimmend intrazerebrale Blutungen durch Contrecoup im Stirnhirn.

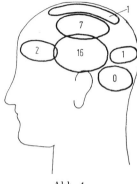

Abb. 1.

Die meisten Hämatome liegen temporoparietal und temporobasal. Bei einem Verletzten war die A. meningea media an der Eintrittstelle ausgerissen. Ein epidurales Hämatom war durch Sinusblutung okzipital und eines sagittal verursacht. 2 Verletzte hatten ein frontales epidurales Hämatom.

Wenn wir nun nach Kloss und anderen unsere epiduralen Hämatome in akute und subakute unterteilen, dann waren 78% akut und 22% subakut. In prognostischer Hinsicht ist diese Einteilung berechtigt, da bei uns z. B. die Todesfälle *nur* bei den akuten Verlaufsformen vorkamen, während bei den subakuten alle überlebten.

Erfreulicherweise waren unsere Einlieferungszeiten kurz — in $^2/_3$ der Fälle lagen sie unter einer Stunde. Bei 3 Verletzten war der Verlauf so akut, daß wir sofort nach der Einlieferung trepanierten. Alle 3 Verletzten hatten beiderseits weite und lichtstarre Pupillen und es bestanden beidseits Streckkrämpfe und Pyramidenzeichen. Alle 3 Verletzten konnten gerettet werden. Einer von ihnen verließ das Krankenhaus mit einer Restlähmung.

Unter den *Todesursachen* fanden wir bei einem Verletzten ein übersehenes epidurales Hämatom auf der Gegenseite, sowie subdurale Blutungen, intrazerebrale Hämatome und Blutungsherde im Hirnstamm. Allerdings wurde bei den Überlebenden der Subduralraum nicht prinzipiell eröffnet.

Wieviele hatten *Restlähmungen*? Bei den subakuten Fällen wurden 5 voll arbeitsfähig und nur in einem Fall verblieb eine leichte Halbseitenparese. Bei diesem Verletzten wurde das epidurale Hämatom 21 Stunden nach dem Unfall ausgeräumt. Die A. meningea media war bereits thrombosiert. Von den akuten Fällen nahmen 50% ihre frühere Arbeit wieder auf. 4 Verletzte verließen das Krankenhaus mit einer Restlähmung. Gerade diese 4 Verletzten waren schon innerhalb der ersten 45 min operiert worden.

Leider fehlen die klassischen Symptome in einem nicht unerheblichen Prozentsatz der Fälle. So konnte ein luzides Intervall in 37% nicht eruiert werden. Hingegen fehlte nur einmal im Röntgenbild das so wichtige Hinweiszeichen einer Fraktur.

Für früh- und rechtzeitige Diagnostik empfehlen wir nach wie vor die Anwendung von Probebohrlöchern nach Heyser und Weber.

Wir wenden seit Jahren die *Echoenzephalographie* an, welche in allen operierten Fällen ein zutreffendes Resultat ergeben hat. Wir stehen auch auf dem Standpunkt, daß eine Tag und Nacht einsetzbare Angiographie in jedem Krankenhaus vorhanden sein sollte, in das zur Behandlung Schädel-Hirn-Verletzte geschickt werden. Andererseits gibt es hochakute Fälle, bei denen diese Untersuchung gar nicht mehr durchgeführt werden kann. Gerade diese Fälle beweisen auch, daß Diagnose und Behandlung epiduraler Hämatome an jeder Stelle möglich sein muß, an die Verletzte eingeliefert werden.

Universitätsdruckerei H. Stürtz AG, Würzburg

Printed in Germany